U0215656

消化疾病急症学

第2版

主　编　黄晓东　邓长生

副主编　刘　诗　李　瑾　杨　玲
　　　　蔺　蓉　齐　健　田　霞

人民卫生出版社
·北京·

图书在版编目（CIP）数据

消化疾病急症学 / 黄晓东，邓长生主编 . —2 版
. —北京：人民卫生出版社，2022.1
ISBN 978-7-117-32483-0

Ⅰ.①消… Ⅱ.①黄…②邓… Ⅲ.①消化系统疾病
—急性病 —诊疗 Ⅳ.①R570.597

中国版本图书馆 CIP 数据核字（2021）第 244510 号

人卫智网	www.ipmph.com	医学教育、学术、考试、健康，购书智慧智能综合服务平台
人卫官网	www.pmph.com	人卫官方资讯发布平台

消化疾病急症学

Xiaohua Jibing Jizhengxue

第 2 版

主　　编：黄晓东　邓长生
出版发行：人民卫生出版社（中继线 010-59780011）
地　　址：北京市朝阳区潘家园南里 19 号
邮　　编：100021
E - mail：pmph @ pmph.com
购书热线：010-59787592　010-59787584　010-65264830
印　　刷：北京盛通印刷股份有限公司
经　　销：新华书店
开　　本：889×1194　1/16　印张：20
字　　数：590 千字
版　　次：2008 年 12 月第 1 版　2022 年 1 月第 2 版
印　　次：2022 年 2 月第 1 次印刷
标准书号：ISBN 978-7-117-32483-0
定　　价：148.00 元

打击盗版举报电话：010-59787491　E-mail：WQ @ pmph.com
质量问题联系电话：010-59787234　E-mail：zhiliang @ pmph.com

编　者（按姓氏汉语拼音排序）

陈　巍　武汉大学附属同仁医院

但自力　华中科技大学同济医学院附属同济医院

邓长生　武汉大学中南医院

丁　召　武汉大学中南医院

方　军　武汉大学中南医院

费保莹　浙江省立同德医院

韩　峥　武汉大学附属同仁医院

黄晓东　武汉大学附属同仁医院

贾业贵　武汉市第六医院

李　瑾　武汉大学中南医院

李蜀豫　湖北省第三人民医院

廖宇圣　华中科技大学同济医学院武汉市中心医院

蔺　蓉　华中科技大学同济医学院附属协和医院

刘　蒙　武汉大学附属同仁医院

刘　诗　华中科技大学同济医学院附属协和医院

齐　健　武汉大学中南医院

宋双宁　华中科技大学同济医学院附属协和医院

孙泽群　湖北医药学院附属人民医院

谭　洁　武汉大学附属同仁医院

谭　韡　武汉大学人民医院

谭诗云　武汉大学人民医院

谭一清　武汉大学附属同仁医院

田　霞　武汉大学附属同仁医院

田德安　华中科技大学同济医学院附属同济医院

王　斌　湖北医药学院附属人民医院

王晓娣　中日友好医院

吴　杰　华中科技大学同济医学院武汉市中心医院

肖　勇　武汉大学人民医院

晏　维　华中科技大学同济医学院附属同济医院

杨　玲　华中科技大学同济医学院附属协和医院

朱　强　山东省立医院

朱庆曦　武汉大学附属同仁医院

编写秘书　韩　峥

主编简介

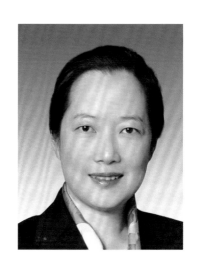

黄晓东

  武汉市第三医院(武汉大学附属同仁医院)院长,二级主任医师,武汉大学博士生导师,荣获国务院政府特殊津贴、湖北省政府专项津贴、武汉市"武汉黄鹤英才""十百千人才工程"、湖北省巾帼建功标兵等多项荣誉。

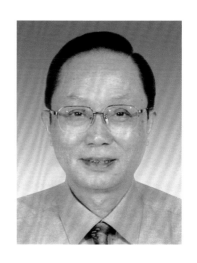

邓长生

  武汉大学二级教授,武汉大学中南医院一级主任医师,博士研究生导师,武汉医学会消化病学分会名誉主任委员,曾任中南医院院领导,荣获国务院、湖北省委和湖北省政府颁发的"有突出贡献专家"等多项荣誉。

第 2 版前言

21 世纪初,邓长生教授主编的专著《消化疾病急症学》出版,并得到了广大读者的青睐。全国一些三甲医院将本书列为消化专科医生必读的参考书。

知识迅速更新,我们从事消化疾病急症的团队,在临床诊治中也屡有心得。在人民卫生出版社的建议和支持下,我们对《消化疾病急症学》进行了修订。

《消化疾病急症学》第 2 版共 33 章,从消化疾病急症的基础理论,到临床诊断与治疗,以及消化疾病急症的实验与临床最新成果,尽可能全面、详尽地为专科医生提供消化疾病急症专业知识,力求以崭新的面貌奉献给读者。

本书诚邀全国资深专家、成就斐然的中年学者通力合作而成。因此,其内容具有前沿性、实用性和指导性。

百密难免一疏。书中疏漏与不当之处,请同行专家和广大读者不吝赐教。

黄晓东　邓长生

2021 年初秋于武汉

第1版前言

临床急症中,消化疾病很常见。专科医师在处理这些急症时,面临诸多风险。编写此书,意在帮助专科医师做好消化疾病急症的诊治工作。

本书较全面、系统地介绍了消化疾病急症诊治的知识,并注重其科学性、前沿性和实用性。当然,这些内容仅供专科医师在临床处理急症时参考,不作为依据。

本书诚邀著名高校的资深专家和中年学者通力合作而成,得到了吕海清教授及祁院花等研究生的协助。值此出版之际,谨致谢意。

医学发展迅速,对消化疾病急症的认识也随之深入,诊治手段不断更新。本书从构想到出版历时近两年,其中一些内容于出版时可能滞后,而且难免有疏漏之处,恳请同行专家和广大读者惠予斧正。

邓长生

2008 年初秋于武汉

目　录

第一章

Mallory-Weiss 综合征

一、概述

Mallory-Weiss 综合征又称食管 - 贲门黏膜撕裂综合征,系剧烈恶心、呕吐或腹内压突然增高,导致下端食管或贲门部黏膜和黏膜下层纵行撕裂,发生上消化道出血的一组综合征,是引起消化道出血的重要病因之一,占上消化道出血病因的 5%~15%。本病由 Kenneth Mallory 和 Soma Weiss 在 1929 年首次报道,均系酗酒后剧烈呕吐,继发大量呕血死亡,尸检发现食管和胃交界处有非穿孔性线性黏膜撕裂。随着诊疗技术的提高及胃镜检查的普及,本病占上消化道出血病因的比例逐渐上升,研究显示其占上消化道非溃疡出血比例达 20%~30%。其典型表现是先有剧烈呕吐,而后有呕血或黑便,多数为无痛性呕血。男性多于女性,发病年龄高峰 30~50 岁,也可见于儿童和老年人。

二、病因与发病机制

Mallory-Weiss 综合征主要是腹内压力或胃内压力骤然升高所引起,大多数与干呕或呕吐有关,呕吐时食管内压力迅速升高至 13.3~26.7kPa(100~200mmHg),而胸腔食管内压力仅为 6.7kPa(50mmHg),由于贲门附近黏膜在组织结构上较薄弱,黏膜肌层伸展性较差,周围缺乏支持组织,当腹内压骤然升高,即引起食管远端贲门部黏膜撕裂;而食管黏膜下层有丰富的血管丛,撕裂后可造成急性大出血,其破裂的血管多为黏膜下横行动脉。酗酒、饱食、眩晕、晕车、妊娠、急性胃肠炎、活动性消化性溃疡、急性胰腺炎、急性胆囊炎、化疗、留置胃管、胃镜检查、糖尿病酮症酸中毒和尿毒症等均能引起剧烈呕吐。引起胃内压力增加的其他情况,如剧烈咳嗽、用力排便、举重、分娩、麻醉期间的严重嗝逆、腹外按摩、闭式胸外按摩、幽门梗阻、哮喘、癫痫、腹部钝性挫伤等也均能造成黏膜撕裂。某些腹内疾病,如食管裂孔疝、消化性溃疡、胃炎、食管炎、肝硬化等常与食管 - 贲门黏膜撕裂并存,这些疾病可能在其发病中起促进作用。特别是在患有食管裂孔疝的情况下,呕吐时胃、食管交界处压力明显增加,容易在胃的贲门部发生撕裂。如呕吐时产生一过性疼痛,撕裂部位可能是骑跨于食管与胃交界处。

三、临床表现

本病典型表现是先有剧烈呕吐,而后有呕血或黑便,多数为无痛性呕血,有少数患者可伴胸骨后或上腹痛,多不剧烈。食管黏膜下层有着丰富的血管丛,撕裂后可造成急性大出血。本病出血量与黏膜撕裂的范围、程度和位置有关。多数患者出血量较小,有的甚至仅有黑便而无呕血。但对于一些有危险因素,如老年、服用抗凝或抗血小板药物、动脉粥样硬化等患者,病情有时较为严重,可引起休克甚至死亡。

四、诊断

Mallory-Weiss 综合征的诊断首先依靠病史,对于以往无胃病史、肝病史,因各种原因先引起剧烈呕吐而后呕血的病例,均应考虑本病的可能性。

(一)胃镜检查

早期胃镜检查是最可靠的诊断方法。在无明显内镜禁忌证的情况下,宜在出血后 24 小时内进行急诊胃镜检查,大多数胃镜检查时,可见食管 - 胃连接部有一线状纵行裂痕,典型病变可见裂痕一般长 3~20mm,宽 2~3mm,似浅表线状溃疡,多数已自然停止出血,常有血凝块覆盖,裂痕周围黏膜充血、水肿,有时也可见溃疡表现。病变轻者仅见一条出血性裂痕,周围黏膜无明显炎症反应。胃镜检查时应多次轻柔推进、退出,仔细观察食管 - 贲门周围黏膜,尤其是小弯处。当撕裂累及血管时,可见到活动性渗血,甚至严重出血,有时可见到局部血肿。

在不排除食管穿透性损伤时,一般不宜行胃镜检查,除非紧急情况下或已做好内镜止血失败即行外科手术的准备。

(二)X 线气钡双重造影

该项检查仅少数可在食管 - 胃结合部发现线状损伤,主要表现为出血灶不规则充盈缺损,出血小动脉呈一小的圆形透明影,钡剂受阻。该检查方法对本病诊断价值不大,但有助于排除癌、溃疡、静脉曲张等病变。主要适用于有胃镜检查禁忌或不愿意进行胃镜检查者,检查一般要求在大出血至少停止 3 天之后进行,禁用于不能排除食管穿透性损伤者。

(三)选择性腹腔动脉造影

在出血量>0.5ml/min 时,可发现对比剂在出血部位溢出,有较准确的定位价值。

(四)放射性核素扫描

必须在活动性出血时进行,适用于:①内镜检查和 X 线气钡双重造影不能确定出血来源的不明原因出血;②因严重急性大量出血或其他原因不能进行内镜检查者。放射性核素扫描是静脉推注锝 -99m 标记的患者自体红细胞做腹部扫描,在出血速度>0.1ml/min 时,标记红细胞在出血部位溢出形成浓染区,由此可判断出血部位,该法创伤少,但有假阳性和定位错误之虑。

(五)其他检查

1. 血液分析。
2. 粪便常规 + 潜血。
3. 肝肾功能。
4. 凝血功能检查。

五、鉴别诊断

Mallory-Weiss 综合征出血量较大时,应与食管 - 胃底静脉曲张破裂出血鉴别,还应与能引起上消化道出血的其他疾病相鉴别,如急性胃黏膜病变、消化性溃疡等。如有剧烈胸骨后或上腹痛,应与自发性食管破裂相鉴别。

(一)食管 - 胃底静脉曲张破裂

多有肝病史,可伴腹水、脾大,多突然发生大量呕血或黑便,常引起出血性休克或诱发肝性脑病,病死率高。胃镜或 X 线钡餐检查有助诊断。

(二)急性胃黏膜病变

饮酒、服用药酒及非甾体类药物、应激反应是本病的常见诱因,多突然发生呕血或黑便,诊断有赖急诊胃镜检查,内镜可见以弥漫分布的多发性糜烂、出血灶和浅表溃疡为特征的急性胃黏膜损伤。

(三)消化性溃疡

上腹痛是消化性溃疡的主要症状,典型消化性溃疡具有如下临床特点:①慢性病程;②周期性发作,发作与自发缓解相交替,发作具有季节性,多在秋冬或冬春之交发病;③发作时上腹痛呈节律性,服用抗酸药可缓解。如溃疡侵蚀周围血管可引起出血,有赖胃镜确诊。

(四)自发性食管破裂

Mallory-Weiss 综合征与自发性食管破裂的鉴别点在于食管损伤程度,Mallory-Weiss 综合征一般不超过黏膜下层,而自发性食管破裂则累及食管壁全层。鉴别要点详见表 1-1。

表 1-1　Mallory-Weiss 综合征与自发性食管破裂的鉴别

项目	Mallory-Weiss 综合征	自发性食管破裂
损害程度	一般不超过黏膜下层	食管壁全层破裂
临床表现	先有剧烈呕吐,而后有呕血或黑便	剧痛,放射至左肩左季肋部
并发症	可有食管裂孔疝,有时出现出血性休克	纵隔气肿、气胸、液气胸
确诊方法	急诊胃镜检查	主要为 X 线检查
治疗	可自愈,多保守治疗,无效手术	立即手术修补

六、治疗

Mallory-Weiss 综合征一般采用内科保守治疗或内镜下治疗,在条件允许的情况下,内镜下止血是治疗活动性出血的首选方法。对于出血较少者,大多数病例均可治愈或自凝。对于保守治疗或内镜下治疗失败者,宜尽早手术。不宜采用三腔二囊管压迫,因这种黏膜撕裂出血属动脉性,气囊压迫可能加重出血并影响黏膜愈合。本病的出血量与黏膜撕裂的范围、程度和位置有关,严重时可引起休克。

(一)一般治疗

1. 卧位休息,保持呼吸道通畅,必要时吸氧。活动性出血期间禁食。

2. 密切监测患者生命体征,观察呕血与黑便情况。定期复查血常规。必要时行中心静脉压测定。对于老年患者宜进行心电监护。

3. 对症治疗　应用解痉、止吐药物,解除病因,防止再出血;呕吐严重者,可加用镇静药物如地西泮;对于化疗药物引起剧烈呕吐者,可考虑使用中枢性止吐药物如昂丹司琼。

4. 支持治疗　对于出血量较大者,应尽早建立有效静脉通道,尽快补充血容量,维持血压。严密观察生命体征变化,必要时可考虑紧急输血。下列情况为紧急输血指征:①改变体位出现晕厥、血压下降和心率加快;②失血性休克;③血红蛋白低于 70g/L 或血细胞比容低于 25%。

(二)药物止血治疗

1. 抑制胃酸分泌　抑制胃酸分泌可提高胃内 pH 值,提高凝血酶活力,具有止血作用;同时,抑酸治疗可改善出血部位的酸性环境,改善黏膜防御功能,减少高酸环境对创面的刺激,有利于促进创面愈合。临床上常规给予质子泵抑制剂或 H_2 受体拮抗剂,前者是首选药物,急性出血期予以静脉途径给药,如奥美拉唑每次 40mg,每 12 小时 1 次;法莫替丁 20mg,每 12 小时 1 次。

2. 血管升压素　通过对内脏血管收缩作用,减少门静脉血流量,控制出血。推荐疗法是 0.2U/min 静脉持续滴注,视治疗反应,可逐渐增加剂量至 0.4U/min。可同时使用硝酸甘油,以减少血管升压素引起的不良反应。

3. 生长抑素　对内脏血管具有选择性收缩作用,可明显减少内脏血流量,另外,有促进胃黏膜增生、促进血小板凝集和血块收缩的作用。该类药物止血作用肯定,且不伴全身血流动力学改变,但价格较贵。目前用于临床有 14 肽天然生长抑素,首剂 250μg 静脉缓注,继以 250μg/h 持续静脉滴注;8 肽生长抑素同类物奥曲肽半衰期较长,通常首剂 100μg 静脉缓注,继以 25~50μg/h 持续静脉滴注。

（三）内镜治疗

随着内镜技术的进展,内镜局部治疗逐渐被广泛应用,内镜下止血是治疗活动性出血的首选方法,应在出血 24 小时内行早期内镜治疗。①内镜下喷洒止血:喷洒 1∶10 000 肾上腺素或去甲肾上腺素(8mg/100ml)、凝血酶(500~2 000U 用温水 50~100ml 溶解)、巴曲酶(1~2U 用生理盐水 10ml 稀释)直至出血停止,也可喷洒 10% 孟氏液。②注射疗法:可于镜下出血点周围 3~4 处小剂量递增注射 0.5~2ml 肾上腺素(1∶10 000)或注射无水乙醇或硬化剂至黏膜变白。不推荐单独使用,将其作为金属钛夹和热凝治疗的辅助疗法。同时应注意掌握适度剂量,少见并发症为局部坏死和穿孔。③高频电凝止血:止血效率高且迅速,但应注意避免高功率电凝,以防止穿孔。④激光、微波凝固止血:利用热效应达到凝固止血目的,且有利于改善局部营养和代谢,也利于改善局部免疫防御功能,具有止血效果肯定、操作简便、不影响黏膜愈合、无远期并发症等优点,对于妊娠女性不宜用药者尤为合适。⑤圈套治疗:于镜下出血点套上套圈,适度收缩套圈,以达到收缩压迫止血的目的,该法止血效率高且无穿孔危险性。⑥金属夹治疗:通过机械力量将病灶连同附近组织紧箍,不仅截断血流,而且封闭创口,有利于创口愈合,针对较大管径的血管破裂出血,可以选取 over the scope(OTC)吻合夹,其咬合力大,且能够对组织进行全层闭合钛夹治疗,此项操作要求术者技术熟练,尽可能保证止血时金属夹与创口垂直,否则容易引起脱落。⑦其他治疗:如内镜下缝合、冷冻疗法及超声内镜引导下的血管治疗等。目前尚无研究证实二次内镜治疗的必要性。

（四）介入治疗

介入治疗于 1972 年首次应用,其痛苦小、安全性较高且止血迅速可靠,在患者有明显血流动力学障碍或者药物及内镜治疗失败时,首选介入治疗。其主要包括经动脉药物灌注和栓塞治疗,一般认为经动脉灌注血管升压素仅对低速率出血有一定作用且较易复发。常规选取经导管动脉栓塞术(transcatheter arterial embolization,TAE)对胃左动脉栓塞,起到迅速止血的作用。

（五）外科手术治疗

对于保守治疗无效或内镜下治疗失败,或有食管穿孔可能者,宜尽早行外科手术治疗,行胃切开术及缝合撕裂部位,疗效确切。术后宜做胃肠减压,以防呕吐而再次出血。有条件者,也可选择在消化内镜引导下行腹腔镜手术,较开腹手术具有创伤小、恢复快等优点。

七、预后

本综合征预后一般良好,在内科保守治疗或内镜下治疗后大多可治愈或自愈。但如伴有危险性因素如年龄大、有活动性出血、休克、低血红蛋白、肝功能不全等,则预后较差。

（刘　诗　宋双宁）

参考文献

1. Lecleire S, Antonietti M, Ducrotte P. Mallory-Weiss syndrome: diagnosis and treatment. Presse Med, 2010, 39: 640-644

2. Cherednikov EF, Kunin AA, Cherednikov EE, et al. The role of etiopathogenetic aspects in prediction and prevention of discontinuous-hemorrhagic (Mallory-Weiss) syndrome. EPMA J, 2016, 7: 7

3. Kumar NL, Travis AC, Saltzman JR. Initial management and timing of endoscopy in nonvariceal upper GI bleeding. Gastrointest Endosc, 2016, 84: 10-17

4. Lanas A, Dumonceau JM, Hunt RH, et al. Non-variceal upper gastrointestinal bleeding. Nat Rev Dis Primers, 2018, 4: 18020

5. Raju GS, Kaltenbach T, Soetikno R. Endoscopic mechanical hemostasis of GI arterial bleeding (with videos). Gastrointest

Endosc, 2007, 66: 774-785

6. Ghassemi KA, Jensen DM. Evolving techniques for gastrointestinal endoscopic hemostasis treatment. Expert Rev Gastroenterol Hepatol, 2016, 10: 615-623

7. Lecleire S, Antonietti M, Iwanicki-Caron I, et al. Endoscopic band ligation could decrease recurrent bleeding in Mallory-Weiss syndrome as compared to haemostasis by hemoclips plus epinephrine. Aliment Pharmacol Ther, 2009, 30: 399-405

8. Guo S-B, Gong A-X, Leng J, et al. Application of endoscopic hemoclips for nonvariceal bleeding in the upper gastrointestinal tract. World Journal of Gastroenterology, 2009, 15: 4322

9. Fujii-Lau LL, Wong Kee Song LM, Levy MJ. New Technologies and Approaches to Endoscopic Control of Gastrointestinal Bleeding. Gastrointest Endosc Clin N Am, 2015, 25: 553-567

10. Garber A, Jang S. Novel Therapeutic Strategies in the Management of Non-Variceal Upper Gastrointestinal Bleeding. Clin Endosc, 2016, 49: 421-424

11. Fujisawa N, Inamori M, Sekino Y, et al. Risk factors for mortality in patients with Mallory-Weiss syndrome. Hepatogastroenterology, 2011, 58: 417-420

第二章

食管损伤

食管损伤是一种由于器械或者异物引起的以食管穿孔、破裂等为主要病变的疾病。如不及时处理,几乎毫无例外地发生急性纵隔炎、食管胸膜瘘等。由于食管特殊的解剖位置,可由多种原因造成损伤。近年来随着胸外科手术技术的发展、广谱抗生素的应用及较完善的营养支持,使得这类疾病的治疗效果有了明显改善。

第一节　食　管　穿　孔

一、概述

随着现代有创诊断技术的发展,食管穿孔的发病率不断升高,其后果极为严重,胸段食管穿孔的死亡率仍高达 10%~20%。食管穿孔应分为颈、胸、腹三段。颈段食管穿孔通常在环咽部附件,胸段穿孔常在梗阻食管病变的近段,腹部穿孔在远段食管或贲门部。

二、病因

可分为医源性食管穿孔和非医源性食管穿孔。

(一)医源性食管穿孔

大多数的食管穿孔是医源性的,多与诊断性食管或胃镜检查或操作有关。如贲门失弛缓症引起食管下段狭窄进行内镜下扩张时,容易引起食管下段穿孔;在食管癌合并严重梗阻的患者中,安插鼻胃管进行胃肠减压时,引起梗阻近段食管穿孔也不少见;在为食管静脉曲张破裂出血的患者安插三腔二囊管时也可以发生食管穿孔;急诊做气管插管也可并发食管穿孔;医源性食管穿孔还可发生在贲门和迷走神经手术时。

(二)非医源性食管穿孔

可分为异物性、腐蚀性、外伤性、放射性食管穿孔。其中异物性、腐蚀性食管穿孔有明显诱因,较易诊断;外伤性食管穿孔多为严重复合伤,其周围脏器如气管、血管常同时受损,常因症状复杂易误诊误治;放射性食管穿孔多为迟发型,常累及周围大血管和脏器,造成严重后果。

三、发病机制

食管容易发生损伤主要在于其解剖特点。首先,食管同胃肠道部位相比,缺乏含有抗张力胶原和弹性纤维的浆膜层,更易于损伤;其次,食管的颈段后壁黏膜被覆一层很薄的纤维膜,中段仅被右侧胸膜覆盖,下段被左侧胸膜覆盖,周围缺乏软组织支持;另外,正常情况下胸腔压力低于大气压。内镜操作时引起食管损伤的并发症主要是食管穿孔。其部位多处于环咽肌和咽括约肌连接处的颈部食管,约50%的食管损伤发生在环咽部 Lanniers 三角。第二个内镜操作易引起损伤的部位是上段食管,此部位相对狭窄,部分同肺门、主动脉弓及左支气管固定在一起,发生损伤后后果严重。其他易于损伤穿孔的部位是食管远端与胃连接处、梗阻病变近端、食管癌变部位及进行扩张操作的部位。

食管穿孔后口腔含有的大量细菌随唾液咽下,酸性很强的胃液、胃内容物在胸腔负压的作用下,较易经过穿孔的部位流入纵隔,导致纵隔的感染和消化液的腐蚀,并可穿破纵隔膜流入胸腔,引起胸腔内化脓性炎症。

四、临床表现

不同原因引起食管损伤的症状和体征不同。而穿孔的部位、大小不同,穿孔后到就诊的时间不同,其临床表现也有不同。但不管哪种情况,90%~97%的患者有颈部或胸骨后剧烈疼痛,伴吞咽时加重,进食困难。31%有呼吸困难、心率增快、血压下降,甚至出现休克。几乎均有纵隔或下颈部皮下气肿,后期为纵隔脓肿或脓气胸。87%~90%以上的病例有发热,白细胞计数增多。

(一)颈部食管穿孔

颈部食管穿孔常发生在较薄的食管后壁,由于食管附着的椎前筋膜可以限制污染向侧方扩散。穿孔的最初数小时颈部可没有炎症表现,数小时后由于口腔或胃内的液体经过穿孔进入食管后间隙和沿着食管平面进入纵隔,引起纵隔炎症,患者诉颈部疼痛、僵直,呕吐带血性的胃内容物和呼吸困难。体格检查发现患者危弱,伴各种不同程度的呼吸困难。通常可听到经鼻腔呼吸发出的粗糙的呼吸声。颈部触诊和听诊分别发现颈部硬和由于皮下气肿产生的捻发音。全身感染中毒症状常在24小时后发生。

(二)胸部食管穿孔

与颈部穿孔不同,胸段食管穿孔直接引起纵隔污染,迅速发生纵隔气肿和纵隔炎。尽管早期仅是纵隔的污染,但可迅速发展为坏死性炎症过程。当薄的纵隔胸膜被炎症穿破,胃液及胃内容物经破口流到纵隔和胸膜腔,引起胸膜腔的污染和积液,形成纵隔和胸膜腔化脓性炎症。中上段食管穿孔常穿破胸腔。食管穿孔后引起的这种炎症过程和体液的大量蓄积在临床上表现为一侧胸腔剧烈疼痛,同时伴有呼吸时加重,并向肩胛区放射。在穿孔部位有明确的吞咽困难,低血容量,体温升高,心率增快,并且心率增快与体温升高不成比例。全身感染中毒症状、呼吸困难的程度,根据胸腔污染的严重性、液气胸的量以及是否存在气道压迫,而有轻重不同。纵隔镜检查后发生的食管损伤更不易诊断,有时甚至当患者发生纵隔炎和皮下气肿时,或病理报告活检组织有食管黏膜或食管肌肉时,才做出食管损伤或穿孔的诊断。体格检查可发现患者有不同程度的中毒症状。不敢用力呼吸,肺底可听到啰音,当屏住呼吸时,可听到随着每次心跳发出的纵隔摩擦音或捻发音。颈根部或前胸壁触及皮下气体,当穿孔破入一侧胸膜腔时,出现不同程度的液气胸的体征。受累侧胸腔上部叩诊鼓音,下部叩诊浊音,病侧呼吸音消失。少数病例可发展为伴有气管移位、纵隔受压的张力性气胸,纵隔及胸腔的炎症产生对膈肌的刺激,可表现为腹痛、上腹部肌紧张、腹部压痛,应注意同急腹症相鉴别。

(三)腹部食管穿孔

食管腹腔段的损伤较少见,一旦损伤,由于胃的液体进入游离腹腔,主要引起腹腔的污染,临床表现为急性腹膜炎的症状和体征。这同胃-十二指肠穿孔很相似,应注意胸段食管远段的损伤也可以表现为这种情况。有时这种污染可能不在腹腔而在后腹膜,这将使诊断更加困难,这是由于腹腔段食管与膈肌相邻近,常有上腹部疼痛和胸骨后钝痛并放射到肩部的较典型的特征。

五、辅助检查

(一) X 线检查

根据穿孔的部位和原因做 X 线平片检查,颈部穿孔可以发现颈部筋膜平面含有气体,气管移位,食管后间隙增宽,正常的颈椎生理弯曲消失。有些患者可在食管后间隙发现有气液平,颈部或纵隔气肿以及气胸、气腹。胸部食管穿孔时发现纵隔影增宽,纵隔内有气体或气液平,胸腔内气液平。腹部食管穿孔时可发现膈下游离气体。用普通 X 线检查,有 12%~33% 的病例不能显示这些提示食管穿孔的 X 线征象,并受穿孔后时间的影响。

(二) 食管造影

许多患者就诊时并非都具有典型症状,而表现为严重的呼吸困难、低血压、败血症、休克、昏迷,或是模糊不清的急腹症或胸部急症。因此,应对怀疑有食管穿孔而一般情况允许的患者,用食管造影来肯定诊断。对普通 X 线平片提示有食管穿孔的病例,也应用食管造影来明确穿孔的大小和部位。在透视下口服对比剂可以显示食管腔、食管穿孔的部位及食管远端有无狭窄。口服碘油造影的效果较好,刺激性小。如使用钡剂一旦漏出食管外,手术清除困难。Foley 等介绍先用水溶性对比剂,如果没有看到瘘口,再加钡剂进一步明确诊断。应当指出,尽管使用造影作为常规诊断手段,但仍有 10% 的假阴性,因此当造影阴性时也不能完全除外食管穿孔。

(三) 食管镜检查

对胸部创伤、异物引起的食管损伤有重要诊断价值,当食管造影阴性时,有时用食管镜可直接看到食管损伤的情况,并能提供准确的定位,了解污染的情况。食管镜的结果也有助于治疗的选择。

(四) CT 检查

如今胸腹部 CT 检查已普遍应用。当临床怀疑有食管损伤而 X 线又不能提示确切的诊断依据时,进一步的诊断还包括选用胸部或腹部的 CT 检查。对食管造影"正常"的患者,根据病史、体检及 CT 检查结果来诊断。当 CT 影像有以下征象时,应考虑食管穿孔的诊断:

1. 围绕食管的纵隔软组织内有气体。
2. 在纵隔或在胸腔的脓腔紧靠食管。
3. 充气的食管与一个邻近纵隔或纵隔旁存有液体的腔相通。
4. 胸腔积液特别是左侧胸腔积液则进一步提示食管穿孔的可能。

当具备上述任何一项时,应做食管造影以肯定诊断和确定穿孔的部位,这对指导手术治疗是非常重要的。另外,用 CT 对患者进行最初疗效的随诊观察,也是特别有效的方法。

(五) 其他

食管穿孔患者由于唾液、胃液和大量消化液进入胸腔,在做诊断性胸腔穿刺时,抽得胸腔液体的 pH 值低于 6.0,并且淀粉酶含量升高,是一项简单而有诊断意义的方法。在怀疑有食管损伤的病例,口服小量亚甲蓝后可见引流物胸腔穿刺中有蓝色,同样有助于诊断。

六、诊断

呕吐、胸痛、皮下气肿是食管穿孔的临床特点,作食管器械检查后患者发热,应引起注意。如胸部 X 线检查发现纵隔增宽,并有游离气体或液面,则要考虑食管穿孔。用泛影葡胺作食管造影,通常可显示穿孔的位置,证实诊断。如泛影葡胺食管造影未发现食管有损伤,而从临床症状和体征,仍怀疑食管损伤时,应做钡餐食管造影。若后者仍阴性,则要考虑作食管镜检查。当高度怀疑损伤部位在颈部,局部手术探查是最安全的诊断和治疗方法。在手术探查之前,可让患者吞咽少量亚甲蓝,沿其溢出部位,可以准确找到食管穿孔部位,从而进行处理。

有些患者在急性期未发现食管穿孔,后期出现脓胸或当食物或胃液从胸腔引流管排出时,才能被诊断食管穿孔。

七、鉴别诊断

食管穿孔应与自发性食管破裂,胃、十二指肠溃疡穿孔,自发性气胸等鉴别。

(一)自发性食管破裂

自发性食管破裂是指非直接、异物或器械损伤的食管透壁破裂或全层裂开,为非外伤性食管穿孔。多由于剧烈呕吐等原因引起食管腔内压力骤增,致使邻近横膈上的食管全层纵行裂开。两者症状相似,多根据病史鉴别。

(二)胃、十二指肠溃疡穿孔

腹部食管穿孔临床表现与此类疾病相似,应予以鉴别。胃、十二指肠溃疡穿孔患者多有溃疡病史或平时有典型溃疡疼痛表现,多有明显诱因,如饮食过饱、剧烈呕吐或咳嗽导致腹内压骤然升高;过度劳累,精神过度紧张;吸烟饮酒;免疫抑制剂的使用等。X线可见膈下游离气体,但是食管造影未见明显异常。

(三)自发性气胸

胸部食管穿孔应与自发性气胸相鉴别。此类疾病患者常有肺部疾病病史如慢性支气管炎并发肺气肿、支气管哮喘、肺尘埃沉着病(尘肺)、广泛肺纤维化、肺大疱破裂、肺癌、空洞型肺结核和肺脓肿等。表现为突发胸痛合并呼吸困难、干咳、休克。肺部 X 线提示肺部明显压缩,结合病史、体征、相关辅助检查不难鉴别。

八、治疗

食管穿孔是消化道急症之一。治疗可分为非手术治疗和手术治疗。不管哪一种方法,治疗都应围绕以下四个方面:停止从破裂口来源的污染,恢复消化道的完整性,控制和治疗污染引起的感染和维持患者的影响。临床经验证明:治疗越早,并发症越少,死亡率也低。

(一)非手术治疗

对于食管损伤很轻,临床上又不能肯定是否有全层食管穿孔的患者可以首先采用非手术的治疗方法。其理由有以下方面:①大多数食管穿孔是由于器械损伤引起,因为这种损伤多较自发性食管破裂产生的污染局限而且不重;②多可早期诊断;③新的更有效的抗生素能有效地控制食管穿孔引起的感染;④在 CT帮助下,能经皮准确置入有效的引流;⑤有安全有效的胃肠外营养和肠道营养方法;⑥许多保守治疗的方法既是治疗的手段,又是观察病情变化的方法,同时又是手术治疗必不可少的术前准备。

非手术治疗适应证:①器械引起损伤穿孔,特别是在颈部的穿孔,多未累及胸腔;②溃疡性狭窄和贲门失弛缓症或食管静脉曲张用硬化剂治疗后,在扩张时引起的穿孔,以及食管周围有纤维化形成,能限制纵隔的污染;③从食管穿孔到诊断已经间隔数天,但症状轻微有自愈趋势;④早期诊断小而局限的穿孔;⑤穿孔后引起的污染仅限于纵隔或纵隔与壁层胸膜之间,没有对比剂溢入附近体腔;⑥有效的胸腔引流使穿孔对胸腔污染很小;⑦从损伤到诊断未经口进食;⑧穿孔远端通畅;⑨穿孔的位置不在肿瘤部位、不在腹腔和梗阻的近端;⑩症状轻微,无全身感染迹象。

1. 禁食 在怀疑或一旦诊断有食管损伤时,应立即停止经口进食、进水,并嘱患者尽可能地减少吞咽动作。

2. 胃肠减压 尽管有人提出选择性地应用胃肠减压,放入胃肠减压管使食管下段括约肌不能完全关闭,有可能加重反流,但多数认为应常规使用胃肠减压,以减少胃液的潴留。

3. 广谱抗生素 食管穿孔后引起食管周围组织的炎症,如纵隔炎,胸膜炎或腹膜炎等,因此一旦怀疑有食管损伤应早期选用广谱的有效抗生素,需至少使用 7~14 天。

4. 营养支持 由于食管穿孔的治疗时间较长,往往需停止经口进食大于 10 天,因此无论是否采用保守治疗,在最初治疗时,都需要同时建立预防性的胃肠外营养支持或有效的胃肠内营养,如空肠造瘘。

5. 积极纠正和维持水、电解质和酸碱平衡。

6. 经食管灌洗 Santos 于 1986 年报道 8 例经食管灌洗治疗食管破裂成功的经验。其中 3 例首选手术治疗失败,改用食管灌洗治愈。具体做法是置胸腔引流食管进入脓腔,达瘘口处,并用负压吸引。用呋喃西林溶液漱洗口腔,再口服含抗生素的无菌盐水(如庆大霉素)50~100ml。晚 10 时到晨 6 时停服,胸腔引流出的液体污浊时或量较多时,口服量增加。口服有困难者可置胃管于穿孔上部,以 50~70ml/h 速度滴注。一旦引流量减少,液体转清,即开始进食牛奶、豆浆,每次进食后服抗生素,用无菌水冲洗食管,防止食物残渣在食管腔外存留。引流量少于 30~50ml 时,行食管造影或口服亚甲蓝,证实瘘口封闭,X 线胸片无积液,改为开放引流,逐步退出。这种方法利于早期肺膨胀,消灭残腔,促进食管早期愈合。当不进食时,将胃肠减压管放在穿孔部位,用生理盐水或抗生素溶液灌入冲洗。

7. 内镜治疗 主要是在内镜下闭合穿孔,防止内容物渗出腔外引发严重的纵隔感染或腹膜炎。同外科手术修补术相比创伤小,可减少术后粘连。目前处理技术或器械主要包括经内镜钳道金属夹(through the scope clip,TTSC)、OTSC(over the scope clip)系统、食管支架、内镜下缝合、内镜辅助负压闭合、尼龙绳荷包缝合、纤维蛋白或组织胶注射等。

(1)TTSC:也称标准夹,最初用于止血,随着技术的不断改进,目前也成为临床上闭合医源性穿孔最广泛的技术。TTSC 仅将黏膜层及黏膜下层组织固定,但是这种封闭技术对于穿孔的修复是足够有效的。对于 1cm 以下的穿孔,TTSC 封闭的成功率高达 98%~99%。

(2)OTSC:是由德国 Ovecso 公司发明的一种新型缝合器械。可封闭全层。与 TTSC 相比,夹取组织更多,夹闭组织更深,可封闭 3cm 以内的穿孔。研究显示,OTSC 对于食管穿孔的初始和补救治疗均是安全有效的,治疗成功率达 90%。

(3)食管支架:自体膨胀式金属支架(self-expandable metallic stents,SEMS)以往用于治疗恶性食管狭窄患者,目前其治疗食管穿孔的作用得到认可。SEMS 包括全覆膜(FCSEMS)和部分覆膜(PCSEMS)两种。在治疗食管穿孔中常使用 FCSEMS。有学者建议早期(24 小时内)防止 SEMS 可有效减少并发症,理想取支架时间建议在 3~4 周。取出支架后可通过食管造影判断穿孔愈合情况,如仍有缺损,建议重新放置 FCSEMS。

(4)内镜下缝合:1986 年 Swain CP 首次介绍了腔内镜缝合技术。随着技术发展,一项新的内镜下缝合装置上市(Overstitch),仅能在 Olympus 双通道治疗内镜下使用。Overstitch 是一种弯针缝合装置,以带缝线的弯针穿刺组织,再以套筒在对侧捕获缝线和针尖,最后释放套筒和缝线完成缝合。主要起到固定支架或者闭合穿孔的作用。

(5)尼龙绳荷包缝合:2004 年 Matsuda T 等首先利用尼龙绳套扎的方法闭合了内镜黏膜切除术(EMR)术后巨大创面。随着技术的发展,目前此方法已应用于闭合食管穿孔。闭合后须进行胃肠减压,防止创面张力过大造成圈套脱落。

(6)内镜辅助负压闭合(endoscopy vacuum-assisted closure,EVAC):EVAC 是针对纵隔积液、积脓的一项新型内镜下引流技术。目前市售产品为 Endosponge 系统。内镜下将该系统外套管置入食管脓腔,退出内镜并经外套管用推送器把海绵状物置入脓腔,内镜下确认位置后再接上负压泵抽吸液体,3~5 天更换一次海绵。

(7)其他:其他如纤维蛋白胶、组织胶注射液可起到闭合食管穿孔的作用。

(二)手术治疗

手术治疗的原则:①清除所有炎症和坏死的组织;②根据不同的部位,用适当的方法确切闭合穿孔;

③矫正并除去食管穿孔远侧梗阻;④当损伤发生在食管梗阻的近段或在梗阻的部位,或当诊断过晚(一般>24 小时),直接修补损伤的食管则是禁忌的;⑤防止继续污染纵隔及胸膜腔和维持营养则是非常重要的。

手术治疗的适应证:①诊断时间早,食管穿孔或破裂 12 小时内;②胸腔污染较轻;③穿孔较大;④患者年龄较轻,全身情况较好;⑤穿孔伴有气胸、胸腔积液、气腹、纵隔气肿或脓肿;⑥有异物存留影响愈合者;⑦伴有食管恶性疾病和食管远端狭窄;⑧非医源性疾病和食管损伤。

术前准备:①经鼻插入胃管行胃肠减压;②食管损伤严重患者有休克表现时,应积极抗休克治疗;③液气胸严重,有呼吸困难者应先行闭式引流;④应用抗生素防止感染;⑤健侧卧位;⑥气管内插管静脉复合全身麻醉。

1. 颈部食管穿孔　颈部食管穿孔治疗选择差别较大,一些污染较轻且发现及时的患者,有些可经过非手术治疗治愈。伴有纵隔炎症的患者应通过颈部切口进行探查,可在局部麻醉或全麻下手术。在胸锁乳突肌前切开,如能辨认破裂口,应进行修补。可用 3-0 聚丙烯单丝不吸收缝线,作全层间断缝合,咽后间隙和上纵隔应做引流。术后 6~7 天,如无并发症即可拔出引流管。用泛影葡胺作食管造影,如显示破裂口已愈合无漏出,即可开始切开清淡流食,逐步恢复正常饮食。

2. 胸部及腹部食管穿孔　在临床实践中,腹部食管穿孔罕见。近年来,最常见的腹部食管穿孔是在做贲门失弛缓症手术和胃迷走神经切断术时并发,一旦发现,应立即进行修补。

对于胸部食管穿孔,治疗根据穿孔时间决定,穿孔超过 24 小时并发症和病死率较高,在 6 小时以内进行修补预后较好,而 12 小时以后的穿孔要根据具体情况,决定手术方案,主要有一期缝合、T 管引流和食管切除修补等。

(1)一期缝合:空腹穿孔,胸腔污染不重,患者一般情况良好,无其他并发症,食管穿孔口边缘整齐,远端无恶性病变,穿孔在 6 小时内的患者,应争取直接缝合。用 3-0 聚丙烯不吸收缝线作全层间断缝合,然后用胸膜瓣、带蒂肋间肌瓣、有血供的膈肌瓣及胃底作垫片加固破裂口的缝合。

(2)T 管引流:无论哪种治疗方法,有效的引流都是必不可少的,当对一期缝合怀疑时,也可行 T 管引流。开胸后找到食管破裂口,用一根大号 T 管经此裂口插入裂口上、下段食管,T 管的长度经胸皮另戳口引出,连接引流瓶,将裂口围绕 T 管缝合,冲洗胸腔,另置胸腔闭式引流。术后让患者喝含广谱抗生素的灌洗液。经过一个月的治疗,如果无明显感染,即可拔出 T 管。

(3)切除修补:如患者合并肿瘤,穿孔通常在狭窄近端。在患者全身情况良好,能够接受手术,且穿孔时间短的情况下,最好的处理办法是手术切除病变的食管。切除后采用一期还是二期食管胃吻合,须根据污染的情况和患者状况决定。

九、预后

食管穿孔的预后不同,多同穿孔的原因、部位、食管是否存在病变、患者是否得到及时治疗和治疗方案的选择有关。早期及时诊断,正确治疗大多数患者预后较好。

第二节　食管自发性破裂

一、概述

食管自发性破裂(spontaneous rupture of esophagus,SRE)是指非直接、异物或器械损伤的食管透壁破裂或全层裂开,为原因未明的食管穿孔。多由于呕吐等原因所引起食管腔内压力骤增,致使邻近横膈上的食管全层纵行撕裂。由荷兰医生 Hermann Boerhaave 在 1724 年首次在尸解后报道,故又称 Boerhaave 综合征,该病因多数发生在饮酒、暴饮暴食引起剧烈呕吐,继之伴随严重胸痛、呼吸困难、纵隔或皮下气肿,以及纵隔心血管的反常运动,亦有人称催吐后综合征、压力性穿孔、自发性穿孔。有时破裂与胃酸分泌有关,又称为“消化性食管破裂”。为了区别器械损伤等外伤性穿孔,有人称之为非外伤性食管穿孔。占食管穿孔的 7%~19%;该病临床少见,症状特殊,为预后较差的胸内急症,其发病率低,男性多于女性,男女之比为 5:1,虽可见于婴儿和青少年,但绝大多数发生于 50~60 岁。由于临床表现不典型及经治医师缺乏本病诊治经验等原因,误诊率高,可达 74%~84%,50% 以上是在发病 24 小时后才被确诊,如不及时处理,几乎无例外的发生急性纵隔炎、食管胸膜瘘、急性脓胸等,延误治疗后的病死率可高达 89%~100%,且明显高于机械性损伤等其他原因引起的食管破裂。

二、病因

1724 年 Boerhaave 首次报道 1 例因暴食引发剧烈呕吐、腹痛,数小时后死亡,经尸检证实为食管破裂。呕吐为本病最常见病因,约 80% 的 SRE 由呕吐引起,此外尚有分娩、哮喘、举重、抑制呕吐、癫痫发作等。SRE 的原因和机制尚未完全清楚,几乎均发生于腹内压力骤然升高,且压力升高的速度比压力升高的绝对值更重要。腹内压力骤然升高对一个饱餐后充满食物的胃更危险,这是因为充满食物的胃底不能耐受压力的升高。虽然不是 100% 的患者都在发病时有呕吐,但大多数患者(70%~80%)均先有呕吐继有食管穿孔,所以呕吐仍为最重要的发病原因。与呕吐相联系的是饮酒,呕吐的患者多数是过食、饮酒之后发生呕吐。当呕吐发生时,幽门部收缩使胃内容物不能向下推进,同时膈肌和腹肌急剧收缩致使腹内压力迅速升高。如果呕吐动作发生共济失调,上食管括约肌不能弛缓或食管某一段限制性收缩,则胃内容物不能吐出,迫使食管内张力升高,从而引起破裂。引起腹内压力急剧升高并导致食管自发性破裂的少见情况为酗酒、暴食、举重、分娩、癫痫发作、严重的晕船、妊娠剧烈呕吐、咳嗽或呃逆、哮喘的持续状态、服用抗乙醇中毒药物(双硫仑)的患者再度饮酒、车祸等。食管远端梗阻时(如肿瘤、食管蹼、食管环、狭窄),用力吞咽、排大便、大笑、伸腰、打喷嚏、肠梗阻、低血糖发作等也可以导致食管的压力性破裂,有的不明原因,正常进食时亦可发生食管破裂。SRE 还常发生于食管已有原发疾病时,如反流性食管炎导致的食管壁抵抗力降低的患者。神经系统的疾患,如脑瘤、脑出血、脑动脉瘤以及开颅术后可使压力性食管破裂的发生率增加 10 倍。此外,神经源性疾病如酒精中毒或者中枢神经系统受到抑制时,自主神经活动失衡,食管、贲门共济功能丧失,也可导致食管破裂。本病多见于成人,儿童因食管抗压能力较强不易发病。

三、发病机制

(一)解剖因素

食管肌层分内环、外纵两层。食管近段 1/3 段为横纹肌,以下逐渐移行为平滑肌,远段 1/3 食管段完全为平滑肌,肌纤维排列呈螺旋状、斜行或不规则状,食管内环、外纵肌层之间只有薄层结缔组织。食管外膜由疏松结缔组织构成,借此膜与周围器官相附着,有收缩、膨胀与活动的余地。食管上、中段周围毗邻器官较多,如脊柱、气管、大血管、神经,并由纵隔胸膜返折固定,而下段毗邻器官较少,纵隔胸膜与其关系不密切,食管纵行肌纤维由上而下逐渐减少,下段肌层薄弱,并且存在生理弯曲,从而易发生食管下段破裂。另外,食管上段横纹肌收缩力强,受刺激后反应快,收缩迅速,不易破裂。食管下段之平滑肌反应慢,不能及时收缩,常受内容物挤压扩张而破裂。好发食管下段的裂口往往呈纵行,可能是食管下端平滑肌环行纤维变为纵行,在接近与胃交界处呈扇形散开而伸入胃的肌层,并有许多血管和神经在食管下端的左后外侧壁穿入,使得食管在经受不寻常的压力时容易在该处破裂。但亦有食管中段及颈部食管破裂者。

（二）呕吐与食管内压力的变化

任何原因引起的食管内压力骤然升高致使其内外压力差在短时间内达到一定值均可发生食管破裂。实验证明,因不同原因使食管内压力达到 0.5~1.5kg/mm² 时即可发生食管破裂,如食管有基础病变时,更易发生破裂。静息时食管内压与胸膜腔内压有关,随呼吸运动改变,食管体部压力于吸气时下降,呼气时升高,仰卧位平静吸气压力为 –15~–12cmH₂O(1cmH₂O=0.098kPa),呼气时为 –2~–1cmH₂O。胃内压高于大气压 5~10mmHg(1mmHg=0.133kPa),故食管与口腔、食管与胃之间存在压力差。而食管两端于食管上括约肌(UES)、食管下括约肌(LES)处各有一高压带,其作用为防止空气从口腔进入食管及胃内容物反流。当呕吐时,腹内压增高,超过 LES 高压带,胃内容物涌入食管,食管内压力急剧升高,正常时 UFS 开放,胃内容物经口吐出,食管内压力随之下降,但当暴食、酗酒、催吐、服用大量镇静剂及中枢神经疾病患者,易发生不协调动作,UES 不松弛或食管痉挛时,食管腔内压力突然增加,而呕吐时膈肌,增加了胸腔负压,食管腔与胸腔内压力差增大,再加上食管周围支撑组织少,食管外无浆膜,当食管内压力达 5~10 磅/cm²(1 磅 = 0.45kg)时,食管即可破裂,使胃内容物、细菌及消化酶进入纵隔。当食管本身有疾病,如食管黏膜炎症、溃疡、肌层肥厚、食管狭窄时,称为低防御力食管,更易发生破裂。也有因食管生理紊乱或食管壁有慢性炎症、肿瘤等壁结构异常而发生破裂者。

四、临床表现

本病多见于成年男性,偶发生在女性、新生儿及儿童。SRE 典型的临床表现为呕吐、胸部疼痛及皮下气肿,称为 Mackler 三联征,临床上约 40% 无此典型症状。少数患者以不典型表现起病.如上消化道出血、吞咽痛、吞咽困难、腹痛等。近年有人认为自发性食管破裂可能先形成壁内撕裂或者血肿,再向腔内或者腔外突破;也可以先从黏膜撕裂(Mallory-Weiss 综合征)或外层肌肉撕裂(急性纵隔血肿,有人称不完全性 Boerhaave 综合征)开始。具体症状与穿孔的部位、大小及时间有关。

（一）病史特点

典型患者常有胃溃疡或消化不良病史,大量饮酒或过食史引起近期发作。

（二）呕吐、呕血

病初症状为呕吐、恶心、上腹痛、胸痛。因破裂处出血,1/3 ~1/2 患者有呕血,呕吐物为咖啡样,偶尔带血丝,很少呕出大量鲜血。

（三）疼痛

本病最突出的症状,多为饱餐或酗酒剧烈呕吐后,突然出现胸部或上腹部难以忍受的疼痛,一般为剧烈撕裂样或者刀割样疼痛,疼痛随呼吸吞咽加重,并向同侧肩背部及胸骨后放散,剧烈恶心呕吐常因严重疼痛中断。痛的位置多为上腹部,也可在胸骨后、两季肋部、下胸部,有时放射至肩背部。颈段食管穿孔常诉胸痛,中段穿孔主诉腹痛,胸腹段穿孔则出现腹痛和背痛,吞咽或呼吸时疼痛加重,同时伴吞咽困难、呼吸困难和口渴感,疼痛剧烈时吗啡也难以缓解。

（四）其他症状

症状严重时可有气短、呼吸困难、发绀、休克等。呼吸困难与疼痛、胸膜夹层、气胸、液气胸等有关。由于剧烈疼痛、缺氧和失血,患者迅速陷入休克,出现躁动不安、面色苍白、皮肤湿冷、脉搏细速、血压下降。如合并纵隔胸腔感染可出现发热,甚至出现败血症及感染中毒性休克。

（五）体征

气管向健侧移位,上腹部可有腹膜炎体征,多表现为急腹症,患者多取坐位、半坐位,可有上腹部压痛伴腹肌紧张,甚至板状。肝浊音界不缩小。食管破裂后导致纵隔炎、纵隔气肿、气胸、胸水和脓胸(后三者常在左侧,亦可累及双侧),呼吸困难加剧、发绀。由于气体和液体积存于纵隔软组织内,在心前区可听到与心跳同步的嘎吱音,即心跳和呼吸运动牵引纵隔软组织产生的摩擦音(Hamman 杂音)。由于纵隔气肿,气体自纵隔进入颈部的皮下组织,按之产生典型的捻发音。

五、辅助检查

(一)血常规

食管破裂患者早期可无发热,血白细胞也不升高;稍晚则可有发热、寒战、血白细胞增高。

(二)X 线检查

胸部透视具有重要价值,自发性食管破裂的影像学检查主要表现:①纵隔气肿及皮下气肿;②纵隔增宽或者纵隔内液平阴影;③胸腔积液;④液气胸;⑤肺不张和肺炎。但上述征象缺乏特异性。胸片可发现液气胸、纵隔气肿及颈胸部皮下气肿,并偶可见具有诊断价值的"食团漂浮征"。本病的早期 X 线表现可有 NacklerioS "V" 形征(脊柱旁或者左心缘后致密影),系食管破裂口冒出的气体积聚于主动脉左侧及横膈上形成的"V"形透亮区,个别患者可合并气腹征和心包积气征。

(三)食管造影

疑食管破裂时,应作吞碘油拍片,明确诊断,见到对比剂由食管裂口流至纵隔或胸腔是证实诊断最实用的方法,不但可明确破口的位置,还可明确是否合并有食管癌、食管憩室等病变,但对裂口大小的估计有一定限度。对比剂宜选用碘油或水性碘化钠,如未能发现破口,再予以口服硫酸钡,开始少量,逐渐加量,一旦见到破口即停服钡剂。食管造影时可采取多种体位,以增加对比剂外溢的机会。75%~97% 的病例有对比剂外溢,但食管造影也有假阴性,可能原因主要有:对比剂太黏稠,不易溢出(如钡剂);对比剂通过太快(如泛影葡胺);裂口处水肿、被凝块或食物块填塞等。

(四)胸部 CT

显示胸腔内积液密度差别明显较胸片佳,可见密度不均的胸腔积液,这可作为食管破裂时所致胸腔积液以别于其他原因所致胸腔积液的一个征象,其形成机制为消化道内容物进入胸腔内所致。

(五)诊断性穿刺

患者出现液气胸后,行诊断性穿刺,简易而且必要。如抽出物为血性酸味液体,或发现食物渣滓,则可以确诊。如穿刺前口服少量亚甲蓝液更能明确显示。穿刺液淀粉酶值可以很高。

(六)食管镜检查

目前存在较多争议。有研究认为在食管黏膜水肿时进行内镜检查,很难看到食管破裂部位,但 Carten 认为,如果使用食管造影等检查仍不能确诊时,内镜检查仍是确定食管破裂的好方法,但强调仔细操作,对呕血者慎用。

(七)其他检查方法

口服亚甲蓝后胸腔引流管可见胸腔积液蓝染,或者胸腔闭式引流液内见到食物残渣及胃液,或者该液体污浊伴有特殊异味的浓汁,测其淀粉酶升高,pH 值降低至 6.0,发现来自唾液腺的鳞状上皮细胞等,均是确诊本病简单而有效的方法。

六、诊断

凡大量饮酒或饱食后发生呕吐,随之出现胸痛或上腹剧痛,均应疑本病。X 线胸片具有重要价值,如见到液气胸或纵隔气肿,则应高度怀疑本病;口服碘油食管造影,见到碘油溢出即可确诊,同时可明确裂口部位及长度。若对比剂未外溢,也不能排除本病。诊断性胸腔穿刺或胸腔引流,简易而且必要,如抽出物或引流物为酸性液体,或发现食管渣滓,则可以确诊。如穿刺或胸腔引流前口服少量亚甲蓝液可明确显示裂口部位及长度,胸腔渗出液中可含有较多的淀粉酶。SRE 的诊断并不复杂,误诊原因主要是:①缺乏认识,本病发病率低,初诊医师尤其是非胸外科医师对本病认识不足,加之其症状、体征与其他一些胸部急症相似,常导致误诊;②对急腹症患者没有进行必要的常规胸部透视;③急腹症患者临床表现异常时,未请胸外科医师会诊；④先入为主，往往根据患者既往有溃疡及心绞痛病史而误诊为溃疡穿孔、心肌梗死；⑤缺乏详尽的鉴别诊断分析而误诊为胸膜炎、胰腺炎等。急诊医师对急腹症患者应进行以下检查，便能发现 SRE；①呕吐后腹痛、胸痛患者要进行胸部透视，检查有无液气胸；②液气胸应立即作诊断性穿刺，检查积液性质，根据情况，可以先口服少量亚甲蓝液；③胸部透视如显示不清，应该拍摄正、侧位立位胸片，观察有无纵隔气肿；④饮酒、过食后呕吐患者诉急性腹痛、胸痛时，如情况允许可吞咽 40% 碘油行食管造影。

七、鉴别诊断

SRE 需与食管穿孔、Mallory-Weiss 综合征区分。此外，本病常与其他心胸胃肠疾病表现类似，须与胃、十二指肠溃疡穿孔、膈疝嵌顿、自发性气胸相鉴别。

（一）食管穿孔

食管穿孔与 SRE 相比，多有明显病因，指机械性、创伤性、化学性及食管本身的疾病如溃疡、炎症或肿瘤所致的全层穿孔。异物性、化学性食管穿孔有明确病史。食管穿孔多为医源性，对所有行食管内器械操作后出现颈部、胸部或腹部疼痛的患者，均应想到食管穿孔的可能。胸部创伤特别是食管附近的创伤患者，出现呕吐、下腹痛、下颈部皮下气肿应迅速怀疑食管穿孔的可能。食管穿孔多与 SRE 症状有时相似，但是根据病史不难鉴别。

（二）Mallory-Weiss 综合征

食管穿孔与 Mallory-Weiss 综合征鉴别，可见 Mallory-Weiss 综合征章节。

（三）胃、十二指肠溃疡穿孔

胃、十二指肠溃疡穿孔的患者多有溃疡病史或平时有溃疡疼痛典型症状。穿孔多有明显诱因：饱餐、剧烈咳嗽、过度劳累、精神过分紧张、吸烟与饮酒、免疫抑制剂的使用、应激等。临床表现为突发全腹部刀割样持续性疼痛。体检可见板状腹、压痛、反跳痛明显。腹部 X 线检查可见膈下游离气体。

（四）膈疝嵌顿

膈疝是指腹腔脏器等通过膈肌异位移动至胸腔内的疾病。可分为外伤性膈疝与非外伤性膈疝，后者又分为先天性和后天性两类。外伤性膈疝有明确外伤史。症状相对较重。疝入的脏器发生嵌顿时，可出现腹痛、腹胀、恶心、呕吐和呕血黑便等梗阻症状，严重者可引起中毒性休克。体检发现患侧胸部叩诊呈浊音或鼓音，呼吸音减弱或消失，有时可听到肠鸣音。而先天性膈疝嵌顿多发生在儿童，不限于新生儿。嵌入的小肠或者结肠发生嵌顿时，可产生急性肠梗阻或肠绞窄的临床症状。X 线检查发现胸骨后存在肠曲阴影可被确诊。

（五）自发性气胸

自发性气胸是在无外伤或人为因素情况下，脏层胸膜破裂，气体进入胸膜腔导致胸腔积气引起。多由胸膜下气泡破裂引起或继发于慢阻肺、肺结核等胸膜或肺疾病。多突然发病，主要症状是呼吸困难、患侧胸痛、刺激性干咳，张力性气胸患者可出现严重烦躁不安、发绀甚至休克。典型体征为气管向健侧异位，患侧胸廓饱满，呼吸减弱，叩诊过清音。X 线检查可见肺部压缩。结合病史、体征及相关辅助检查，不难与 SRE 鉴别。

八、治疗

SRE 的治疗方法包括保守治疗和手术治疗。其治疗方法与就诊早晚，破裂口的大小、部位，进入纵隔或胸腔内胃内容物数量、污染程度，邻近脏器有无受损，以及患者的年龄和一般状况密切相关。自发性食管破裂一般为纵行破口，很少横行，一般长度 4~7cm。如破口小，患者立即来诊，进入胸膜腔内的食物残渣少，胸腔引流彻底，感染得以及时控制，可以不经手术修补，破口愈合机会大。如破口大，进入胸膜腔内的胃内容物量多，食物残渣未能引流干净，患者来诊较迟，肺膨胀不佳，或延误诊断，形成脓胸、纵隔炎等，则单纯引流、鼻饲或空肠造瘘往往形成慢性食管 - 胸膜 - 皮肤瘘,破口自行愈合的机会甚小。一旦形成食管 - 胸膜 - 皮肤瘘则需延期修补,甚至需作部分食管切除,以肠管代替食管的手术。有时需作部分肋骨切除,以消灭脓腔及瘘管。如破裂后不超过 24 小时,积极行开胸手术修补、局部食管修复手术或者切除病变食管重建消化道,也有愈合的机会。如果胸腔冲洗干净,胸腔术后引流通畅,肺膨胀良好,经过胃肠道外营养支持,或空肠造瘘营养支持,使破口愈合,则能缩短治疗时间,避免复杂的治疗措施。

SRE 的处理原则是:①迅速确立诊断;②尽快消除感染源,引流感染区域;③妥善处理食管裂口,恢复食管的连续性;④预防食管裂口闭合后再破裂;⑤强调早期手术;⑥应用有效的抗生素控制感染,充分的营养支持治疗,促进裂口愈合,减少并发症的发生,降低病死率。

(一) 保守治疗

保守治疗的方法既是治疗的手段,又是观察病情变化的方法,同时还是手术治疗必不可少的术前准备。对以下情况可首先采取保守治疗:①从食管穿孔到诊断已经间隔数天,但症状轻微,无全身感染征象,临床表现稳定的患者;②早期诊断小的局限的穿孔;③穿孔后引起的污染仅限于纵隔或纵隔与壁层胸膜之间,没有对比剂溢入附近体腔,能有效地控制食管穿孔引起的感染;④能经皮准确置入有效的脓腔引流使穿孔对胸腔污染很小;⑤从损伤到诊断未经口进食,具安全有效的胃肠外营养和肠道营养;⑥诊断被长期延误,经证实患者已经耐受食管破裂,手术对其治疗无意义者;⑦食管破裂较重的危重患者,因其发病时间长,中毒症状重,全身情况差,不能耐受大手术者。另外,对破口小、就诊及时,胸腔污染较轻的 SRE,可行单纯胸腔闭式引流或食管内加用带膜食管支架封堵破口。

1. 应立即禁食,以免食物由破口继续流入纵隔或胸腔。

2. 积极纠正水电解质酸碱平衡紊乱,加强营养支持治疗,并应用有效的抗生素控制感染;吹气球促进肺膨胀。

3. 留置胃肠减压管,胸腔闭式引流管,尽量将唾液及食管胃内容物引出。可经胸引管应用抗生素冲洗胸腔。必要时再于上胸部另置胸腔闭式引流管用于胸腔冲洗。

4. 营养支持治疗,可应用造瘘或者深静脉营养,应用造瘘后肠道内营养远比静脉营养要好。一般选用空肠造瘘,其不但符合生理,防止各种因深静脉营养所造成的并发症,且能较胃造瘘及鼻饲有效地防止反流。在空肠造瘘的同时,也可同时行胃造瘘,其作用是通过负压吸引减少胸腔及纵隔污染。

5. 食管支架的应用近年来受到了人们的关注,适用范围目前无统一认识。大多数认为破口小、污染不重时可首选食管支架治疗,但却有人持相反观点,认为巨大破裂在外科治疗棘手时也可考虑用支架治疗。支架治疗的优点:①不受起病到实施治疗时间的限制;②为微创操作,可减少患者的痛苦和风险;③费用小,不需要特殊设备。存在的缺点:①食管支架扩张力强,可引起食管扩张,致使裂口增大,不易愈合;②支架有脱落移位的危险,难以维持较长时间的封堵作用;③支架对食管的长期扩张压迫,可引起食管缺血坏死;④肉芽组织增生,造成食管狭窄并发症,再次手术需要切除较大范围食管,不利于愈合;⑤自发性食管破裂的裂口较大,支架封堵裂口不易;⑥食管破裂为良性病变,支架置入为临时性治疗,食管破裂愈合后应取出支架。针对食管破裂的这些特点,应选择稳定性和生物相容性好的 CZES 脚刺型食管支架,该支架不易发生移位,不易刺激肉芽增生,置入后可取出(不受置入时间限制);不应选择记忆性合金食管支架,因其两端不带膜,置入后刺激肉芽组织增生,长入支架网眼,支架不易取出,而肉芽增生可引起食管狭窄。需要指出的是,食管支架的置入最好在 X 线下进行,以便更好确定支架的位置和及时造影检查支架的覆盖效果,术后病情允许时及时复查胸片,了解支架位置是否有变动,如有变动及时调整,在条件允许的情况下,同时行胸腔镜脓胸清除术,可缩短治愈时间。

(二) 手术治疗

1. 手术时机的选择 普遍认为,发病 24 小时内应行急诊手术,但近年认为不必把 24 小时作为一期修补与否的时间界限。多数患者发病凶猛,故一旦确诊或者高度怀疑本病,应在积极改善全身情况的同时,当机立断进行手术。休克并非手术的禁忌,多数患者在打开纵隔解除填塞后血压反而回升。只要患者全身情况能耐受开胸手术,原则是彻底清除脓液及坏死组织,并根据穿孔部位选用合适的方法闭合穿孔,充分引流,可使感染中毒症状迅速得到控制。同时防止继续污染纵隔、胸膜腔,注意维持营养。有报道称早期诊断生存率为87%,如结合外科治疗可提高到93%,后期诊断(>24小时)生存率为70%,如结合外科治疗可提高到90%,因此无论食管破裂的诊断早晚,都应该积极手术治疗。

2. 手术方法

(1)食管裂口单纯修补术:传统观点认为食管破裂在24小时以内可以一期修补,24~48小时争取一期修补,超过48小时不应一期修补。目前多数学者认为只要患者全身情况能够耐受开胸手术,应首选食管修补,不必把24小时作为一期修补与否的时间限制,因为破裂后的时间并不是衡量手术修补的唯一标准,感染程度和食管壁的炎性水肿表现更是重要的决定因素。单纯修补主要用在某些发病早,胸腔污染轻或者污染仅限于纵隔内的患者。术中应尽量减少游离正常食管,以保证正常血供,适当修剪食管破口,因黏膜裂口往往超过肌层裂口长度,故应找到黏膜裂口之上、下缘,再进行修补,可采用黏膜肌层分层缝合。

(2)食管破口一期修补加缝合口组织覆盖加强:一期修补同单纯修补术,首先要清理坏死组织,修剪破口,因黏膜破口多长于肌层破口,有时需要延长肌层破口,找到黏膜破口上下端,才能避免上下端遗留小破口,修补时不应过多分离食管,以免影响其血运,缝合要黏膜层肌层分层间断纵行缝合,横缝更易裂伤。此法较适合发病短时间内即明确诊断及食管局部炎症不严重的患者。将破裂食管切除,胃-食管吻合术简单,创伤小且符合消化道生理。修补后选用带蒂组织覆盖或加强。目前认同已趋于一致,在覆盖后可应用有效的生物胶制剂涂抹,可防止再破裂及食管狭窄的发生。

对于覆盖组织的选择观点不一:①大网膜,大网膜的血管走行恒定,血运丰富,有粗大的胃网膜左右两条动脉可供选择,可通过裁剪获得足够面积和长度的带蒂大网膜瓣供修补时填充使用。其具有较强的抗感染特性、渗出和吸收功能、免疫功能、再血管化功能,受到刺激后能迅速发生转化,可形成游离吞噬细胞,具有灭菌和消除异物功能,并能通过虹吸作用吸收炎性渗出物。并证实经网膜覆盖后的食管破裂缝合口即使术后再次出现破裂或者小瘘,网膜亦能通过自身特有的功能封堵瘘口,避免再次开胸。大网膜的游离或裁剪根据破裂口的大小和位置高低来设计,选择胃网膜左或右动脉作供血血管,制成有足够长度和面积的带蒂网膜瓣,以最捷径的原则穿过膈肌上提入胸。此过程注意网膜的血运,并防止术后膈疝及膈肌运动时网膜撕裂。也有学者主张另开腹经皮下隧道将网膜上提入胸,优点是避免膈疝及腹腔感染。②胸膜带蒂胸膜瓣,较为常用。因其在食管破裂后由于胸腔污染而发生一系列的病理变化,事实证实应用此覆盖修补的裂口并不成功。应用胸膜瓣时应注意在食管破裂早晚期胸膜不同的特点:在早期食管破裂,胸膜水肿肥厚,血管少,血管再生差,有的甚至破裂食管附近胸膜有明显的感染坏死,游离远处胸膜其生机难以保证,对多数患者无益;在晚期,胸膜变厚,有丰富血液供应,多量血管生成,有利于破裂口愈合。③肋间肌带蒂的肋间肌瓣,血供丰富,愈合能力强,材料充足,取材方便,无须另作切口取材,但手术操作较复杂。④带蒂膈肌瓣,受胸内感染影响小,取材丰富,膈下动脉分支明确及弹性好,是一理想的胸内食管破裂的修补材料,尤其对大的破口修补较好,但其对局部炎症消散无作用。⑤带血管蒂空肠浆肌瓣,主要用于胸中下段及以下食管破裂。带蒂空肠浆肌瓣优点:比其他组织坚固,有浆膜,愈合能力强,血运丰富,有抗感染能力,有足够组织来源,避免术后食管狭窄。缺点为因受空肠血管蒂长度的限制,不适用于食管胸中段以上的破裂,且本术式技术要求较高、费时、有增加腹腔污染的可能等缺点,不能勉强采用。对于破裂口位置高,空肠本身存病者禁用。⑥其他如带蒂心包瓣、胃底瓣、肺及肺下韧带等根据具体情况也可选用。

(3)食管部分切除、食管胃吻合术:部分患者因食管撕裂严重,破口范围大,破裂食管组织脆,局部炎症重或合并肿瘤,血液循环不良者,不论时间早晚不宜单纯修补。对于不可勉强修补者,可采取切除病变食管,食管胃弓下、弓上或者颈部吻合术。由于破裂食管切除,食管-胃吻合术可以切除污染较重、愈合能力不良的病变食管,吻合部位与污染区有一定的距离,与食管吻合的胃血运良好,因而对于发病时间长的患者疗效好于裂口修补、带蒂组织覆盖加固,可获得满意疗效。此外,还有非经胸食管剥脱,食管胃颈部吻合术,剥脱时注意用力要适度,防止损伤重要器官,食管剥脱后要仔细检查食管床有无活动性出血及残留病变食管。颈部吻合因局部无污染,故利于吻合口愈合和防止吻合口瘘的发生。本术式虽一期切除病变食管并且消化道重建,但损伤大,易发生吻合口瘘,且食管破裂为局部损伤,行大部切除后改变了上消化道正常的解剖和生理功能,可能造成术后反流、吻合口狭窄、消化功能紊乱等。

(4)各种方式的旷置、二期消化道重建:适用于胸腔污染严重,局部破口损伤重,全身情况差者。此法安全,但需要二次手术。最常用的是空肠造瘘营养支持。胃造瘘负压吸引,颈部食管旷置,配合有效的抗感染及胸腔闭式引流甚至胸腔内冲洗等,二期消化道重建,包括食管切除食管胃吻合或者结肠代食管。对于病程长且已形成慢性脓胸者,此时开胸手术会有很大的难度和风险,可采用一期行旷置食管,经胸骨后食管 - 胃颈部吻合转流术的方法。这种方法不进胸,对心肺影响小,手术时间也较短,患者易于耐受。整个手术不经过感染的胸腔、纵隔,相对清洁,不易感染;而且是颈部吻合,比较安全。食管旷置后唾液不再漏入胸腔,胃内容物也不再反流入胸腔,起到了很好的"截源"作用,再加上胸腔的充分引流,感染可以得到控制。旷置的食管无张力,破口较易自行愈合。食管黏膜是鳞状上皮,无分泌功能,因此将食管上下两端封闭旷置起来不会产生并发症。

(5)胸膜剥脱、食管胸膜瘘切除修补术:适用于误诊时间长、破口水肿、不能一期修补或者有瘘者。

(6)结扎颈段腹段食管治疗胸段食管破裂:部分患者病情严重,食管破裂处组织坏死,纵隔及胸腔感染重,可切除胸段食管,颈段食管外置,结扎贲门,并行胃与空肠造瘘,约 2 个月病情稳定后,再建食管(如结肠代食管)。以可吸收线分别结扎颈段腹段食管,颈段食管结扎线上方切开食管置大号 T 管引流,腹段食管结扎线以下胃造瘘置双管分别于胃底持续吸引胃液,另一管至十二指肠用以注入流质食物,给予营养管支持。此法注意结扎颈段食管时不要损伤迷走神经及颈动脉鞘,结扎线不宜细,以免割断食管,注意松紧适度,以免食管壁坏死,结扎腹段食管注意不要损伤迷走神经。其他也可用可吸收钉。

(7)辅以手术方法的各种引流及造瘘:在上述手术的同时,根据具体情况应分别置胸腔闭式引流两枚或一枚,用以吸引胃液及胸腔内渗出。并可于术后观察引流物,测其 pH 值,对判断愈合情况有益,或用抗生素间断对胸腔冲洗。胃造瘘及空肠造瘘分别用以吸收胃液及营养支持。食管破裂修补一般均需放置胃管,但 Bombeel 认为放置胃管可造成胃的反流,且刺激唾液分泌增多。如破口在中段而未进入胸腔,其远端又无狭窄可不置胃管,主张在主动脉弓以下的食管破裂应予以胃造口或空肠造口术,而不放置胃管。在高位的食管破裂,放置胃管往往是有效的措施。近来国外报道在一期修补的同时,于修补外置 T 管引流经胸腹皮肤引出获得成功。

食管破裂后食管腔内分泌物及胃内容物持续污染纵隔和胸膜腔致炎症难以控制,故感染中毒是本病病死率高的主要原因。自发性食管破裂后只要病情允许,应积极手术修补,在感染及一般情况差的情况下,手术修补食管裂口,使食管破口减小,对炎症转归有很大帮助,并为其他治疗赢得时间。

第三节 食 管 异 物

一、概述

食管异物为食管的常见疾病,由经过口腔的物体咽下后滞留在食管内而形成。食管异物常发生于幼童及老年人缺牙者。小孩常因口中含物玩耍、饮食过快、囫囵吞枣,老年人常因义齿咀嚼时感觉不灵敏,或熟睡时松动的义齿脱落而误咽形成食管异物。

二、病因与发病机制

食管异物出现的原因与食管的解剖和生理结构有关。一方面,咽部肌肉力量强大,能够把较大的和不规则的物体送入食管。相对而言,食管上段的肌肉力量比较薄弱。推送食物的力量不如咽部肌肉。另一方面。食管存在 3 个生理性狭窄:第 1 狭窄位于入口处,约位于门齿 15cm 处;第 2 狭窄位于主动脉弓和食管分叉处,位于门齿至食管的 23~24cm 处;第 3 狭窄位于膈肌的食管裂孔处。食管的生理性狭窄使得异物由此通过时容易嵌顿于此处,其中食管第 1 狭窄为消化道最窄的部分,故此处为消化道异物最常嵌顿的位置,约占 70%。

根据食管异物的特性,将食管异物分为植物类、动物类、金属类、合成类。①植物类:多为果核和花生米等;②动物类:鸡骨、鱼骨、鸭骨、虾蟹壳等;③金属类:硬币、游戏币、纪念币、拉链头、易拉罐拉环、药物铝箔等;④合成类:义齿、牙套、玩具零件、纽扣电池、弹珠、胶囊内镜及医源性材料等。

根据食管异物的外形或其他特征也可对其进行分类:分为尖锐性食管异物、圆钝性食管异物、腐蚀性食管异物和其他食管异物,尖锐性异物以枣核、鸡鸭骨、鱼刺、带勾义齿、壳类为代表,尖锐性异物常可导致食管广泛划伤出血、穿孔,周围组织化脓感染、皮下气肿甚至血管瘘等严重并发症;圆钝性食管异物以硬币、游戏币、塑料纽扣、弹珠等为代表,较大的异物常嵌顿于食管入口处,可导致急性呼吸窘迫;腐蚀性食管异物以纽扣电池为代表,其特有的电化学腐蚀性常很快导致食管黏膜损伤甚至穿孔,更需临床医师重视。

三、病理

多数异物可使食管局部黏膜发生水肿和炎症反应,其程度和范围视异物的性状、污染程度及存留时间长短而异。异物光滑,无刺激性而又未发生食管完全梗阻者,可在食管内停留较长时间而仅有局部黏膜轻度肿胀和炎症。尖锐异物易损伤食管黏膜使炎症扩散,可形成食管周围炎和纵隔炎。少数病例破溃到气管,形成食管气管瘘;严重者造成脓胸,或破溃至主动脉弓引起大出血死亡。

四、临床表现

由于误吞的异物不同,其症状也各异。

(一)疼痛

其程度和性质与异物的形状、大小有关,疼痛常显示食管异物对食管壁的损伤程度,较重的疼痛是异物损伤肌层的表现。较小或扁圆形的异物疼痛症状轻微,常仅有梗阻感或不适感。而吞下不规则、带棱角或尖刺的异物,则容易卡在食管里,或继发感染、异物刺入食管壁时,疼痛症状则明显,吞咽时疼痛更甚,尤其在食管上端的异物,患者于吞咽时可指出疼痛部位。胸段食管有异物的患者,常诉胸骨后或背部疼痛。异物位于食管上段时,疼痛部位常在颈根部两侧或胸骨上窝处,并有触痛,甚至不能转颈。有时患者感觉疼痛的位置不一定就是异物停留的位置。食管下段异物时疼痛常较轻,可引起上腹部不适或疼痛。异物进入胃里,多数患者无症状,有的患者出现恶心、呕吐、腹痛;异物刺破胃壁进入腹部,常被大网膜包裹;异物卡在十二指肠,常有不完全性高位肠梗阻表现。

(二)吞咽困难

多因异物嵌顿所致,其程度与异物存留部位、形状、大小、性质和有无继发感染有关。轻者如小的扁平异物或早期不完全阻塞者,虽有吞咽困难,但仍能进流汁食或半流食;若异物较大,完全堵塞食管不能进食,多在吞咽后即刻出现恶心,呕吐,或由于异物刺激食管黏膜,发生肿胀,合并感染,增加了吞咽困难,重者因食管反射性痉挛,常引起吞咽剧痛,使患者不敢吞咽,致使唾液及流质食物均不能咽下,甚至饮水也困难,患者常有流涎症状。个别人吞咽困难轻或几乎没有,可带病数天至数年而延误治疗。

（三）呼吸道症状

多发于婴幼儿，可出现呼吸困难、咳嗽、发绀等呼吸道症状。吞下较大而圆钝的异物，局部反应轻但堵塞症状严重，异物可以向前压迫气管后壁(此处缺乏软骨组织)，导致气管腔压闭而发生呼吸道梗阻，这时患者会出现咳嗽、喘鸣，如不及时抢救，亦可很快窒息死亡。较大的发生在食管上口、食管上段的异物，未完全进入食管内，外露部分压迫喉部时，或潴留咽部的唾液被吸入气管，均可出现呼吸困难、咳嗽等症状。小儿有较大的食管异物时，可压迫气管后壁发生呼吸困难，唾液流入气管引起刺激性咳嗽，常易合并肺部症状。若食管壁被异物刺破，则可引起皮下气肿或纵隔气肿。

（四）颈部活动受限

以食管入口处有尖锐异物或已有食管周围炎者为著。因颈部肌肉痉挛使颈项强直，头部转动困难。

（五）继发感染

食管穿孔后炎症向外扩散引起继发感染，则可导致食管周围炎、食管周围脓肿或脓胸，多发生在颈深部或纵隔。穿孔位于颈段食管时，脓肿多发生在颈深部，颈深部脓肿破溃后可形成咽瘘，发生在胸段则形成气管食管瘘，则可见胸痛、吐脓，糜烂者可有呕血，黑便，甚至腐烂主动脉造成破溃致死性大出血；鱼刺、禽类骨片或义齿等嵌顿于食管第2狭窄处，刺破主动脉弓，可造成致命性大出血。感染累及纵隔者可引起纵隔炎或纵隔脓肿。

（六）发热

引起食管炎、食管周围炎、纵隔炎和颈深部感染等并发症时，患者可有体温升高、全身不适等症状。

（七）血容量不足

异物长时间滞留在食管内，由于吞咽疼痛和吞咽困难，造成食量不足，可继发脱水、营养不良、酸中毒、水电解质失衡、虚脱，甚至休克。

（八）特异性体征

可给患者饮一口水，此时面部可立即出现特殊痉挛性的痛苦表情，转头缩颈，手扶痛处。

（九）并发症体征

异物穿破食管形成颈间隙感染时，颈部肿胀变硬，呼吸困难，形成纵隔脓肿时有胸骨上凹起，上纵隔影加宽；食管穿孔可出现纵隔气肿、气胸、皮下气肿等体征。

五、辅助检查

（一）X线检查

X线检查一直是诊断食管异物的首选方法。颈胸正侧位X线平片对不透X线的金属类等异物诊断敏感，可显示异物的部位、大小、形状。为其首选检查方法。针对较小、不显影、非金属异物可选用X线钡剂吞服法。当考虑食管穿孔时，禁止钡剂的使用，应该用上消化道碘油造影。少数病例，尤其是小儿X线检查未发现异物，但有明显异物史，并且症状持续存在但不能确诊时，应做食管镜检查。

（二）食管CT

食管CT表现为点状、条索状或楔形不规则高密度影。如行异物的三维重建，可以更好地显示异物的形状并可测量出其长度，准确进行异物定位，对诊断食管有无穿孔也有较高价值。内镜取异物或者手术操作前进行CT扫描可避免直接用内镜的盲目性和不必要的有创治疗。

（三）内镜检查

分为喉镜、食管镜、纤维胃镜、纤维气管镜等。根据患者的个体化情况选择不同的内镜检查。内镜检查有以下优点：有高度清晰的视野，光线较强，视野大，有充气功能，可扩张管腔，同时可进行冲洗，能清晰直接观察食管异物的大小、形态及异物与食管壁的关系和继发性病变，还可根据情况将异物一并取出，可以较好避免延误治疗。

六、诊断

可根据患者病史、体格检查和相关辅助检查确诊。

（一）病史

详细询问病史、症状对正确诊断至关重要。患者有明显异物史，并伴有咽下困难、持续疼痛等症状，应考虑异物的存在。一般成人和儿童能及时主动诉说有异物吞咽病史，但是对于婴幼儿和精神状态异常的人来说，通过相关体格检查和辅助检查非常重要。

（二）体格检查

嘱患者饮水，若面部出现痛苦表情不敢下咽，则有诊断意义。但对于怀疑食管穿孔患者禁用此方法；在胸锁乳突肌前缘向内侧压迫食管时有刺痛，或移动气管时有疼痛，此对尖形刺激性异物有诊断意义；初诊时发现皮下气肿也可怀疑有异物导致食管穿孔。

（三）辅助检查

食管 X 线、CT 检查发现异物影可以明确异物的存在；内镜检查也可不仅可以准确判断食管异物，也可作为治疗方法，将异物取出。

七、鉴别诊断

（一）气管和支气管异物

气管和支气管异物多发生在幼儿或儿童。异物被吸入气管称为气管异物。患者于异物吸入后立即发生剧烈呛咳，顿时面红耳赤，并有憋气、呼吸不畅等症状。随后，若异物已附于气管壁，症状可暂时缓解。若吸入的异物轻而光滑，如西瓜子等，则常随呼吸气流在气管内上下活动。因此，于症状缓解后患者仍不时发生咳嗽。异物在气管内随气流向上撞击可发出拍击样声响。

如异物被吸入支气管则称为支气管异物。异物一般多进入右侧支气管。早期异物经过气管时可出现与气管异物一样的表现。而当异物进入支气管后，咳嗽可略减轻。若双肺支气管均有异物堵塞时，则有明显的憋气或呼吸不畅。

气管或支气管异物影响呼吸，可使机体缺氧，使心脏负担加重，进而引起心力衰竭，表现为烦躁不安，脸色苍白或发绀，心率增快等。支气管异物较大时，可完全堵塞支气管引起肺不张。而支气管异物较小时，可部分堵塞支气管，患者吸气时气流可进入肺部，而呼气时则气体呼不出，终导致阻塞性肺气肿。气管、支气管异物是危及生命的急症。必须及时确诊，并尽早取出异物。在医院内可通过支气管镜等将异物取出。

（二）食管良性狭窄

可由误吞腐蚀剂、食管灼伤、异物损伤、慢性溃疡等引起的瘢痕所致。病情较长，咽下困难发展至一定程度不再加重。经详细询问病史和 X 线钡餐检查可鉴别。

（三）癔球症

多见于青年女性，时有咽部球样异物感，进食时可消失，常由精神因素诱发。本病实际上并无器质性食管病变。

（四）缺铁性假膜性食管炎

多为女性，除咽下困难外，尚有小细胞低色素性贫血、舌炎、胃酸缺乏和反甲等。

八、治疗

如果发生食管异物或怀疑小儿吞入异物时，应立即到条件较好的医院消化内科或耳鼻喉科就诊。食管异物如及时妥善处理，多无危险；如处理不当，则可产生严重并发症而导致死亡。在临床上，一般较小、较光滑的异物误吞进胃里的情况多见,患者也没有什么明显的不适,也不会引起严重的后果。此时只要让患者多吃一些粗纤维的食物,如韭菜、芹菜、香蕉等,也可用泻药,将异物排出体外。应该提醒的是在发生尖锐异物或较大异物梗阻后,千万不能乱处理,如企图用饭团或团块食物强行吞咽下推的方法,或用手、筷刺激咽喉部,均易造成食管划破、穿孔,发生出血或感染,这十分危险。至于民间流传用饮醋或中药软化鱼骨等方法,尚缺乏科学依据。

(一)一般治疗

1. 抗感染 有感染者使用足量抗生素以控制感染。

2. 支持疗法 若异物存留时间较久,患者就诊时极度衰竭、脱水、食管炎症较重,应先根据病情给以补液纠正电解质失衡等支持疗法,纠正全身情况,待情况好转再进行食管镜检并取出异物。

3. 鼻饲 疑有食管穿孔者,给以鼻饲流质。

(二)手术治疗

1. 食管镜下异物取出术 食管异物确诊后,应及时经食管镜取出异物。该方法直观,异物形状、大小、数目、位置均可一目了然。多数异物食管镜下就能取出,而且安全性高,包括尖锐异物、毒性异物。食管镜下异物取出术是治疗食管异物可靠、有效的方法,而且越早越好,以免发生并发症。

(1)术前准备:①根据异物所在部位及其形状、大小,选用长短、粗细合适的食管镜及异物钳子,对特殊形状、尖锐带钩异物,如义齿等应先研究,设计取出方案,并拟定取出异物的方式。食管上端异物最好选用25~30cm的食管镜。一般异物均可选用鳄鱼嘴钳,个别情况视异物的形状而定。软硬管的应用应根据异物的种类、形状、大小及部位选择。通常首选软管。对一些探取困难的大异物,硬管仍是唯一行之有效的方法。特别对特殊异物如带钩刺的义齿,必须在硬食管镜下充分扩张食管,看清异物形态、钩刺与管壁关系,使钩刺进入食管镜管口后一并取出。软硬管各有其优缺点,不能相互取代,应视具体情况选择使用。②要了解患者的一般状况,若就诊晚,异物存留时间长,继发感染并伴有脱水、衰竭、高热等患者应先给予支持疗法及用数天抗生素控制感染后再手术。有心血管及肺部疾病者,应先改善心肺功能后再手术。

(2)麻醉:麻醉选择应根据异物性质、患者全身状况而定。对钝性食管异物一般在局麻下进行,可采用1%的利多卡因局部黏膜表面麻醉。对于儿童、异物较大如义齿等,或因精神紧张、精神异常等其他原因估计局麻有困难者,可选用全麻,使食管松弛,以利于异物取出,但要防止异物脱落滑入胸部食管或胃内。对有严重并发症者术中心电监护,以防意外发生。

(3)手术方法:患者取仰卧垂头式。食管镜沿中线送至杓状软骨下方,黏膜呈放射状孔隙处即为食管入口。由于环咽肌收缩使食管入口甚紧,食管镜通过此处最为困难。应保持中线慢慢送入,切忌使用暴力,以免损伤食管或穿透梨状窝。在食管镜内看到食物渣、钡剂和脓液等时就应仔细观察,该部位往往就是异物存留处。将覆盖物小心吸出或取出,充分暴露异物,观察异物位置及周围情况。尖锐异物常易损伤食管黏膜。若异物与食管镜前端有一定距离,夹住异物后可将食管镜轻轻送下,使之靠近异物,然后将食管镜连同异物钳一起取出。食管镜下窥见异物时,需查清异物与食管壁的关系。如异物刺入食管壁时,应先使其退出管壁,再将异物转位后顺势取出;不可强行外拉,以免造成食管黏膜损伤加重、穿孔等并发症。手术后若有黏膜损伤,应禁食,或镜下留鼻饲管,应用大量广谱抗生素。

2. 颈侧切开引流术 异物合并颈段食管周围脓肿或咽后脓肿内积液较多时,应考虑施行,充分引流脓液。

3. 开胸手术 异物已穿破食管壁,合并有纵隔脓肿等胸科病变或异物嵌顿甚紧,食管镜下难以取出者或异物插入主动脉弓压迫食管狭窄部位、危险性大时,宜请胸外科协助处理。

(三)电子胃镜下食管异物取出术

近年来常用电子胃镜取食管异物。该方法较硬质食管镜镜体软、细,患者痛苦小,镜体可弯曲,患者可改变体位,价格较便宜,患者经济压力小。中国上消化道异物内镜处理专家共识意见(2015年,上海)指出,原则上耐受内镜操作且无并发症的普通上消化道异物均适合内镜处理。研究显示,同硬质食管相比,电子胃镜取出异物成功率与之相当,无明显差异。但是电子胃镜取异物也有局限性,异物钳的钳取力量有限,且镜体本身不能对食管壁形成足够有效的扩张作用,对于较大、较深的不规则异物效果欠佳。因此在方便性、经济性方面电子胃镜优于硬质食管镜,但是应用范围小于硬质食管镜。

(四)Foley 管取食管异物法

此法适用于用钳子不便取出的较大光滑异物。方法是先将 Foley 管送至异物下方,用水充满附在该管末端的水囊,再将管子徐徐拉出。让水囊托着异物上行,到咽喉部再取出或吐出。

九、预防

预防食管异物主要是针对上述各种引发原因采取防范措施,万一发生异物,应及早去医院诊治。预防要点是:

1. 进食时不要狼吞虎咽,要细嚼慢咽,不宜过于匆忙,不谈笑哭闹;照顾好年事已高的老年人,牙齿脱落较多或用义齿托的老年人应该尤其注意,吃团块食物时宜切成小块,细嚼慢咽。松动、损坏的义齿要及时修复,以免进食时松动、脱落,误吞成为异物。

2. 不要给未长好牙齿的小儿进食花生、瓜子及豆类食物;教育小儿改正口含小玩物的不良习惯,以防不小心咽下。

3. 全麻或昏迷患者,应将活动的义齿取出。

4. 尽早明确诊断,及时取出异物,防止并发症的发生。

(刘 诗 宋双宁)

参考文献

1. Sepesi B, Raymond DP, Peters JH. Esophageal perforation: surgical, endoscopic and medical management strategies. Curr Opin Gastroenterol, 2010, 26: 379-383

2. Dimou F, Velanovich V. Perforations of the esophagus and stomach: what should I do?J Gastrointest Surg, 2015, 19: 400-406

3. Al Ghossaini N, Lucidarme D, Bulois P. Endoscopic treatment of iatrogenic gastrointestinal perforations: an overview. Dig Liver Dis, 2014, 46: 195-203

4. Gomez-Esquivel R, Raju GS. Endoscopic closure of acute esophageal perforations. Curr Gastroenterol Rep, 2013, 15: 321

5. Verlaan T, Voermans RP, van Berge Henegouwen MI, et al. Endoscopic closure of acute perforations of the GI tract: a systematic review of the literature. Gastrointest Endosc, 2015, 82: 618-628

6. Paspatis GA, Dumonceau JM, Barthet M, et al. Diagnosis and management of iatrogenic endoscopic perforations: European Society of Gastrointestinal Endoscopy (ESGE) Position Statement. Endoscopy, 2014, 46: 693-711

7. Haito-Chavez Y, Law JK, Kratt T, et al. International multicenter experience with an over-the-scope clipping device for endoscopic management of GI defects (with video). Gastrointest Endosc, 2014, 80: 610-622

8. Navaneethan U, Lourdusamy V, Duvuru S, et al. Timing of esophageal stent placement and outcomes in patients with esophageal perforation: a single-center experience. Surg Endosc, 2015, 29: 700-707

9. Freeman RK, Herrera A, Ascioti AJ, et al. A propensity-matched comparison of cost and outcomes after esophageal stent placement or primary surgical repair for iatrogenic esophageal perforation. J Thorac Cardiovasc Surg, 2015, 149: 1550-1555

10. Glatz T, Marjanovic G, Kulemann B, et al. Management and outcome of esophageal stenting for spontaneous esophageal perforations. Dis Esophagus, 2017, 30: 1-6

11. Godinho M, Wiezel EH, Marchi E, et al. Spontaneous rupture of the esophagus: Boerhaave's syndrome. Rev Col Bras Cir, 2012, 39: 83-84

12. Kieninger EM, Siebert F, Langner C. Endoscopic treatment of spontaneous, incomplete esophageal rupture in a patient with "crackleware esophagus". Endoscopy, 2009, 41Suppl 2: E123-E124

13. Schweigert M, Beattie R, Solymosi N, et al. Endoscopic stent insertion versus primary operative management for spontaneous rupture of the esophagus (Boerhaave syndrome): an international study comparing the outcome. Am Surg, 2013, 79: 634-640

14. Shi W-S, Su Z-Y, Wei C-Y, et al. Clinical features and standardized diagnosis and treatment of esophageal foreign bodies. World Chinese Journal of Digestology, 2017, 25: 2721-2730

15. Guelfguat M, Kaplinskiy V, Reddy SH, et al. Clinical guidelines for imaging and reporting ingested foreign bodies. AJR Am J Roentgenol, 2014, 203: 37-53

16. Shih CW, Hao CY, Wang YJ, et al. A New Trend in the Management of Esophageal Foreign Body: Transnasal Esophagoscopy. Otolaryngol Head Neck Surg, 2015, 153: 189-192

17. Lee JH. Foreign Body Ingestion in Children. Clin Endosc, 2018, 51: 129-136

第三章

急性胃黏膜病变

一、概述

急性胃黏膜病变（acute gastric mucosal lesion，AGML）是指患者在严重创伤、大型手术、危重疾病、严重心理障碍等应激状态下或酒精、药物等理化因素直接刺激下，胃黏膜发生程度不一的以糜烂、浅表处溃疡和出血为标志的病理变化，严重者可导致消化道穿孔，致使全身情况进一步恶化。AGML 并不是一种独立的疾病，而是以胃肠损害为主要病理生理学特征的临床综合征。从临床角度出发，可以把 AGML 分为出血性胃炎和应激性溃疡。

急性胃黏膜病变多见于胃底、胃体黏膜，也见于胃窦及十二指肠。发生在烧伤患者的应激性溃疡多在胃窦、胃酸分泌多，易穿孔。这种溃疡在 1842 年由 Curling 首先报告，故又称为 Curling 溃疡。1932 年 Cushing 报道了颅脑肿瘤患者并发胃溃疡，本病胃黏膜病变往往穿透胃壁较深，除出血外，尚可发生穿孔，常并有胃酸和胃蛋白酶分泌过多及血清胃泌素升高。因此对颅脑损伤、脑肿瘤、或颅内神经外科手术后发生的应激性溃疡又称为 Cushing 溃疡。

二、病因

（一）应激性因素

多种疾病可引起机制应激反应，导致 AGML 的发生，最常见的应激源包括：严重烧伤；严重创伤特别是重型颅脑外伤及各种困难、复杂的大手术后；机械通气；全身严重感染；多器官功能障碍综合征；休克；心、肺、脑复苏术后；心脑血管意外；严重心理应激，如精神创伤、过度紧张等。

（二）非应激性因素

1. 药物　主要包括阿司匹林等非甾体抗炎药（NSAIDS）、氯吡格雷等抗血小板类药物、皮质类固醇等激素类药物、抗肿瘤及抗生素类药物。

2. 酒精　酒精具有的亲脂性和脂溶性可导致胃黏膜糜烂和出血。

3. 吸烟、进食刺激性食物。

4. 创伤和物理因素　放置鼻胃管、剧烈恶心或干呕、胃内异物、食管裂孔疝、胃镜下各种止血技术、息肉切除术等微创手术及大剂量放射线照射均可导致胃黏膜糜烂甚至溃疡。

三、发病机制

AGML 发生的主要机制与全身性的神经体液内分泌因素有关,即机体在应激状态下中枢促甲状腺素释放激素(thyrotropin releasing hormone,TRH)释放增加,通过副交感神经介导,促进胃酸与胃蛋白酶原分泌,同时,也可能使下丘脑调控垂体等内分泌腺体的功能出现障碍,造成胃黏膜微循环障碍,胃黏膜屏障受损,迷走神经异常兴奋,壁细胞激活,胃黏膜内脂质过氧化物含量升高和氧自由基产生增加等后果,从而导致胃黏膜病变。

(一)胃黏膜损伤因素的作用增强

胃酸高分泌是 AGML 发生的关键因素。胃黏膜损伤因素还包括:外源性因素直接刺激;胃黏膜内脂质过氧化物含量升高和氧自由基产生增加;胆盐的作用;胃黏膜细胞凋亡。

(二)胃黏膜防御功能减弱

有些患者在低酸状态下也可以发生应激性溃疡,这时胃黏膜防御功能减弱是主要致病因素,导致胃黏膜屏障破坏的因素主要有:

1. 胃黏膜血流改变　应激状态时,交感 - 肾上腺系统兴奋。儿茶酚胺分泌增加,导致胃黏膜血管痉挛,并可使黏膜下层动静脉收缩,流经黏膜表面的血液减少,而胃黏膜缺血可造成黏膜坏死。黏膜损伤程度与缺血程度有很大关系。

2. 黏膜与碳酸氢盐减少　应激状态时,交感神经兴奋,胃运动减弱,幽门功能紊乱,胆汁反流入胃。胆盐有抑制碳酸氢盐分泌作用,并能溶解胃黏液,间接抑制黏液合成。

3. 氧自由基的作用　应激状态时,机体可产生大量超氧离子,其可使细胞完整性受到破坏,核酸合成减少,上皮细胞更新速率减慢,损伤胃黏膜。

4. 胃黏膜上皮细胞更新速度减慢　应激因素可通过多种途径使胃黏膜上皮细胞增生减慢,加之危重患者禁食,使得黏膜上皮细胞再生减少能量,使胃黏膜上皮无法及时更新,从而减弱了黏膜的屏障作用。

四、临床表现

AGML 的临床表现缺乏特异性,50% 的 AGML 患者表现为上消化道出血,其常是 AGML 的首发症状。以呕血多见,亦可仅出现黑便,5%~20% 表现为大出血。在应激损伤发生数小时至 3 天有 75%~100% 可发生胃黏膜糜烂或应激性溃疡,7~10 天达到高峰,因此,AGML 引起的出血多发生于应激后的 7~14 天内。AGML 并大出血在短期失血量超过 1 000ml 时,病死率高。急性大出血血容量减少时,首先出现的是血压下降,而红细胞总数和血红蛋白量下降较迟,一般在 3~4 小时才出现贫血,24~72 小时血液稀释到较大程度,因而早期不能根据红细胞计数估计失血程度。AGML 发生大出血之前,多有不同程度的上腹隐痛、腹胀、恶心、呕吐咖啡渣样内容物。但由于多数严重创伤、感染或器官衰竭等危重患者的其他症状更为突出,掩盖了上述消化系统的症状。

少数 AGML 可发生穿孔。若患者出现腹部持续性进行性加重的疼痛,出现板状腹,腹膜刺激征阳性,腹部叩诊肝浊音界消失,行腹部立位平片可见膈下有游离气体,提示有穿孔。危重昏迷患者,无法自述疼痛,常根据上述体征确诊,试验性腹腔穿刺获得脓性或血性液体有助诊断确立。

五、诊断

AGML 的诊断主要依据病史及临床表现,确诊有赖于 24 小时内行胃镜检查。

(一)病史

服用非甾体抗炎药、饮酒、严重创伤、严重感染之后上消化道出血,最可能是急性胃黏膜病变。根据临床表现可对出血量做出估计:成人每天消化道出血量 5~10ml,粪便隐血试验出现阳性;每天出血量

50~100ml,可出现黑便;胃内储积血量在 250~300ml,可引起呕血。出血量超过 400~500ml 可出现头晕、心慌、乏力等全身症状;短时间内出血量超过 1 000ml 时,可出现面色苍白、四肢湿冷、烦躁不安、脉搏细数等周围循环衰竭的表现。

(二)内镜诊断

胃镜检查是诊断 AGML 唯一准确可靠的诊断手段。急诊胃镜检查不仅可以明确病变的部位、范围和形态特征,还为内镜下止血治疗提供直接依据和机会。

急性胃黏膜病变的诊断依赖于 24 小时内行胃镜检查。急诊胃镜检查前须补充血容量,纠正休克,保证患者生命体征平稳。如果先留置胃管,抽吸胃腔内积血,更有利于发现病变。

急性胃黏膜病变的内镜所见可以为胃黏膜糜烂、溃疡或弥漫性胃黏膜出血。早期存在短时间的黏膜缺血和苍白相,但数小时后就可出现黏膜充血、水肿或点状出血。AGML 在食管、胃和十二指肠均可见,以胃黏膜病变最多见,如内镜检查及时,几乎 100% 病例均有不同程度的胃黏膜损伤,其次是十二指肠和食管。AGML 的镜下表现主要有以下类型:①充血水肿性,胃及二指肠黏膜广泛中度充血,黏膜潮红、肿胀、反光增强;②出血糜烂型,不规则斑片状糜烂,常见新鲜渗血或附着血痂,可发生在食管、胃和十二指肠的任何部位,但以胃窦居多,常伴有胃壁张力低下和幽门开放及频繁胆汁反流,在出血创面或被覆有褐色或胆汁样分泌物处往往其下方为糜烂病灶;③急性溃疡型,溃疡表浅,呈圆形、椭圆形、线形或不规则形等,常呈多形性分布,好发于胃体大弯侧、后壁及贲门下方,食管下端及十二指肠也常发生,溃疡表面附着血痂或黏液,周围充血,病灶主要为多发性溃疡,少数为单发溃疡;④坏死剥脱型,见于食管中下段黏膜管状或条索状剥脱,胃体、胃窦黏膜斑片状剥脱,部分患者可在食管腔和胃腔见到剥脱的黏膜残体,在其下面可见浅表溃疡或新鲜出血。

上述各型病变在内镜检查时可并存,由于检查时患者所处的应激状态不同,轻重表现可不一致,但往往是以某型损害为主。

(三)选择性动脉血管造影

在患者无法耐受或大出血无法行内镜检查时,可行选择性血管造影。如经股动脉插管选择性胃十二指肠动脉造影,病灶活动性出血量大于 0.5ml/min 时,可见出血部位的对比剂外溢、积聚、久不消散,有助于出血定位,似阴性结果并不表明无 AGML 的存在。

(四)放射性核素检查

对内镜检查和选择性动脉造影未能确定出血部位的患者,可选择 ^{99m} 锝标记的自身红细胞静脉注射后行腹部照相闪烁扫描,能有效检出胃肠道出血的部位,此种非侵入性检查,敏感性高达 94%,能检出 0.05~0.1ml/min 的出血灶。

六、鉴别诊断

急性胃黏膜病变的临床表现不典型,往往以上消化道出血为主要症状。因此与上消化道出血的相关疾病相鉴别。

(一)食管疾病

1. 食管静脉曲张破裂出血　见于肝硬化失代偿期,突出表现为大量呕血、黑便。患者常有肝炎史、血吸虫病史或长期饮酒史。体查发现肝掌、蜘蛛痣、脾大、腹壁静脉曲张等,有助于诊断。B超检查、肝功能及凝血机制受损,对肝硬化具有诊断价值。另外,需注意一种特发性门静脉高压症,患者往往只存在门静脉高压造成的食管、胃底静脉曲张,脾大,但无肝功能损害。

2. Mallory-Weiss 综合征　又称食管贲门黏膜撕裂综合征,大多是由剧烈呕吐而诱发,偶见于因剧烈咳嗽、喷嚏等引起。患者在剧烈呕吐或干呕之后,出现呕血时,需考虑此综合征可能。胃镜检查可见胃与食管交界处有黏膜裂伤,与胃、食管的纵轴平行。以下的情况往往会影响诊断:①出血较大时内镜下视野不清;②出血停止 24~48 小时后裂伤黏膜修复。

3. 糜烂性食管炎或食管溃疡　糜烂性食管炎或食管溃疡多由胃酸、胆汁反流引起,其他如白塞病、克罗恩病、真菌感染等也可引起。糜烂性食管炎可引起上消化道出血,以呕血为主,一般出血较慢,出血量较少,胃镜检查可鉴别。

4. 表层剥脱性食管炎　是较少见的食管疾病,一般有不同程度的胸骨后疼痛、呕出食物和鲜血,在反复剧烈呕吐后可吐出完整的管形膜状物,其构造与正常食管黏膜相同。

其他如食管憩室炎、食管癌、食管异物损伤血管等也可引起上消化道出血,胃镜检查可确诊。

(二)胃与十二指肠疾病

1. 消化性溃疡　消化性溃疡的上腹痛具有慢性反复发作、周期性和节律性的特点,胃镜检查发现溃疡常较局限,边界清楚,其出血多由于溃疡侵及血管引发;而急性胃黏膜病变的出血多为弥漫性渗血,极少数可发生局限性的大出血。病史结合胃镜检查有助于鉴别。

2. 胃癌　中老年男性患者多见,多有食欲减退、消瘦、贫血、黑便等症状。一般出血量不多,但也有侵犯大血管而发生致死性出血者。胃镜检查并取活检可确诊。

3. Dieulafoy 病　出血是由于胃肠黏膜下恒径动脉破裂所致,胃镜表现为裸露小动脉破口,破口处呈活动性渗血,或见喷血的小血管。胃镜检查可与急性胃黏膜病变鉴别。

4. 少见的其他胃肿瘤　如胃淋巴瘤、胃平滑肌肉瘤等,当发生溃破或溃疡形成时,均可引起急性上消化道出血。这些胃肿瘤在临床上不常见,患者多无特征性表现,确诊依靠胃镜检查及活检。

5. 肠系膜缺血性疾病　老年人在应激状态下出现腹痛和消化道出血时,应警惕此病。彩色 B 超血管多普勒检查或选择性血管造影可予鉴别。

(三)胆道疾病

其特点是剑突下或右上腹阵发性绞痛,疼痛缓解后出现便血或呕血,可伴有寒战、发热及黄疸。出血时右上腹可触及胀大的胆囊,症状有周期性发作的特点。腹部 B 超发现胆系病变对诊断有助,确诊需行血管造影或剖腹探查。

(四)血液系统疾病

各类型紫癜、白血病、再生障碍性贫血、血友病等,都可发生上消化道出血,但由于有原发病临床表现,一般鉴别诊断较容易。另外,查血常规、出凝血时间等也有助于诊断。

(五)遗传性出血性毛细血管扩张症

毛细血管扩张症可出现消化道出血,常反复发作,有时可发生急性大出血。在患者的颜面皮肤、口腔黏膜、鼻咽部皮肤等处也可发现扩张毛细血管。该病有家族聚集性。胃镜检查可发现高出黏膜表面、色鲜红或深红的毛细血管扩张与出血灶。该病目前尚无十分有效的治疗方法。

七、治疗

(一)消除病因

治疗原发病,去除诱因。有报道,在 ICU 病房中合并急性胃黏膜病变大出血的患者病死率可达70%~80%。而消化道大出血对机体造成进一步打击,使基础疾病恶化,因此,有效及时控制基础疾病是使急性胃黏膜病变得到改善或愈合,降低病死率的关键。

(二)药物治疗

对于基础疾病及胃黏膜病变均较轻的患者,以对症支持处理为主,一般常规使用胃黏膜保护药,防止病变进一步发展。

对于原发疾病较重并出血较多的患者,保持患者呼吸道通畅,当烦躁不安时可在基础疾病允许的情况下,用地西泮等对症处理。多数患者在出血后常有发热,一般不需使用抗生素。

1. 一般治疗 应密切观察出血量、血压、脉率、呼吸、神志、尿量等,应注意纠正水电解质紊乱,补充血容量,防治休克。

2. 留置胃管 急性胃黏膜病变出血者应留置胃管,用冰盐水冲洗残留血液或血块,经胃管注入去甲肾上腺素或凝血酶等止血。同时定期抽取胃液观察是否继续出血,并判断出血量。

3. 对症支持治疗 保持呼吸道通畅,避免呕血时引起窒息,必要时吸氧。定期复查血常规和尿素氮。对于出血量较大,尽快建立静脉通道,积极补充血容量。出现收缩压下降到 90mmHg 以下,脉率增至 120 次/min 以上,血红蛋白低于 60g/L 时,应立即查血型和交叉配血,在配血过程中,可先输平衡液或葡萄糖盐水。应注意原有心脏病或老年患者必要时可根据中心静脉压调节输入量,避免因输液、输血过快、过多引起肺水肿。

4. 止血药物及胃黏膜保护药

(1)抑酸剂:血小板聚集及血浆凝血功能所诱导的止血作用需在 pH 值>6.0 时才能有效发挥,而且新形成的凝血块在 pH 值<5.0 的胃液中会迅速被消化。因此,抑制胃酸分泌提高胃内 pH 值具有止血作用。抑酸剂治疗上消化道出血,疗效确切。质子泵抑制剂(PPI)是目前急性胃黏膜病变出血治疗的首选药物,止血效果明显优于 H_2 受体拮抗剂。H_2 受体拮抗剂已较少用于上消化道出血

1)PPI:PPI 属于苯并咪唑类药物,包括奥美拉唑、兰索拉唑、泮托拉唑、雷贝拉唑和埃索美拉唑等。不同类型的 PPI 类药物动力学及药效和临床特性也存在差异。5 种 PPI 活化速率不同,起效时间有所差异,其中雷贝拉唑最快,泮托拉唑最慢。质子泵抑制剂的半衰期一般都较短,约为 2 小时。其抑酸作用逐步增强,一般在用药后 48~72 小时可增至最高,并维持较长时间。

奥美拉唑治疗胃黏膜病变并发出血时,常规为首剂 40~80mg 静推,之后持续静滴 40mg/12h。仅极少数患者服用该药出现不良反应,消化系统不良反应有腹泻、便秘、恶心或呕吐、腹胀、口干等,神经系统不良反应有头痛、头晕、失眠。因有抗雄激素作用,偶见男性乳房发育、阳痿、女性月经延长。对本药过敏、哺乳期及妊娠 3 个月内者为禁忌证,肝肾功能不全者应减量使用。

兰索拉唑是第二代质子泵抑制剂。首次剂量为 30mg 静推。

泮托拉唑在弱酸性环境中比同类药更稳定,且对质子泵的选择性高,对 P450 依赖酶抑制作用较弱。治疗剂量一般为首次 40mg/d。

雷贝拉唑活化速度最快,起效也快。且对肝 CYP2C19 的依赖性较低,因此受该酶基因多态性的影响小。抑制胃酸的作用更稳定、个体差异小、药物间相互作用少。首次剂量为 20mg 静推。

埃索美拉唑该药是奥美拉唑的左旋异构体,该药大部分经 CYP2C19 代谢,治疗出血首次剂量为 20mg。常见的不良反应与其他同类药物相似,对妊娠、哺乳和儿童影响不明,应慎用。

使用质子泵抑制剂时,还需注意以下几点:①口服时不能与氢氧化铝等中和酸制剂同时使用,因其引起提高胃中 pH 值,使得 PPI 类药物尚未到达小肠吸收入血,就将活性成分在胃中释放出来,引起有效血药浓度降低;②不能与 H_2 受体拮抗药同时使用,因 H_2 受体拮抗药物抑制质子泵的活化,抑制 PPI 的作用;③给药方法,持续静脉滴注的治疗效果优于静脉推注,增加给药次数可以延长维持时间。

2)H_2 受体拮抗剂:可竞争性拮抗组胺与壁细胞上的组胺受体结合,从而抑制胃酸分泌。对基础胃酸分泌、夜间胃酸分泌以及食物、促胃液素、组胺和迷走神经兴奋等刺激引起的胃酸分泌均有抑制作用,尤其是对夜间胃酸的分泌作用更突出。常用药物有:西咪替丁、雷尼替丁、法莫替丁、尼扎替丁和罗沙替丁。不良反应有转氨酶升高、男性乳房发育、口苦、腹胀、腹泻、皮疹、面部潮红、心动过缓、嗜睡等,剥脱性皮炎、心律失常、骨髓抑制等严重不良反应一般罕见。因其抑酸效果不彻底,目前已很少用于急性胃黏膜病变的治疗。

(2)胃黏膜保护剂:该类药可增加黏液分泌、增加黏膜表面 HCO_3^- 厚度、加固细胞膜完整性、减少 H^+ 回渗、维持黏膜细胞正常再生、增加黏膜血流量、增加黏膜前列腺素、保护胃黏膜。

1）磷酸铝凝胶：该药能中和缓冲胃酸，使胃内 pH 值升高，缓解胃酸过多的症状。与氢氧化铝相比，不引起体内磷酸盐的丢失，不影响磷、钙平衡。凝胶剂的磷酸铝能形成胶体保护性薄膜，能隔离并保护损伤组织。通常一天 2~3 次，或在症状发作时服用，每次 1~2 包。

2）铝碳酸镁片：抗酸剂。特点为作用快且中和能力强，可使胃内 pH 值长时间维持在 3~5，同时能络合胆汁。用法：饭后 1~2 小时及睡前口服，一次 1~2 片，3~4 次 /d。

3）瑞巴派特：一种新型黏膜保护剂，除具备黏膜保护剂的一般特性如增加黏液和碳酸氢盐、促内源性前列腺素 E（PGE）合成、改善黏膜血流量和促进黏膜细胞再生、促受损黏膜修复以外，尚对自由基有抑制作用。口服 100mg，3 次 /d。

4）前列腺素及其衍生物：人工合成的 PG 衍生物可刺激胃黏液和碳酸氢盐分泌，促进磷脂合成，增加黏膜血流量，加强黏膜屏障。治疗剂量为：200μg，4 次 /d，餐前和睡前服用。一般使用 4~8 周。对 PG 过敏、青光眼、哮喘、过敏体质者，心、肝、肾、肾上腺功能不全者禁用，心、脑血管病、低血压、癫痫患者慎用。

5）胶体铋制剂：本药的药理作用为：①在胃内遇酸，可与溃疡或炎性组织的糖蛋白形成不溶性氧化铋胶体沉淀物，覆在溃疡上，防止胃蛋白酶、胃酸以及食物对溃疡的侵蚀作用，利于损伤黏膜愈合；②与胃蛋白酶形成络合物降低其活性；③促进碳酸氢盐及黏液分泌，防止黏液糖蛋白被分解，防止氢离子逆弥散；④与表皮生长因子形成复合物聚集在溃疡表面，同时防止表皮生长因子被胃蛋白酶降解，促进溃疡愈合；⑤刺激内源性前列腺素分泌；⑥改善胃黏膜血流。用量：口服 120mg，4 次 /d，餐前 30 分钟各一次，睡前一次，连续服用 4 周，一般不得超过 8 周。服药期间可出现大便变黑，个别有腹泻、便秘、恶心、呕吐、消化不良等，但不影响治疗，停药后可消失。需注意血铋浓度超过 100μg/L 可导致铋性脑病，不宜长期服用。大剂量可导致短期内发生可逆性肾衰竭。抗酸药和牛奶可干扰本药作用，不宜同服。

（3）止血药

1）血管收缩剂：去甲肾上腺素 8~12mg，加冰盐水 100~150ml，分次口服，可使出血的小动脉强烈收缩而止血。此法不主张在老年人使用，因可导致内脏血流量减少，特别是肠系膜血管收缩，诱发肠系膜血管病。

2）凝血酶：它可直接作用于血液中的纤维蛋白原，促使其转变为纤维蛋白，加强血液凝固，达到止血目的。使用方法，每次 500~2 000U 用温开水 50~100ml 溶解，口服或胃管注入，每 1~6 小时 1 次。注意：不得与酸、碱及重金属等药物配伍，必须与创面接触才能止血；临用时新鲜配制，如出现过敏症状应立即停用。

3）10% 孟氏液：是碱性硫酸铁溶液，有强力收敛作用，可使蛋白凝固，血管闭塞而止血。剂量：10~30ml 灌胃，如治疗无效，4~6 小时可重复使用。

4）巴曲酶：消化道出血经制酸、保护黏膜等治疗未奏效者，亦可加用巴曲酶，该药具有凝血酶样和凝血激酶样作用，能促进出血部位的血小板聚集，释放血小板因子 3（PF3）等一系列凝血因子，促进纤维蛋白原降解，进而交联聚合成难溶性纤维蛋白，促进在出血部位的血栓形成血栓止血。急性出血时，可静脉注射 2kU，5~10 分钟生效，持续 24 小时。非急性出血或防止出血时，可肌内或皮下注射 1kU，血液中缺乏某些凝血因子时，宜补充后再用该药，以免作用减弱。

5）静脉输注血管收缩剂：在制酸、黏膜保护等治疗后出血仍未控制者，可使用血管收缩剂，包括生长抑素等。生长抑素可与胃肠道和胰腺组织的不同部位受体结合，既可选择性减少内脏血流量，降低血压，又可抑制盐酸、胃蛋白酶的分泌，降低血清胃泌素，在治疗上消化道出血中有很好的效果。奥曲肽是人工合成的生长抑素八肽类似物，用法：0.1mg 皮下注射，1 次 /8h，也可以静脉滴注。常见的副作用为：厌食、恶心、呕吐、腹胀、腹痛、腹泻等，偶见高血糖，罕见有肝胆功能障碍。

6）其他药物：近年来研究发现，氧自由基在急性胃黏膜病变的发病机制中也起着很重要的作用，有报道别嘌醇、维生素E及中药小红参等有拮抗自由基的作用,为急性胃黏膜病变的治疗另辟新径。但临床实际效果还需进一步观察研究。

(三)内镜治疗

内镜能迅速确定出血部位,找到病因和进行积极有效的治疗。临床上对呕血和/或黑便患者,在纠正休克和稳定生命体征的原则下,应在出血24小时内行急诊胃镜检查及治疗。对于急性胃黏膜病变患者,内镜下多表现为浅表的、弥漫性胃黏膜损害,多为炎症、糜烂,也可表现为浅表性溃疡,病变一般不穿透黏膜肌层,损伤主要在胃体和胃底部,也可扩展至胃窦。多种方法可用于急性胃黏膜病变治疗,如喷洒法、注射法、热凝法和金属夹法等。但是胃黏膜病变多为弥散性损害,内镜下治疗多难奏效,积极地预防和药物治疗至关重要。

1. 内镜下喷洒 可喷洒凝血酶、孟氏液、冰生理盐水去加肾上腺素和精氨酸钠灯在局部形成凝血块起到止血作用。凝血酶有补充凝血因子的作用,纤维蛋白原可在局部形成凝固物起到压迫止血的作用;孟氏液有较强收敛作用,还可促血管及平滑肌收缩,需要现配现用;冰生理盐水去甲肾上腺素(100ml、8mg)也可用于喷洒止血。

2. 内镜下注射 喷洒止血效果不好或动脉性出血者可用高渗盐水、肾上腺素混合液,在距出血黏膜1~2cm处注射,注射深度不超过黏膜下层。1:10 000肾上腺素高渗溶液沿着出血灶边缘及中央分4~6个点进行注射,每点1.0~1.5ml,直至出血停止,总量限制在10ml以内。

3. 热凝止血法 是根据热量产生来源的不同分为电凝法、微波凝固法、热探头凝固法、激光凝固法、氩离子凝固法。根据治疗器械是否与组织接触热凝法止血又可分为接触型(电凝法、热探头凝固法)和非接触型(微波凝固法、激光凝固法、氩离子凝固法)。

4. 金属夹止血法 日本学者首先应用金属夹止血法,特别适用于有可见裸露血管的动脉性出血,但对于直径大于3mm的动脉出血止血率明显降低。

(四)腹腔动脉血管介入治疗

当内镜治疗出血不能控制或不能实施时可采用治疗性血管造影,经动脉插管输注血管升压素,或对出血动脉进行栓塞,通常选用胃左动脉,有效率可达67%。方法:①持续动脉注射法,即经导管持续灌注血管收缩剂。血管升压素(vasopressin)是血管收缩剂的代表性药物,通常以0.2~0.4U/min速度经导管持续注射,一般注射24~48小时。如出血未停止,可行动脉栓塞治疗。②用栓塞剂阻塞出血动脉,为动脉栓塞疗法。常用栓塞剂包括:自体凝血块、明胶海绵、不锈钢圈、聚乙烯醇及无水乙醇等。

八、预防

在临床上,对于具有高危因素的,或者伴有一定消化道症状的患者,尽管未能得到胃镜检查的诊断支持,也应考虑AGML发生的可能性,建议早期给予常规预防性抑酸治疗。胃内pH值>4是预防AGML的目标pH值。合并出血时建议将pH值提升6以上。PPI抑酸作用强,副作用少,作为治疗的首选。H_2受体阻断剂由于不能抑制迷走神经促胃酸分泌,在神经外科或头部外伤患者的胃酸抑制治疗上有局限性,且在肾功能不全患者中代谢明显下降,需调整剂量,作为备选。另外,同时可给予胃黏膜保护治疗,如胃黏膜保护剂硫糖铝、前列腺素E等。抗酸药及米索前列醇因其副作用较多,不作为临床一线用药。

九、预后

多数胃黏膜糜烂和出血可自行愈合及止血,少数患者黏膜糜烂可发展为溃疡,并发症增加,但通常对药物治疗反应良好。

(刘 诗 宋双宁)

参考文献

1. Matsui H, Ito H. The relationship between acute gastric mucosal lesions (AGML) and oxidative stress from gastric acid. Nihon Rinsho, 2015, 73: 1123-1128

2. Kumar NL, Travis AC, Saltzman JR. Initial management and timing of endoscopy in nonvariceal upper GI bleeding. Gastrointest Endosc, 2016, 84: 10-17

3. Biecker E. Diagnosis and therapy of non-variceal upper gastrointestinal bleeding. World J Gastrointest Pharmacol Ther, 2015, 6: 172-182

4. Jang JY. Recent Developments in the Endoscopic Treatment of Patients with Peptic Ulcer Bleeding. Clin Endosc, 2016, 49: 417-420

5. Ghassemi KA, Jensen DM. Evolving techniques for gastrointestinal endoscopic hemostasis treatment. Expert Rev Gastroenterol Hepatol, 2016, 10: 615-623

6. Fujii-Lau LL, Wong Kee Song LM, Levy MJ. New Technologies and Approaches to Endoscopic Control of Gastrointestinal Bleeding. Gastrointest Endosc Clin N Am, 2015, 25: 553-567

7. Mo C, Sun G, Lu ML, et al. Proton pump inhibitors in prevention of low-dose aspirin-associated upper gastrointestinal injuries. World J Gastroenterol, 2015, 21: 5382-5392

第四章

腐蚀性食管炎、胃炎

一、概述

腐蚀性食管炎、胃炎常系儿童因误服或成人以自杀为目的吞服腐蚀性化合物(强酸、强碱类等)造成的食管壁、胃壁损伤。损伤的程度与所服的化学物质、浓度、剂量及接触时间长短有关。早期常发生食管壁及胃壁组织水肿、溃疡、坏死,甚至穿孔,晚期可形成狭窄。腐蚀剂中主要为硝酸、硫酸、盐酸、石炭酸等强酸,以及工业用的烧碱等强碱;此外,尚有消毒用的来苏儿溶液,形形色色的家用清洁剂,制作豆腐用的卤水,农村用作肥料的氨水、石灰,以及各种外用的药液等。

二、病因及发病机制

腐蚀性食管炎、胃炎致病的化学物质品种繁多,一般可归纳为碱和酸两大类。药物是一常见病因,可引起腐蚀性食管炎、胃炎的药物有四环素及其衍生物、氯化钾、奎尼丁、非甾体抗炎药(阿司匹林)等,其他还有硫酸亚铁、阿奇霉素、林可霉素和克林霉素(氯林可霉素)等。

食管鳞状上皮对酸性腐蚀剂有抵抗力,吞服后不易引起食管狭窄,或仅有轻度损伤。但是碱性腐蚀剂由于其吸水作用、脂肪皂化作用及组织溶解作用强烈,溶解时产生大量热量,因而引起食管炎症、溃疡,晚期造成严重瘢痕组织增生,终致管腔狭窄。胃的柱状上皮对碱性腐蚀剂有抵抗力,加之胃酸的中和作用,因而误服后胃的损伤较轻。但酸性腐蚀剂则对胃的损伤较重,常引起胃窦部狭窄。药物所致的腐蚀性食管炎的发病机制各异:四环素其衍生物的水溶液 pH 值<3,可直接损伤黏膜;氯化钾具有高渗性,可使与之接触的黏膜脱水;阿司匹林等破坏黏膜屏障,干扰内源性细胞保护机制。

腐蚀性食管炎和胃炎的严重程度受多种因素影响,主要有:①化学品的物理特性,如碱类可引起管壁皂化坏死,甚至使管壁全层液化;酸虽然能损伤全层,但多数情况因即刻在黏膜浅表发生凝固坏死并形成焦痂,限制了病损向深层进展。②化学物质的剂型、浓度和进入途径。③致病因子与黏膜接触时间,腐蚀剂在食管中、下段流动速度要比食管上段慢,腐蚀剂与黏膜接触时间长,所以损伤较多是食管中、下段,在食管的 3 个生理狭窄区也是病变较严重的部位;在胃幽门部通常是胃的最低点,与腐蚀剂的接触时间较长,故胃窦损伤较严重。④食管及胃的动力功能及内在的对致病因子的生理反应,如食管鳞状上皮对酸有一定抵抗力;而胃的柱状上皮对碱性物质有一定的抵抗力。⑤食管和胃黏膜曾经有无功能性或器质性病变。⑥患者的年龄等。

三、病理表现

吞服化学腐蚀剂后,灼伤的部位不只限于食管,还常包括口咽部、喉部、胃或十二指肠。通常腐蚀剂与食管 3 个生理狭窄段接触时间最长,因此常在这些部位发生较广泛的灼伤。

根据灼伤的病理程度,一般可分为Ⅰ、Ⅱ、Ⅲ度灼伤:Ⅰ度,仅引起黏膜表层的损伤,导致黏膜充血、水肿。黏膜层脱落后完全修复,不形成瘢痕或狭窄。Ⅱ度,损伤侵及黏膜下层和肌层。1~2 周内病变组织脱落,形成深的溃疡,随后肉芽组织增生修复,第 2~3 周开始纤维增生,数周或数月后由于胶原收缩而引起食管或胃的狭窄。食管狭窄好发于腐蚀剂聚集的 3 个生理狭窄处;胃的狭窄在空腹者好发于胃窦,而餐后吞服腐蚀剂者常发生于胃体中部。Ⅲ度,食管全层及其周围组织凝固性坏死,可导致食管穿孔和纵隔炎。根据受伤后的时期,病理学上分为三期。Ⅰ,急性坏死期(受伤后 1~4 天),此期出现液化坏死,血栓形成及进行性炎症改变;Ⅱ,溃疡、肉芽肿形成期(受伤后 5~12 天),此期坏死黏膜脱落,肉芽组织形成,成纤维细胞出现,胶原开始沉积;Ⅲ,瘢痕狭窄期(受伤后 3 周),此期纤维组织增生,胶原进一步沉积。

四、临床表现

误服腐蚀剂后,立即引起唇、口腔、咽部、胸骨后以及上腹部的剧烈疼痛,随即有反射性呕吐,呕吐物常带血性,有时可呕出血样黏膜腐片。口腔黏膜和唇部可见灼伤的瘢痕。若灼伤累及会厌、喉部和呼吸道,可出现咳嗽、声音嘶哑、呼吸困难等。严重者可出现昏迷、虚脱,发热等中毒症状,甚至休克。

此外,该类患者还因并发症不同而临床表现各异,常见的有出血、喉头水肿及食管穿孔等。

1. 出血　在服毒后数天内可出现少量出血;大量出血为坏死组织脱落导致,常出现于 1~2 周内,一般多在 10 天左右突然发生大量出血,重的可因无法制止而死亡。

2. 喉头水肿　咽部黏膜组织充血、水肿,引起呼吸困难、发绀,严重者窒息。

3. 食管穿孔　可分为颈部食管穿孔、胸部食管穿孔、腹部食管穿孔。穿孔部位不同,临床表现也有所差异,详见相关章节。

五、辅助检查

1. 实验室检查　合并穿孔和呼吸道感染时可出现血白细胞升高,血红蛋白降低。

2. X 线检查　胸部平片可显示肺部病变情况及是否存在纵隔炎。胸腹部平片可发现纵隔及腹腔的游离气体,帮助诊断食管、胃穿孔。食管造影检查应在急性炎症消退后,患者能吞服流食方可进行。如疑有食管瘘或穿孔,对比剂可流入呼吸道,最好采用碘油造影。依据病变发展的不同阶段及损伤程度不同分为:轻度,早期为食管下段继发性痉挛,黏膜纹理尚正常,也可轻度增粗、扭曲,后期瘢痕、狭窄不明显;中度,食管受累长度增加,继发性痉挛显著,黏膜纹理不规则呈锯齿状或串珠状;重度,管腔明显缩小,甚至呈鼠尾状。

3. CT 检查　在临床上怀疑有食管损伤而 X 线又不能提示确切的诊断依据时,可进一步做胸部或腹部的 CT 检查。对食管造影"正常"的患者,根据病史、体检及 CT 检查结果来诊断。当 CT 影像有以下征象时应考虑食管穿孔的诊断:①围绕食管的纵隔软组织内有气体;②在纵隔或在胸腔的脓腔紧靠食管;③充气的食管与一个邻近纵隔或纵隔旁充液的腔相通。胸腔积液特别是左侧胸腔积液则进一步提示食管穿孔的可能。当以上任何一项有疑问时,应做食管造影以肯定诊断和确定穿孔的部位,这对指导手术治疗是非常重要的。另外,应用 CT 对患者进行最初疗效的随诊观察,也是行之有效的方法。

4. 内镜检查　内镜检查可评估食管损伤的范围及程度。一般于吞服腐蚀剂后 12~24 小时内行胃镜检查。吞服 5 天后食管壁薄,不宜再行内镜检查以避免食管穿孔。吞服腐蚀剂后如有休克、严重的咽喉部水肿和坏死、会厌坏死、严重的呼吸困难、腹膜炎、膈下游离气体及纵隔炎等情况时禁忌行内镜检查。腐蚀性食管炎损伤的内镜表现有：黏膜水肿、充血、变色、渗出、糜烂和溃疡。食管黏膜接触腐蚀剂后早期内镜下表现可不严重，糜烂和溃疡在几天后才出现，所以早期内镜发现不能预测食管损伤的准确深度。但内镜检查正常的患者不大可能发展成为临床症状明显的溃疡。内镜下可将食管的腐蚀性损伤分为3度：Ⅰ度，黏膜充血和水肿，但未见渗出及溃疡。Ⅱ度，黏膜、黏膜下层和肌层受损。Ⅱa级为严重充血、水泡、组织变脆、出血、白色渗出、糜烂和浅溃疡；Ⅱb级除Ⅱa的表现外，还有散在的深而圆的溃疡。Ⅲ度，食管透壁溃疡，可腐蚀相邻的纵隔和/或腹膜等结构。Ⅲa级为小面积散在坏死灶，黏膜暗黑色或棕黑色，深溃疡；Ⅲb级为广泛坏死、黏膜剥脱、出血。

六、诊断及鉴别诊断

一般情况下，腐蚀性食管炎和胃炎有吞食腐蚀剂的病史，不难与其他疾病相鉴别，但遇到患者无法或不愿配合等特殊情况，也需要医生对表现相似的疾病有所了解，避免出现漏诊及误诊。

（一）与引起胸痛的疾病相鉴别

1. 食管疾病　食管疾病如食管炎、食管裂孔痛、弥漫性食管痉挛、自发性食管破裂等均可引起胸痛，其共同特点是：①疼痛常位于胸骨后；②疼痛多在吞咽时发作或使之加剧；③常伴有吞咽困难。

（1）食管绞痛：本病是一种食管运动功能障碍性疾病，常见于20~40岁患者，有夜间发作的倾向，患者常从酣睡中痛醒；疼痛位于胸骨后，而向肩胛间区放射。发病时患者可感觉吞咽流质困难，进食冷冻食物可诱发或加剧疼痛。食管绞痛有时较严重，需要大剂量麻醉剂才能使其缓解，可被误诊为心绞痛，但其特点是不因劳动而诱发，对硝酸甘油的反应差，较少向颈部、下颌与臂部放射。在发作时作X线吞钡透视检查或液压计测量食管内压，常可发现食管运动功能失调。胃镜检查食管黏膜无明显异常，与腐蚀性食管炎易于鉴别。

（2）弥漫性食管痉挛：本病可发生于任何年龄，但以50岁以上多见，主要症状为胸痛和吞咽困难，前者常为心绞痛样，含服硝酸甘油可缓解。诊断主要依靠食管测压。胃镜检查食管黏膜无异常发现。

（3）自发性食管破裂：是在频繁剧烈的呕吐后，食管下段可发生撕裂，进而破入纵隔或胸膜腔，患者常感剧烈疼痛，可出现一侧胸腔积液或积气，皮下气肿等体征。应与腐蚀性食管炎引起的食管穿孔相鉴别，但两者都应及早手术治疗。

2. 其他可引起胸痛的疾病　主动脉夹层动脉瘤：发病急骤，其特征为运动后突然出现心前区或胸骨后撕裂痛或剧烈的烧灼痛，放射至头、颈、上肢、背、腰、中下腹部甚至下肢，常伴有呼吸困难等其他症状。患者往往有高血压病史。主动脉夹层动脉瘤时，胸痛的范围较广泛，且在剧烈疼痛时仍能维持较高的血压。如夹层主动脉瘤引起无名动脉或左锁骨下动脉阻塞，可致该侧上肢血压较低，脉搏较弱。主动脉夹层动脉瘤的诊断根据包括：①中年以上有高血压和动脉粥样硬化的病史；②突然发生心前区、背部、腹部或腰部剧烈疼痛；③疼痛发作时有休克征象，但血压仍较高，即使一度血压下降，但在24~48小时内又复上升，并且很高；④一侧桡动脉搏动减弱或消失；⑤1/5患者主动脉瓣区可听到舒张期杂音；⑥部分患者可出现心包摩擦音或心包、胸腔积液的征象；⑦胸部X线检查可见上动脉阴影进行性加宽，搏动减弱甚至消失；⑧心电图检查无急性心肌梗死的特征性改变；⑨CT、MRI或主动脉造影可见夹层动脉瘤征。

（二）与引起吞咽困难的疾病相鉴别

1. 真菌性食管炎　重症糖尿病、鹅口疮、免疫功能低下者、艾滋病易罹患本病。患者多以咽下困难、胸骨后疼痛、食欲缺乏为主诉。内镜检查典型表现为成片的黏膜上皮被覆乳白色或绿色黏稠分泌物的伪膜斑块，其下方为红斑状质脆黏膜。内镜直视下细胞刷刷取食管黏膜直接涂片镜检较易得到阳性结果而确定诊断。对无糖尿病、恶性肿瘤和日服糖皮质激素、免疫抑制剂及肿瘤化疗患者，出现真菌食管炎，应注意排除艾滋病可能。

2. 食管内异物　半数以上发生于10岁以下的儿童，以骨类、金属制品、果核等最为常见。大多数异物被卡住于颈部食管,多位于环咽肌的下方,即胸腔入口部,此处是食管最狭小部分。由于局部刺激或损伤所致的黏膜炎症水肿与肌肉痉挛,异物固定于此处而很难向下方移动。

食管异物都可以引起不同程度的吞咽困难与吞咽痛。重症患者完全不能进食,轻症患者也只能食半流质。异物卡住于食管上端可压迫气管后壁而引起呼吸困难,儿童罹患尤为多见。儿童患者常有垂涎增多。有吞入异物病史而流涎增多,提示异物存在于颈部食管,而不在胸部食管。X 线检查可见不透 X 线的异物阴影,钡剂分流现象等。异物可经胃镜发现并取出。

七、治疗

(一)最初的处理

立即终止与致病物质接触,停用可疑药物,保证气道通畅,及时发现和处理吸入物。无食管或胃穿孔时,应给予蛋清、植物油或牛乳等以保护食管黏膜。予以静脉输液以补充血容量及营养。疼痛剧烈时可适当给予镇静止痛药,但不宜常规使用,以免掩盖穿孔的临床表现,造成假象而延误穿孔的诊断和治疗。其他支持治疗,预防感染,发现和治疗早期并发症等。PPI、H$_2$ 受体拮抗剂、硫糖铝、质子泵抑制剂等有助于控制化学品引起的食管炎和胃炎,能缓解症状,防止化学物质对黏膜的进一步损伤。避免洗胃或催吐,以防已进入胃内的化学物质再次与食管、气管接触。过去主张中和致病化学物质,但动物实验结果表明,其疗效并不可靠,因为腐蚀性食管炎发生于食管壁与强酸、强碱接触之瞬间,使用中和或解毒剂为时已晚。过去将糖皮质激素作为主要的常规治疗药物。近年认为糖皮质激素并不能明显降低食管狭窄的发生率;相反,应用糖皮质激素的患者在早期行食管扩张术时易发生食管穿孔。因此,现在多不主张在急性期应用糖皮质激素治疗。既往也把抗生素列为常规治疗药物,认为抗生素疗法能降低食管狭窄发生率。但对此看法尚未得到大系列随机对照研究结果的证实。目前主张仅在可能发生继发性感染时才用。应严密监测肝、肾功能和血常规,防止化学物质造成肝、肾衰竭或发生血管内溶血。

(二)对并发症的处理

1. 急性喉头水肿　急性喉头水肿可造成上呼吸道阻塞,常危及生命,需及时识别和抢救。虽然诱发喉头水肿的病因不一,但其病理生理改变与阻塞程度相关。对于大气道迅速堵塞者,往往来不及到院急救而窒息死亡。而早期轻度阻塞者,随着堵塞程度的增加则呼吸变浅变快,并出现低氧血症,二者相互影响形成恶性循环。应当及时处理,避免出现窒息。

喉头水肿是气管插管的禁忌证之一。

给予半卧位高流量吸氧,由于氧流量大流速快,可使咽喉部湿度大的水肿面干燥,协同减轻水肿,力争使患者 5~10 分钟内血氧饱和度上升大于 90%,迅速纠正缺氧。一旦病情好转,下调氧流量,以防氧中毒。

快速减轻喉头水肿。肾上腺素地塞米松是即刻减轻喉头水肿的最快药物。可给予生理盐水 10ml+ 肾上腺素 1mg+ 地塞米松 10mg 漱口 3~5 分钟 . 同时静注地塞米松 10mg 或伴纳洛酮 0.8~2mg,静滴生理盐水 250ml+ 地塞米松 10mg +10% 葡萄糖酸钙 20ml+ 维生素 C 2.0g,紧急用生理盐水 20~30ml+ 肾上腺素 1~2mg+ 地塞米松 10mg 持续雾化 40~50 分钟,并积极处理相关并发症,做好气管切开准备。

如上述处理无效,尽快进行气管切开,改善给氧。

2. 食管穿孔　根据患者食管损伤情况,是否伴有穿孔远端梗阻、纵隔及胸腔污染情况,食管损伤后到治疗时间等选择不同的治疗方法,分为手术治疗和非手术治疗,具体见相关章节。

3. 胃、十二指肠穿孔　发生胃、十二指肠穿孔的患者,如果症状较轻,经非手术治疗的方法即可治愈,重型者多需手术治疗。凡估计用非手术方法可以治愈者,应先采用非手术治疗方法。

穿孔发生早期是化学性腹膜炎期,患者此期上腹疼痛剧烈,拒按,严重者四肢厥冷出汗,面色苍白。本期的治疗重点是促进溃疡闭合、减少胃内容物外渗,缓解症状。①采取半坐卧位。②禁食,持续通畅的胃肠减压,将胃管放置在胃内最低位置,抽出胃内气体及液体,终止其继续向腹腔内渗漏,以利于穿孔的闭合,减压一般持续 24~48 小时。进食后穿孔者应选用较粗胃管。③营养支持,在禁食期间予以营养支持治疗,补充热量、水和电解质、维生素等。④抗生素,症状和体征较轻者不需应用。老年体弱或感染症状明显,或有膈下感染可能时,应用抗生素,以选用广谱抗生素及抗厌氧菌抗生素为宜。⑤其他:结肠较多积粪者可行肥皂水灌肠,有助于肠道功能的恢复;腹腔积液多的患者,可采用多次腹腔穿刺抽液或套管针引流,有利于腹膜炎症的吸收。静脉输注质子泵抑制剂对减少胃液分泌及其酸度,减少腹腔渗液甚有裨益。

本期必须严密观察病情变化,经 6~10 小时治疗,病情不见好转,或反而加重者,则应立即行手术治疗。经上述治疗后腹痛减轻,1~2 天内腹膜炎症逐渐局限于上腹部,腹肌变软,腹腔肠蠕动恢复,有肛门排气者说明非手术疗法有效,并已进入第二期。有时在第一期不能确定穿孔是否闭合,可经胃管注入亚甲蓝,观察预先放置的右下腹引流管是否有亚甲蓝引出。

第二期治疗:进入第二期时首先由胃管灌入复方大柴胡汤后拔出胃管,然后可使用中药进行调理,或针对症状进行对症处理,继续抑酸、护胃的治疗,同时加强营养支持,维持水、电解质平衡。经本期治疗患者自觉症状基本消失或仅余类似溃疡病的症状。腹肌紧张消失,仅有剑突下和右上腹有深压痛,体温和白细胞数基本恢复正常,食欲恢复,大便通畅,则进入第三期。

第三期治疗:在患者度过急性期、病情稳定的情况下,可考虑胃镜复查,观察黏膜受损情况,制定进一步的治疗方案。

非手术治疗可能发生的并发症是腹腔脓肿和腹腔感染,在治疗的过程中应当引起重视。脓肿的发生概率是 2%~7%,以膈下脓肿多见,盆腔脓肿和肠间脓肿则少见。早期感染发生率高,此时病灶尚未完全局限,中毒表现如发热、腹膜刺激征可能更明显,但脓液不多,经非手术疗法多能治愈。少数患者则形成脓肿,脓液较多,常需引流。有时穿孔未能闭合,可形成胃瘘或十二指肠瘘。若患者中毒休克重,有明显腹胀,腹腔大量渗液或污染严重者,或经非手术治疗无效者,应采用手术治疗。对于非手术疗法中转手术的条件和时机对疗效和预后至关重要。一般可参考以下条件:①有精神淡漠或烦躁不安者;②循环系统不稳定,如脉率增快超过 100 次/min,或血压下降者;③体温突然升高或有寒战者;④腹胀加重者;⑤腹部有移动性浊音,腹腔穿刺黏稠混浊渗液者;⑥经保守治疗 10 小时以内无效者。

4. 晚期食管狭窄 当腐蚀性食管炎和胃炎损伤程度较重时,导致食管狭窄或梗阻,可在内镜或 X 线监视下进行食管机械性扩张,是一种行之有效的姑息性治疗技术,目前已被广泛使用。

(1)禁忌证:①患者不合作;②合并心肌缺血严重心律失常及其他严重疾病时;③局部炎症、水肿严重者暂时不宜扩张治疗。狭窄入口过高或狭窄严重,引导导丝无法通过,治疗非常困难,视为相对禁忌证。

(2)扩张器械与设备:扩张器有多种不同类型,主要用于食管狭窄扩张,可分为气囊和探条两种。

(3)探条扩张术

1)术前准备:

患者准备:①常规行食管 X 线钡剂摄片、内镜,必要时取活检行病理检查,明确狭窄的性质;②做好患者的解释工作,向患者家属详细说明扩张治疗的必要性、效果和可能发生的并发症,取得患者及家属的同意和配合,并签署手术知情同意书;③患者按胃镜检查术前常规准备。器械准备:①前视式内镜;②探条扩张器;③扩张导丝。

2)扩张方法:①在胃镜引导下插入导丝钢丝;②扩张狭窄部位;③依次增加扩张器的直径;④扩张完毕后,扩张器连同导丝一起退出;⑤再次插镜复查;⑥术后认真观察有无出血、穿孔,并检查有无颈、前胸皮下气肿等并发症。

3)术后处理:①术后禁食 24~48 小时,若无明显不适可进少量冷流食,以后逐渐增加进食量;②扩张治疗可造成轻度食管、贲门黏膜的损伤,术后可常规应用止血及黏膜保护剂;③认真观察有无术后感染、出血、穿孔等并发症,防患于未然。

(4)气囊或水囊扩张术

1)术前准备：

患者准备：同探条扩张术。器械准备：气囊或水囊扩张器，前视式内镜和引导钢丝。

2)气囊或水囊扩张方法(OTW气囊扩张术)：①插入内镜至狭窄部近端，经活检孔引导导丝，使导丝通过狭窄部，退出内镜，保持导丝位置；②通过导丝引导气囊至狭窄处；③再次插入内镜或X线监视下确定气囊中部位于狭窄部位中央，向气囊内充气；④放气后，重新充气，反复操作2~3次，可见狭窄处的"凹腰征"逐渐消失；⑤扩张结束后，扩张器连同导丝一起退出，操作者再次插入内镜检查，并进入已扩张的狭窄部远侧，观察有无其他病变，同时观察扩张效果及有无并发症。

3)术后处理：与探条扩张术治疗相同。

(5)支架置入术：根据患者病情差异和治疗目的有不同选择。对于腐蚀性原因造成食管良性狭窄的患者，目前临床上选择最多的是自膨式覆膜金属或塑料支架。同全裸支架相比，覆膜式支架组织相容性强，长时间置入之后不会长入正常组织，可以取出或者回放。

5. 晚期幽门狭窄　患者出现隔餐呕吐，查体可见胃高度扩张，早期蠕动波明显，晚期较弱，有振水音等胃潴留表现，行腹部立位平片可见胀大的胃泡和气液平面应高度怀疑出现幽门梗阻。症状不典型的患者可选择以下方法证明胃潴留的存在：①餐后4小时抽取胃液300ml以上；②当晚禁食，次日晨抽取胃液超过200ml；③生理盐水负荷试验，空腹饮入生理盐水750ml，30分钟后能回抽400ml以上者。

由酸碱溶液刺激引起幽门处黏膜水肿导致的幽门梗阻首选内科治疗。本病的治疗主要是从胃内减压、消除幽门梗阻、纠正水、电解质和酸碱平衡紊乱三方面入手。

(1)胃内减压：禁食，经鼻胃管持续抽吸胃内液体，减压至72小时，以生理盐水进行胃灌洗术，每天一次，以移除胃内食物残渣及发酵产物。胃潴留及幽门梗阻常有低钾血症，而低钾又使胃肌的收缩功能受损，胃内减压及灌洗有助于疾病的恢复。放置胃管期间进行胃潴留试验，可以为预后提供依据，例如：①鼻胃管抽吸干净后24小时又有300ml以上的胃潴留，提示梗阻不能缓解，需外科手术治疗；②抽吸72小时后，所余胃液在200ml以下，说明梗阻有一定程度的缓解，胃管可以拔除，患者可以开始进流质饮食。

(2)抑酸药物的使用：质子泵抑制剂和H_2受体拮抗剂，对消除或减轻幽门水肿和痉挛，促进被腐蚀剂损伤的黏膜愈合十分重要，应及早使用。但抑酸药物都是经小肠吸收的，因此应静脉给药或使用质子泵抑制剂口腔崩解片。

(3)静脉营养支持：对于仅有幽门狭窄而无梗阻的患者可不必输液，仅适当调整饮食即可，大多数都无明显症状，以维持正常的生活和工作。出现梗阻的患者，应及早静脉输液以补充电解质的大量丢失。病情较轻者，可仅给予正常生理需要量的液体；病情较重伴消瘦者，除补充水、电解质、维生素外，应及早开始肠道外营养。梗阻缓解拔出胃管后进食也需渐进和谨慎，原则为少量多餐，由少至多，先进流质，每小时30~60ml，逐步增加至每次100~150ml，酌情逐渐进半流质。内科治疗3~5天，约有50%以上患者的梗阻可缓解。

(4)内镜下球囊扩张治疗：对于病情稳定、但有幽门处瘢痕形成、结缔组织增生形成幽门梗阻的患者可行内镜下球囊扩张术。目前多数观点认为瘢痕梗阻外科手术效果好，但外科手术相对球囊扩张创伤大、恢复慢、并发症多。而球囊扩张操作简单、安全有效，患者乐于接受，因而对良性幽门梗阻，即使是瘢痕性梗阻可根据情况选择球囊扩张治疗。对于梗阻严重、内镜无法通过者，可在内镜直视下，通过活检通道先将幽门使用高频电刀切开约1cm，然后使用导丝将气囊导管插过狭窄段，使气囊中段横跨狭窄处、充气达气囊能耐受的最大压力并维持3分钟，然后放气间隙2~3分钟后再重复2次。如扩张不满意者则考虑手术治疗。

内科治疗2周无效时，则应选择外科治疗。

（刘　诗　宋双宁）

参考文献

1. Kumar NL, Travis AC, Saltzman JR. Initial management and timing of endoscopy in nonvariceal upper GI bleeding. Gastrointest Endosc, 2016, 84: 10-17

2. Zhang C, Zhou X, Yu L, et al. Endoscopic therapy in the treatment of caustic esophageal stricture: a retrospective case series study. Dig Endosc, 2013, 25: 490-495

3. Belevich VL, Ovchinnikov DV. Treatment of benign esophageal stricture. Vestn Khir Im I I Grek, 2013, 172: 111-114

4. Lian JJ, Ma LL, Hu JW, et al. Endoscopic balloon dilatation for benign esophageal stricture after endoscopic submucosal dissection for early esophageal neoplasms. J Dig Dis, 2014, 15: 224-229

5. Manfredi MA. Endoscopic Management of Anastomotic Esophageal Strictures Secondary to Esophageal Atresia. Gastrointest Endosc Clin N Am, 2016, 26: 201-219

6. Vermeulen BD, Siersema PD. Esophageal Stenting in Clinical Practice: an Overview. Curr Treat Options Gastroenterol, 2018, 16: 260-273

7. Siersema PD. Management of Refractory Benign Esophageal Strictures. Gastroenterol Hepatol, 2018, 14: 189-191

8. Oh YS, Kochman ML, Ahmad NA, et al. Clinical outcomes after self-expanding plastic stent placement for refractory benign esophageal strictures. Dig Dis Sci, 2010, 55: 1344-1348

9. Hamzaoui L, Bouassida M, Ben Mansour I, et al. Balloon dilatation in patients with gastric outlet obstruction related to peptic ulcer disease. Arab J Gastroenterol, 2015, 16: 121-124

10. Chao HC. Update on endoscopic management of gastric outlet obstruction in children. World J Gastrointest Endosc, 2016, 8: 635-645

第五章

胃、十二指肠溃疡并发症

第一节　胃、十二指肠溃疡出血

出血是消化性溃疡最常见的并发症,发生率为20%~50%,消化性溃疡出血也是上消化道大出血最常见的原因。尽管PPI和抗幽门螺杆菌(*H.pylori*)药物的问世减少了出血的发生率,但消化性溃疡出血仍较常发生,因为消化性溃疡只要侵蚀到溃疡边缘或底部的血管就会发生出血,这可发生在疾病的早期。更有10%~15%的患者为无痛性溃疡,首发症状即以出血出现。十二指肠球部溃疡的出血率占上消化道出血的各种病因的50%左右,居首位,约为胃溃疡的两倍。其中以十二指肠球部后壁溃疡及球后溃疡更易发生出血。十二指肠前壁因无粗大的动脉与之毗邻,故较少发生大出血。近十余年来,随着各种新的药物和新的治疗手段特别是内镜下止血技术的发展,手术率和病死率有下降趋势,但仍有大约1/3的患者在首次出血后的1~3年内并发再出血,其中女性的再出血率低于男性。

十二指肠球后溃疡占消化性溃疡的5%,由于诊断比较困难。常被漏诊或误诊或延误诊断。常并发大量出血,内科治疗效果较差。

少量渗血时往往可自行止血。临床中经常发现,患者并无出血的主诉,但胃镜却发现溃疡表面或周边有血痂,这就是自行止血的证明。血管破裂所致大出血有时由于大出血后血容量减少,血压降低,血管破裂处形成血凝块而暂时自行止血,但约30%病例短时间内再次大出血。血管侧壁破裂较之断端出血不易自行止血。

一、临床表现

1. 黑便、呕血和便血　溃疡基底部肉芽组织的渗血或溃疡周围黏膜糜烂性出血,一般只致少量而暂时出血,可使大便略成黑色,每天出血量<5ml时大便颜色正常,称为隐血。须用隐血试验才能确定。较大血管受损时,出现柏油样便或呕血。呕血因经胃酸作用变成酸性血红蛋白呈咖啡色,如出血速度快,呕血颜色亦可呈鲜红色,呕血和/或柏油样便是溃疡出血的直接表现。呕血者一般伴有柏油样便,因在呕血的同时一部分血液会经肠道排出,但很多情况单有柏油样便而无呕血。表现呕血还是柏油样便与出血部位有关,但最主要取决于出血的速度与量。十二指肠溃疡多表现为柏油样便,因出血后直接排往小肠,仅少量反流入胃腔,但短时间大量出血则可表现为呕血。同样,胃溃疡出血因有幽门的延缓排出而容易呕血,

但出血少而慢时则仅表现为黑便。如十二指肠溃疡出血速度快、出血量大时,在肠道停留时间短,粪便颜色会呈紫红色。

2. 周围循环衰竭 周围循环是否衰竭取决于失血的量与速度、出血是否还在继续,患者的年龄、有无贫血和脱水及其精神状态。一般健康成人,出血量不超过 400ml,血容量可从组织液中得到恢复,可无周围循环衰竭症状。失血量 >1 000ml,可出现乏力、心悸、面色苍白、口渴、脉搏快等症状。失血量在 1 500ml 以上,可出现明显休克现象,心悸、恶心、乏力、冷汗、脉搏细快,呼吸浅促、尿少、血压下降等表现。周围循环衰竭症状不仅与出血的量有关,也与出血速度有关。

3. 贫血 大量出血,血红蛋白、红细胞计数和血细胞比容均下降。在早期由于血液浓缩,可能下降不明显,因此需短期反复测定可显示出血的严重程度,也可显示出血是否仍在继续或已停止。对于溃疡病慢性出血所致贫血应值得注意。有的患者上腹痛等溃疡症状不明显,却可以长期、反复地慢性出血,黑便不明显或患者不注意有无黑便,仅表现为慢性贫血,易于漏诊。患者因贫血查因反复就诊于血液科亦经常可见。

4. 氮质血症 大量上消化道出血后,血液蛋白的分解产物在肠道被吸收,致血液中氮质升高,称之为肠源性氮质血症。肠源性氮质血症应与肾前性、肾性氮质血症相鉴别。

5. 发热 大量出血后部分患者在 24 小时内出现低热,可持续数日。其原因可能与贫血、血容量减少、周围循环衰竭、血分解蛋白吸收等有关。同时应排除感染所致发热。

6. 其他症状 多数患者在出血前有溃疡病史,10%~15% 溃疡病大出血患者,在出血前无溃疡病症状。溃疡并发出血前,常因溃疡局部的充血突然加剧而致上腹疼痛加重。出血后则可因充血减轻,以及碱性血对胃酸的中和与稀释作用,腹痛随之缓解。患者大多先感觉恶心、眩晕及上腹部不适,随即呕血或柏油样便,或两者同时发生。应避免将口鼻咽、呼吸道出血、服用铁剂铋剂、动物血等误诊为消化性溃疡并出血,可对呕吐物及大便进行潜血检查明确诊断。

二、诊断

1. 病史 呕血或黑便提示为上消化道出血,消化性溃疡并出血则是上消化道出血的最常见原因。如果之前有典型的消化性溃疡病史或确诊溃疡并出血史,而病史上又不支持其他上消化道出血性疾病(如肝硬化食管静脉曲张,胃癌、急性胃黏膜病变等)时,则临床诊基本成立。但要注意,10%~15% 的消化性溃疡表现为无痛性溃疡而以出血为首发或唯一表现就医,此时病史对诊断帮助不大。

2. 辅助检查

(1)胃镜检查:急诊胃镜检查是确诊消化性溃疡并出血最有效、最直接的方法 它可以观察到食管至十二指肠降段的病变。只要病情允许就应行急诊胃镜检查,应尽早在出血后 24 小时内进行,要求纠正循环衰竭,收缩压≥90mmHg,心率<120 次/min,血红蛋白浓度≥50g/L,也可权衡利弊适当放宽条件。当然原有严重心肺功能障碍者属胃镜禁忌。胃镜检查阳性率可达 80%~95%,在诊断出血方面比 X 线胃肠钡餐造影优越。为避免胃腔内积血影响胃镜观察,可于胃镜前插管用冰盐水洗胃,检查时胃管可保留不拔,以便胃镜检查时随时冲洗积血。胃镜检查不仅能看见病变的性质,而且可以看到活动或近期出血的可靠征象,即新鲜出血或渗血,病变区呈黑褐色或附有凝血块。检查的时间应在出血后 24 小时内进行,否则一些浅表糜烂、浅溃疡等由于很快修复而失去诊断征象。内镜检查根据溃疡基底特征,还可判断病变是否稳定,凡基底有血凝块、血管显露等易再出血。

内镜检查时对出血灶病变应作 Forrest 分级,Forrest 分级对指导治疗及判断预后有重要的指导意义。Forrest 分级为 FⅠ(活动性出血)、FⅡ(出血刚停止,可见出血迹象)和 FⅢ(已无出血迹象,基底洁净)3 级,每级又分为若干亚级。其中 FⅠa 期为喷射样出血,出血量大,最为严重;FⅠb 期为活动性渗血;FⅡa 期为血管显露,再出血概率约 43%,FⅡb 期为附着血凝块,再出血概率约 22%;FⅡc 期为黑色基底,再出血概率约 10%,FⅢ 期亦有 5% 的再出血概率。

（2）选择性腹腔动脉造影：因出血量大，胃腔积血太多影响观察，内镜检查无法发现出血的具体部位的患者，血管造影术则有助于定位，有时可见对比剂从溃疡的出血点处溢入消化道。腹腔动脉造影受出血量及造影时是否正在出血的影响，其阳性率并不理想，在活动性出血情况下，出血速率>0.5ml/min 时，发现出血病灶阳性率较高。

（3）X 线胃肠钡餐造影：对诊断消化性溃疡有 70%~90% 的准确性，特别是球后溃疡。一般主张病情稳定 48 小时以后再作此项检查，不作为首选检查方法，仅用于胃镜检查有禁忌证或拒绝接受胃镜检查的患者。

三、治疗

（一）内科治疗

患者应平卧，下肢抬高。保温，吸氧，严密监测脉搏、血压、呼吸、尿量及甚至变化。必要时给镇静剂，使患者安静。大量出血患者宜禁食，少量出血可适当进食流食。

1. 出血征象的监测　记录呕血、黑便和便血的频度，颜色，性质、次数和总量，定期复查红细胞计数、血红蛋白，血细胞比容（HCT）、血尿素氮、血清乳酸等，需要注意 HCT 在 24~72 小时后才能真实反映出血程度。活动性出血患者插入胃管，以观察出血停止与否，同时可通过胃管行冰盐水洗胃或注射止血药。

2. 监测意识状态、脉搏和血压（注意排除服用 β 受体阻滞剂或抗胆碱能药物对脉搏和血压的影响）、肢体温度，皮肤和甲床色泽、周围静脉特别是颈静脉充盈情况、尿量等，意识障碍和排尿困难者需留置尿管，危重大出血者必要时进行中心静脉压测定，老年患者常需心电、血氧饱和度和呼吸监护。

3. 液体复苏

（1）静脉通道：应立即建立快速静脉通道，并选择较粗静脉以备输血，最好能留置导管。根据失血的多少在短时间内输入足量液体，以纠正血循环量的不足。对高龄、伴心肺肾疾病患者，应防止输液量过多，以免引起急性肺水肿。对于急性大量出血者，应尽可能施行中心静脉压监测，以指导液体的输入量。下述征象提示血容量已补足：意识恢复；四肢末端由湿冷、青紫转为温暖、红润；肛温与皮温差减小（1℃）；脉搏由快弱转为正常有力，收缩压接近正常，即脉搏压大于 30mmHg，尿量多于 0.5ml/（kg·h），中心静脉压恢复正常。

（2）液体的种类和输液量：常用液体包括等渗葡萄糖液、生理盐水、平衡液、血浆、全血或其他血浆代用品。急性失血后血液浓缩，血较黏稠，应静脉输入 5%~10% 葡萄糖液或平衡液等晶体液。失血量较大（如减少 20% 血容量以上）时，可输入血浆等胶体扩容剂。必要时可输血，紧急时输液、输血同时进行，输血指征为：①收缩压<90mmHg，或较基础收缩上降低幅度>30mmHg；②血红蛋白（Hb）<70g/L，HCT<25%；③心率增快>120 次/min。一项大样本随机对照研究表明，对上消化道出血患者 Hb<70g/L 时输血比 Hb<90g/L 时输血可改善患者的预后，减少再出血率和降低病死率。但对于合并心肌缺血患者，输血目标可适当提高。

（3）血管活性药物：在补足液体的前提下，如血压仍不稳定，可以适当选用血管活性药物（如多巴胺）以改善重要脏器的血流灌注。

4. 止血治疗

（1）抑酸剂：在酸性环境下，血小板不能聚集，不会发生血凝集，前胃蛋白酶的活性强可以消化血凝块。胃酸越多，出血越不易停止。故提高胃内 pH 值对消化性溃疡出血的治疗是至关重要的。胃内 pH 值持续超过 6 对于消除胃蛋白酶活性和保持血小板凝集具有重要意义。抑酸药能提高胃内 pH 值，既可促进血小板聚集和纤维蛋白凝块的形成，避免血凝块过早溶解，有利于止血和预防再出血，又可治疗消化性溃疡。临床常用的抑酸剂主要包括质子泵抑制剂（PPI）和组胺 H_2 受体拮抗剂（H_2RA）。①诊断明确后推荐使用大剂量 PPI 治疗：艾司奥美拉唑注射液（如耐信）80mg 静脉推注后，以 8mg/h 输注持续 72 小时以上。这种大剂量的 PPI 足以使胃内 pH 值持续在 6 以上，止血效果明确，其他 PPI 尚有奥美拉唑、泮托拉唑、兰索拉唑、雷贝拉唑等,PPI 的止血效果优于 H₂RA。②H₂RA:常用药物包括法莫替丁等,口服或静脉滴注,可用于轻度出血患者。

(2)局部药物止血:去甲肾上腺素 4~8mg 加入 100ml 生理盐水中,口服或经胃管注入,10~15 分钟可重复 1 次,也可用冰盐水加去甲肾上腺素溶液洗胃。

(3)止血药物:止血药物对十二指肠溃疡并出血的确切效果未能证实,不作为一线药物使用,对有凝血功能障碍者,可静脉注射维生素 K₁;为防止继发性纤溶,可使用氨甲苯酸等抗纤溶药;云南白药等中药也有一定疗效。

(4)生长抑素:静脉输注生长抑素可减低腹腔内血流量,降低门静脉压力,因而主要用于静脉曲张性上消化道出血。因减少腹腔内血流量也有助于溃疡病出血的止血,加之生长抑素还有抑制胃酸作用,故近年生长抑素用于溃疡病出血的疗效也得到了认可。因其价格较贵,多用于大出血时,且不能代替 PPI,可与 PPI 同时应用。

(5)内镜下止血:胃镜检查时发现溃疡活动性出血时可立即内镜下治疗,效果可靠。内镜下止血常见的有药物局部注射、热凝止血和机械止血。药物注射可选用 1:10 000 肾上腺素盐水、高渗 - 肾上腺溶液等,优点是简单易行。热凝止血包括高频电凝、氩离子激光疗法、热探头、微波等方法,止血效果可靠。机械止血主要采用各种止血夹,对于持续性渗血和小动脉出血,金属夹止血已作为第一选择。该方法创伤小,易于操作,止血效果确切。表现为动脉活动性喷血的 FⅠa 患者或虽无活动出血但见血管裸露的 FⅡa 患者,金属夹止血意义最大,而以前这类患者大多需手术治疗。近年内镜下金属夹的应用大大减少了手术率。联合上述方法可进一步提高局部病灶的止血效果。

(6)选择性血管造影及栓塞治疗:选择性胃左动脉、胃十二指肠动脉、脾动脉或胰十二指肠动脉血管造影,针对对比剂外溢或病变部位经血管导管滴注血管升压素或去甲肾上腺素,导致小动脉和毛细血管收缩,使出血停止。无效者可用明胶海绵栓塞。

在止血治疗过程中,要随时判断出血是否停止,治疗是否有效,酌情更改或加用不同的止血措施:下列情况提示有活动性出血:①呕血或黑便次数增多,呕吐物呈鲜红色或排出暗红血便,或伴有肠鸣音活跃;②经快速输液输血,周围循环衰竭的表现未见明显改善,或虽暂时好转而又恶化,中心静脉压仍有波动,稍稳定又再下降;③血红细胞计数、血红蛋白测定与 HCT 继续下降,网织红细胞计数持续增高;④补液与尿量足够的情况下,血尿素氮持续或再次增高;⑤胃管抽出物有较多新鲜血。

5. 根除 *H. pylori* 治疗　*H. pylori* 与消化性溃疡关系密切,80%~100% 的十二指肠溃疡患者存在 *H. pylori* 感染,根除 *H. pylori* 不仅可以显著降低消化性溃疡复发率,而且还能明显降低消化性溃疡出血的再发生率。因而它能对消化性溃疡出血的远期疗效产生积极的影响。

(二)外科治疗

由于 PPI、H₂ 受体拮抗剂、幽门螺杆菌根除剂的临床应用,以及内镜止血技术的广泛开展,绝大部分溃疡出血患者均可得到有效的内科止血治疗,真正需要急诊手术治疗的患者已明显减少,消化性溃疡出血患者行急诊外科手术止血治疗的比例下降,止血率下降。

手术指征:①急性大出血伴有休克现象,内科治疗尤其是内镜治疗失败者;②在药物治疗的同时,24 小时内输入血液 1 500ml 后情况不见好转,或暂时好转而停止输血后又再度病情恶化者;③不久前曾发生类似的大出血者;④正在内科住院治疗中发生大出血者,表示溃疡侵蚀性大,非手术治疗不易止血;⑤年龄在 50 岁以上或有动脉硬化,估计出血难以自行止血者;⑥大出血合并穿孔或幽门梗阻者。

四、预后

如前所述,绝大多数溃疡出血经积极内科治疗均可治愈,少数内科治疗失败者经及时手术治疗也大都预后良好,但仍有极小的病死率。病死率与年龄关系密切,60 岁以下的病死率在 2%~5%,而年龄超过 60

岁者病死率为前者的 2~3 倍。十二指肠溃疡大出血比胃溃疡大出血的手术病死率高。伴发重要器官疾患的老年患者对出血的耐受力低,对手术的耐受力亦低,是溃疡出血死亡的主要群体。对手术时机掌握不好,延误手术时机致使患者反复大量出血,全身条件越来越恶化最终缺乏手术条件或冒险手术导致患者死亡者也并非罕见。当然,也有极少数患者出血量极大,内外科处理都来不及,最终致失血性休克死亡。

（刘　蒙　田　霞）

第二节　胃、十二指肠溃疡穿孔

胃、十二指肠溃疡向深部发展,穿透胃或十二指肠壁,称为胃、十二指肠溃疡穿孔,穿孔是消化性溃疡的常见并发症之一,曾占消化性溃疡住院病例的 10%~25% 和溃疡手术病例的 21%。随着新药(尤其是 PPI 的应用)、幽门螺旋杆菌的根治及人们对溃疡病治疗的重视,溃疡并发穿孔已较前明显减少,大多在穿孔前已得到有效治疗。溃疡穿孔根据临床表现分为急性、亚急性和慢性三种。穿孔的类型主要取决于穿孔的部位,其次取决于溃疡发展的进程及溃疡与毗邻组织器官的关系。胃、十二指肠溃疡急性穿孔,多发生在胃、十二指肠前壁近幽门处,穿孔后,由于胃内容物流到腹腔,刺激腹膜或继发感染导致急性弥漫性腹膜炎。十二指肠球部后壁及部分胃窦后壁或小弯溃疡侵及浆膜层时,常与周围脏器或组织粘连然后发生穿透,多穿入邻近脏器如胰腺等处,易受粘连限制,或被包裹在小网膜囊内,其发展呈慢性过程,称穿透性溃疡或包裹性穿孔,属于慢性穿孔。溃疡穿孔很小或很快被堵塞,尤其是在空腹时发生,腹腔污染仅限于右上腹,其过程介于急慢性穿孔之间者,称为亚急性穿孔,一般只引起局限性腹膜炎。溃疡病穿孔患者中,男性比女性多见。穿孔可发生在任何年龄,从新生儿至 80 岁高龄患者,但以 30~50 岁多见。因十二指肠肠壁很薄,而胃壁较厚,故十二指肠溃疡比胃溃疡更易发生穿孔,十二指肠溃疡穿孔占消化性溃疡穿孔的93.8%。溃疡病穿孔经过治疗后病死率可 < 1%,但穿孔时间超过 24 小时的患者,其死亡率可达 50%。

一、病因

穿孔发生与下列因素有关:①刺激胃酸分泌增加或降低黏膜保护因素,如进食烟、酒、浓茶、咖啡或刺激性食物;服用损伤胃黏膜的药物(阿司匹林、水杨酸制剂、糖皮质激素等);免疫抑制剂的应用会促进穿孔的发生;情绪过度激动或过度疲劳等;②胃内压力增加,如暴食或从事重体力劳动,可因胃内压力突然增高而引起胃壁薄弱处穿破;③溃疡活动期未接受有效治疗而任其发展,溃疡症状明显恶化,在精神过度紧张或劳累后可增加迷走神经兴奋,从而导致穿孔;④其他因素如创伤、大面积烧伤等。

二、病理

穿孔的口径以 3~6mm 多见,最小者似针尖,超过 10mm 者很少。一般胃溃疡穿孔比十二指肠溃疡的穿孔大,且多位于幽门附近小弯侧。急性穿孔,初因胃、十二指肠内容物刺激引起化学性腹膜炎,炎症的范围与程度取决于穿孔的大小、内容物注入腹腔的量与性质以及患者的健康状态与反应性强弱。一般经 8~12 小时后,转变为细菌性腹膜炎。亚急性穿孔由于孔小或已经被堵塞,腹腔漏出量少,炎症仅限于右上腹。慢性穿孔因在未穿破以前周围已经愈合,故描述为溃疡穿透更为贴切。如穿入胰腺,可引起局部胰腺炎症反应;如穿入小网膜腔,由于漏出量很少,经网膜包裹后形成小网膜腔脓肿。

三、临床表现

1. 腹痛　突然发生剧烈腹痛是溃疡穿孔的最初最常见和最重要的症状。大多穿孔患者有上腹痛的溃疡病史或既往曾确诊过溃疡病,且穿孔前数日往往疼痛加重,与溃疡病灶发展相一致。少数溃疡病患者无临床症状(无痛性溃疡),病灶任其自然愈合或任其发展为出血或穿孔,一旦穿孔患者突感剧痛方就诊,因此无溃疡病史者并不能否定溃疡穿孔的诊断。溃疡穿孔多在夜间空腹或饱食后突然发生,疼痛最初开始于上腹部或穿孔部位,常呈刀割样或烧灼样痛,多呈持续性,可伴阵发性加重。患者因剧烈腹痛,常有恐惧感。根据胃肠内容物在腹腔扩散的量和方向的不同,疼痛可能放射至右肩、右肩胛下方或背部,疼痛很快扩散至全腹部。因消化液沿升结肠旁向下流至右髂窝,故右髂窝疼痛和压痛可能尤其明显,易被误诊为阑尾炎,这种剧烈疼痛初期是由强的化学性刺激所致,腹腔受刺激后会产生大量渗出液,渗出液可将消化液稀释,1~4小时后疼痛可暂时减轻,患者此时主观感觉较轻,自认危机已过,如此时就诊常引起误诊。

2. 休克症状　穿孔初期,患者常有一定程度休克症状,如面色苍白、冷汗、肢体发冷、脉搏细等,主要是腹膜受刺激后引起的神经性休克,待腹膜反应性大量渗出液中和消化液后,随着疼痛的减轻,休克症状往往自行好转。病情发展至细菌性腹膜炎和肠麻痹后病情恶化,患者可再次出现中毒性休克现象。

3. 恶心、呕吐　约有半数患者有恶心、呕吐,早期为反射性,呕吐后腹痛并不减轻。待发展为弥漫性腹膜炎时,可出现肠麻痹,此时呕吐加重,同时有腹胀、便秘等症状。

4. 腹部触痛　穿孔早期触痛可能局限于上腹部或偏右上腹,有时右下腹触痛也相当明显,很像急性阑尾炎。穿孔中后期可出现全腹触痛,腹壁反跳痛也很明显。

5. 腹肌紧张　由于腹膜受刺激,患者呈强迫体位,腹肌有明显紧张强直现象,常呈所谓"板样强直",腹肌强直在穿孔初期最明显,晚期腹膜炎形成后,强直程度反有相应减轻。

6. 腹腔游离气体　溃疡穿孔后,胃、十二指肠内的气体将进入腹腔内,腹腔游离气体是诊断溃疡穿孔的有力证据,约75%穿孔患者体检时可发现肝浊音区缩小或消失。

7. 其他症状　发热、脉搏增快、白细胞增多等,一般都在穿孔后数小时出现。腹膜渗出液在腹腔集聚超过500ml时,可叩出移动性浊音。

亚急性穿孔的临床表现一般较轻,肌紧张限于上腹部,压痛与反跳痛亦只在上腹部可以引出,下腹部仍可以听到肠鸣音。慢性穿孔表现为持续性疼痛代替既往规律性腹痛,疼痛程度较前加重,局限于较小范围。上腹部有局限性深压痛,有时可触及肿块。

四、诊断

根据病史和临床表现,90%病例诊断并不困难。少数既往无溃疡症状及溃疡病病史者,临床易误诊。对于突发上腹剧痛、腹膜刺激征、肝浊音区缩小等典型溃疡穿孔症状患者,无论其既往是否有胃、十二指肠溃疡症状,均应高度怀疑穿孔可能。确诊需进一步检查,相关检查结果可为治疗方案的制定提供有力依据。

1. X线检查　对诊断胃肠穿孔可以提供直接证据,虽不能定性为溃疡穿孔,但至少可以证明穿孔的存在。胃肠穿孔绝大多数是溃疡病穿孔,少见原因的穿孔可根据相应的病史作出鉴别。75%~80%的病例能看到膈下有游离气体存在。如患者不能站立做透视检查,可以从左侧卧位投照水平方向的腹部看到大的液平面。此外,还能从X线平片看出麻痹性肠梗阻与急性腹膜炎的征象。

2. 实验室检查　血白细胞增多,一般急性穿孔的病例,血白细胞的计数在$(15~20) \times 10^9$/L,中性粒细胞增多;穿孔患者因有不同程度的脱水,血红蛋白和红细胞计数升高;血清淀粉酶可轻度升高。诊断性腹腔穿刺,腹水显微镜下见满视野白细胞或脓细胞,提示为炎性腹水,是诊断腹膜炎的依据。还可以测定氨的含量,若超过3μg/ml说明有胃肠穿孔。

五、鉴别诊断

1. 急性阑尾炎　急性阑尾炎与溃疡病穿孔均有弥漫性腹膜炎、右下腹疼痛和明显压痛,临床易于混淆,可根据腹痛的性质、腹痛的部位、腹痛的发展变化等临床特征进行鉴别。有无气腹的存在为鉴别提供更可靠的证据。

（1）腹痛性质：溃疡病穿孔及急性阑尾炎均可表现为转移性右下腹痛,穿孔表现出的转移性右下腹痛,初为上腹部隐痛不适后突发剧痛,腹痛向右下腹转移,因扩散至腹腔的胃肠内容物在腹腔渗出液的稀释下腹痛逐渐缓解,从剧痛至腹痛缓解所经时间往往较长,也可表现为初期即为突发上腹部剧痛,继而腹痛转移至右下腹。阑尾炎表现出的转移性右下腹痛,初为脐周的隐痛,腹痛逐渐转移并固定于右下腹。部分阑尾穿孔也可表现为剧痛后腹痛缓解,但从剧痛到腹痛缓解时间较短,且腹痛稍缓解后疼痛再逐渐加剧。

（2）腹痛部位：溃疡病穿孔腹痛初期多位于剑突下,疼痛向右下腹转移过程中,上腹痛并未缓解;阑尾炎腹痛初始部位多为脐周,也可为上中腹或右下腹,疼痛向右下腹转移过程中,脐周或上腹痛逐渐缓解,右下腹痛逐渐加重。

（3）压痛点与肌紧张：溃疡穿孔发病急剧,穿孔初期即有腹膜炎的体征,上腹肌紧张明显。阑尾炎即使穿孔引起弥漫性腹膜炎,上腹部压痛和肌紧张仍很轻,且无气腹存在,但右下腹有明显的固定压痛点。

2. 急性胰腺炎　急性胰腺炎与溃疡病急性穿孔有居多相似之处,但前者腹痛起病较慢,而溃疡急性穿孔常突然起病。急性胰腺炎疼痛多从左上腹开始,放射至左肩、左侧腰背部。左上腹压痛较右侧明显,血尿淀粉酶明显增高,腹腔穿刺液淀粉酶更高,亦无气腹。

3. 急性胆囊炎　急性胆囊炎表现为右上腹绞痛,疼痛向右肩放射,伴畏寒发热。右上腹局部压痛、反跳痛,可触及肿大的胆囊,Murphy 征阳性。B 超提示胆囊炎或胆囊结石。

4. 其他疾病　如克罗恩病、结核、憩室、肿瘤等引起的胃肠穿孔少见,常有不同的慢性病史。

六、治疗

溃疡病穿孔的治疗原则主要是禁食、早期手术、抗休克、抗感染等。治疗包括非手术治疗及手术治疗,绝大多数需手术治疗。

（一）非手术治疗

对于溃疡病穿孔,应根据病情来决定选择非手术治疗或者手术治疗,而不是一概地先保守治疗、待保守治疗无效再做手术治疗。我们应用保守治疗时应谨慎,严格掌握适应证,保守治疗适应证:①患者就诊时间早,胃、十二指肠内容物注入腹腔不多,表现化学性腹膜炎很轻,经胃肠减压已得到控制;②穿孔较小或已被堵塞的亚急性穿孔;③空腹穿孔,入院时腹膜炎的体征不重;④患者情况较好,经入院初步处理后腹膜炎有所减轻;⑤慢性穿孔不必行紧急手术,后期多需追加手术治疗;⑥不适宜手术者。对非手术患者治疗中应密切观察病情,若观察 6~12 小时腹膜炎加重,应立即手术治疗。对于不适于手术治疗的患者,使用 PPI 治疗往往可以达到令人满意的效果。穿孔同时合并休克的患者,保守治疗的病死率很高,对于因不能耐受手术而选择保守治疗的部分患者,主张更积极创造手术条件。

1. 禁食　一经确诊为溃疡病急性穿孔,即禁任何饮食,包括各种药品,目的是避免胃内容物外溢腹腔,加重腹膜炎,同时禁食可降低胃内分泌。

2. 止痛　由于溃疡穿孔的疼痛剧烈难忍,有些患者可因疼痛而休克,故一旦明确诊断,即可肌注杜冷丁等止痛针剂,解除患者痛苦。

3. 胃肠减压　及早放置胃管,抽吸胃内容物,降低胃肠压力,防止胃内容物外溢腹腔加重污染。

4. 静脉输液　可根据患者呕吐轻重、尿量多少、体温变化、胃肠减压量及血压改变等情况,及时补充调整输液量和电解质,并加强营养等支持治疗。

5. 抗感染　首选抗菌能力强的广谱抗生素如头孢菌素类、氨苄西林等。待腹水细菌培养及药敏结果出来后选用敏感抗生素。

6. 抑制酸分泌　胃酸对于无酸屏障的腹膜刺激性非常强。酸刺激是溃疡穿孔者剧烈疼痛和腹膜炎发生的最主要病理机制。因此抑制胃酸分泌是治疗溃疡病穿孔最重要的措施之一。目前 PPI 和生长抑素的广泛使用,使溃疡病穿孔的保守治疗病死率大大降低。

（二）手术治疗

溃疡病穿孔的手术指征:①年龄 45 岁以上、溃疡病史 5 年以上;②有出血史或再次穿孔;③饱餐后发生的穿孔;④穿孔后就诊不及时;⑤一般情况差,血压、脉搏不稳定或有休克及明显中毒症状;⑥合并有出血或幽门梗阻;⑦经非手术治疗效果不佳或病情更趋恶化者。

手术时机非常重要,如穿孔时间超过 24 小时,虽予手术治疗,病死率亦大增;即使幸存,也易引起腹腔内脓肿或广泛粘连。早期诊断,及时处理非常重要。手术应以方法简单、时间短、解决主要问题为原则。可结合患者病史长短、溃疡症状轻重、腹腔污染情况及有无其他并发症来决定手术方式。治疗溃疡病急性穿孔手术方式如下。

(1)单纯修补缝合术:单纯修补缝合术方法简单,至今临床仍广泛应用。但除外溃疡巨大穿孔或癌性穿孔。这种手术方式仅解决了穿孔,并未治愈溃疡,术后溃疡复发率高,常需再次手术。内镜随访观察发现:修补术后的不规则形溃疡比例增高,球部、幽门变形增多。尽管抑酸剂治疗消化性溃疡效果显著,但对并发穿孔的溃疡治疗效果差,约 20% 的患者需再次手术。单纯修补术是十二指肠溃疡穿孔的不确定性手术,仅把它作为确定性手术的前期治疗方法,所以单纯修补术只适用于年龄大、症状重、伴有休克等不能接受较长时间手术的患者。必须强调术后要进行药物治疗,包括 H_2 受体拮抗剂、质子泵抑制剂(如奥美拉唑)等,如果治疗 6 个月复查胃镜,溃疡仍未愈合或出现幽门梗阻、溃疡再次穿孔等严重并发症,必须行确定性的手术治疗。

(2)胃大部切除术:此手术适应证及手术方式专科医生已熟练掌握,可作为急性胃、十二指肠溃疡穿孔的确定性手术方式。并不是每个穿孔的患者都适合行胃大部切除术,它受患者全身及局部情况的限制,如有无休克、是否合并严重疾病、穿孔时间长短、局部是否有巨大溃疡穿孔、是否有穿透性后壁溃疡穿孔等,这些都制约着胃大部切除术的施行。20 世纪 80 年代前曾把穿孔时间超过 12 小时定为胃大部切除术的绝对禁忌证,之后诸多作者报道了大量超过 12 小时行胃大部切除术成功的病例。因此穿孔时间的长短已非胃大部切除术的绝对指征,溃疡穿孔的局部条件是决定胃大部切除术能否成功的关键。常见严重并发症为吻合口瘘及十二指肠残端瘘。胃大部切除术分 Billoth Ⅰ 式和 Ⅱ 式。Ⅰ 式手术操作较简单,费时少,吻合后的胃肠道接近正常解剖生现状态,术后胃肠道功能紊乱引起的并发症少,故被优先选用,但易复发或发生吻合口瘘。Ⅱ 式能够切除足够的胃组织而降低溃疡复发率,对十二指肠残端的组织要求较Ⅰ式低,但Ⅱ式改变了正常的解制生理结构,术后并发症多。胃大部切除术并非十二指肠溃疡穿孔治疗的最佳术式。

(3)各种迷走神经切断术:迷走神经切断术既降低了神经相又降低了激素相胃酸分泌,促使溃疡愈合。临床上效果明确的迷走神经切断术有:①选择性迷走神经切断术加胃引流术;②高选择性迷走神经切断术;③胃浆肌层切开术;④高选择迷走神经切断术加保留胃窦部浆肌层胃窦黏膜切除。这些手术方法除高选择迷走神经切断术加保留胃窦部浆肌层胃窦黏膜切除外皆已被应用到十二指肠溃疡穿孔的治疗,且取得了较满意的效果。穿孔修补加高选择性迷走神经切断术由于不受溃疡穿孔局部情况的限制,近期、远期并发症远远低于胃大部切除术,因而应用较广泛。

(4)腹腔镜技术:1990 年开始,腹腔镜技术拓展到十二指肠溃疡穿孔的治疗领域,许多研究表明该术式不仅技术上可行,而且与开腹手术相比有以下优越性:①具有微创的优点,不仅腹部切口小,而且术中不牵拉腹壁肌肉,能减少术后疼痛的程度和术口感染的概率;②腹腔镜手术视野广阔、清晰,可以较彻底地吸净腹腔内积液和清洗腹腔,降低腹腔内积液、感染的发生率;③腹腔镜手术对腹腔的干扰比较小,术后胃肠功能恢复快,粘连性肠梗阻的发生率也较低。腹腔镜手术存在不足之处,有证据表明使用腹腔镜技术用大网膜覆盖穿孔,可以大大减少手术创伤及痛苦,缩短患者恢复时间,但是对比于开放手术而言,腹腔镜修补术后发生再穿孔而需要进行二次手术的比例明显增高。建议在行腹腔镜手术时应注意以下事项：①所有胃穿孔病例均需取病理活检；②腹腔镜下鉴别良恶性溃疡，穿孔边缘较薄，周围胃壁组织光滑、柔软，无硬结感，缝合打结时不易撕裂，穿孔处多有网膜覆盖粘连者考虑为良性病变，反之应警惕恶性病变的可能。

消化性溃疡穿孔的手术治疗方法较多，各有优劣，要结合患者的年龄、工作性质（体力或脑力劳动）、经济状况、是否经过内科正规治疗、营养状况、发生溃疡的诱因是否容易去除、穿孔的时间长短、腹腔污染程度、是否有手术的绝对禁忌等情况，个体化选择不同的手术方式。小儿消化性溃疡并急性穿孔，建议行修补术而非胃大部切除术，胃大部切除术后必然影响患儿对营养的吸收利用，必然影响患儿的生长发育。选择方法上应根据患者全身情况、术者对手术方式的熟练程度和经验，从优选择，最终修补穿孔，治愈溃疡，减少复发和术后并发症（图 5-1）。

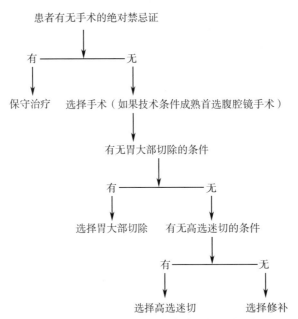

图 5-1　消化性溃疡穿孔治疗的思维程序图解

七、预防

穿孔是溃疡病的一种并发症，因此预防的关键是对已有溃疡病者给予内科系统的治疗。长期服用 NSAIDS 和阿司匹林是导致溃疡病复发的重要因素，如因原发病需要不能停药者可更换为选择性 COX-2 抑制剂，并同时服用 PPI。对合并 *H. pylori* 感染者，应行根除治疗。对非 *H. pylori* 感染、根除 *H. pylori* 失败，及其他不明原因的复发性消化性溃疡的预防，建议应用 PPI 或 H_2 受体拮抗剂维持治疗，并注意避免刺激胃酸分泌和损伤胃黏膜的不良生活和饮食因素。

（陈　巍　田　霞）

第三节　幽门梗阻和十二指肠梗阻

幽门是消化道最狭窄的部分，正常直径约 1.5cm，因此幽门管溃疡及幽门管附近的胃、十二指肠溃疡均可牵拉或挤压幽门而发生梗阻。十二指肠球降交界处为一生理性弯曲狭窄区，交界处及附近的溃疡可导致十二指肠梗阻。通常大部分十二指肠梗阻位于球部,极少数位于球后。消化性溃疡是良性胃流出道梗阻(gastric outlet obstruction,GOO)最常见的原因。随着幽门螺杆菌与消化性溃疡的关系被阐明,消化性溃疡并发胃流出道梗阻的发生率明显下降。据国外文献报道,胃溃疡并发GOO占1%~2%,十二指肠球部溃疡并发GOO尚不足5%。

最初发生的梗阻为溃疡病活动期的水肿或痉挛性的功能性梗阻,强力的抑酸治疗可迅速解除梗阻。如果治疗不恰当或不及时,溃疡形成明显瘢痕。溃疡反复发作,瘢痕越来越严重,最终将形成不可逆的瘢痕性梗阻。临床上常见既往的瘢痕梗阻与新的水肿性梗阻并存,对活动期溃疡并梗阻者行强力抑酸治疗后梗阻症状改善,胃镜复查时虽见溃疡愈合,水肿消除,但仍见瘢痕性不全梗阻。

一、临床表现

1. 清晨腹痛　生理情况下,胃酸分泌呈昼夜波动,下午2时至凌晨1时最高,上午5时至11时最低。因此,胃、十二指肠溃疡患者极少发生清晨腹痛,而以夜间痛为多。梗阻患者由于胃潴留,胃窦G细胞分泌较多促胃液素,使胃酸分泌增多,失去昼夜变化的生理特性,故出现清晨腹痛,为早期主要表现。

2. 疼痛性质改变　幽门梗阻和十二指肠梗阻时,消化性溃疡的灼痛、隐痛、钝痛、进食后缓解可转变为弥漫性不定位性上腹胀痛,进食后加剧,晚上尤为突出。

3. 抑酸剂失效　抑酸剂失效为本病早期最常见的临床表现。系由于胃酸分泌增多,一般剂量抑酸剂不足以抑制胃酸而止痛所致。因此,原来能抑制酸剂所缓解的溃疡病患者出现疼痛加重并不能为药物所缓解时,应考虑本病可能。梗阻患者服用抗胆碱能解痉药,可使胃排空进一步延迟,加重胃潴留和胃痛,应禁用。

4. 腹胀　患者因胃潴留常感上腹饱胀,进餐后更为显著,导致畏食、食欲减退甚至丧失。有些患者为减轻腹胀程度而限制摄食量,常导致营养障碍。

5. 呕吐　当梗阻达到一定程度后,胃潴留致胃扩张而导致呕吐。患者感觉腹胀食滞,反复呕吐,其特点为发生在餐后或定时发生在晚间或下午,呕吐量大,一次可达1 000~2 000ml。往往为酸酵宿食,不含胆汁,呕吐后腹痛、腹胀可获暂时缓解。因此,患者常自行诱发呕吐以缓解症状。

6. 水电解质代谢失衡　由于反复大量呕吐以及长期进食量减少,患者出现营养不良、脱水、代谢性碱中毒、低钾低氯血症及肾前性氮质血症,表现为消瘦、口渴、尿少、呼吸短促、四肢无力、心慌眼花,部分患者出现嗜睡、烦躁不安、神志迟钝、手足抽搐等症状,严重者甚至发生昏迷和休克。

7. 体征　严重患者可出现消瘦、贫血,皮肤干燥、弹性差,口唇干裂,舌干有苔,眼球内陷,脱水征明显,上腹部隆起,腹壁薄者可见胃型,偶见胃蠕动波,从左肋弓下行向右腹,晚期消失。叩诊上腹部呈鼓音,听诊可闻及特征性的空腹振水声和气过水声。

二、辅助检查

1. 实验室检查　长期严重梗阻者血常规检查可发现因营养不良所致贫血,血生化显示钠、钾、氯均低于正常,血气分析提示二氧化碳结合力和pH值升高,二氧化碳分压亦高,呈低钾性碱中毒。

2. X线钡餐检查　对诊断本病很有帮助,不仅能确定梗阻存在与否以及梗阻的性质,而且还能确定梗阻部位及排空时间,为诊断提供影像依据。完全性梗阻本项检查应属禁忌。因此,在本项检查前,应做生理盐水负荷等试验,确定梗阻程度,并抽空胃内容物。必要时可行碘油造影代替钡餐造影。通常取透视下变动体位法及摄侧位和前后位片,注意前后位片扩张的胃窦常掩盖幽门区和十二指肠球部。X线钡餐示胃张力减低,胃腔扩大,常大于正常两倍以上,胃皱褶增生肥厚,有些患者可见胃溃疡龛影。正常钡餐后2小时大部分钡剂已排空,4~6小时只有少量残留,如果4小时胃内有60%钡剂残留,6~8小时有25%钡剂残留,证实有梗阻、胃排空延迟。如24小时仍有钡剂残留,可以确定有瘢痕性梗阻存在。功能性狭窄所致的胃窦十二指肠畸形不恒定,易改变。而器质性狭窄多持续而恒定。

3. CT检查　传统腹部CT检查对梗阻部位及长度的判断不及钡餐检查,但可观察梗阻近端扩张及内容物潴留情况。近年来开展的小肠成像技术,检查前适量服用甘露醇等对比剂,使胃肠道充分扩张,最大程度地增加小肠黏膜和小肠壁的影像对比,从而更加醒目、细致地显示出肠壁厚度、周边淋巴结情况,胰腺、胆道状态及其与狭窄段关系。对于十二指肠良恶性肿瘤、克罗恩病及肠结核、胆道、胰腺肿瘤及炎症等疾病造成的十二指肠狭窄有较高的诊断价值,以利于与消化性溃疡造成的狭窄相鉴别。梗阻严重者应减少对比剂的服用量,完全性梗阻者检查前无法口服对比剂。

4. 电子胃镜检查　内镜下可见幽门及十二指肠黏膜水肿或瘢痕性狭窄,有助于确定病因及了解解剖变化。胃镜下可见胃内充满滞留食物及分泌物,胃黏膜增生肥大及水肿,可发现胃、十二指肠溃疡病灶。若是十二指肠球部和球降交界的溃疡,可明确区分是幽门梗阻抑或十二指肠梗阻。有的球部巨大溃疡可能两处梗阻同时存在。梗阻时由于胃潴留导致胃食管反流,胃镜下大多可发现严重的反流性食管炎。但胃镜不能观察胃排空情况,狭窄严重者,内镜不能通过狭窄段,故狭窄后段不能清楚窥视,为其不足之处。值得注意的是如发现狭窄处黏膜不正常或溃疡底部有肿胀病变,应采取活检以确定有无癌变。笔者发现数例球降交界处狭窄,狭窄远端可窥见溃疡,但暴露不清,最后证实为十二指肠肿瘤。

5. 其他　对可疑病例,可行胃液测定,在清晨空腹置鼻胃管抽尽胃液并测定其量,正常人空腹胃液一般在30~50ml,如超过200ml,提示有胃潴留,如胃液混有宿食,表示有梗阻;还可行盐水负荷试验,先将胃内存积的内容物抽吸干净,然后于3~5分钟内注入生理盐水700ml,30分钟以后再吸出胃内盐水。若抽出不及200ml,说明无幽门梗阻;若抽出超出350ml以上,则提示有梗阻存在。

三、诊断

1. 病史　有胃、十二指肠溃疡病史,特别是慢性溃疡病史,是梗阻的重要参考证据。

2. 症状　早期溃疡疼痛节律性发生变化,出现清晨腹痛,抑酸剂失效,晚期出现严重腹胀,呕吐大量酸酵宿食,吐后腹胀、腹痛缓解。这些症状提示梗阻可能。

3. 体征　消瘦、脱水、体重减轻,闻及空腹振水音,偶见胃蠕动波。

4. 辅助检查　如胃液测定、生理盐水负荷试验、清淡饮食负荷试验、X线钡餐检查、电子胃镜检查等有助诊断。

四、鉴别诊断

1. 胃癌　发病年龄多大于45岁,当发生幽门梗阻症状时胃癌已届晚期,病程较溃疡短,故胃扩张程度较轻,胃蠕动波少见,呕吐物为无酸和低酸宿食,有别于溃疡梗阻。有时上腹部触及肿块,粪便隐血可持续阳性。X线钡餐示胃窦部持续变形、充盈缺损、边界毛糙,但十二指肠球部往往正常。可在胃镜直视下观察肿瘤病灶并取活组织检查,有助于鉴别诊断。

2. 胃黏膜脱垂　表现为间歇性上腹部疼痛,缺乏溃疡疼痛的节律性及周期性变化,对抑酸剂治疗无效。上腹疼痛症状在左侧卧位能缓解。常伴有上消化道出血。X线钡餐检查示十二指肠球部呈"伞状"或"菜花样"充盈缺损,边缘较光滑,幽门管增宽、增长,胃略呈瘀滞。胃镜检查可直接观察脱垂征象。该病常同时伴有十二指肠溃疡。

3. 胃、十二指肠其他梗阻性病变　十二指肠壅滞症、十二指肠肿瘤、胰头癌、急慢性胰腺炎及胆囊周围炎伴粘连、嗜酸性粒细胞性胃肠炎、克罗恩病、肠结核、环状胰腺、医源性损伤(如外科术后粘连、吻合口狭窄、迷走神经切断术、内镜下黏膜剥离术)等均可导致胃流出道梗阻,引起与溃疡梗阻相似的临床症状。病史、X线、胃镜及其他检查能确定病因及梗阻性质与部位。

4. 成人肥厚性幽门狭窄　该病为成人非炎症性幽门肌肥厚,较少见。X线、胃镜检查有助于鉴别。

五、治疗

对于溃疡梗阻的患者,查清溃疡梗阻的类型对临床治疗方案的制定非常重要。如果是痉挛和水肿所致,积极抑酸治疗大多明显有效,无须手术;轻度的瘢痕狭窄致不全梗阻,特别是有水肿性狭窄并存时,积极的抑酸治疗,可明显改善梗阻症状,是否手术应考虑患者的年龄、曾经抗溃疡治疗的反应,是否频繁复发活动性溃疡及患者对手术的意愿等因素。如为重度瘢痕性狭窄或有恶性肿瘤的证据,则需积极采取手术治疗。不论手术与否,一般梗阻的患者都应进行 3~5 天的胃肠减压。这样既能观察病情的进退。又能为选择是否手术提供依据。

治疗原则为:①纠正水、电解质代谢紊乱;②胃内减压;③加强对溃疡的治疗;④对持续性瘢痕梗阻,行内镜下扩张治疗或手术治疗。

(一)内科治疗

1. 一般治疗 患者应卧床休息,以减轻胃蠕动和热量的消耗。严密观察病情,准确记录出入量。由于频繁的大量呕吐,患者往往会出现水、电解质、酸碱平衡失调及营养不良等,因此应严密观察出入量,为判断病情,制定治疗措施提供参考。

2. 饮食 对不完全性幽门梗阻患者,开始给予流食,每小时 30~60ml,3~5 天后随着胃排空好转,可进半流食,半月后可进普食。梗阻症状严重者应禁食,并根据情况补充高价营养液体,原则上均应含 10% 葡萄糖液,以保证热量。同时可适量补充生理盐水和电解质,随后根据病情逐渐恢复饮食。

3. 胃肠减压及胃灌洗术 目的是缓解滞留,同时使胃壁肌层的张力得以恢复。持续减压,使扩张的胃得到复原,炎症水肿消失,胃壁肌张力得以恢复。梗阻明显的患者,禁食同时给予胃肠减压,放置胃管连续抽吸胃内滞留物 72 小时后,于每天晚餐后 4 小时行胃灌洗术,先将滞留的胃内容物经胃管抽出,再以生理盐水洗胃,有减轻炎症、缓解梗阻症状作用。应准确记录胃内潴留量,以便估计梗阻程度。如胃潴留已少于 200ml,说明胃排空已接近正常,可间断给予少量流质饮食并逐渐加量。于梗阻消除后,按溃疡病调节饮食。随着水肿的消退,胃液的潴留量逐渐减少,在胃内容物中可见胆汁,患者可逐渐进食流质。

4. 药物治疗

(1)静脉输液:纠正失水、电解质紊乱是治疗梗阻的首要措施。患者入院后静脉输注生理盐水 1 000~2 000ml,待尿量增加,补充氯化钾溶液 40~60mmol(1g 氯化钾含钾 13.3mmol),即 10% 氯化钾溶液 30~45ml;低钾性碱中毒每天可补充 6g 氧化钾。水分补充则用 5% 或 10% 的葡萄糖溶液,按每日基础量 2 500ml 加上每日从胃管中吸出的量和失水量,作为每天的进液体量。

(2)全肠外营养疗法:消瘦和营养状况极差者,应尽早给予全肠外营养疗法。

(3)口服或注射疗效可靠的 PPI:并且加倍剂量,如雷贝拉唑 10mg,2 次 /d 或艾司奥美拉唑 20mg,2 次 /d,对于水肿性梗阻或瘢痕性合并水肿性梗阻者疗效确切。瘢痕性合并水肿性梗阻者,PPI 治疗后溃疡愈合,其瘢痕狭窄不很严重时也可不行手术治疗,但要积极预防溃疡反复复发,否则瘢痕狭窄会越来越严重,最终需依赖手术治疗。

(4)幽门螺杆菌的根除:根除幽门螺杆菌后,十二指肠溃疡并幽门梗阻复发率远低于未根除患者,同时能有效提高球囊扩张的临床总有效率、降低复发率。

(二)内镜治疗

1. 内镜下球囊扩张(endoscopic balloon dilation,EBD) 1982 年 Benjamin 等首次报道了球囊扩张治疗幽门梗阻,其后内镜下球囊扩张术治疗良性幽门梗阻及十二指肠梗阻广泛应用于临床。与外科手术相比,其具有安全、有效、创伤小、恢复快,费用低等诸多优势。但是,EBD 治疗良性梗阻是利用外力牵拉、扩张肌肉和瘢痕纤维组织,故疗效较短暂,远期疗效差,易复发,需反复多次扩张。同时,狭窄长度是影响扩张疗效的重要因素之一。狭窄段过于迂曲狭长者无法行球囊扩张治疗。活动性溃疡应先抗溃疡治疗,炎症水肿消退后再行扩张治疗。扩张前患者需禁食 8~12 小时,梗阻严重者留置胃管,持续胃肠减压,必要时行胃灌洗术,以排空胃内潴留物,防止内镜操作过程中出现潴留物反流引起窒息。无痛胃镜下球囊扩张者尤需警惕。

具体操作过程:胃镜插入至狭窄段,观察狭窄程度,经工作孔道置入直径合适的球囊,注入生理盐水并行球囊扩张操作,①注入生理盐水,设定压力为 420~600kPa,3min 后实施第一次扩张,直径 6~12mm;②放气,并在 3min 后实施第 2 次扩张,压力 500~700kPa,直径 8~14mm;③放气,3min 后行第三次扩张,压力 600~800kPa,直径 12~18mm,若出现局部渗血则喷洒 0.05% 肾上腺素止血。术后禁食 12h 后从流食、半流食过渡到普食。治疗初始一般 1~3 周扩张一次,至管腔直径达到 15~18mm。狭窄严重者可使用导丝引导,帮助球囊穿过狭窄段,以利于扩张狭窄处。镜下球囊扩张的并发症主要有出血、穿孔和狭窄再形成。要避免严重并发症的发生,术前准备充分,扩张时动作轻柔,扩张部位准确,扩张充分但不过分。

有研究显示,球囊扩张联合病灶内糖皮质激素注射可巩固球囊扩张远期疗效,减少复发。该方法目前也应用于黏膜剥离术后溃疡瘢痕造成的消化道梗阻,取得了一定疗效。对于单纯扩张治疗后复发的患者可以考虑。

2. 内镜下支架植入　自 1993 年 Song 等报道使用金属内支架治疗胃流出道梗阻的经验以来,自膨胀式金属内支架置入术业已成为非手术治疗胃、十二指肠恶性梗阻的重要方法之一。近年来,国外文献有支架置入治疗良性胃流出道梗阻的报道。Jun Heo 在 10 例消化性溃疡致胃流出道梗阻患者中安放半覆膜自膨胀金属支架,症状缓解后 3~6 个月移除支架,置入成功率 100%。3 天后,全部患者胃流出道梗阻评分(Gastric Outlet Obstruction Scoring System,GOOSS)大于 3 分。无出血、穿孔、支架相关死亡等严重并发症。置入后 1 个月、2 个月、3 个月复查支架位置,2 名患者出现支架移位,支架移位率 20%。支架移除成功率 90%,一名患者由于支架与周围黏膜粘连,未能成功移除,但未观察到梗阻加重及其他并发症。暂时性自膨胀式金属支架置入治疗良性胃流出道梗阻易出现疼痛、出血、假性(食物或异物嵌顿)和真性(肉芽)再狭窄、支架移位或脱落、支架误入旁道等问题。但对于高龄、基础情况差、不能耐受手术或不愿接受手术治疗的患者仍不失为一种良好选择。双蘑菇头全覆膜自膨胀式金属支架、生物可降解支架的应用,为支架治疗消化道良性梗阻带来了更广阔的空间。

具体操作过程:术前准备同内镜下球囊扩张,患者行咽部麻醉或全身麻醉后胃镜插入至狭窄段,X 线引导下经内镜工作孔道将超长超滑导丝插送过十二指肠狭窄段至远端小肠,导丝插入后注入水溶性对比剂,在 X 线引导下运用导丝测量狭窄段长度,以选择适宜长度的支架,支架长度应较狭窄段长 30~40mm。替换软头硬导丝,借助硬导丝引入推送器,使支架远端超过狭窄段约 20mm 缓慢释放,并逐步调整使支架处于适当位置。支架释放完毕后退出推送器,最后退出导丝。术后观察梗阻改善情况及有无并发症发生,3 小时后可少量饮水、缓慢进食少量流质。为防止支架移位、再狭窄等情况,术前应进行消化道造影检查,并在胃镜下直视观察,弄清狭窄程度、长度以及远端肠袢开通情况,以初步确定支架类型、长度和直径。发生食物嵌顿可用探条、球囊或扩张管疏通。应嘱患者进食细嚼慢咽,以液体和固体食物伴饮则可避免和减少食物嵌顿。

3. 内镜下电刀切开　Baron 等内镜下应用电刀对球囊扩张效果不佳的幽门狭窄患者行括约肌切开术,取得了良好效果。Ufuk Avcioglu 等应用针刀放射状切开胃肠道吻合口瘢痕狭窄,75% 的患者经一次切开治疗即获得良好的效果。25% 的患者需追加切开。症状缓解平均持续时间(10.65 ± 5.86)个月。35% 患者并发症轻微,无须处理,自行缓解。5%(1/20)患者出现穿孔。长期随访复发率 25%。狭窄段迂曲狭长及多发狭窄影响手术成功率。该方法也应用于腐蚀性物质诱发的难治性胃流出道梗阻。对于消化性溃疡诱发的胃流出道梗阻同样适用。但过于迂曲狭长的病变疗效不佳。同时需警惕术中穿孔等严重并发症。

(三)外科治疗

溃疡梗阻在下列情况下应手术治疗:①经过严格的内科保守治疗 1 周,症状仍不缓解者;②器质性溃疡梗阻且梗阻程度严重;③溃疡病反复发作,有潴留间歇性发生;④既往有出血、穿孔、梗阻史;⑤近段间歇性出现多次短暂性的胃滞留;⑥怀疑溃疡恶变或癌肿所致者。

经短期的内科治疗无效,说明瘢痕挛缩引起梗阻是主要因素,或经检查溃疡有恶变的可能,则在炎症水肿消失后,进行手术治疗。术式主要为胃切除术或迷走神经切断术,后者以选择性或高选择性迷走神经切断术为主。选择性迷走神经切断术加胃窦切除术,并同十二指肠吻合曾经是幽门梗阻的最佳手术组合。但有时十二指肠不易游离,只能是在前两者的基础上行同空肠吻合术。可在腹腔镜下行迷走神经干切断和胃空肠吻合术。近年来主张作高选择性迷走神经切断术而不加幽门成形术者较多见。有时由于溃疡的部位不同,具体手术有变化,如果溃疡位于幽门前壁,在作幽门成形术时应将溃疡切除;但若溃疡在胃窦后壁,则在作幽门成形术时不能将溃疡切除,只有行胃窦切除术将溃疡旷置。近年来,有作者提出幽门梗阻患者确定梗阻为良性病灶所致,瘢痕较小,可采用宫颈扩张器递增扩张至 1.8~2.2cm 为目标,然后按扩大壁细胞迷走神经切断方法进行手术。但无论哪种手术,它的首要任务是解决梗阻,其次是根治溃疡病。本着这一原则,再结合患者的年龄、全身情况、胃酸的高低、胃炎的程度、溃疡的位置以及手术操作者对各种术式的熟练程度,选择适宜的手术方式。如果病情复杂,不允许作复杂手术,可选择简单引流手术,解决当务之急。十二指肠球后溃疡易波及壶腹部近旁,手术更应慎重。

六、预防及预后

溃疡并梗阻是一种较慢的发展过程。目前的抑酸药物抑酸效果理想,愈合溃疡亦理想。发现溃疡病后系统地及时治疗,完全可避免梗阻的发生。梗阻的发生是由于各种原因拖延了溃疡病的治疗所致。如边远落后地区缺乏相关药物或患者经济原因不愿或不能足量足疗程的治疗溃疡病,也有部分患者认识不足,症状一缓解就停药而不按足量足疗程原则治疗,致使溃疡迁延不愈或反复复发造成梗阻。溃疡梗阻者的预后大多良好,大部分经积极内科治疗尤其是日后积极采取防止溃疡复发的措施都可避免手术,少数完全性瘢痕狭窄者需手术治疗。无论手术与否,溃疡并梗阻的病死率均很低。

(谭　洁　田　霞)

参考文献

1. 陈灏珠,林果为.实用内科学.13 版.北京:人民卫生出版社,2010

2. Lanas A, Chan FKL. Peptic ulcerdisease. Lancet, 2017, 390: 613-624

3. Khamaysi I, Gralnek IM. Acuteupper gastrointestinalbleeding (UGIB)-initial evaluation and management. Best Pract Res Clin Gastroenterol, 2013, 27: 633-638

4. Biecker E. Diagnosis and therapy ofnon-varicealupper gastrointestinalbleeding. outcome among Iranian population. Turk J Gastroenterol, 2010, 21: 125-128

5. Lu Y, Loffroy R, Lau JY, et al. Multidisciplinary management strategies foracutenon-varicealupper gastrointestinalbleeding. Br J Surg, 2014, 101: e34-e50

6. Farzan R, Behboodi F, Sade B, et al. Epidemiological Study of Perforation of Gastric Peptic Ulcer in Patients Admitted to Poursina Hospital. Zahedan J Res Med Sci, 2015, 17: 29

7. Kim JH, Chin HM, Bae YJ, et al. Risk factors associated with conversion of laparoscopic simple closure in perforated duodenal ulcer. Int J Surg, 2015, 15: 40-44

8. Kamani F, Moghimi M, Marashi SA, et al. Perforated peptic ulcer disease: mid-term outcome among Iranian population. Turk J Gastroenterol, 2010, 21: 125-128

9. Byrge N, Barton RG, Enniss TM, et al. Laparoscopic versus open repair of perforated gastroduodenal ulcer: a National Surgical Quality Improvement Program analysis. Am J Surg, 2013, 206: 957-962

10. Hunt RH, Yuan Y. Acid-NSAID/aspirin interaction in peptic ulcer disease. Dig Dis, 2011, 29: 465-468

11. 刘文忠, 谢勇, 成虹, 等. 第四次全国幽门螺杆菌感染处理共识报告. 胃肠病学, 2012, 17 (10): 618-625

12. 张林, 陈亮, 王培源, 等. CT 小肠成像及其临床应用现状和进展. 国际医学放射学杂志, 2017, 40 (2): 180-184

13. Duman J, Smith M, Attwell A. Helicobacter-pylori gastritis associated with gastric outlet and biliary obstruction. Case Rep Clin Pathol, 2014, 1: 96

14. Rakesh K, Kuchhangi SP. Intralesional steroid injection therapy in the management of resistant gastrointestinal strictures. World J Gastrointest Endosc, 2010, 2: 61-68

15. Jae UL, Moon SP, So HY. Risk factors and management for pyloric stenosis occurred after endoscopic submucosal dissection adjacent to pylorus. Medicine, 2016, 95: e5633

16. Heo J, Jung MK. Safety and efficacy of a partially covered self-expandable metal stent in benign pyloric obstruction. World J Gastroenterol, 2014, 20: 1672-1675

17. Choi WJ, Park JJ, Park J, et al. Effects of the Temporary Placement of a Self-Expandable Metallic Stent in Benign Pyloric Stenosis. Gut & Liver, 2013, 7: 417-422

18. Deepanshu J, Upen P, Sara A. Efficacy and safety of lumen-apposing metal stent for benign gastrointestinal stricture. Annals of Gastroenterology, 2018, 31: 425-438

19. Dimitrios E, Sigounas, Sandeep S, et al. Biodegradable esophageal stents in benign and malignant strictures-a single center experience. Plevris Endosc Int Open, 2016, 4: E618-E623

20. Mabrouk MB, Trabelsi ABS, Ksiaa M, et al. Predictive Factors of Surgery in Peptic Stenosis of the Bulb. Open J Gastroenterol, 2015, 5: 129

21. Lagoo J, Pappas TN, Perez A. A relic or still relevant: the narrowing role for vagotomy in the treatment of peptic ulcer disease. Am J Surg, 2014, 207: 120-126

第六章

急性胃扩张

一、概述

急性胃扩张（acute gastric dilatation，AGD）是指患者在胃和 / 或十二指肠没有结构性梗阻的情况下，胃腔充满气体和分泌物，导致胃迅速膨胀及胃压升高，胃壁迅速失去张力，从而导致胃壁缺血、坏死、穿孔、破裂、进而引起患者休克甚至死亡的急症。通常都需要进行急诊手术治疗处置。

二、病因

胃扩张的病因包括腹部手术后麻醉引起的胃动力抑制，中枢神经系统紊乱引起的胃扩张以及暴饮暴食。最常见的发病原因是饮食过量或饮食不当，尤其是衰弱、慢性饥饿和神经性厌食，或因肥胖症而节食者突然大量进食后可以诱发。其他可引起急性胃扩张的疾病包括多食症、外伤、肠扭转、药物性、电解质紊乱、慢性消耗性疾病、糖尿病、急性感染、膈疝、精神性疾病、情绪紧张和脊柱畸形等。少见的病因还包括肠系膜上动脉压迫综合征引发急性胃扩张，以及包括体重减轻引起的周围脂肪组织减少和术后粘连。

三、发病机制

急性胃扩张的病理机制是迷走神经或交感神经刺激使胃张力减弱，使胃体松弛，幽门括约肌张力增加。胃动力减退导致胃内容物停滞和胃扩张。胃的过度膨胀会引起副交感神经麻痹，收缩减少会加剧胃的扩张。此外，胃体扩张后，食管与食管裂孔右支之间的夹角更加尖锐，食管胃交界处起单向阀的作用，造成梗阻，呕吐困难，促进胃进一步扩张。肠系膜上动脉（superior mesenteric artery，SMA）压迫综合征是一种十二指肠在 SMA 和腹主动脉之间被压迫而导致胃肠道阻塞的疾病。这种情况的发病机制是由于解剖异常，如 SMA 与主动脉和十二指肠之间存在锐角。胃缺血极为罕见，因为胃有丰富的血液供应和良好的侧支循环。研究表明，即使完全阻断动脉，胃坏死也不会发生。然而，静脉阻塞和充血可以促成胃坏死。胃静脉系统的阻塞可能是由于胃扩张使得胃的压力超过胃静脉压力所导致的。有报道表明，胃的压力 > 20mmH$_2$O 会导致胃缺血和坏死。

四、临床表现

急性胃扩张的临床表现常不典型。临床上绝大多数的急性胃扩张患者表现为呕吐及进行性腹痛。在临床上,超过 90% 的 AGD 患者出现呕吐,呕吐多为典型的溢出样呕吐。文献中报道的另一个症状是呕吐不能,这可能是由于胃食管交界处被膨胀的胃底阻塞,使食管与膈肌的右支成角,产生单向阀作用所致。弥漫性腹胀合并腹痛很常见的,然而,与腹部的巨大膨胀相比,疼痛有时比较轻微。

患者的症状在急性胃扩张的早期可能只是轻微表现,但在短期内可以出现低循环血容量性休克,呼吸困难、代谢性碱中毒以及少尿。

体格检查时可发现明显的腹部隆起,有时可以叩出腹部振水音。

五、辅助检查

腹部平片在看到显著膨胀的胃泡,同时合并有液气平面的时候可以提供较为特异的诊断依据。最有价值的诊断手段是腹部 CT 扫描,该检查可以清楚地显示高度膨胀的胃。在 CT 的显示下,主动脉和肠系膜上动脉之间距离的狭窄以及十二指肠近端扩张有利于肠系膜上动脉综合征的诊断。因为在急性胃扩张中胃穿孔始终是可能存在的,故上消化道 X 线造影检查必须小心使用水溶性对比剂。胃镜检查常常是必须的,用以排除机械原因的阻塞,如肿瘤、腹板或消化性溃疡疾病等,而且胃镜可以明确胃黏膜的状态,故该检查非常重要。

六、诊断

对于有相关病史的高危人群一旦出现腹痛、腹胀、呕吐等消化道症状,以及体格检查见到腹部膨隆,叩诊腹部振水音,则应考虑到本病的可能。腹部 X 线平片可发现胃泡区显著扩张、积气及气液平面。如果发生穿孔和胃壁坏死可出现腹膜炎体征和膈下游离气体,则可以确诊。准确的病史对这类患者很重要,但当患者出现精神问题时要获取准确的病史可能会很困难,因此医生需要依靠体格检查。

七、治疗

本病的治疗效果关键在于是否得到及时治疗。早期治疗方法主要是持续胃肠减压和液体复苏。如果怀疑出现胃穿孔或破裂应立即急诊手术探查。早期诊断对挽救生命十分关键,因误诊误治导致的病死率可高达 80%,如不治疗,病死率可达 100%。

急性胃扩张的一线治疗包括鼻胃管胃肠减压和液体复苏。使用正常内径的鼻胃管进行减压有可能是无效的,患者可能需要在麻醉师的协助下放置内径足够大的引流管,以确保足够的胃排空。有时当大量半固态物质存在于胃中时,即使是一根大管子也可能无效。如果不可能让胃完全排空,部分减压可能也是有益的,因为它可以降低胃内压力,降低坏死和穿孔的风险。同时引流措施也可以释放胃食管交界处的阻塞,解除其单向阀的作用允许呕吐,从而缓解病情。

胃壁的缺血一般发生在穿孔前,故胃黏膜的坏死通常发生在全层胃坏死前,如果在早期确诊处理则可以避免手术,所以胃镜的检查是有必要的。怀疑胃坏死或引流困难、胃坏死可能加重的患者需要急诊手术。在大多数病例中,发生在大弯侧和胃底的坏死是比较多见的,需要紧急治疗。当急性胃扩张如果行胃肠减压不见好转或有明确的腹膜炎体征时应果断地行手术治疗。手术前应积极纠正水电解质紊乱,迅速补充循环血容量及抗休克治疗。手术应力求简单,如果胃壁无血运障碍,可行胃壁切开减压后缝合。如果胃壁发生血运障碍,根据坏死的范围可考虑胃部分切除加胃空肠吻合术或全胃切除加食管空肠吻合术。由于患者胃壁已基本上完全丧失运动能力,尤其是胃壁肌层大部分或完全断裂,术后胃的运动功能可能长时间无法恢复,胃造口或空肠造口不但可以减压,而且经造瘘口营养,有助于维持患者的营养状态,避免肠外营养、营养不良所致的许多并发症。

值得注意的是,通过外科手术或引流术切除大量胃内容物会导致胃压下降,这可能会导致致命的缺血 - 再灌注综合征,或儿童心室颤动(已报道有死亡病例)。缺血 - 再灌注损伤的代谢物进入体循环,可以导致代谢性酸中毒、电解质失衡和死亡，应重视以上情况所引起的严重并发症。

（朱庆曦　田　霞）

参考文献

1. Byrne JJ, Cahill JM. Acute gastric dilatation. Am J Surg, 1961, 101: 301-309

2. Cogbill TH, Bintz M, Johnson JA, et al. Acute gastric dilatation after trauma. J Trauma, 1987, 27: 1113-1117

3. Todd SR, Marshall GT, Tyroch AH. Acute gastric dilatation revisited. Am Surg, 2000, 66: 709-710

4. 周建平, 董明, 孔凡民, 等. 急性胃扩张的诊治 : 附 19 例报告. 中国普通外科杂志, 2008, 17 (4): 364-366

5. Del Moral Martínez M, Martínez Tirado MDP, Diéguez Castillo C. Acute gastric dilatation after dietary violation. Rev Esp Enferm Dig, 2017, 109: 877

6. Popescu R. Total gastrectomy performed in emergency conditions for gastric necrosis due to acute gastric dilatation. Chirurgia, 2013, 108: 576-579

7. Murakami C, Irie W, Sasaki C, et al. Extensive gastric necrosis secondary to acute gastric dilatation: A case report. Leg Med, 2019, 36: 85-88

第七章

上消化道出血

上消化道出血（upper gastrointestinal hemorrhage）是指屈氏（Treitz）韧带以上的消化道，包括食管、胃、十二指肠或胰胆等部位疾病引起的出血，胃肠吻合术后的空肠溃疡和吻合口溃疡也包括在内。

一、上消化道出血的病因和分类

上消化道出血可因上消化道本身病变、邻近器官病变及全身性疾病引起。兹将上消化道出血的病因分述如下。

（一）食管病变

食管炎（反流性食管炎、真菌性食管炎、食管憩室炎）、食管溃疡、食管癌、Mallory-Weiss 综合征、食管器械检查或异物损伤、放射性损伤、化学损伤（强酸、强碱或其他化学品）。

（二）胃、十二指肠疾病

常见为消化性溃疡、Zollinger-Ellison 综合征、急性出血性糜烂性胃炎、胃癌、胃黏膜脱垂、急性胃扩张、胃扭转、膈裂孔疝、十二指肠炎、胃或十二指肠憩室炎、十二指肠乳头癌、胃手术后病变（吻合口溃疡、吻合口或残胃黏膜糜烂、残胃癌）、胃血管异常（海绵状血管瘤、Dieulafoy 病、动静脉畸形），各种良、恶性肿瘤（息肉、间质瘤、平滑肌肉瘤、淋巴瘤、神经纤维瘤、壶腹周围癌）、其他病变（钩虫病、胃血吸虫病、胃或十二指肠结核、胃或十二指肠克罗恩病、胃黏膜脱垂、胃或十二指肠异位胰腺、嗜酸细胞性胃炎等）。

（三）门静脉高压

肝硬化食管胃底静脉曲张、门静脉炎或血栓形成的门静脉阻塞、肝静脉阻塞症（Budd-Chiari 综合征）。

（四）上消化道邻近器官和组织的疾病

1. 胆管或胆囊结石、胆道蛔虫症、胆囊或胆管癌、肝癌、肝脓肿、肝外伤或肝血管病变破裂。

2. 胰腺疾病如急性重症胰腺炎、假性胰腺囊肿、胰腺癌。

3. 动脉瘤破入食管、胃或十二指肠，肝或脾动脉瘤破裂。

4. 纵隔肿瘤或脓肿破入食管。

（五）全身性疾病

1. 血管性疾病　过敏性紫癜、遗传性出血性毛细血管扩张症等。

2. 血液病　特发性血小板减少性紫癜、再生障碍性贫血、血友病、弥散性血管内凝血等。

3. 尿毒症。

4. 结缔组织病　结节性多动脉炎、系统性红斑狼疮或其他血管炎。

5. 流行性出血热、钩端螺旋体病。

6. 各种严重疾病引起的应激状态下的应激性溃疡。

7. 由药物、乙醇、应激引起的急性糜烂性出血性胃炎。

二、上消化道出血的症状与诊断

（一）上消化道出血的症状

上消化道的临床表现取决于多种因素，与出血病变的性质、部位、出血量多少、出血速度以及患者年龄、心肾功能等有关。

1. 呕血、黑便和便血　上消化道急性大出血表现为呕血、黑便和便血。如呕血为红色或兼有血块，表明出血速度快，出血量大，或者出血部位较高，如食管静脉曲张破裂出血，呕出咖啡样液体是由于血液经胃酸作用形成正铁血红素所致。黑便是由于血红蛋白的铁经肠内硫化氢作用形成硫化铁所致。但如果出血速度过快时，血液在肠道停留的时间短，即使是上消化道出血，粪便的颜色也会变成紫色甚至红色。

2. 失血性周围循环衰竭　急性上消化道出血由于出血速度快、量大，引起循环血容量迅速减少，静脉回心血量相应不足，心输出量明显降低，导致一系列临床表现，如乏力、头昏、心悸、出汗、口渴、黑蒙或晕厥等。由于血管收缩和血液灌注不足，皮肤呈灰白色、湿冷等。严重者出现出血性休克征象，表现为脉搏细速、血压下降，收缩压下降（80mmHg 以下）等，进一步出现精神萎靡、烦躁不安，甚至反应迟钝、意识模糊，尿量减少者，应警惕并发急性肾衰竭。

3. 贫血　急性上消化道出血后均有急性失血后贫血，但在出血早期血红蛋白测定、红细胞计数与血细胞比容均无明显变化，因此血象检查不能作为早期诊断和病情观察的依据。在出血后组织液渗入血管内，使血液稀释，一般须经 3~4 小时以上才出现贫血，出血后 24~72 小时红细胞稀释到最大限度。

4. 氮质血症　上消化道出血所致的血中尿素氮浓度增高，称为肠源性氮质血症。出血后数小时开始上升，约 24~48 小时达高峰，大多不超出 6.7mmol/L，3~4 天后降至正常。主要由于大量血液在肠道分解吸收以及肾血流量下降导致肾小球滤过率下降所致。

如临床上无明显脱水或肾功能不全的证据，而血尿素氮持续升高或持续超过 3~4 天，提示上消化道继续出血；如无活动性出血证据，且血容量已基本纠正而尿量仍少，血尿素氮持续增高者，应考虑因休克时间过长或原有肾脏病变基础上发生肾衰竭。

（二）上消化道出血的诊断

对任何一位消化道出血患者，医生必须弄清其出血部位、出血病因、出血严重程度以及如何进行处置。

1. 与其他部位出血的鉴别

(1)呼吸道出血在医学上被称为咯血，肺结核、支气管扩张、肺癌、风心病二尖瓣狭窄都可以咯血，为咳出，非呕出，此时血液呈鲜红色，或带有血丝或有气泡和痰液，常呈碱性，患者有呼吸道病史和呼吸道症状。而呕血多数呈咖啡色（食管出血多为鲜红色），混有食物，呈酸性，患者有消化道病史和症状。

(2)鼻腔和口腔疾病及其手术出血时，血液也可从口腔流出，血液被吞下后也可出现黑便，但可根据有无口腔和鼻咽部疾病和手术病史加以识别。

(3)口服铋剂、碳、铁剂等也可引起黑便，此类黑便颜色较消化道出血颜色浅，粪便隐血试验阴性。食用动物肝脏、血制品和瘦肉以及菠菜等也可引起黑便。粪便隐血试验（愈创木脂法）可以阳性，但单克隆法阴性。

(4)若消化道出血引起的急性周围循环衰竭征象先于呕血和黑便出现，就必须与中毒性休克、过敏性休克、心源性休克、急性出血坏死性胰腺炎、子宫异位妊娠破裂、自发性或创伤性脾破裂、动脉瘤破裂等其他病因引起的疾病相鉴别。有时尚须进行上消化道内镜检查和直肠指检，借以发现尚未呕出或便出的血液，使诊断得到及早确立。

2. 判断出血严重程度 上消化道出血量达到约 20ml 时,粪便隐血(愈创木脂法)试验可呈阳性反应;100ml 血灌入上消化道就可出现黑便;1 000ml 以上的血灌入上消化道才会出现便血(hematochezia)。大出血指 24 小时内出血量超过 1 000ml 以上或血容量减少 20% 以上,患者多会出现明显的急性循环衰竭,往往需输血才能纠正。持续性出血指 24 小时之内的两次内镜均见活动性出血,或者出血持续 60 小时以上、需输血 3 000ml 才能稳定其循环者。再发性出血指两次出血的时间间隔在 1~7 天。如果短时间内出血量超过 500ml,患者就可有周围循环衰竭的临床表现,如头晕、乏力、心动过速和血压偏低等,随着出血量的增加,症状更加显著,甚至引起出血性休克。

根据血容量减少所致周围循环衰竭的临床表现(特别是对血压、脉搏的动态观察)以及患者的血红细胞计数、血红蛋白浓度及血细胞比容测定,可估计患者失血的程度。

轻度:失血量小于 500ml,占循环血量的 10%~15%。血红蛋白、血压脉搏基本无变化,多数患者有些头晕。

中度:失血量 500~1 000ml,约占循环血量的 20%。血红蛋白 70~100g/L,血压稍有下降,脉搏在 100/min 左右,患者有口渴、心慌、烦躁、尿少症状,甚有一过性晕厥。

重度:失血量大于 1 000ml,约占循环血量的 30% 以上。血红蛋白小于 70g/L,收缩压小于 70mmHg,脉搏在 120/min 以上,患者四肢湿冷,脉搏细速,神志改变,无尿或少尿。

出血 3~4 小时内,血管外的组织液尚未进入血管内,患者的血红蛋白和血细胞比容不一定有明显变化;出血 72 小时内,血管外的组织液进入血管,患者的血红蛋白和血细胞比容会有明显变化,此时也不一定说明正在出血或者再出血。

出血后 2~3 天内,患者的血白细胞和血尿素氮可轻度升高。消化道出血患者 2~3 天内出现的氮质血症可分为肠源性、肾性和肾前性 3 种。肠源性氮质血症指在大量消化道出血后,血液蛋白的分解产物在肠道被吸收,以致血中尿素氮升高;肾前性氮质血症是由于失血性周围循环衰竭、血容量不足、肾血流暂时性减少、肾小球滤过率和肾排泄功能下降,导致氮质潴留,在纠正低血血容量后血中尿素氮可迅速降至正常;肾性氮质血症是由于严重而持久的休克造成肾小管坏死(急性肾衰竭),或失血更加重了原有的肾损害,临床上出现少尿或无尿,在出血停止的情况下,氮质血症往往持续 4 天以上,经过补足血容量、纠正休克而血尿素氮不能降至正常。

大量出血后,多数患者在 24 小时内可出现低热。发热的原因可能是由于血容量减少、贫血、周围循环衰竭、血液分解蛋白的吸收等因素,导致体温调节中枢的功能障碍。但也不应忽略寻找其他因素,例如有无并发肺炎等。

消化道出血量超过机体血容量的 1/4 时,心输出量和舒张压明显下降。此时体内相应释放大量儿茶酚胺,增加周围循环阻力和心率,以维持重要器官血液灌注量。除了心血管反应外(可出现冠脉供血不足和心肌梗死),激素分泌、造血系统也相应地代偿,导致醛固酮和垂体后叶素分泌增加,血细胞增殖活跃,白细胞和网织红细胞增多。

消化道出血高风险因素:①年龄超过 70 岁;②合并有其他疾病,如肺疾病(急性呼吸衰竭、肺炎、慢性阻塞性肺病)、恶性肿瘤、肝病(酒精性或病毒性肝病)、神经精神疾病(精神病、脑血管疾病发作期)、脓毒败血症、近期大手术后、心脏疾病(充血性心力衰竭、缺血性心脏病、心律失常)、肾疾病(急性肾功能不全、血肌酐大于 353.6μmol/L)等;③有正在或再次大量出血的证据,呕新鲜血、胃管引流出新鲜血、休克而需要输入 6 个单位以上的血红细胞才能维持血循环的稳定;血化验检查提示有血小板减少、血白细胞增多、凝血机制异常。胃镜下见食管胃底静脉曲张出血、胃癌出血、动脉喷血。上消化道出血应 24 小时内完成内镜检查,因为 94% 的再出血发生在 72 小时内,98% 发生在 96 小时内。心率大于 100/min、周围血管循环不良、收缩压小于 100mmHg、需要输入 4 个单位以上的血红细胞才能维持血循环稳定的患者,常提示可能存在消化道出血尚未停止或者有再出血;正在使用糖皮质激素或抗凝药物者,可增加消化道再出血的危险,出血期间应该停用。胃镜下见有动脉喷血者,再出血发生率 70%~90%;病灶见血管残根或见有紫红色隆起者,再出血发生率为 40%~50%;病灶有不易被水冲掉的血凝块者,再出血发生率为 10%~35%;平坦红点再出血发生率 5%~10%;清洁溃疡面再出血发生率小于 5%。溃疡大于 2cm 和球后溃疡也容易再出血。

3. 判断正在活动出血及是否停止出血 具有以下临床表现,应考虑有持续出血或再出血:①反复呕血和/或黑便次数增多,且粪色暗红伴肠鸣音亢进;②临床观察或中心静脉脉监护发现周围循环衰竭未能通过积极补液和输血而改善,或者改善后又加重;③红细胞计数,血红蛋白测定与血细胞比容持续下降,网织红细胞计数持续增多;④在补液足够和尿量正常的情况下,血尿素氮持续升高或再次增高。急诊内镜检查对判断是否继续出血以及预测再出血很有价值。

一般而言,患者呕血和/或黑便次数减少、血红蛋白不继续下降、肠鸣音不活跃等均提示出血停止。另外,一次性出血后 48 小时以上未出血,再出血的可能性小。临床上应结合相关体征和实验室检查做出正确的判断。

4. 判断出血病因与定位诊断

(1)病史和体检:呕血提示出血部位较高,如伴有吞咽困难、食物反流、胸骨后或胸前区烧灼样疼痛等,多提示为食管疾病所致出血;既往有病毒性肝炎、血吸虫病或慢性酒精中毒史,并有肝病与门静脉高压的临床表现者,则考虑食管胃底静脉曲张破裂出血;在出血前有剧烈干呕或呕吐,呕鲜红色血者,应考虑食管贲门黏膜撕裂症;近期有周期性和节律性上腹痛史,特别在出血前有上腹疼痛加剧,出血后反而减轻者,首先应考虑消化性溃疡出血;如有酗酒或服用过非甾体抗炎药等损伤胃黏膜的药物等,或大面积烧伤、严重创伤、大手术、急性脑血管病、败血症等患者,提示可能为急性胃黏膜病变出血;如年龄 40 岁以上,近期出现无规律性上腹痛,伴有厌食、消瘦和出血及出血后上腹痛不能缓解者,应警惕有胃癌可能;出血伴有急、慢性肾功能不全史、呼吸有尿味、血中尿素氮升高,尿常规检查见蛋白与管型等,多考虑为尿毒症所致;出血伴有皮肤紫癜或血象改变等,则提示血液病出血的可能。老年人上消化道出血除考虑常见的原因外,还应考虑少见疾病如憩室、缺血性疾病等。

在病因诊断时,除多考虑常见病、多发病外,一些罕见病因不应忽视,钩虫感染者,可造成十二指肠、小肠黏膜广泛糜烂出血,导致黑便;胆道出血也可引起呕血和黑便,但常有肝胆病史,出血前多有上腹绞痛,呕血后可缓解,并常有发热或黄疸;如在呕血与黑便的同时有鼻出血、齿龈出血及皮肤紫癜等,应考虑为出血性疾病;如伴有高热,可为败血症、重症肝炎、钩端螺旋体病、流行性出血热等;老年患者有动脉硬化、无消化道疾病史而突然呕血者,则可能是肠道动脉硬化破裂出血。

(2)特殊诊断方法

1)粪便隐血试验:对消化道出血的诊断有肯定价值,消化道少量出血时即可出现阳性。早期消化道肿瘤患者常有少量出血,此时虽无临床症状,但粪便隐血试验已阳性。检查查前应适当控制饮食,禁血制品食物 4 天、连续 3 次每天查粪便隐血试验。

2)胃镜检查:是上消化道出血的首选诊断方法。急诊胃镜检查系指出血后 24~48 小时内进行,其诊断正确率高达 80%~94%,并可根据出血表现区分活动性出血或近期出血,显著提高了病因的诊断,更重要的是可在胃镜下行止血治疗。为提高诊断准确率,应在出血后 24 小时内进行,即急诊胃镜检查。如经急诊胃镜检查还未明确出血部位,应尽可能进镜至十二指肠降段以下部位,发现出血病变。急诊胃镜检查前应补充血容量,纠正休克,并应禁食,对焦虑患者,可酌用镇静剂。严重心肺疾病无法耐受检查者、精神失常不能配合检查者以及休克状态、疑有胃肠道穿孔者,均属内镜检查禁忌。

3)胃肠钡餐造影:上消化道出血患者何时进行钡餐造影仍有争论。延迟造影诊断使阳性率下降,早期活动性出血胃内积血与血块影响观察,且患者处于危急状态,需输血、补液而难以配合检查,加之早期钡餐检查还有引起再出血的可能,所以通常用于病情稳定及出血停止 2 周以上的患者。对急诊判断意义较小,误诊和漏诊率可高达 20% 左右。采用气钡双重造影,可提高诊断率。胃肠钡餐造影多被胃镜检查替代,前者主要适用于有胃镜检查禁忌证或不愿行胃镜检查者,以及可疑病变在小肠段,则有其诊断价值。

4)放射性核素检查:以 ^{99m}Tc- 红细胞,静脉注射后用 γ 照相机或单光子发散计算机断层显像(SPECT)扫描检查,依据放射性浓聚区所在部位及其在肠道的移动来判断消化道出血的可能部位。主要适用于急性消化道出血的定位诊断和慢性间歇性消化道出血部位的探测。此法简单、无创伤性,适用于危重患者。似对间歇性出血患者,扫描时间难以确定。常作为选择性腹腔动脉造影的初筛检查。

5)选择性动脉造影:对于反复消化道出血而内镜未能发现病灶或不宜接受内镜检查或高度怀疑小肠出血者,可行选择性动脉造影检查,对上消化道出血的诊断率可达 77.98%。对于血管病变引起的出血,则是最正确的诊断方法。而检查时机选择非常重要,要在出血的活动期,出血量在 0.5ml/min 以上时,可显示对比剂外溢,从而确定出血部位。对于血管畸形、动脉瘤及一些血管丰富的肿瘤,即使在出血间歇期,亦可根据血管形态异常而明确诊断。该方法具有操作迅速、定位较准确,且可利用介入性治疗方法达到立即控制出血的目的,但为创伤性检查,不宜作为首选方法。

三、诊断思路与步骤

为提高诊断率,在正确思路引导下制定诊断程序是必要的。我们建议:在抢救(稳定血压、止血)的同时进行必要的问诊和体格检查;行紧急内镜检查(并可在内镜下止血);疑为胆道出血者作紧急超声检查肝胆系统;病因仍不明,有条件时选择性动脉造影、放射性核素显像或胶囊内镜检查则可能发现血管溢血部位;经上述检查后病因仍不明或经保守治疗病情不能稳定者,可进行紧急手术探查及术中肠镜检查。

四、常见急性上消化道出血疾病的诊断和治疗

对于急性上消化道出血的治疗,分为非静脉曲张上消化道出血的治疗和静脉曲张破裂出血的治疗,兹将分别详述。

(一)食管胃底静脉曲张破裂出血的诊治

【诊断】

食管胃底静脉曲张破裂出血约占上消化道出血的 25%,是肝硬化最常见、最严重的并发症。

1. 门静脉高压症分流侧支影像解剖学　门静脉高压形成时,门静脉部分血流离肝而逆流,通过门体之间的侧支血管汇流入体循环,多层螺旋 CT 技术配以三维血管重建技术能显示门静脉高压迂曲扩张的侧支血管,为手术和介入治疗提供可靠依据:①冠状静脉(胃左静脉),冠状静脉是门静脉高压时最常见的侧支血管,当直径>5mm 表明血管增粗,它起自门静脉主干、门脾静脉角或脾静脉至食管下端的迂曲血管,在靠近食管端可为一支直接注入食管旁静脉或食管静脉,也可分前、后支分别注入食管旁静脉或食管静脉。冠状静脉是食管静脉曲张的主要供血血管,也是手术和介入治疗需要重点处理的血管。②胃短和胃后静脉,门静脉高压时,胃短和胃后静脉也是造成食管、胃底静脉曲张和出血的主要血管之一,增粗胃短静脉起自脾静脉或脾静脉上极支,分布到胃底;部分人自脾静脉还发出胃后静脉至胃体上后壁侧,增粗胃短静脉胃后静脉的 CT 图像表现为胃底、胃大弯与脾静脉、脾门之间的迂曲上行的血管影,血管团呈圆形、椭圆形或瘤样扩张。治疗时仅处理胃冠状静脉,而遗漏胃短和胃后静脉,常造成术后再出血。③食管静脉和食管旁静脉,食管静脉位于黏膜下层和肌层或浆膜下的管壁内,食管静脉曲张通常是指食管黏膜下的静脉曲张。食管旁静脉位于食管壁外的后纵隔内,它的通畅起到了分流作用,减轻食管静脉曲张的程度。食管静脉和食管旁静脉与冠状静脉的连接有四种类型,Ⅰ型冠状静脉末端为一支进入贲门与食管静脉相连,食管壁外无食管旁静脉存在;Ⅱ型冠状静脉分为前后两支,前支进入贲门与食管静脉相连,后支在食管壁外与食管旁静脉相连,食管静脉和食管旁静脉之间无穿支静脉交通,此型食管静脉曲张的血液主要来自冠状静脉的前支;Ⅲ型冠状静脉末端也为一支与食管壁外与食管旁静脉相连,在通过穿支静脉与曲张的食管静脉相连接此型的食管旁静脉增粗明显;Ⅳ型冠状静脉末端分为前后两支,分别为食管静脉和食管旁静脉,

并且两支之间有穿支静脉交通。对于无穿支静脉的Ⅱ型,在手术与介入治疗时应保留食管旁静脉起到分流作用,但CT难以分清穿支静脉,而超声内镜可清楚显示穿支静脉分布和走行。总之,门静脉高压时食管静脉主要接受来自状静脉的逆流血液,也部分来自胃底静脉。④胃底静脉,胃底静脉指胃底黏膜下及壁内静脉曲张,门静脉高压时有冠状静脉、胃短和胃后静脉逆流供血,汇入食管下端静脉、食管旁静脉或左膈下静脉,严重时形成胃肾反流,汇流入左肾静脉。⑤胃和/或脾肾分流,重度胃底静脉,特别是孤立性胃底静脉常合并胃和/或脾肾分流,曲张的胃食管静脉或曲张的脾静脉通过左侧异常扩张的腹膜后静脉汇入左肾静脉,再入下腔静脉,形成胃肾或脾肾分流。

2. 诊断对有肝炎病史,有静脉高压症状和体征者,或实验室检查肝功能异常伴全血细胞减少者,对本病诊断有大帮助。本病以呕血常见,且从较大,并常呕吐暗红色血凝块。但是,少数患者无明确肝炎病史,体征不明通过实验室检查和内镜检查作出诊断,值得注意的是,25%~40%的肝硬化患者上消化道出血并非是食管静脉破裂出血,而是来自消化性溃疡、门静脉高压性胃病、急性胃黏膜损害或其他原因。

(1)胃镜检查:胃镜检查是明确肝硬化上消化道出血原因可靠的方法。对于呕血量大的患者,在血流动力学稳定时,在充分准备的条件下即可施行内镜检查。当胃镜见有食管粗大曲张静脉或胃静脉曲张,或有红色征时,而胃内血液无其他可以识别出血的原因,食管胃底静脉曲张破裂出血诊断即可成立。但并非所有患者均能见活动性出血,约有1/3的患者未能发现任何出血点。

内镜下静脉曲张"LDRf"分型方法(表7-1):

1)位置(location,L):代表曲张静脉所发生的位置。

Le:e 为食管英文(esophageal)的首字母,Le 表示曲张静脉位于食管;再将食管发生曲张静脉的位置分为上段(superior,s)、中段(middle,m)、下段(inferior,i),分别记作 Les,Lem,Lei,若曲张静脉为多段,使用相应部位代号联合表示;

Lg:g 为胃英文(gastric)的首字母,Lg 表示曲张静脉位于胃部;再将发生曲张静脉的位置细分为胃底(founder,f)、胃体(body,b)、胃窦(annum,a),分别记作 Lgf,Lgb,Lga,两处以上曲张静脉,使用相应部位代号联合表示;

Ld:d 为十二指肠英文(duodenum)的首字母,Ld 表示曲张静脉位于十二指肠;再将十二指肠分为第一段(包括十二指肠球部,数字 1 表示)、第二段(包括十二指肠降段数字 2 表示),分别记作 Ldl、Ld2。两处上曲张静脉,使用相应部位代号联合表示;另外,位于第一二段交界处静脉曲张(球降交界)记作 Ldl,2 ;

Lr:r 为直肠英文(rectum)的首字母,Lr 表示曲张静脉位于直肠。

如果出现食管胃底静脉相延伸则用 Leg 统一表示;如果食管胃底血管是完全分开的则用 Le,Lg 分别表示。

2)直径(diameter,D):表示所观察到曲张静脉最大的直径,为内镜下治疗提供治疗参考依照曲张静脉的直径(以代号 D 后面加上曲张静脉的直径大小表示)分为以下几个梯度:

D0:表示无曲张静脉;

D0.3:表示曲张静脉<0.3cm;

D1:表示曲张静脉最大直径在 0.3~1cm;

D2:表示曲张静脉最大直径在 1~2cm;

D3:表示曲张静脉最大直径在 2~3cm;

D4:表示曲张静脉最大直径在 3~4cm;

D5:表示曲张静脉最大直径在 4~5cm;

曲张静脉最大直径>5cm,可按照以上按 D+ 直径数字方法以此类推。

3)危险因素(risk factor,Rf):表示观察到的曲张静脉出血的风险指数,静脉曲张破裂出血的相关危险因素有:a. 红色征(red color signs,RC),RC+ 包括血疱症、条痕症、樱桃红症等;b. 肝静脉楔压(hepatic venous pressure gradient,HVPG),HVPG 是评价门静脉高压导致曲张静脉出血风险的危险因素,研究表明当 HVPG>12mmHg 时曲张静脉出血的风险明显增加(可在有条件下进行);c. 糜烂,提示曲张静脉表层黏膜受损,是近期出血的征象,需要及时内镜下治疗;d. 血栓,无论是红色血栓或是白色血栓都是即将出血的征象,需要及时内镜下治疗;e. 活动性出血,内镜下可以看到曲张静脉正在喷血或是渗血;f. 以上因素均无,但是镜下可见到新鲜血液并能够排除非静脉曲张出血因素,而依照是否有近期出血征象以及是否有急诊内镜下治疗的指征分为 3 个梯度:

Rf0:无以上 5 个危险因素,无近期出血指征;

Rf1:RC+ 或 HVPG>12mmHg,有近期出血的征象,需要择期进行内镜下治疗;

Rf2:可见糜烂、血栓、活动性出血,或以上因素均无,但是镜下可见到新鲜血液并能够排除非静脉曲张出血因素,这都需要及时进行内镜下治疗。

表 7-1　消化道静脉曲张 LDRf 内镜下分型简表

分类		
位置(L)	Le	曲张静脉位于食管
		Les:表示曲张静脉位于食管上段
		Lem:表示曲张静脉位于食管中段
		Lei:表示曲张静脉位于食管下段
	Lg	曲张静脉位于胃部
		Lgf:表示曲张静脉位于胃底
		Lgb:表示曲张静脉位于胃体
		Lga:表示曲张静脉位于胃窦
	Ld	曲张静脉位于十二指肠
		Ld1:表示曲张静脉位于十二指肠第一段
		Ld2:表示曲张静脉位于十二指肠第二段
		Ld1,2:表示曲张静脉位于十二指肠第一、二段交界
	Lr	曲张静脉位于直肠
	多段或多部位曲张静脉使用相应部位代号联合表示	
直径(D)	D0	表示无曲张静脉
	D0.3	表示曲张静脉直径<0.3cm
	D1	表示曲张静脉最大直径在 0.3~1cm
	D1.5	表示曲张静脉最大直径在 1~1.5cm
	D2	表示曲张静脉最大直径在 1.5~2cm
	D3	表示曲张静脉最大直径在 2~3cm
	D4	表示曲张静脉最大直径在 3~4cm
	D5	表示曲张静脉最大直径在 4~5cm
	曲张静脉最大直径>5cm,按 D+ 直径数字方法表示	
危险因素(Rf)	Rf0	RC−,未见糜烂、血栓及活动性出血
	Rf1	RC+ 或 HVPG>12mmHg,未见糜烂、血栓及活动性出血
	Rf2	可见糜烂、血栓及活动性出血

(2)超声胃镜检查:曲张的静脉在超声胃镜下显示为无回声,很易确诊。但超声胃镜检查不作为常规的检查手段,只用于诊断困难的病例。尤其对诊断孤立性胃静脉曲张有重要意义,孤立性胃静脉曲张呈团状隆起,表面无明显的蓝色征,易误诊为肿瘤,如果在此取活检会造成大出血不止。应用超声胃镜检查能清楚显示曲张静脉,以与肿瘤相鉴别,

(3)胃肠钡餐造影:由于食管静脉曲张的静脉突出黏膜,钡剂在黏膜上分布不均匀而呈现虫蚀状或蚯蚓状充盈缺损以及纵行黏膜皱襞增宽。胃底静脉曲张时,钡餐检查可见菊花样缺损。

【治疗】

1. 一般治疗与监测

(1)卧床休息。保持患者呼吸道通畅,头偏向一侧,避免呕血时引起窒息,大量出血者宜禁食,少量出血者可适当进流质食物。

(2)记录呕血、黑便和便血的频度、颜色、性质、次数和总量,定期复查红细胞计数、血红蛋白、血细胞比容与血尿素氮等,需要注意血细胞比容在24~72小时后才能真实反映出血程度。推荐对活动性出血或重度急性非静脉曲张性上消化道出血(acute nonvariccal upper gastrointestinal bleeding,ANVU GIB)患者应插入胃管,以观察出血停止与否。

(3)监测意识状态、脉搏和血压(注意排除服用β受体阻滞药或抗胆碱能药物对脉搏和血压的影响)、肢体温度,皮肤和甲床色泽、周围静脉特别是颈静脉充盈情况、尿量等,意识障碍和排尿困难者需留置尿管,危重大出血者必要时进行中心静脉压测定,老年患者常需心电监护、血氧饱和度监测、呼吸监护。

(4)活动性出血的判断。判断出血有无停止,对决定治疗措施极有帮助。如果患者症状好转、脉搏及血压稳定、尿量足(>30ml/h),提示出血停止。

2. 液体复苏

(1)应立即建立快速静脉通道,并选择较粗静脉以备输血,最好能留置导管。根据失血的多少在短时间内输入足量液体,以纠正血循环量的不足。对高龄、伴心、肺、肾疾病的患者,应防止输液量过多,以免引起急性肺水肿。对于急性大量出血者,应尽可能施行中心静脉压监测,以指导液体的输入量。下述征象提示血容量已补足:患者意识恢复;四肢末端由湿冷、发绀转为温暖、红润,肛温与皮温差减小(1℃);脉搏由快弱转强。

(2)液体的种类和输液量:常用液体包括等渗葡萄糖液、生理盐水、平衡液、血浆、全血或其他血浆代用品。急性失血后血液浓缩,血较黏稠,应静脉输入 5%~10% 葡萄糖液或平衡液等晶体液。失血量较大(如减少 20% 血容量以上)时,可输入血浆等胶体扩容剂。必要时可输血,紧急时输液、输血同时进行,输血指征为:①收缩压<90mmHg,或较基础收缩压降低幅度>30mmHg;②血红蛋白小于 50~70g/L,血细胞比容<25%;③心率增快(>120 次 /min)。因库血含氨量较多,在肝硬化患者易诱发肝性脑病,故宜用新鲜血。输液的速度及输液种类应根据中心静脉压和每小时尿量来决定。中心静脉压能反映血容量和右心功能,老年患者最好根据中心静脉压来调节输液量,若中心静脉压超过 1.47kPa(15cmH_2O)说明输液过多,注意调整。尿量能反映心输出量和组织灌注情况,如尿量每小时能达 35~50ml,表明液体入量基本满足,只需继续维持即可,注意避免快速大量输血、输液引起急性肺水肿或诱发再次出血。

(3)血管活性药物的使用。在补足液体的前提下,如血压仍不稳定,可以适当选用血管活性药物(如多巴胺)以改善重要脏器的血液灌注。

3. 止血处理

(1)药物治疗

1)降低门静脉压力的药物:这类药物包括血管升压素及其衍生物和生长抑素及其衍生物两大类,通过降低门静脉压力使出血处血流量减少,为凝血提供有利条件,从而达到止血目的,不仅对静脉曲张破裂出血有效,而且对溃疡、糜烂,黏膜撕裂也同样有效。

生长抑素及其衍生物：人工合成的奥曲肽，以生长抑素活性片段为骨架合成的环形八肽，与体内广泛分布的生长抑素受体结合产生生物学效应，能减少门静脉主干血流量的 25%~35%，降低门静脉压力12.5%~16.7%，又可使内脏血管收缩及抑制胃泌素及胃酸的分泌。对肝硬化食管静脉曲张破裂出血的止血率达 70%~87%，对消化性溃疡出血的止血有效率达 87%~100%。用法：首次 100μg 静脉推注，续以20~25μg/h 静脉维持，严重大出血可增加到双倍剂量，出血停止后可改为皮下注射 100μg（6~8 小时）。常见不良反应有：注射局部疼痛、脂肪泻、腹痛，无其他严重不良反应报道。施他宁是一种人工合成的 14 肽，其应用范围与善宁相同，具有较强的抑制胃酸分泌、减少内脏血流量、降低门静脉压力作用。用法：首次250μg 静脉推注，续以 250μg/h 静脉持续滴注。需注意的是本品半衰期短，仅几分钟，所以滴注过程中不能中断，如中断超过 5 分钟，应重新注射首剂。

2）止血剂：氨甲环酸、6- 氨基己酸等抗纤溶药物能抑制纤维蛋白溶酶原的激活因子，使纤维蛋白溶酶原不能被激活为纤维蛋白溶酶，从而抑制纤维蛋白溶解，达到止血的目的；巴曲酶是一种凝血酶素，具有凝血激酶和凝血酶的作用；肾上腺色腙（安络血）可降低毛细血管渗透性，促进已破裂的毛细血管回缩，可肌内注射 10mg，2~3 次 /d；维生素 K_1 参与凝血酶原的合成并能促进血浆凝血因子在肝脏合成，常用剂量l0mg，2~4 次 /d，血管收缩剂如去甲肾上腺素 8mg 加入冰盐水 150ml 分次口服，使出血的小动脉强烈收缩而止血，其他如止血药物凝血酶、巴曲酶等也可奏效。

（2）气囊填塞：将三腔双囊管插入上消化道内，将胃气囊和 / 或食管气囊充气以压迫曲张静脉达到止血目的，是一种行之有效的急救方法，其疗效确切，对控制急性出血成功率高，可为进一步抢救赢得时间，一般在出血相对稳定时，进行内镜或其他治疗。放置三腔双囊管方法，经鼻腔将三腔两囊管顺利送入胃内，达 65cm 标志处又能由胃管腔抽出打出胃内容物时，表示管端已到位。然后向胃囊注入气体250~300ml（囊内压 50~70mmHg），向外牵拉并以 500g 重物牵引，用以达到充分压迫胃底的目的，经观察如仍未能压迫止血，再向食管囊内注入气体 100~200ml（囊内压 30~40mmHg）以直接压迫食管的曲张静脉。气囊压迫过久会导致黏膜糜烂，故持续时间最长不超 24 小时，气囊放气一段时间后，必要时可充盈气囊恢复牵引。气囊压迫止血效果肯定，但缺点是患者痛苦大，并发症为呼吸和窒息，食管壁缺血、坏死、破裂，吸入性肺炎，心律失常等，目前作为临时性急救措施。

4. **胃镜下治疗** 近年来胃镜下治疗食管、胃底静脉曲张出血，已获得满意的疗效，主要方法有：

（1）食管静脉曲张硬化剂疗法（EIS）：目前 EIS 被广泛应用于临床，可达急诊止血和预防再出血的目的，控制急症出血率达 74%~92%，近期止血率达 80%~100%，曲张静脉消失率为 56%~88%。此法能增厚静脉管壁，形成静脉内血栓，静脉周围黏膜凝结坏死形成纤维化，增强静脉的覆盖层，从而防止曲张静脉破裂出血急症止血率可达 90% 以上，术后再出血止血率可达 95%。

1）适应证：急性食管静脉曲张破裂出血；既往有食管静脉曲张破裂出血史；外科手术后食管静脉曲张再发破裂出血者；不适合手术治疗者。

2）禁忌证：肝性脑病 ≥ 2 期；伴有严重的肝肾功能障碍、大量腹水、重度黄疸，出血抢救时可视情况灵活掌握。

3）方法为注射针在食管贲门连接部上方 2cm 处开始，对每根曲张静脉以螺旋方式向上选择注射点，将硬化剂直接注射于曲张静脉内，每点注射硬化剂 3~10ml 为宜，亦可根据静脉曲张程度酌情增减，总量不超过 40ml。注射硬化剂为（1% 乙氧硬化醇、5% 鱼肝油酸钠、5% 乙醇胺油酸酯和无水乙醇等），注射完毕后内镜观察，确保无活动出血时退镜，可连续行硬化治疗（两次间隔时间为 7~10 天）多次，直至曲张静脉消失或基本消失。疗程结束后 1 个月复查胃镜，每隔 3 个月再复查第 2 次、第 3 次胃镜，再过 6 个月后复查第 4 次胃镜。根据多数文献报道，EIS 能延长复发再出血间期，降低再出血率，提高累计生存率。

食管静脉曲张硬化剂疗法的常见并发症为穿刺点出血、术后发热、食管穿孔、术后食管狭窄以及异位栓塞等。

（2）食管曲张静脉套扎疗法（EVL）：EVL 开始于 20 世纪 80 年代，其机制是使用橡皮套圈将曲张静脉表面黏膜及部分静脉壁结扎致局部缺血性炎症，结扎部坏死脱落，曲张静脉血栓形成闭塞而止血。

1）适应证：同硬化治疗。

2）禁忌证：食管静脉曲张并明显胃底静脉曲张；食管静脉曲张伴有严重的肝肾功能障碍。大量腹水、黄疸以及最近多次硬化治疗后或曲张静脉细小者。因其可发生严重的并发症，一般不用于胃底静脉曲张的治疗。

目前临床较多应用的套扎疗法多环结扎器。操作者要仔细了解操作手法，学习结扎器的套扎法。

胃镜下食管静脉曲张套扎治疗间隔时间以 1 个月左右为宜。由于胃镜下食管静脉曲张套扎治疗仅作用于曲张静脉局部，即只结扎黏膜层和黏膜下层的曲张静脉，而留有深层静脉，易致静脉曲张复发。而结扎的静脉还可通过交通静脉或其侧支循环以维持曲张状态，因此常需重复多次内镜下食管静脉曲张套扎治疗。

急诊胃镜下套扎治疗食管曲张静脉破裂出血其止血率可达 90% 以上，套扎术的不足之处在于不能使血管壁纤维化和闭塞食管壁间的交通支，即不能预防曲张静脉的形成。有少数患者在术后 7~10 天内因圈套环脱落而造成致死性大出血。与硬化治疗相比，单纯套扎食管曲张静脉根治率较低，曲张静脉复发率和再出血率高，但与硬化剂方法联合应用可以提高疗效。

（3）胃底静脉曲张的硬化剂治疗（GVS）：胃底静脉曲张的患者往往合并食管静脉曲张，而单一存在胃底静脉曲张称为部分门静脉高压，是肝硬化的并发症，也可是胰体尾假性囊肿压迫所致。对诊断明确的患者才可行内镜下治疗。一般不行预防性硬化治疗，只有下列情况进行治疗：①急诊胃镜见胃静脉喷射状出血；②胃底静脉曲张有纤维素样渗出或附近有糜烂溃疡；③食管静脉曲张硬化剂治疗后，仍有反复出血者。

内镜注射硬化剂如十四炔基硫酸钠（STD）、无水乙醇、乙醇胺油酸盐（EO）等均具有胃静脉曲张出血的紧急止血作用。GVS 术往往在直视下对小弯侧出血的胃静脉曲张（GOV1）作硬化剂注射治疗，亦可内镜逆行倒转作胃静脉曲张（GOV2、IGV1）硬化剂注射止血治疗，在曲张静脉内连续注射止血治疗。

应用硬化剂除取得止血疗效外，欲消除胃静脉曲张较治疗食管静脉曲张困难，巨大胃静脉曲张特别是巨瘤状或葡萄串状者，硬化剂曲张注射后拔针时常出现大量喷血或涌血现象，应引起足够重视。

（4）食管胃底静脉曲张组织胶注射治疗：Gotlih 等于 1984 年首次报道应用氢基丙烯酸酯组织粘胶剂（以下简称组织胶，Histoacryl）治疗急性静脉曲张出血，急诊止血率高达 95%~98%。适用于急性活动性食管胃底曲张静脉出血，重度、红色征阳性的食管曲张静脉，中、重度胃底曲张静脉。组织胶的显著特点是，当加入生理介质如血液后就由原始液态转化为固态，注入曲张静脉后立即聚合反应而变硬，使曲张静脉腔阻塞，可使曲张静脉的活动出血快速止住，并防止已治疗的曲张静脉再出血。

注射方法有多种，三明治夹心注射方法被认为是目前最好的一种。术前准备及所用内镜均与 EVS 相间，因组织胶极易造成注射针阻塞报废，故只使用一次性注射针。于曲张静脉的最隆起点将注射针刺入曲张静脉内，然后采用"夹心法"注入组织胶，即先推注肝素化生理盐水 5ml，再迅速注入组织胶 5~10ml，在注射结束前逐渐退针，在穿刺针眼处注射少量组织胶，以防针刺部位出血，最后再注射生理盐水以冲洗穿刺针，此时不可按内镜吸引钮，以免组织胶造成活检孔道阻塞。组织黏合剂栓塞治疗并发症发生率较低，偶有异位栓塞如脑、门静脉和肺静脉栓塞。

5. 介入治疗

（1）经皮经肝食管胃底曲张静脉栓塞术（percutaneous transhepatic variceal embolization, PTVE)1974 年瑞典 Underquist 和 Vang 首先将 PTVE 技术应用于临床，适用于食管胃底静脉曲张破裂出血的紧急止血治疗，反复食管胃底静脉曲张破裂出血以及经药物、内镜下治疗效果不佳的患者。目前我院和国内少数单位开始这项工作，急诊止血达到 95%~100%，但尚缺乏系统的多中心对照性研究，远期疗效仍需进一步观察。

方法：术前行 CT 门静脉成像技术，了解曲张静脉的解剖改变，提供进一步治疗的方法选择。治疗时经皮经肝穿刺入肝内门静脉后，选插脾静脉、胃冠状静脉及胃短静脉造影，了解供血情况和静脉曲张程度。然后，经导管超选胃冠状静脉或胃短静脉注入 TH 胶栓塞剂和／或钢圈等，达到阻断侧支曲张静脉血供的目的。

PTVE 是食管胃底静脉曲张破裂出血的一种治疗和预防手段，可降低门静脉高压出血的风险。通过曲张静脉及其供血静脉的永久栓塞，提高远期疗效，是食管胃底静脉曲张治疗的安全有效方法，尤其应用于多种治疗手段无效的食管胃底静脉曲张破裂出血，患者在 B 超引导下 PTVE 治疗降低了技术难度，减少了并发症。加入含碘物质 α- 氰基丙烯酸的使用，可以实时检测栓塞的范围，降低了异位栓塞等并发症。

（2）经颈静脉肝内门体分流（transjugular intrahepatic portosystemic stent-shunt，TIPS）：TIPS 是 Rosch 于 1969 年构思并完成的一项实验研究，到 1989 年由德国学者用于治疗门静脉高压合并食管胃底静脉曲张破裂出血患者。TIPS 仅限于药物和内镜系统治疗不能控制的再出血（包括早期再出血）的食管胃底静脉曲张出血的患者和等待肝移患者术前的过渡治疗。TIPS 治疗原理是：经颈内静脉—上腔静脉—右心房—下腔静脉—肝静脉入路，在肝内肝静脉和门静脉之间建立一条人工分流道，并借助置入的内支架的支撑作用来保持分流道的通畅，从而使部分门静脉血流分流人体循环，达到降低门静脉压力，防治食管胃底静脉曲张破裂出血的目的。但肝内分流道狭窄及闭塞的发生明显影响了 TIPS 的中远期疗效，加上其诱发肝性脑病的发生率较高，所以对于 TIPS 中远疗效仍存争议。

（3）球囊导管治疗门静脉高压食管胃静脉曲张（balloon-occluded retrograde transvenous obliteration，B-RTO）：是胃底静脉曲张破裂出血的微创有效的治疗方法。适用于自发门体分流的患者，Kanagawa 于 1991 年利用 B-RTO 术成功闭塞及消除静脉曲张，受到了临床高度的关注和应用，现已在日本广泛应用。

门静脉高压食管胃底静脉曲张患者（特别是 IGV1 以及 GOV1）部分存在自发性胃肾分流，血液经肾静脉、下腔静脉回流，为 B-RTO 治疗提供可能，临床实践证实，B-RTO 可有效地治疗和预防静脉曲张出血以及伴胃肾分流通道所致的肝性脑病。

方法是经股静脉逆行堵塞胃肾分流道达到闭塞目的，术前行 CT 血管造影成像术，直观地了解胃底静脉曲张的形态及其交通支。治疗时自右股静脉插入球囊导管至胃肾旁血管，球囊注气膨胀封堵旁路血管后注入对比剂，清晰显示胃静脉曲张丛后，经导管注入混有对比剂碘帕醇（iopamidol）的硬化剂 5% 乙醇胺油酸盐（EO）20~30ml，直至静脉曲张被栓塞，来自门静脉或脾静脉的供应血管显露为止。

6. 手术治疗　对于药物和内镜治疗难以取得良好效果时，手术治疗是预防和治疗门静脉高压症并上消化道出血的重要选择，方法有门体静脉分流术、断流术、分流加断流联合术、肝移植术等。

（1）断流术：随着对食管胃黏膜曲张静脉网异常反流的不断研究，传统的门奇静脉断流式和贲门周围血管离断术不断改进，出现联合断流术及其改良简化术式，包括食管下端吻合器横断吻合术、胃底黏膜下血管环扎术等。国内还有近端胃切除的报告。总体而言，断流术的手术病死率 0~10%，远期复发率 3%~30%，术后门静脉高压性胃病为 3%~15%，肝性脑病为 1%~4%，5 年、10 年生存率分别为 94%、70%。

（2）分流术：该法因术后肝性脑病发生率高（30%），现多采用限制性分流术（0.8~1.0），如门（肠）- 腔静脉侧侧分流术、脾 - 腔（肾）静脉分流术及冠 - 腔静脉分流术等。分流术的手术病死率为 6%~9%，远期复发率约为 7%，肝性脑病为 5%~15%，长期生存率为 50%~60%。

食管静脉曲张破裂出血患者一般都属于终末期肝病，肝功能差，对手术耐受性差，应严格掌握急诊手术指征。由于出血后肝功能及全身情况很快恶化，因此，一旦决定手术应尽早进行，一般出血后 12~48 小时内。患者若伴严重凝血障碍、急性肾衰竭、心肺疾病及 Child C 级时禁忌急诊手术。

（二）急性非静脉曲张性上消化道出血的诊治

在急性非静脉曲张性上消化道出血（ANVU GIB）中，消化性溃疡出血的比例高达 50% 左右，还有与其他酸相关性疾病有关的病因。尽管目前疾病的出血发生率下降，且有多种治疗方法，但依然有一定的病死率,值得重视。

【诊断】

患者出现呕血、黑便症状及头晕、面色苍白、心率增快、血压降低等周围循环衰竭征象,急性上消化道出血诊断基本可成立。内镜检查无食底静脉曲张并在上消化道发现有出血病灶,ANVU GIB 诊断可确立,同时应注意与非消化道出血引起的黑便鉴别,部分患者出血量较大,肠蠕动过快也可出现血便。少数患者仅有周围循环衰竭征象,而无显性出血,此类患者勿漏诊,

ANVU GTB 的病因繁多,多为上消化道病变所致,少数为胆胰疾患引起,其中以消化性溃疡、上消化道肿瘤、应激性溃疡、急慢性上消化道黏膜炎症最为常见。少见的有 Mallory-Weiss 综合征、上消化道血管畸形、Dieulafoy 溃疡、食管裂孔疝、胃黏膜脱垂或套叠、急性胃扩张或扭转、理化和放射损伤、壶腹周围肿瘤、胰腺肿瘤、胆管结石、胆管肿瘤等。某些全身性疾病,如感染、肝肾功能障碍、凝血机制障碍、结缔组织病等也可引起本病。

内镜检查对明确出血病因和部位有重要价值。内镜下出血灶病变应作 Forrest 分级,见表 7-2。

表 7-2　ANVU GIB 的 Forrest 分级

Forrest 分级	溃疡病变	再出血概率
Ⅰa	喷射样出血	55%
Ⅰb	活动性渗血	55%
Ⅱa	可见显露血管	43%
Ⅱb	覆着凝血块	22%
Ⅱc	黑色基底	10%
Ⅲ	基底洁净	5%

同时要对患者的预后作一评估:

A:病情严重程度分级,一般根据年龄、有无伴发病、失血量等指标将 ANVU GIB 分为轻、中、重度。年龄超过 65 岁、伴发重要器官疾患、休克、血红蛋白浓度低、需要输血者再出血危险性增高。无肝肾疾病患者的血尿素氮、肌酐、血清转氨酶升高者,病死率增高。

B:Rockall 评分系统分级(表 7-3),Rockall 评分系统将患者分为高危、中危或低危人群,积分>5 者为高危,3~4 分为中危,0~2 分为低危。如出血患者,81 岁,收缩压为 105mmHg,心率为 110 次/min,胃镜下可见一巨大溃疡,活检示胃腺癌,附血凝块,无伴发病。则该患者 Rockall 积分 = 年龄(2)+ 心动过速(1)+ 无伴发病(0)+ 胃癌(2)+ 近期出血征象(2)=7 分,为高危患者。

表 7-3　急性上消化道出血患者的 Rockall 再出血和死亡危险性评分系统

评分	0	1	2	3
年龄/岁	<60	60~79	≥80	
休克	无休克[1]	心动过速[2]	低血压[3]	
伴发病	无		心力衰竭、缺血性心脏病和其他重要伴发病	肝衰竭、肾衰竭和癌肿播散
内镜诊断	无病变,Mallory-Weiss 综合征	溃疡等其他病变	上消化道恶性疾病	
内镜下出血征象	无或有黑斑		上消化道血液潴留,黏附血凝块,血管时露或喷血	

注:1. 收缩压 100mmHg,心率 <100 次/min;2. 收缩压 >100mmHg,心率 >100 次/min;3. 收缩压 <100mmHg,心率 >100 次/min

（三）消化性溃疡的诊治

占上消化道出血病因中的首位,10%~15% 的溃疡病患者以上消化道出血为首发症状,出血的原因是由于溃疡边缘和基底部血管受侵蚀,大多数患者有典型的空腹痛、夜间痛和节律性疼痛,疼痛症状在出血后可消失或减轻。许多患者就医时可提供明确的既往病史。在青壮年中以十二指肠溃疡居多,而老年人则以胃溃疡较常见。

【诊断】

病史分析很重要,典型的周期性和节律性上腹部疼痛是诊断消化性溃疡的主要线索。但必须指出,有溃疡症状者不一定患有消化性溃疡,而部分消化性溃疡患者的上腹疼痛常不典型,更有一部分患者可无疼痛症状。因此,单纯依靠病史难以做出可靠诊断,确诊需要依靠内镜检查和 / 或 X 线钡餐检查。

胃镜检查:是目前诊断消化性溃疡最有效的方法,胃镜直视下可明确溃疡的部位、大小、形态、数量及分期,并能取得活检组织作病理检查,以与恶性溃疡鉴别。胃镜下消化性溃疡多呈圆形或椭圆形,偶也呈线状边缘光整,溃疡基底部覆白色或黄白色厚苔,周围黏膜可有充血、水肿等。分期为活动期(active stage A1、A2 期)、愈合期(healing stage H1、H2 期)、瘢痕期(scared stage S1、S2 期),主要出血时期在活动期溃疡。对于伴有出血的溃疡患者,胃镜应对其出血灶做出 Forrest 分级诊断,凡基底有血凝块、血管显露等易于再出血。合并出血的消化性溃疡的诊断,应包括溃疡部位、数量、分期以及 Forrest 分级。

X 线钡餐检查:多采用气钡双重对比造影技术能更好地显示黏膜象。溃疡的 X 线征象有直接和间接两种:龛影(由钡剂充填溃疡凹陷引起)是直接征象,是诊断溃疡病的可靠依据。溃疡病的间接征象包括由溃疡周围组织炎症和水肿形成的透光带;向溃疡集中的黏膜皱襞;还可见溃疡局部痉挛、激惹和十二指肠球部变形等。气钡双重造影诊断溃疡病的准确性虽然比较高,但缺点是不能在出血时行此检查,也不能取活组织行病理检查,因此只适用于不能行胃镜检查者。

【治疗】

一般急救措施和积极补充血容量,见急性食管胃底静脉曲张破裂出血章节。止血处理包括:

1. 药物治疗

(1)抑酸剂:止血是高度 pH 值依赖性的过程,血小板聚集及血浆凝血功能所诱导的止血作用需在 pH 值 >6.0 时才能有效发挥作用,相反,新形成的凝血块在 pH 值 <4.0 胃液中会迅速被消化(表 7-4)。因此,抑制胃酸分泌,提高胃内 pH 值可部分恢复血小板聚集功能、使凝血反应得以进行、使胃蛋白酶失活,稳定已形成的血栓及巩固内镜下治疗的效果等。抑制胃酸药物有质子泵抑制剂(PPI)及 H_2 受体拮抗剂等。

表 7-4　胃酸对止血的影响

pH 值	止血反应
7.0	止血反应正常
<6.8	止血反应异常
<6.0	血小板解聚,凝血时间延长 4 倍以上
<5.4	血小板不能聚集及发生凝血
<4.0	纤维蛋白血栓溶解

1)质子泵抑制剂(proton pump inhibitor, PPI)为苯丙咪唑替代物(如奥美拉唑、兰索拉唑,泮托拉唑、雷贝拉唑以及艾司奥美拉唑等),其作用机制为选择性抑制壁中细胞 H^+-K^+ATP 酶,阻断胃酸分泌的最终步骤,产生显著的抑酸作用,而且作用时间长久。据国内外文献报道,奥美拉唑治疗胃酸相关件疾病所致的

上消化道出血的效果明显优于 H_2 受体拮抗剂，且对 H_2 受体拮抗剂无效的上消化道出血患者也有较好疗效，有较多研究证实奥美拉唑注射剂对消化性溃疡出血有显著止血效果，3 天止血率达 90% 以上，无明显不良反应。

2）H_2 受体拮抗剂：西咪替丁、雷尼替丁、法莫替丁有较强的抑制胃酸分泌作用，提高胃内 pH 值，从而减少 H^+ 反弥散，促进止血。

（2）原发病的治疗：胃溃疡，抑酸剂 + 黏膜保护剂 6~8 周；十二指肠溃疡，抑酸剂 4~6 周，幽门螺杆菌（*H.pylori*）阳性消化性溃疡患者还需根除 *H.pylori* 治疗；需长期服用 NSAIDS 者，同时服用质子泵抑制剂。控制胃内酸度药物剂量推荐使用大剂量 PPIs 治疗静脉推注 80mg 后，以 8mg/h 输注，72 小时口服 20mg，每 6 小时一次，持续 5 天。高危者静脉给药，低危者口服给药。

2. 止血剂　氨甲环酸、6- 氨基己酸等抗纤溶药物能抑制纤维蛋白溶酶原的激活因子，使纤维蛋白溶酶原不能被激活为纤维蛋白溶酶，从而抑制纤维蛋白溶解而止血；巴曲酶是一种凝血酶素，具有凝血激酶和凝血酶的作用；安络血可降低毛细血管渗透性，促进已破裂的毛细血管回缩，可肌内注射 10mg，2~3 次 /d；维生素 K_1 参与凝血酶原的合成并能促进血浆凝血因子在肝脏合成，常用剂量 10mg，2~4 次 /d；血管收缩剂如去甲肾上腺素 8mg 加入冰盐水 150ml 分次口服，使出血的小动脉强烈收缩而止血，其他如凝血酶、巴曲酶等也有效。

3. 黏膜保护剂　消化性溃疡引起的出血除了抑酸和止血治疗，还应给予黏膜保护剂，如硫糖铝、枸橼酸铋钾和前列腺类药物米索前列醇（misoprostol）。

（四）非静脉曲张性上消化出血的胃镜下治疗

1. 胃镜检查的目的是查找病因　识别有无静脉曲张、癌症及溃疡。另外可判断预后，评估出血、死亡的危险性，操作急诊胃镜的医生要有较高的内镜水平，需要掌握胃镜治疗的适应证、检查时机、方法与注意点：

2. 胃镜查时机选择　伴有大量出血及休克者，要求在严密监护支持下、患者的血压和中心静脉压稳定，行急诊胃镜诊断和止血治疗，出血量相对较少者可择期胃镜检查。

准确诊断出血原因有助于进一步的治疗，治疗性胃镜检查可改善重症患者的预后，推荐早期胃镜检查的最理想时机为入院后次晨，应让有经验的内镜医师操作，最好在手术室行急诊胃镜检查或者在符合以下条件的内镜室检查：有抢救设备和能力，可行气管插管，检查期间吸氧，病情危重或伴心肺疾患者，须密切监测生命体征，备好内镜下治疗器材和药品。

如果胃镜检查阴性，发现有活动性出血征象，急诊数字减影血管造影（DSA）或放射性核素扫描，或出血病情稳定 3~7 天后可作 X 线钡剂胃肠造影，经各种检查仍未能明确诊断而出血仍不停止者，可考虑剖腹探查手术。

3. 胃镜下止血指征　有近期出血迹象的溃疡患者，喷射状，渗血性活动性出血，有血管裸露，有血凝块附着，溃疡内有黑或红色出血点。

4. 胃镜下止血方法

（1）药物注射：注射止血治疗首选 1∶10 000 肾上腺溶液，于出血点周围 4 点注射及注入出血的血管，注射剂量 4~16ml，初次止血率 96%，再出血发生率 15.2%。局部注射刺激血凝形成的制剂：纤维蛋白胶和凝血酶有效，但操作不简便。

（2）热凝治疗：高频电、热探头、APC、微波等。

胃镜检查后的处理仍需密切监护血压、脉搏、尿量，重点观察有无再出血或继续出血 4~6 小时，血液动力学稳定者可进流质无须延长进食时间。

5. 胃镜下治疗后的巩固治疗　胃镜下治疗后，应用大剂量 PP1，控制胃内 pH 值，减少高危患者再出血率和病死率。Lau 等报道，活动性出血、非出血性可见血管或血凝块覆盖溃疡表面的病灶在内镜治疗后,奥美拉唑组再出血率仅 6.7%,而安慰剂组高达 22.5%,对于有活动性再出血证据的患者需要再次胃镜复查,表现为新鲜的黑便或呕血、血压下降、脉搏增快,或者初次内镜治疗疗效不确切的可在 12~24 小时后追加内镜下治疗。

内镜治疗方法至今还在不断开发中,总的说来可以分为物理方法和化学方法两大类。

1. 物理方法

(1)钳夹法:止血夹对于有活动性血管性出血尤其有效。用特制的止血夹对准出血部位钳夹病灶,立即止血成功率高,出血复发率低,并发症少,但操作技术较复杂,适合胃内血管性出血,如 Dieulafoy 病变。

(2)电凝法:经活检钳道送入电凝电极,先将电极接触出血灶周围黏膜,再接通电源行电凝,一般在出血灶周围电凝 4 个点,最后对出血中心部位电凝。单极电凝法止血效果好,但全层损伤发生率高,电极易与组织粘连,抽取电极时撕脱造成再出血,以后发展的双极以及三极装置,可克服上述缺点。本法较简单,可搬动,止血效果确实,但设备较贵,对组织有一定损伤。

(3)微波法:原理是将一定频率的电磁波在组织内转变成热能,使组织凝固、坏死而止血,有效率达 91%~100%。本疗法特点:可搬动,操作简便,易瞄准目标,组织损伤深度可以控制,价格适中,但也有撕脱再出血的缺点。

(4)热凝探头法:探头系黄铜制成,自活检孔插入,温度可达 160℃,其先端部有电子半导体控制,可自动停止升温。由于是通过热传导发挥作用,损伤小,不粘连,安全但价格较昂贵。

(5)激光法:将光能在组织内转变为热能,使组织蛋白质凝固以止血。氩激光易为粘连表面和血液所吸收,常需要配二氧化碳嘴以清洁、干燥出血部位,止血成功率为 67%~96%,无并发症。Nd-YAG 激光:其激光束能穿通组织与动脉,深达 5min,不被血液等吸收,故出血面无须特别清理,对于活动性出血性溃疡止血成功率为 83%~99%。与氩激光相比,Nd-YAG 对组织损伤较大,并发症也较多(1%)。

2. 化学方法

(1)硬化剂注射法:硬化剂能使血管发生炎症反应造成血栓形成,主要用 1% 乙氧硬化醇和 5% 鱼肝油酸钠。方法:在出血部位(或裸露血管)旁 1~2mm,每点注射硬化剂 0.5~1ml(量过多时易形成大溃疡),共 3~4 点,最后对出血灶或血管残端注射。硬化剂可引起穿孔,因此注射最应控制在 10ml 以内。反复注射治疗也可增加穿孔的危险性。

(2)乙醇注射法:无水乙醇具有强力脱水固定作用,引起组织收缩与细胞坏死,并促进血栓形成而止血。注射方法与上述相同,量应控制在每点 0.1~0.5ml。

(3)喷洒凝血或缩血管药:用凝血酶 2 万单位(加生理盐水 40ml)喷洒,或局部喷洒凝血酶后,再用另一注射器推洒纤维蛋白原液,两者很快在出血局部形成凝固物,有压迫和补充凝血因子的作用,但此凝固物易脱落。也可喷洒去甲肾上腺素液(0.1~0.25mg/1 000ml),用冰生理盐水配制更好。

3. 方法的选择　一般来说,消化性溃疡出血,不管是渗血、血管裸露还是血凝块形成,以硬化剂或肾上腺素盐水液注射最常用,也可选用电凝、激光、微波、热凝探头治疗,有些球部后壁溃疡,上述治疗均较难进行,可喷洒凝血或缩血管药。对于血管性喷射性出血,注射和烧灼方法,均难以确切止血,而钳夹法常可迅速止血,疗效肯定。组织胶注射能否起到类似效果,还需积累更多的病例评价。食管贲门撕裂症的撕裂一般较表浅,以渗血为主,常选用注射疗法,但注意不可环食管一周注射较多药物,以免造成瘢痕狭窄。肿瘤性出血,量较小,具有一定的自限性,注射和烧灼方法常使肿瘤组织更加糜烂,因此常用凝血药或冰肾上腺素盐水液喷洒。鉴于消化性溃疡出血经内镜治疗后,5%~10% 的患者会在短期内再次出血,有人认为有必要在一周内复查内镜。对于轻、中度出血处理:患者脉搏、血压正常范围,Hb>100g/L,患者无伴发疾病,年龄<60 岁,可入住普通病房。重度出血处理:年龄>60 岁,心率>100 次/min,收缩压(SBP)<100mmHg,Hb<100g/L,多伴有全身疾病,复苏后即可住院(ICU),注意观察以下内容:生命体征监

测；监护仪使用血压，脉搏，留置导尿管，每小时检测血容量，据中心静脉压补充液体。血液检查：血常规、血生化、血型、交叉配血、凝血酶原时间。判断有无肝病，禁食。

（1）适应证：呕血和／或黑便，Hb＞70g/L，SBP＞90mmHg，心率（HR）＜110 次/min。

（2）禁忌证：心率＞120 次/min，SBP＜90mmHg，或较基础 SBP 降低＞30mmHg，血红蛋白＜50g/L，生命体征不稳定。

（五）Dieulafoy 病的诊治

本病是消化道严重出血原因之一，特点是出血部位隐匿，且是动脉性出血，出血急促，出血量大且易反复，常导致休克，危及患者生命。Dieulafoy 病的发病机制尚不完全清楚。多数人认为是胃肠道周围动脉分支进入浆膜和肌层后缺乏逐渐变细的过程。而以异常粗大的血管直抵黏膜下，血管口径恒定这一变异的结果就是该病的病理基础。病理特点一般为 2~5mm 伴轻度炎症的黏膜缺损，缺损不侵犯肌层。缺损黏膜下有一异常粗大、弯曲厚壁的小动脉。消化液腐蚀、摩擦是导致出血的诱因。

Dieulafoy 病好发于中老年人，40~60 岁尤多，但各年龄均有发病，男女比例约为 3∶2。患者多无消化性溃疡，肝硬化、消化道肿瘤等病史。发病前多无前驱消化道症状。部分患者有诱因，如服用 NSAIDS、华法林等药物。同时患有心血管疾病，糖尿病、恶性肿瘤、慢性肝病等，饮酒也可能是本病的诱因之一。典型表现为突发的、无先兆的消化道大出血，并很快出现出血性休克，此时内镜检查可能没有发现病灶，经输血恢复血压后易再出血，大出血呈周期性。Dieulafoy 病出血占消化道出血的比例为 0.3%~6.8%，多数报道为 2% 左右。Norten ID 等分析了 90 例 Dieulafoy 病在消化道的分布：2% 位于食管，53% 位于胃底，9% 位于胃体，2% 位于胃窦，18% 位于十二指肠，2% 位于空回肠，10% 位于大肠。

内镜检查是本病首选的诊断方法，特别对活动性或近期出血病变的诊断率高。内镜下诊断标准：喷射状出血或渗血或有新鲜血凝块，出血来自小于 3mm 的小的表浅黏膜缺损处，而周围黏膜止常，小的表浅黏膜缺损，无一般溃疡的凹陷，表面可见突出的血管，而周围黏膜正常。无论有无活动性出血。

内镜治疗已成为 Dieulafoy 病的首选治疗方法。该方法包括局部注射肾上腺素、无水乙醇，硬化剂，组织胶，电凝、激光、微波固化、套扎、使用血管夹。其中，以使用血管夹、套扎效果较理想，也可先局部注射肾上腺素后出血停止再进行套扎或使用血管夹。手术为本病的最后治疗方法，术式包括血管缝扎术、胃局部楔形切除、胃大部切除术。

（六）贲门黏膜撕裂综合征诊治

1929 年 Mallory 和 Weiss 首次较全面地描述该综合征又被称为 Mallory-Weiss 综合征，即剧烈干呕、呕吐和致腹压骤然增加的各种情况，造成贲门及食管远端的黏膜和黏膜下层纵行撕裂，继发动脉出血，表现为大量出血。有时是内镜诊治的并发症。贲门黏膜撕裂是上消化道出血的重要原因，占上消化道出血的 5%~10%。典型的病史为出血前反复干呕或呕吐，曾被认为是考虑此综合征的必备条件，现在认为仅有 30%~50% 的患者存在此病史，部分患者事先并无恶心，呕吐或干呕的病史。虽然 90% 的患者会发生出血，但不出血的患者并不能除外 Mallory-Weiss 综合征，且为 5%~10% 的患者仅表现为黑便或便血，且 2%~5% 的患者仅表现为晕厥。近年来随内镜技术的发展，国内外越来越注重本综合征是上消化道出血的重要原因之一。

本综合征的诊断首先依靠病史。凡是在饮酒、饱食、服药以后发生呕吐继之出现呕血、黑便的病例均应考虑本病，特别是在伴有食管裂孔疝的患者。内镜检查是当前确诊的最有效方法。检查最好在 24 小时内进行，因为超过 48~72 小时撕裂可以愈合，撕裂处早期可见线状裂口，有新鲜血液渗出，后期呈线状溃疡，表面附有线状白苔。

诊断主要根据患者呕吐或其他原因导致腹压骤然增加的病史、呕吐后出现上消化道出血的表现以及检查发现黏膜撕裂的证据，胃镜检查为确诊最有效的方法。撕裂处早期可见线状裂口，有新鲜血液渗出，后期呈线状溃疡，表面附有线状白苔。在穿透性损伤不能排除时，慎重选择胃镜检查，除非紧急情况下或已作好胃镜止血失败则行外科手术的准备。采用水溶液对比剂进行造影很安全,但敏感性较低。穿透不能排除时,钡剂造影也不适宜。出血原因和部位不明时,行选择性腹腔动脉造影较有价值,并可同时进行治疗,但除此以外并无优越性。腹部 CT、磁共振和核素扫描在诊断方面对其价值有限。

经过对症和支持治疗,出血大多可自行停止,必要时应用胃管吸出胃内容物,因饱满的胃可加重黏膜撕裂。给予止吐药以防进一步呕吐和再次出血。胃内输注去甲肾上腺素,静脉滴注垂体后叶素及生长抑素,并给予抑酸剂。出血停止 24 小时后可进流食。或者胃镜下应用数个钛夹闭合撕裂口,也有较好疗效。一旦保守治疗无效,则须行紧急外科手术治疗,结扎出血的血管并缝合撕裂伤。

(七)食管、胃癌等出血的诊治

恶性肿瘤合并消化道出血病因复杂,病情危重,止血效果差,预后凶险。1896 年 Ham JM 等报道 821 例胃肠出血患者中 58 例死亡,其中 46 例(79%)发生在严重肝病和癌症的患者中,并认为癌症并发消化道出血是影响病死率的主要因素之一。

胃癌出血量多一般不大,出血的发生率为 30.9%,呕血及便血的发生率为 6.9%。小量出血是由于癌肿溃烂,破坏小的滋养血管引起。但当癌肿侵犯中等以上血管或黏膜下层遭到广泛破坏时可引起大出血。

食管癌出血多在手术后或放疗中发生,手术后的吻合口或贲门、残胃小弯闭合残端出血,是食管贲门癌术后上消化道出血最常见的原因。此种出血发生时间早(术后数小时至 7 天内),来势猛、出血量大,可迅速出现失血性休克。主要是与吻合技术有关,往往因吻合器使用不当(钉合不全或钉合不紧),残胃吻合口未作黏膜下止血等引起出血,亦有与术后早期高血压或吻合口创面渗血有关。

另外文献报道食管贲门癌术后应激性溃疡发生率为 0.22%~1.28%,早期发现是降低病死率的关键。应激性溃疡多发生于术后 7~10 天,主要症状为呕血、黑便,以便血为主,少有腹痛。

吻合口主动脉瘘,是食管贲门癌术后引起致死性内出血或大量呕血的严重并发症,国内报告发生率 0.1%~0.5%,临床症状表现为呕血、胸闷、胸痛、气短,大多数患者呕血后 5 小时内死亡。

此类出血患者往往都明确诊断为肿瘤患者,因此要阐明此类患者出血的原因,最好行胃镜或 X 线检查,当然也可以行放射性核素及选择性腹腔动脉造影等。

肿瘤引起的出血,在急性期的处理与其他疾病引起的上消化道出血的处理方法相同。在采取一般性紧急处理及局部止血措施后,出血不停止,可进行内镜下干预止血,如电凝、微波、APC、钛夹等止血治疗。同时也应积极采取手术治疗,只有切除肿瘤才能彻底止血,在保证患者生命安全的情况下,可行根治切除或姑息切除。

(韩　峥　田　霞)

参考文献

1. Nelms DW, Pelaez CA. The Acute Upper Gastrointestinal Bleed. Surg Clin North Am, 2018, 98: 1047-1057

2. Fortinsky KJ, Bardou M, Barkun AN. Role of Medical Therapy for Nonvariceal Upper Gastrointestinal Bleeding. Gastrointest Endosc Clin N Am, 2015, 25: 463-478

3. Klein A, Gralnek IM. Acute, nonvariceal upper gastrointestinal bleeding. Curr Opin Crit Care, 2015, 21: 154-162

4. Speir EJ, Ermentrout RM, Martin JG. Management of Acute Lower Gastrointestinal Bleeding. Tech Vasc Interv Radiol, 2017, 20: 258-262

5. Meltzer AC, Klein JC. Upper gastrointestinal bleeding: patient presentation, risk stratification, and early management. Gastroenterol Clin North Am, 2014, 43: 665-675

6. Mourad FH, Leong RW. Role of hemostatic powders in the management of lower gastrointestinal bleeding: A review. J Gastroenterol Hepatol, 2018, 33: 1445-1453

7. Joarder AI, Faruque MS, Nur-E-Elahi M, et al. Dieulafoy's lesion: an overview. Mymensingh Med J, 2014, 23: 186-194

8. Troland D, Stanley A. Endotherapy of Peptic Ulcer Bleeding. Gastrointest Endosc Clin N Am, 2018, 28: 277-289

9. Wong RC. New diagnostic imaging technologies in nonvariceal upper gastrointestinal bleeding. Gastrointest Endosc Clin N Am, 2011, 21: 707-720

10. Samuel R, Bilal M, Tayyem O, et al. Evaluation and management of Non-variceal upper gastrointestinal bleeding. Dis Mon, 2018, 64: 333-343

第八章

胃肠扭转

一、概述

胃扭转是指因维持胃正常位置的固定机制发生障碍,或胃邻近脏器病变使胃移位而致胃本身沿不同轴向发生异常扭转。轻者无症状,重者可致梗阻及血运障碍引起急性腹痛和休克,甚至危及生命。Bertil 1866 年首次报道,国内外文献报道不多。该病的发病高峰集中在 50~60 岁,没有明显的性别差异。胃扭转一般与食管裂孔旁疝有关,大约 20% 的病例发生于 1 岁以下的婴儿,常继发于先天性膈肌缺损。

迅速诊断和及时的外科治疗是急性胃扭转的处理原则,急性胃扭转若不及时治疗会出现溃疡、穿孔、出血、胰腺坏死、网膜撕脱等并发症。急性胃扭转的病死率可高达 30%~50%,及时诊治可下降至 16%。慢性胃扭转多先采用内科治疗,经内科治疗后复发的病例,应考虑手术治疗,手术不仅可以消除症状改善生活质量,而且可预防急性发作绞窄所致的生命危险。其目的是复位、固定、消除诱因和预防复发。

急性肠扭转一般是指一段肠袢沿着其系膜的长轴旋转而造成肠梗阻。肠扭转多发生于游离肠袢的肠段,如小肠、乙状结肠和盲肠,其中小肠约占 80%。扭转发生后肠袢两端均受压迫,而形成闭袢型肠梗阻,同时肠系膜血管受压形成绞窄性肠梗阻,扭转肠袢很快发生血液循环障碍,闭袢的肠腔又高度膨胀,容易造成肠穿孔和急性腹膜炎。该病并不少见,是肠梗阻的主要病因之一,临床上约 15% 的肠梗阻是由各种肠扭转引发的。本病如不及时处理,常可在短时期内发生肠绞窄、坏死,病死率为 15%~40%。

二、病因及诱因

正常胃受胃 - 肝、胃 - 脾和胃 - 结肠韧带制约固定,可以转动的幅度有限。以下情况可引起胃扭转:①原发性胃扭转,先天性或长期营养不良和胃重载牵拉引起胃韧带松弛或延长;当饱食、剧烈呕吐、腹腔压力突然增高、急性胃扩张等诱因存在时引起的胃扭转;②继发性胃扭转,胃或邻近脏器的病变造成胃的位置改变或系胃韧带松弛(或断裂),以此为基础引起的胃扭转。最多见于膈肌缺陷,如食管裂孔疝、颈迷走神经切断术后膈肌松弛等、结肠胀气、脾大或巨大腹部切口疝、胃周围粘连等。胃本身病变如胃溃疡、良恶性肿瘤、葫芦胃等也可引起胃扭转。

肠扭转常因肠袢及其系膜过长,在自身重力或外力推动下发生肠扭转致肠腔受压、狭窄而形成机械性肠梗阻。先天发育异常或后天的许多生理病理因素均可诱发本病,如剧烈运动和重体力劳动、暴食暴饮、肠腔内蛔虫、习惯性便秘及肠壁较大肿瘤等均可发生肠扭转。饱食后剧烈活动、暴饮暴食等诱发因素常引起小肠扭转,多见于青壮年。

第一节 胃 扭 转

一、胃扭转分型

（一）按扭转的轴心分型

1. 器官轴型扭转　贲门和幽门为固定点,沿纵轴向上扭转。胃大弯在上,小弯在下,结肠上行,脾脏和胰腺亦移位。

2. 系膜轴型扭转　以胃小弯和大弯中点连线为轴呈顺钟向或逆钟向扭转。使胃体和胃窦重叠,左向右扭转则胃体在前,反之胃窦在前。

3. 混合型扭转　兼有前两型特点,最常见。

（二）按扭转的范围分型

1. 完全扭转　除与膈肌相贴部分外,全胃皆扭转,多见于器官轴型扭转,多不超180°。

2. 部分扭转　仅胃某部扭转,常发生在胃窦部。扭转可超180°。可见于各种轴型扭转。

（三）按扭转的程度或性质分型

1. 急性胃扭转　扭转超过180°,易发生梗阻和绞窄。严重者可有血管闭塞和胃壁坏死。

2. 慢性胃扭转　扭转未超过180°,多不发生梗阻和绞窄。

二、临床表现

1904年Borchadt提出了三联征诊断胃扭转:①上腹局限性胀痛;②重复性干呕;③难于或不能将胃管插入胃内。Cater等在此基础上又补充了3点:①当胃经膈肌缺损处进入胸腔或膈肌膨隆严重时,腹部体征可以不明显;②胸片显示胸腔或上腹部有充气的脏器;③有上消化道梗阻的表现。如果同时出现消化道出血、腹膜炎表现、休克、腹腔穿刺抽出胃内容物、胸腔积液时,应想到胃绞窄的可能,胃绞窄一旦发生常因休克、急性心肺功能衰竭而死亡。绞窄型胃扭转常合并膈疝,在胃发生绞窄、穿孔之前,往往有明显的Borchadt三联征表现。胃扭转同时可以出现胸痛或心肌缺血表现,酷似心肌梗死症状,偶伴有房颤、Ⅰ度房室传导阻滞、ST段抬高等心电图改变。

急性胃扭转很少见,起病急,症状重,有急腹症表现,可伴休克,病死率达30%。其特点有:①上腹部剧痛放射至背部、左肋缘和胸部;②早期呕吐,量少无胆汁,继而干呕;③上腹部进行性腹胀,下腹部平软;④不能插入胃管;⑤严重者可伴休克表现。

慢性胃扭转临床表现常不典型,可持续多年不发生症状,仅钡剂检查时偶然发现。发病者往往在起病前有外伤、饱食、剧烈运动、呕吐等诱因,临床表现主要为上腹部胀痛,可有下胸部痛并向肩背部放射,伴有饱胀、恶心、呕吐,进食后加重。腹痛发作时上腹可扪及张力性包块,左侧卧位时症状可减轻,服制酸药物不能缓解,以间断发作为特征,发作间隔数周或数月不等。

三、诊断

根据胃扭转典型的症状及体征,结合下列的影像学检查,一般不难诊断。

胃扭转X线检查可有以下征象:①腹部平片见胃影扩张,部分胃可突入胸腔。严重的腹部胀气,肠道远端充气不足。胃沿其纵轴扭转,使胃大弯向前上方或后上方翻转,胃失去正常X线解剖形态,大弯侧形成胃的顶缘,紧贴膈肌,胃窦部亦随之翻转,十二指肠球部由于反位而斜向右下方,幽门高于十二指肠,使胃形成蜷虾状；②由于胃大弯上翻，从而构成真假两个胃泡，有两个液平面，胃呈"发针"样祥，不随体位改变而变化，胃角向右向后；③吞钡时，钡剂不能通过贲门；④胃黏膜扭曲交叉，食管腹腔段延长；⑤常伴有膈疝等 X 线征象。

内镜检查在胃扭转中的诊断可靠性不高，建议作为排除诊断的手段，同时行胃肠减压。内镜下表现有齿状线和胃黏膜皱襞扭曲，胃腔内解剖位置改变如大小弯、前后壁颠倒，胃角形态改变或消失，幽门口移位，胃大弯纵行皱襞黏膜在扭转处突然中断，胃腔扩大远端呈锥形狭窄，进镜时有阻力等，有时胃体腔有大量液体残留。

四、鉴别诊断

胃肠扭转主要表现为腹痛、腹胀、恶心、呕吐，可因扭转发生的急缓和扭转的程度临床表现各异，症状不典型者需与以下疾病鉴别：

（一）急性胰腺炎

急性胰腺炎多有胆道结石、暴饮暴食、高脂血症等诱因及危险因素，典型临床表现为急性上腹痛，多位于上腹部，其次是左上腹、右上腹或脐部，疼痛以仰卧位为甚，坐位和向前倾可减轻，多呈持续性较剧烈疼痛，并向左腰背部放射。体征常为上腹部深压痛，或反跳痛，一般与症状不相符。血清与尿淀粉酶测定，对诊断急性胰腺炎有确诊意义，B 超对该病有一定的价值，CT 对早期诊断胰腺炎及判断有无胰腺坏死有较高诊断价值。

（二）急性肠缺血综合征

急性肠缺血综合征是由各种原因引起肠道供血不足而发生的综合征，包括肠系膜上动脉栓塞、急性肠系膜上动脉血栓形成、非肠系膜血管阻塞性肠梗阻、肠系膜上静脉血栓形成、缺血性结肠炎以及其他原因的肠道血管病变所致的肠道缺血性疾病等。该病表现为突然发生的急性腹痛，疼痛多位于左上腹或左中腹部，也可位于脐部，少数扩散至全腹，首发症状常为难以忍受的剧烈腹痛，动脉缺血起病急骤，静脉缺血起病徐缓，常有数日的非特异前驱症状，解痉剂及阿片类强烈止痛药效果差，早期腹痛与体征不符，易误诊。多普勒超声、MRI 和选择性肠系膜血管造影等对腹腔血管病变诊断意义较大。彩色多普勒超声可显示肠系膜血管的情况，如测定血流速度、血流量和截面积；CT 能直接显示肠壁及血管内栓子；血管造影可显示病变区域血管狭窄或中断，以及充盈缺损等相应的影像学改变。对疑似病例应尽早行血管造影，选择性肠系膜血管造影是诊断肠系膜动脉缺血最可靠的方法。

（三）胃、十二指肠溃疡急性穿孔

胃、十二指肠溃疡急性穿孔的疼痛绝大多数突然发生，通常以持续性剧痛为多，可非常剧烈，疼痛先开始于上腹部，然后随着胃或十二指肠内容物迅速由穿孔处溢流入腹腔，变为全腹的剧痛，有时以右下腹部最为剧烈，有些患者甚至发生休克。根据典型的胃、十二指肠溃疡病史或多年反复发作的胃痛史，诊断多无困难。X 线检查或者 CT 发现膈下游离气体可协助诊断。

（四）急性脾扭转

急性脾扭转罕见，多发生于游动脾的基础上，患者出现暴发性急腹症症状，由于腹肌紧张，以致未能触及脾脏的形状。该病诊断困难。

（五）急性胃扩张

急性胃扩张通常发生于暴食之后，或有时进食并不太多，而在进食前后由于情绪波动、剧烈疼痛、受寒、腹部外伤等不良刺激也可引起。临床特点：患者在暴食后 1~2 小时，突然发生上腹部或脐周持续性胀痛，可阵发性加剧，伴饱胀感、呕吐、呃逆。呕吐的特点是频繁而呕吐量不多，腹胀不减轻。查体可见腹部膨胀，但腹肌柔软，无腹膜刺激征。X 线检查可见扩大的胃泡和胃内大量食物残渣影像。

五、治疗

(一) 急性胃扭转

急性胃扭转是一种极为严重的急腹症,有时不易作出早期诊断,病死率高,一经发现应及时处理。多数病例需急诊手术治疗,少数经非手术治疗也可缓解。

1. 非手术治疗 可首先试行插入胃管进行减压。少数如能将胃管成功插入胃腔,可经胃管吸出胃内大量气体和液体,急性症状可随之缓解,并自行复位。

但非手术治疗有如下缺点:①疗效短,易复发;②易在插管时损伤食管;③可能隐藏着更严重的胃及其周围脏器的病变未被发现和及时治疗。因此,非手术疗法即使成功,也应明确病因,防止再发。

2. 紧急手术治疗 大多数患者胃管不能成功插入,应积极做好准备,及早手术治疗。目前经腹腔镜下手术治疗后,病死率可降至15%~25%。紧急手术治疗的原则:

(1)解除胃膨胀:开腹后,因胃部高度膨胀和邻近脏器移位,常不能辨明病变真实情况,给进一步手术处理带来困难,即使已发现扭转也不能勉强复位,以免造成胃壁撕裂或穿孔,应首先解除胃膨胀。具体方法是经胃壁插入套管针,将胃内气体和液体吸出,然后将针孔缝合。

(2)复位:根据扭转轴向、转向复位,动作宜轻柔,勿损伤周围脏器及胃本身。复位后应观察胃壁血运及恢复情况,如已有坏死者,应视范围大小,结合胃部原发病情况给予处理或切除坏死组织后胃壁内翻缝合,或行胃部分切除。

(3)病因探查和治疗:胃扭转复位后,应仔细探查造成扭转的原因。有膈疝者可进行修补术;粘连者可分离,切断粘连带;胃溃疡或肿瘤可行胃大部切除术等。

(4)胃固定术:复位后未找到病因者可考虑做胃固定术,以防复发。可将胃缝合固定于腹前壁、空肠或膈肌。

(5)危急患者的应变措施:部分患者病情危急,不能耐受进一步手术,可仅行单纯复位术。一般胃扭转复发率不高,不行胃固定术也可获满意结果。此外,如需行膈肌修补术,或因胃肿瘤需做胃大部切除术等,应暂缓,待患者度过危难期后再行二期手术。

3. 辅助治疗

(1)输液:纠正水、电解质和酸碱平衡失调,如有休克应积极抗休克治疗。胃扭转复位后,在禁食、胃肠减压和恢复正常进食前仍应继续输液,以补充每天热量、水和电解质等的需要。

(2)胃肠减压:手术或非手术复位成功后应持续胃肠减压、禁食,一般术后3~4天方可停止胃肠减压。

(3)饮食:胃肠减压停止后,可开始进食少量流质,在密切观察下逐渐增食量。

(4)病因及并发症治疗:经非手术疗法复位后或因病情危重仅行复位术者,应给予相应治疗处理病因或并发症。

(二) 慢性胃扭转

慢性胃扭转症状变化幅度较大,病因各不相同,多数无须急诊手术治疗。非手术疗法常能奏效,必要时则行择期手术。

1. 非手术疗法 对症状轻、无并发症的原发性慢性胃扭转或继发性胃扭转而病因无须手术治疗者可采用非手术疗法,包括:

(1)对症治疗:少吃多餐,必要时使用对症药物。

(2)内镜治疗:利用内镜可使慢性胃扭转复位,远、近期效果皆好。胃镜达贲门后,向胃腔内反复注入气体并抽出气体,使胃黏膜皱襞扭转的角度变钝,刺激胃的顺向蠕动。胃镜进入胃腔后,循腔进镜,边进镜边注气观察,若见胃腔突然扩大或患者感到一过性腹痛,有时镜身可有震颤感,胃镜顺利进入幽门,扭转已自行解除。如单用注气法不能复位,可将内镜进到胃窦部,然后抽干胃腔内气体,使胃壁与镜身相贴,弯曲镜头适当注气,按胃扭转相反方向转动镜身并不断拉直镜身,从而使胃扭转复位。如仍不能转复,可按上述方法重新进行。胃镜复位仍需注意:①复位操作过程中手法要轻,一定要循腔进镜;②复位成功后患者的临床症状虽明显减轻,但要完全消失尚需2~3天,且术后1~2天内可能出现少量黑便,必要时可适量服用制酸剂或胃黏膜保护剂;③慢性胃扭转复位后不宜进食过多,过饱时禁忌做弯腰等大动作,以避免复发。

胃镜检查可发现X线较难肯定的不完全性和部分性扭转,对慢性胃扭转的诊断可靠,并可明确原发病和并发症,优于其他的诊断措施,复位安全、明确,方法简便易行,成功率高,能减少患者痛苦,且诊断和复位可同时进行。

2. 手术治疗

(1)适应证:①症状较重,发作频繁;②内镜复位后迅速复发或失败;③继发性慢性胃扭转病因治疗的需要,如膈疝、胃癌等。

(2)治疗原则与要点:①对原发性胃扭转可在复位后行胃固定术,可以固定于前腹壁,也可固定于空肠或膈部;②对继发性胃扭转,在复位后应进行病因治疗,胃溃疡和胃肿瘤可行胃大部切除术,粘连应予分离,食管裂孔疝应做修补术。对膈膨升者除做膈升部膈肌折叠缝合修补术外,有主张做胃固定及结肠移位术,即自幽门至胃底切断胃结肠韧带,将横结肠及大网膜移至膈下空隙,再将胃固定于肝圆韧带及横结肠系膜上。

1996年以来胃扭转治疗已转入腹腔镜手术,适用于急、慢性胃扭转,安全有效,可缩短住院时间。

第二节 小肠扭转

小肠扭转起病急、病情进展快、并发症多、病死率高。其发病机制与两大因素有关:一是解剖因素,包括先天性发育异常者肠系膜过长、肠管活动度较大等。二是诱发因素:①肠管本身的质量增加,如小肠憩室、肿瘤等,或粘连致肠系膜扭曲使肠管位置发生改变。其中以小肠憩室最多,占50%以上;②体位的突然改变或强烈的肠蠕动,临床观察到小肠扭转大都发生在饱餐后和剧烈运动后。

一、临床表现

小肠扭转多发生于成年的体力劳动者,以青壮年多见,有饱餐,剧烈运动和参加重体力劳动史。发病急,持续性腹痛阵发性加剧,常有腰背部放射性疼痛伴持续性呕吐,按照肠痉挛或粘连性肠梗阻处理症状无明显缓解。查体明显腹胀,常呈不对称性或可见肠型,并可触及有压痛的肠袢,早期肠鸣音亢进并可闻及气过水音,当发生肠段坏死穿孔腹膜炎时,肠型消失,肠鸣音减弱或消失,出现腹肌紧张、触痛及反跳痛。

二、诊断

(一)病史和临床表现

大多数患者有腹部手术史、饱食后有剧烈活动史(体力劳动或跑跳等);有便蛔虫或腹部外伤史;另外,梅克尔憩室也有继发小肠扭转的可能。再结合典型的临床表现、体征及相关检查确诊并不困难。

(二)辅助实验室检查

白细胞计数、电解质及酸碱平衡紊乱、体温升高等对小肠扭转诊断缺乏特异性。血磷、肌酸磷酸激酶及其同工酶、D-乳酸升高对诊断肠管绞窄有帮助。

(三)特殊检查

1. X线检查 部分扭转者早期可无异常发现,全扭转者可见十二指肠膨胀,空肠和回肠换位,或排列成多种形态的小跨度蜷曲肠袢等特有的征象。有时可见不随体位移动的长液面、假瘤征和咖啡豆征。

2. CT 检查　CT 检查比 X 线检查更具有优势,除了常见的肠梗阻表现以外,还具有以下特征:

(1)"漩涡征":肠曲紧围着某一中轴盘绕聚集,形成 CT 上呈"漩涡"状影像,表现为肠道缺血、肠壁增厚、腹腔可见液体。"漩涡征"虽然高度提示肠扭转,但并非特异性。肠扭转的诊断不仅要有肠管走行改变的征象,还要有其伴行血管走行异常,因为肠扭转的同时,该段肠系膜内的血管必然也扭转。因此,诊断肠扭转应同时具备上述两方面的征象。单纯粘连性肠梗阻也可表现出"漩涡征",是因粘连的肠管受牵拉扭曲,而其血管未发生旋转,该"漩涡征"为假"漩涡征"。为与肠扭转鉴别可行血管重组,观察肠系膜血管是否也形成"漩涡征"。

(2)"鸟喙征":扭转开始后未被卷入"涡团"的近端肠管充气、充液或内容物而扩张,其紧邻漩涡缘的肠管呈鸟嘴样变尖。

(3)肠壁强化减弱、"靶环征"和腹水:"靶环征"为肠壁呈环形对称性增厚并出现分层改变,为黏膜下层水肿增厚的征象。在判断有无发生绞窄方面,据报道肠壁强化减弱的特异性为 100%,"靶环征"为96%。以上三点可以作为判断有无发生肠管绞窄的依据。

3. 肠系膜上动脉造影　可发现肠系膜上动静脉呈螺旋状征,回肠动静脉与空肠动静脉换位等特征性表现。

三、鉴别诊断

小肠扭转结合病史、临床表现和相关检查,诊断并不困难。因小肠扭转极易发生肠管绞窄,病情进展迅速,病死率高,多数需要行手术治疗以挽救生命,所以早期确诊尤为重要。临床上对出现肠梗阻者,尤其是粘连肠梗阻者,要高度警惕此病,并迅速地与其他可引起剧烈腹痛、呕吐和肠梗阻的疾病做出鉴别。

(一)腹内疝

与部分肠扭转的临床表现极为相似,急骤发病,迅速出现绞窄性肠梗阻的症状。X 线检查和选择性血管造影是鉴别的主要手段。X 线腹部平片可见充气的肠袢聚集一团,钡剂检查可见一团小肠袢聚集在腹腔某一部位,周边呈圆形。选择性血管造影可见小肠动脉弓移位。个别患者则需剖腹探查才能确诊。

(二)肠系膜血管栓塞

患者往往有冠心病或房颤史,多数有动脉硬化表现。选择性肠系膜上动脉造影不仅可以确诊,而且还可以帮助早期鉴别肠系膜栓塞,血栓形成或血管痉挛。

(三)回肠远端憩室炎

回肠远端憩室炎(Meckel 憩室炎)发病年龄以幼儿与青少年较多,男性占绝大多数。其主要临床表现为腹痛、呕吐、右下腹压痛、腹肌紧张;发热和白细胞增高,并可合并肠梗阻。如小儿或年轻患者出现上述症状并有血便,或原因未明的急性机械性肠梗阻又无剖腹手术史者,应注意回肠远端憩室炎的可能。在无消化道梗阻时,可行全消化道 X 线气钡双重造影、胶囊内镜和双气囊小肠镜检查有助于明确诊断;合并肠梗阻时,可行 CT 检查观察肠管及伴行血管形态及走行以明确诊断,少数患者须靠手术探查才能确诊。

(四)急性肠穿孔

急性肠穿孔可发生于急性肠溃疡、肠坏死或外伤等,表现为突发腹痛,呈持续性剧痛,深呼吸与咳嗽时加剧。疼痛范围与腹膜炎扩散的程度有关,可局限或遍及全腹,症状与肠扭转有相似之处,腹部检查除均有局部或全腹腹肌板硬外,肠穿孔有特征性的肝浊音区缩小或消失,另结合 X 线或 CT 检查发现有膈下游离气体可以鉴别。

(五)肠套叠

一般多发于儿童。肠套叠有四个主要症状:腹痛、呕吐、便血、腹部肿块。痉挛性体质、肠管先天性异常、外伤、肠道炎症、异物与肿瘤,均可为发病因素或诱因。可行腹部 B 超、CT 检查鉴别,必要时需手术探查确诊。

（六）急性假性肠梗阻

假性肠梗阻亦可表现为中、上腹部疼痛、腹胀、呕吐、便秘等，查体有肠型、蠕动波和肠鸣亢进，需与肠扭转引起的梗阻相鉴别。立位腹部平片、CT检查有助于鉴别。

四、治疗

小肠扭转的诊断明确后，原则上一般应及时手术治疗，以避免发生肠坏死。对符合以下条件者，可试行保守治疗：①全身情况较好，血压、脉搏基本正常的早期肠扭转；②无腹膜刺激征或经初步非手术治疗明显好转者；③X线或CT无坏死穿孔征象者。对年老、体弱、发病超过2天的无绞窄的扭转也可试用。

（一）一般治疗

1. 应严格禁食，同时进行持续性胃肠减压。及时补充液体，纠正水、电解质紊乱。应用针对肠源性细菌感染的抗生素，防治感染的发生。

2. 手法复位

（1）颠簸疗法：小肠扭转早期，病情较轻者可先试行手法复位。患者取肘膝或掌膝体位，暴露下腹。术者立于病床一侧，用手按逆时针方向轻轻按摩腹部，同时用于抬起腹部后突然放松，如此反复，逐渐加重颠簸，尤其是脐部和脐下部位。腹胀明显者，可将腹部左右摇晃，上下反复颠簸，一般连续3~5分钟后休息1次，连续进行3~4次即可。通常在1~2次颠簸后即有轻快感，症状减轻。如颠簸后无便意，可给少量温盐水灌肠，以刺激肠蠕动。

（2）推拿疗法：患者取仰卧位，双手涂滑石粉后由剑突向下腹的方向抚摸2~3分钟，然后进行绕腹周推拿（与扭转方向相反）。如腹部抵抗感变为柔软，并听到肠鸣音亢进，也有气过水声，说明推拿有效。经推拿10~20分钟如无便意，可让患者起床活动，间隔1~2小时，再推拿1次。一般在1~2小时内有大量稀便排出，腹部松软凹下，肠型和阵痛消失。

但目前较少使用手法复位，因手法复位一旦处理不好，易出现肠管破裂和加速肠管内细菌、毒素的吸收。

（二）手术治疗

发生小肠扭转时，当肠管缺血时，黏膜破坏，渗透性增加，肠腔内菌丛滋生。故肠内有大量的细菌和毒素。为防止在扭转解除后有大量毒素入血，使休克加重，或引起脓毒血症，在解除梗阻之前，首先将闭袢内外的肠内容物全部减压吸出。方法：将肠管切一小口用负压吸尽（注意防止污染腹腔）。

手术时应尽快将扭转肠袢反旋转复位。术中探查如发现小肠颜色正常，血供良好，腹腔内无血性渗液，可不做特殊处理，仅行小肠复位术。如小肠颜色暗红，但血供良好，可将小肠复位后，用生理盐水热敷，如肠管颜色恢复正常，可免除小肠切除术。如肠管呈黑色，肠壁失去弹性和蠕动，系膜血管失去搏动，肠管弥散出臭味，此种肠管应判断为完全坏死，应全部切除。坏死肠段切除后将近侧肠管断端拉至切口旁开放减压，使肠内容流到无菌盆内，然后再行端端吻合或端侧吻合术。并尽量保留1m以上小肠以提高长期存活率。

对于先天性肠扭转，若出现肠系膜异常时，应将盲肠从升结肠固定于右外侧的腹膜壁层。亦可将升结肠系膜从回盲部至十二指肠空肠曲斜行固定于背侧的腹膜壁层，以防止小肠嵌入结肠系膜和后侧的腹壁层间引起梗阻。横结肠后位时，将扭转的肠管按反时针方向旋转360°，使腹膜后的横结肠转到肠系膜根部的前方，固定盲肠和升结肠于右侧腹膜壁层，肠系膜血管前方的十二指肠下部移位到腹部右侧，解除肠系膜静脉瘀滞。

术后治疗：急性肠扭转术后处理主要根据患者术前的水、电解质失衡情况及营养状况而定，继续纠正水、电解质的平衡失调，维持人体的需要，改善患者的营养状况，并应用白蛋白、血浆以减轻肠壁水肿，应用抗生素直至体温降至正常。

第三节 盲肠扭转

盲肠扭转的典型改变为右侧结肠的扭转、折叠。其主要病因为右侧结肠固定不良,同时与盲肠的过度活动有关。盲肠扭转的主要症状为严重的腹痛,呈绞痛,伴恶心、呕吐、腹部膨隆。急剧的盲肠扩张可以由创伤、泻药、便秘、产后韧带松弛及远侧结肠梗阻引起。

一、分型

盲肠扭转占结肠扭转的 10%~40%,可分为两种类型:

1. 以回结肠血管为轴的旋转　约占 90%,是沿逆时针方向斜行扭转,回肠和盲肠换位。
2. 盲肠翻折　约占 10%,是盲肠平面向前、向上翻折,在翻折处形成梗阻。

二、临床表现

盲肠扭转的临床表现无特异性,其程度取决于受累肠道的范围、扭转的角度和时间。常见的临床表现包括全腹疼痛(90%)、腹胀(80%)、腹泻或顽固性便秘(60%)、呕吐(28%)和停止排便排气。盲肠扭转的临床症状与小肠扭转基本相同,而且病程进展更为迅速。查体:腹膨隆、触痛,右腹部或脐区可触及肠袢,叩诊呈鼓音,可闻及肠鸣音亢进和气过水音。

三、诊断

盲肠扭转的临床表现缺乏特异性,单靠病史和临床表现很难确诊。50% 的盲肠梗阻可以通过腹部系统性检查确诊。

(一) X 线检查

腹部 X 片是主要的辅助检查手段。扩张的盲肠表现为卵圆形巨大肠袢,有大而长的单个液气平面,可见于腹部任何位置,取决于它的本来位置、肠扩张程度、扭转范围、角度及持续时间。在扩张盲肠的右侧可见扩张的小肠袢,为充气的回肠及其内小液气平面;而其远端结肠常很少积气。

(二) 钡剂灌肠检查

钡剂灌肠检查可以在肠扭转的部位出现"鸟嘴征"。

(三) CT 扫描

CT 检查可以发现扩张肠袢的上下端变细,也可出现肠曲紧紧围着某一中轴盘绕聚集的"漩涡征""鸟嘴征"和肠壁强化减弱、"靶环征"。

四、鉴别诊断

盲肠扭转的诊断需与以下疾病鉴别。

(一) 急性阑尾炎

急性阑尾炎是误诊较多的急腹症。其症状是由于腹膜刺激与毒血症所引起。症状往往按下列次序出现:中上腹部或脐周疼痛,恶心、呕吐,腹痛转移或集中在右下腹。可出现体温升高。查体发现阑尾压痛点(麦氏点)有明显压痛、反跳痛,右下腹肌紧张,挤压左下腹可引起右下腹疼痛(即结肠充气试验)等体征。后位阑尾炎时,将患者有下肢向后过度伸展时,可使右下腹疼痛加剧(即腰大肌征阳性)。

实验室检查示中性粒细胞增多与核左移。但该病一般无肠梗阻的表现。B 超或 CT 可实时显示病变阑尾位置和程度,但阴性结果不能排除阑尾炎诊断。

(二) 小肠扭转、乙状结肠扭转

盲肠扭转还需与小肠扭转、乙状结肠扭转相鉴别。典型患者从腹部 X 线或 CT 检查即可鉴别,不典型的患者多需行剖腹探查方能鉴别。

五、治疗

手术是盲肠扭转的主要治疗手段。非手术治疗方法,如钡灌肠、结肠镜等,对盲肠扭转的疗效比乙状结肠扭转差,且导致盲肠穿孔的危险性比乙状结肠大。

手术疗法:术中首要的是探查扭转的盲肠(连同升结肠和末端回肠)有无坏死,如无坏死,将扭转的肠袢按其扭转的相反方向回转复位。单纯复位复发率达 20%~75%,故不推荐单纯复位。复位后如肠系膜血液循环恢复良好,还需切开盲肠外侧后腹膜,将其前缘与盲肠外侧结肠带间断缝合 3~5 针固定盲肠,预防复发;如为移动性盲肠引起的盲肠扭转,可将其固定于侧腹壁;如盲肠有绞窄坏死,应行右半结肠切除 + 回横结肠吻合术。

第四节　乙状结肠扭转

乙状结肠冗长、系膜基底较窄是该病的解剖学基础,也导致乙状结肠成为大肠扭转中最常见的部位。便巨结肠和肠动力异常是最常见的诱发因素。该病是妊娠妇女肠梗阻的最常见病因。Ortheast N 认为该病可能与遗传有关。其他可能病因包括肠腔蛔虫团、肠肿瘤、肠粘连、美洲锥虫病、硬皮病、肠气囊肿症等,体位的突然改变亦可引发该病。

一、临床表现

多见于老年人,有较长便秘史。腹痛、腹胀及肛门停止排气排便是乙状结肠扭转的主要症状,可伴恶心呕吐。腹部检查可见腹胀呈不对称膨隆,大肠袢从左下腹伸展到中腹或全腹,可有局部或全腹压痛,叩诊呈鼓音,肠鸣音初期亢进,后期减弱或消失。无肠坏死穿孔时,患者虽然腹部胀痛明显,但一般情况较好。如患者出现持续腹痛加重、发热、腰背部痛、呕吐剧烈而频繁、便血及较难纠正的休克,查体发现腹膜刺激征明显、脉率增快、白细胞计数增多或腹腔穿刺抽出血性液体,应考虑肠绞窄、坏死,应尽早剖腹探查。部分病例表现为急骤发作,剧烈腹痛,频繁呕吐,阵发性加剧,腹部压痛、肌紧张和移动性浊音阳性,早期出现休克,称为"急性暴发型"。

二、诊断

根据病史和临床表现,结合特征性的腹部体征,一般不难做出诊断。但临床上大多数病例临床表现和腹部体征不典型,可利用影像学手段和消化内镜来协助诊断。

(一) X 线检查

60% 以上的患者腹部 X 线平片检查能显示扩张增大无结肠袋形的乙状结肠,呈"马蹄铁"状,可见两个大气液平面。平片征象有 6 种:①乙状结肠内气液比 ≥2:1;②扩张的结肠袋肠袢;③乙状结肠顶端位于左膈下或高于第 10 胸椎;④乙状结肠内壁贴近真性骨盆线;⑤乙状结肠下端会聚点低于腰骶骨;⑥乙状结肠重叠征。其中以前 4 种征象特异性及准确性较高。6 种征象中如有 4 种或 4 种以上征象阳性,对于该病的诊断效率达 77.8%。

（二）钡剂灌肠检查

对于腹部平片可疑，一般状况较好的早期病例可行钡剂灌肠检查，其典型表现为"鸟嘴样"或"S"形改变。

（三）结肠镜检查

结肠镜可直接观察肠腔走行，判断梗阻位置，诊断后即可试行复位，成功率高，风险小，对于无肠坏死及腹膜炎的患者比钡灌肠更加实用。但须注意：①不能注气过多，以防增加闭袢肠管内的压力；②如有腹膜刺激征，疑肠绞窄时，忌做内镜检查。

（四）B超检查

B超检查可见脐下U型液性包块，其内壁结肠袋之间可见黏膜向腔内隆起形成半月襞及多个膨大囊状相连的管道。

三、鉴别诊断

该病需与以下引起下腹痛、腹胀的疾病鉴别。

（一）结肠套叠

肠套叠有4个主要症状：腹痛、呕吐、便血、腹部肿块。腹痛发生突然，呈阵发性。痉挛性体质、肠道先天性异常、外伤、肠道炎症、异物与肿瘤均可为发病因素或诱因。5~6个月的幼儿多见，急性起病，间歇性哭闹、恶心、呕吐，果酱样粪便，触诊右下腹部空虚，右上腹部扪及腊肠样肿块。钡剂灌肠可发现结肠套叠征象，可见钡剂杯口状阴影。

（二）大网膜扭转

大网膜扭转临床上少见。由于大网膜的右半部分长于左半部分，故扭转多发生于右半部分。主要发病因素是疝、肥胖、大网膜囊肿、大网膜变窄或形成带状。诱因常是外伤及过度用力。疼痛开始较轻，后逐渐加剧，很少发生剧烈疼痛。疼痛部位多较固定，卧位或弯腰可缓解。发病可于体位突然转动或突然用力后即开始。疼痛可于发病后数小时甚至数天内消失或缓解，以后可再度出现。查体：右侧腹部有压痛及反跳痛，以右下腹部明显，有时可扪及包块。该病易误诊，一般需经手术探查而确诊。

（三）卵巢囊肿扭转

卵巢囊肿扭转发生于体积较小、活动而蒂较长的囊肿。表现为女性患者突发下腹剧烈持续性疼痛，不敢活动，甚至可发生休克，应注意卵巢囊肿扭转的可能性。如触及有触痛的扭转带部，对卵巢囊肿扭转有确定的诊断意义。

（四）急性盆腔炎

急性盆腔炎主要是由于输卵管、卵巢急性炎性肿胀以及盆腔腹膜发炎所致。主要症状是发热、下腹痛及白带增多。发病时即有腹痛，疼痛往往较剧烈，查体可有下腹部明显压痛和肌紧张，部分患者肌紧张可不明显。该病多起于上行性感染，尤多继发于产后与流产后感染，病史对诊断有重要意义。根据以上的病史与体征，阴道检查发现阴道有明显灼热感、子宫颈抬举痛、宫体及附件有明显压痛可确诊。

四、治疗

乙状结肠扭转治疗分为非手术治疗和手术治疗。对于无肠坏死及腹膜炎征象者，若全身情况较差，手术耐受欠佳者，可先试行非手术疗法。

非手术疗法目前多采用结肠镜复位法。该种方法适用于乙状结肠扭转早期的复位。与其他非手术疗法相比，成功率高、盲目性小、安全性大。操作方法：在直视下把结肠镜插入到梗阻处，一般距肛门15~25cm，该处的黏膜如无坏死和溃疡，可通过乙状结肠镜，插入约60cm的肛管，注意插入时不应用暴力，以免穿破腔壁。复位的标志：稀便和气体喷出；腹痛腹胀消失；无肠损伤征象。为防止复发可保留肛管

2~3 天。在操作中,要小心谨慎,防止发生肠壁损伤穿孔。操作后立即行腹部 X 线平片检查有无游离气体或肠道穿孔。

乙状结肠扭转如非手术治疗无效,或有可疑绞窄,应尽早剖腹探查,进行肠扭转复位术和 / 或肠切除术。术中见无肠坏死者,可行扭转复位加固定术、系膜成形术,手术简单,但复发率高。对肠管坏死者,可直接切除坏死肠段,不必先行复位,以免毒素及细菌入血。鉴于肠腔内有潜在爆炸的气体,应禁用电刀。肠坏死者,大多合并逆行性静脉血栓,可使未扭转肠曲发生坏死,术中应切除足够的范围。对于巨结肠合并乙状结肠扭转者,因单纯乙状结肠复位或部分切除复发率高,最好切除全部扩张的结肠及远端的狭窄结肠段。若腹腔渗液较多,要尽量吸尽腹腔内积液,再用 400~600ml 温盐水冲洗,最后可用 250ml 甲硝唑溶液保留于腹腔内,以起到杀灭腹腔残存细菌的作用。必要时可行橡皮管引流,以减轻全身中毒症状。

术后应加强护理,特别是实施"胃肠减压";注意保持水、电解质平衡和静脉应用抗生素,积极防治感染;加强营养支持,促进患者恢复。

对于手术复位成功者,若发生两次以上的复发情况,或伴有严重心肺肾或糖代谢疾病,应建议择期行肠切除术,因为此类患者再次发生乙状结肠扭转的概率较高,一旦发生,其急诊手术的危险大,故应及早处理。

（丁 召 李 瑾）

参考文献

1. Borchardt M. Zun pathologie and therapie des magnevovulus. Arch Klim Chir, 1904, 74: 243-248

2. Cater R, Brewer LA, Hinshaw DB. Acute gastric volvulus: A study of 5 cases. AM J Surg, 1980, 140: 99-104

3. Sivasankaran S, Kawamura A, Lombardi D, et al. Gastric volvulus presenting as an acute coronary syndrome. Texas Heart Institute Journal, 2006, 33: 266

4. GuillénParedes MP, PardoGarcía JL. Acute gastric volvulus: a case report. Revista Espanola De Enfermedades Digestivas, 2015, 107: 173-174

5. Palanivelu C, Rangarajan M, Shetty AR, et al. Laparoscopic suture gastropexy for gastric volvulus: a report of 14 cases. Surgical Endoscopy, 2007, 21: 863-866

第九章

假性肠梗阻

第一节 概 述

假性肠梗阻(intestinal pseudo-obstruction,IPO)是由于肠道肌肉或神经病变引起的运动功能障碍性疾病,患者有反复发生的胃肠道梗阻症状和体征,但无内外机械性肠梗阻因素存在,故又称动力性肠梗阻,是无肠腔阻塞的一种综合征。

按病程可分为急性和慢性假性肠梗阻。急性假性肠梗阻也称急性运动障碍性肠梗阻或麻痹性肠梗阻,包括术后麻痹性肠梗阻、非手术麻痹性肠梗阻(电解质紊乱、炎症、尿毒症、重金属中毒等)、特发性急性假性肠梗阻、急性肠缺血性疾病引起者。但临床上呈慢性经过者多见,称之为慢性假性肠梗阻,常见原因有:①平滑肌疾病,包括原发性常染色体显性遗传的家族性内脏肌病(familial visceral myopathy,FVM)和继发性平滑肌疾病(如进行性系统硬化症、结缔组织病、淀粉样变性、放射性损伤及线粒体肌病等);②肠肌间神经丛病,包括隐性和显性遗传性疾病、散发性内脏神经性疾病(如美洲钩虫病、巨细胞病毒感染)、发育异常(如全结肠神经节细胞缺乏症、孤立性肌间神经丛成熟障碍伴中枢神经发育迟缓及其他神经元异常)、神经源性肠道发育异常;③神经源性疾病,包括帕金森病、家族性自主运动功能不全、EB病毒感染后选择性胆碱功能不全、脑干肿瘤;④小肠憩室病;⑤内分泌代谢疾病;⑥药物源性及其他原因。

慢性假性肠梗阻依据引起肠道神经肌肉损害病因的不同,分为原发性和继发性两种,见表9-1。

表 9-1 慢性假性肠梗阻病因

原发性	继发性
家族性:FVM、FVN	累及肠道平滑肌的结缔组织病:进行性系统性硬化病、系统性红斑狼疮、皮肌炎
非家族性(散发型)	神经性疾病:帕金森病、肠神经节瘤病、Chagas病、小细胞肺癌等肿瘤的副癌内脏神经病变
内脏肌病、内脏神经病	内分泌疾病:糖尿病、甲状腺功能减退症
	其他疾病:嗜酸性胃肠炎、卟啉病、放射性肠炎、小肠憩室、肌萎缩、小肠弥漫性淋巴细胞浸润
	病毒感染:EB病毒、带状疱疹病毒、乙肝病毒(?)
	药物:吩噻嗪类、三环类抗抑郁药物、神经节阻滞剂、捕蝇菌属(蘑菇)中毒、麻醉药(吗啡、哌替啶)

原发性假性肠梗阻,也称特发性假性肠梗阻,其肠道动力障碍源于肠道平滑肌病变(内脏肌病)或内源性神经病变(内脏神经病),无胃肠外、可引起肠道肌肉神经病变的疾病存在。可表现为家族性或散发性发病。16.33% 的原发性假性肠梗阻患者具有下述遗传特征:手指弓形指纹;二尖瓣脱垂症;肢体关节有异常松弛症状,肢体可过度伸直,拇指甚至能反向伸至腕部;10 岁前即有便秘症状。部分病例为 FVM 和家族性内脏神经病(familial visceral neuropathy,FVN)。FVM 除累及胃肠道平滑肌外,也常累及膀胱、眼虹膜。FVN 多呈散发型,可有共济失调、自主神经功能异常的神经症状。

继发性假性肠梗阻的病因有多种,涉及全身各个系统,常见于结缔组织病、神经性疾病、内分泌疾病等,也可由药物、病毒感染、电解质紊乱等诸多因素引起。继发性假性肠梗阻往往与原发疾病的活动或进行性加重关联,随着原发病的治疗,肠梗阻的表现继之得到缓解。由此,肠梗阻多被认为是原发病活动的表现之一,而未受到足够的重视。

假性肠梗阻大多于儿童或青少年时期起病,也有晚至 30~40 岁始发病者,继发性者可见于任何年龄,病情反复发作,病程较长。主要表现为腹胀、腹痛、恶心、呕吐、大便秘结或腹泻。病变以小肠与结肠多见,因累及部位不同,其临床表现各异。小肠假性肠梗阻者可表现为间歇性腹痛、腹胀与呕吐;累及结肠者则表现为严重腹胀、腹泻与便秘交替。慢性假性肠梗阻食管受累时可有吞咽困难,膀胱受累可有尿潴留,累及眼肌时则有眼肌麻痹、上眼睑下垂等。由于吸收不良,可出现贫血、低蛋白血症等营养不良表现。体格检查有腹部膨隆、压痛,但无肌紧张,可闻及振水音、肠鸣音减弱或消失、也可闻及机械性肠梗阻气过水声或金属性音调。

本病临床表现缺乏特异性,诊断困难,主要依据症状、体征、X 线、CT/MRI 等影像学检查及内镜、消化道测压等检查来帮助诊断。腹部 X 线影像或 CT 不显示有机械性肠梗阻表现,消化道测压显示食管、胃肠道功能异常;小肠组织学检查 Smith 银染色阳性,可明确诊断。诊断也可参考下列因素:①有吞咽困难或排尿无力者;②恶病质;③家族中有类似患者;④儿童或青春期即开始出现肠梗阻;⑤肠梗阻发作的间歇期腹胀不能完全消失;⑥患者有引起假性肠梗阻的疾病或服用过可引起假性肠梗阻的药物;⑦小肠憩室病;⑧有雷诺现象或硬皮病体征;⑨无机械性肠梗阻证据。临床上慢性假性肠梗阻需与麻痹性肠梗阻即急性动力性肠梗阻鉴别,后者为阵发性绞痛,肠蠕动减弱或消失,腹胀显著,而且多继发于腹腔内严重感染、腹膜后出血、腹部大手术后等;同时不伴吞咽困难和尿潴留等;X 线检查可显示大、小肠全部充气扩张。假性肠梗阻还需与机械性肠梗阻鉴别,见表 9-2。

表 9-2　假性肠梗阻与机械性肠梗阻的鉴别诊断

	假性肠梗阻	机械性肠梗阻
症状	便秘和腹泻,可有其他消化道症状吞咽困难等,发作间歇期有腹痛、恶心呕吐或吞咽困难,有恶病质,可伴有尿潴留和尿路感染,有引起继发性假性肠梗阻的原发病的表现	便秘或顽固性便秘,食管和胃正常,梗阻发作间歇期无症状,很少有恶病质,无尿路症状,无全身性疾病
家族史	可有	多无
X 线腹部平片	小肠和结肠内可见气体	梗阻远端无气体
上消化道造影	可有食管失蠕动和扩张、胃无力和巨十二指肠症	食管无异常,梗阻位于小肠时近段小肠扩张;结肠时上消化道可无异常发现
小肠造影	小肠梗阻时有小肠扩张,伴或不伴多发憩室	可见梗阻病变,梗阻近段小肠扩张
钡灌肠	可见结肠过长或广口憩室,无梗阻性病变	可见梗阻病变
静脉肾盂造影	可见膀胱扩张和输尿管扩张	正常

	假性肠梗阻	机械性肠梗阻
食管压力测定	食管下括约肌张力下降,食管下 2/3 收缩波幅降低	正常
小肠压力测定	空腹时消化间期移行性复合运动缺乏或减少,收缩幅度下降,出现逆蠕动和同步收缩。餐后收缩不活跃	空腹和餐后均有丛集性收缩,空腹时可见消化间期移行性复合运动
剖腹探查	无梗阻性病变	有梗阻性病变

　　水溶性对比剂碘奥酮(diodone)灌肠 X 线造影能辅助诊断假性肠梗阻,其 X 线表现有以下特点:①肠道液平面小而分散或局部,但无重叠排列成阶梯样的影像;②不同时间间隔观察,肠道液平面不随病程进展而增加;③肠道液平面的分布与其临床症状不符。钡剂检查显示胃肠排空时间延长,少数患者有膀胱、输尿管和肾盂扩张,液平面的大小及肠管扩张程度不相称是本病特点之一。

　　本病目前尚无特效治疗,以非手术治疗为主,包括采取降低肠道压力,使用抗生素,恢复胃肠正常蠕动功能和全胃肠外营养等综合治疗,必要时才考虑外科治疗。

　　急性假性肠梗阻的预后较好,随着原发病的治愈、积极治疗后,部分急性假性肠梗阻能很快治愈。慢性假性肠梗阻患者的中长期转归一般较差。

第二节　急性假性肠梗阻

　　急性假性结肠梗阻(acute colonic pseudo-obstruction,ACPO)是一类无机械性梗阻的功能性结肠梗阻性疾病。在 1948 年由 Ogilvie 首次报道,故又称 Ogilvie 综合征。多发生于有潜在的严重内外科疾病的住院患者,主要特征是盲肠、右半结肠和横结肠明显扩张,而远端结肠内无气体存在。结肠持续严重扩张可致缺血或穿孔,故早期诊断、及时干预尤其重要。

一、病理生理

　　急性假性结肠梗阻致病因素尚不明了。Ogilvie 最早认为系自主神经和副交感神经两者活动不协调所致。最新证据更趋于交感神经过度兴奋和/或副交感神经抑制所导致的功能性远端结肠梗阻和近端结肠无力。这个理论的证据是急性假性结肠梗阻往往与影响肠管自主传输的疾病有关,且对该类治疗药物显著有效。

二、流行病学

　　急性假性结肠梗阻的发病率很难精确统计。主要发病年龄在中年或老年人。大约 95% 以上患者具有一个潜在的相关条件,特发性仅占小部分。相关条件分为手术和非手术原因。Vanek 等人报告了 400 例急性假性结肠梗阻病例,其中约 50% 为急性内科疾病,50% 为手术后病例。患者通常伴随外伤、盆腔或脊柱手术、其他骨科手术和剖腹手术,也可以是任何感染和正常妊娠的后遗症。其中脊柱或骨科手术占 1%~2%,心脏旁路术达 5%,烧伤占 0.3%。一旦出现延误病情,可导致不良的后果,包括缺血或穿孔等并发症的出现,手术病死率可高达 44%。

三、临床表现

最常见的临床表现是进行性腹胀,腹胀可在 24 小时内迅速发生,也可在 3~7 天内逐渐加重,范围逐渐扩大。50%~60% 的患者出现恶心,伴或不伴呕吐,40% 的患者仍有排气排便,部分表现为便秘及全腹痛。严重时可出现全身毒性反应。结肠进行性扩张可导致肠壁缺血、穿孔甚至危及生命。查体腹软,无明显压痛,小肠蠕动正常。肠穿孔患者可出现发热、腹部叩诊呈鼓音、腹部压痛及白细胞增多等表现。本病的病情严重度多轻于急性机械性肠梗阻者,一般不出现机械性肠梗阻时的高调肠鸣音,只有发生穿孔或盲肠全壁缺血情况时,急性假性结肠梗阻患者才出现腹膜刺激征。一些患者还可能出现与相关病变有关的肠外表现,如内脏肌病患者常有膀胱和输尿管扩张;家族性内脏肌病患者常有瞳孔扩大、眼睑下垂和眼肌麻痹;内脏神经病变患者可有共济失调、自主神经功能异常的症状。继发性急性假性结肠梗阻患者还可有其原发病的表现。

急性假性结肠梗阻最严重的并发症是穿孔,发现肠缺血或穿孔者术后病死率高达 36%~44%。患者年龄、盲肠最大直径、结肠减压不及时,均与死亡直接相关,同时,与这类患者原发急性内外科基础疾病也有关。盲肠、升结肠直径最大,所受张力也最大,腔内压力持续增高可导致结肠缺血、浆膜和结肠带纵向撕裂、黏膜疝出,进一步可导致缺血加重,黏膜穿孔。通常认为,盲肠直径越大,穿孔风险就越高。Vanek 等研究发现,直径达 14cm 时穿孔率 23%,建议盲肠直径扩张至 9~12cm 视为可疑穿孔。Saunders 等认为结肠扩张持续超过 6 天穿孔的风险明显增高。

四、诊断

急性假性结肠梗阻的诊断需结合临床表现,经腹部 X 线证实结肠有不同程度的扩张,并排除机械性梗阻的存在。X 线下右半结肠和盲肠扩张最明显,脾曲或降结肠处通常有"截断征"。腹部 CT 扫描可准确判断有无机械性梗阻,其诊断急性假性结肠梗阻的敏感性和特异性达 91%,高于灌肠造影诊断敏感性 80%。同时,CT 还可用于诊断肠缺血或穿孔等并发症,包括了解结肠周围组织的情况。结肠镜检查可以排除机械性梗阻,并用于肠道减压。

五、治疗

对可疑急性假性结肠梗阻的患者需进行科学评估,包括早期发现和诊断、排除机械性梗阻或其他引起假性梗阻的原因。腹膜炎或穿孔的体征一经判定,则需立即进行外科干预并开始适当的治疗措施。前期治疗 48~72 小时给予最大剂量药物治疗症状依然无缓解或进一步恶化者,应及时调整治疗方案。

急性假性结肠梗阻的治疗方案,包括支持疗法、药物治疗、结肠镜减压治疗和外科手术。

1. 支持治疗　初期治疗首选支持疗法,大部分患者可以通过保守治疗得到缓解。包括禁食、胃肠减压、液体复苏。可疑继发感染者可应用抗生素治疗。指导患者不断变换体位和定期采取俯卧位抬高髋部或取胸膝位抬高髋部,有利于结肠内气体排出。高渗性缓泻剂,特别是乳果糖,是使结肠细菌产生发酵作用的底物,可导致肠内气体进一步增加,应避免使用。同时,应禁用抑制结肠运动性药物,如阿片制剂、抗胆碱能类、钙通道阻滞剂等。显著的盲肠扩张(大于 10cm)、持续时间大于 3~4 天、支持治疗 24~48 小时后症状无改善,应加强治疗。

2. 药物治疗

(1)新斯的明:系可逆性乙酰胆碱酯酶抑制剂,增强结肠蠕动。新斯的明由静脉内给药起效迅速(1~20 分钟),药效持续时间短(1~2 小时),88% 的患者经新斯的明治疗后,扩张的结肠能迅速减压。

使用新斯的明前,必须排除机械性肠梗阻,最常见的副作用是腹部绞痛、唾液分泌过多以及心动过缓(严重时需服用阿托品拮抗)。另外,还有少见的副交感神经过度兴奋的表现,包括低血压、心脏停搏、癫痫发作、坐立不安、震颤、瞳孔缩小、支气管痉挛、肠蠕动亢进、恶心、呕吐、腹泻、出汗等。近年也有应用新斯的明成功的报道，而不需要心脏监护。另外，绝大多数术后肠梗阻有自限性，72 小时内多可自行缓解。因此，新斯的明不作为术后恢复肠蠕动常规用药。其禁忌证包括肠梗阻、局部缺血或穿孔、严重的支气管痉挛、难以控制的心律失常和肾功能不全［血清肌酐>265μmol/L(3mg/dl)］等。新斯的明对保守治疗无效的女性和高龄患者更为有效。

新斯的明使用注意事项：2mg，静脉输注 3~5 分钟，3 小时后疗效不满意可重复给药 2~3 次；床边备用阿托品；患者给药时应处于仰卧位，限制下床活动；连续监测心电图等生命体征 30 分钟，连续的临床评估 15~30 分钟。

(2) 聚乙二醇：新斯的明治疗复发率为 17%~38%，聚乙二醇可减少新斯的明或结肠镜减压治疗后复发。

(3) 促肠动力药物：包括促胃动力素受体激动剂红霉素(500mg，3~4 次 /d)、5- 羟色胺受体激动剂莫沙必利等。有报道红霉素有效率达 40%。

(4) 吡斯的明：一种长效乙酰胆碱酯酶抑制剂，临床用于治疗肌无力患者。O'Dea 等给予口服吡斯的明成功治疗 7 例前期应用新斯的明和肠镜减压治疗均无效的患者。

(5) μ- 阿片类受体拮抗剂：甲基纳曲酮和爱维莫潘均是 μ- 阿片类受体拮抗剂。有个案报道隔天接受甲基纳曲酮 12mg 皮下注射，逐步增加剂量直至每天注射极限剂量，对于经新斯的明治疗失败的患者有效。副作用包括腹部痉挛疼痛、恶心、腹泻等。目前尚未见临床研究评估爱维莫潘对于急性假性结肠梗阻的治疗作用，这类药物的安全性和有效性尚待阐明。

3. 肠镜治疗　对于药物治疗效果不佳的急性假性结肠梗阻患者，内镜治疗是重要的治疗手段。美国胃肠道内镜协会(ASGE)临床实践委员会制定了急性假性结肠梗阻治疗中内镜治疗指南，不需要口服缓泻剂或进行肠道准备，肠镜操作中注意最小的空气注入，最好是使用二氧化碳，最大限度地减少穿孔风险。单次肠镜有效率 61%~95%，一次或多次最终临床有效率 73%~88%。肠镜减压后依然存在复发可能，服用聚乙二醇可降低复发。

内镜下经肛减压管的放置具体方法：经内镜腔置入导丝，在透视指引下将减压管在导丝的引导下置入结肠，减压管留置于扩张结肠中，而非仅放在直肠内。结肠镜减压术有望作为经保守治疗无效后的首选一线治疗方案，疗效被认为是优于或等同于静脉或皮下注射新斯的明。

高度手术危险性的患者，可以考虑在透视下行经皮内镜下结肠造口术(PEC)。何时优先考虑经皮内镜下盲肠造口术，而非其他形式的机械减压，如结肠镜下放置减压导管或外科盲肠造口术，还不能确定。经皮内镜下盲肠造口术与结肠镜下放置减压导管两者疗效比较，还需对照试验证明。目前，经皮内镜下盲肠造口术适用于新斯的明治疗无效、结肠镜减压失败、没有局部缺血或穿孔迹象以及外科手术高危患者。

4. 外科治疗　外科治疗适宜于结肠局部缺血或穿孔、内镜减压和药物治疗失败患者。由于自身病情严重，需要外科手术的患者病死率较高。手术方式取决于肠管的状况，如果没有局部缺血或穿孔，盲肠造口术有可行性，成功率较高，而病死率相对较低，同时盲肠造口术可在局部麻醉的情况下施行；局部缺血或穿孔是施行节段性或大部分结肠切除术的指征。

美国胃肠内镜学会发表的急性假性肠梗阻治疗的循证指南推荐，支持治疗为初期首选的治疗，判断并纠正可能导致恶化和影响药效的因素，有穿孔危险和 / 或支持治疗失败患者，应进行有效的干预治疗。新斯的明对大多数患者有效；结肠镜减压是有新斯的明禁忌证或治疗失败患者侵入性治疗的首选；肠坏死或穿孔的患者，以及内镜治疗和药物治疗失败的患者应行外科手术减压。详见图 9-1。

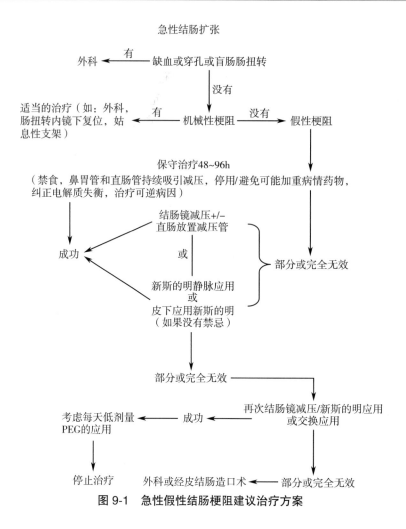

图 9-1 急性假性结肠梗阻建议治疗方案

第三节 慢性假性肠梗阻

慢性假性肠梗阻（chronic intestinal pseudo-obstruction，CIPO）是因肠道肌肉神经病变而导致肠道运动功能被削弱，引发功能性障碍，其基本症状是间隔出现或持续不断发生肠梗阻，通常病程超过6个月，但无肠道存在机械性梗阻的任何证据。1958年，由Dudley首次报道了本病。表现为肠腔扩张、吸收不良和肠腔内细菌过度繁殖。临床以小肠梗阻常见，但部分病变损害广泛，可累及全胃肠道，部分患者甚至侵及泌尿道等脏器。本病并非罕见，但必须注意避免不必要的手术，否则将产生不良后果。

一、发病机制及病理

慢性假性肠梗阻明确的发病机制尚不清楚。潜在的病理损害主要有三种：肠神经病变、星形胶质细胞网状系统间质病变和肠肌病。

1. 肠神经病变 神经核内包涵体病是一种罕见的异质性神经退行性疾病，影响中枢神经系统和周围神经系统。表现为进行性神经节细胞减少，在终末期可见神经节细胞缺乏症。神经节细胞表现出退行性特征包括空泡化、细胞核固缩和细胞质轮廓不规则。组织病理可发现肠神经节细胞核内大的嗜酸性包涵体。除肠梗阻表现外，其他临床特征还包括共济失调、自主神经失调、痴呆和椎体外症状。可发生在婴儿、青少年和成人。

2. 间质病变　Cajal 间质细胞（ICC）数量减少以及结构的异常，如细胞内细胞骨架和细胞器受损。可发生在伴有慢性假性肠梗阻的儿童和成人中。

3. 肠肌病　与慢性假性肠梗阻相关的原发肌肉畸形有两种形式。组织学检查可见肠壁肌束断裂、间质水肿、肌细胞严重的退行性改变、黏膜下层和肠肌丛神经元无改变。虽然有家族型常染色体显性或隐性遗传型报道，但慢性特发性假性肠梗阻的绝大多数病例无家族史，表现为散发。

二、流行病学

大部分慢性假性肠梗阻病例都是特发性的（如慢性特发性肠梗阻），是由 Maldonado 在 1970 年命名的。慢性假性肠梗阻发病率不高，以家族遗传形式发病，表现为多种形式的遗传（包括常染色体显性、常染色体隐性、X 染色体隐性遗传）。还有其他次要原因，如免疫介导肿瘤、内分泌代谢疾病、病毒感染以及某些药物等累及自主神经系统疾病、肠道神经系统、肠道平滑肌等。对于先天性慢性假性结肠梗阻的婴儿，第一年病死率极高，预后差，儿童的病死率达 10%~25%。在成人，疾病持续 10 年以上病死率达 20%~30%。有部分患者营养不良，多达 80% 的儿童和 1/3 的成年患者需要长期的肠外营养支持。

三、临床表现

慢性假性肠梗阻发病一般呈隐匿性（患者从首次出现症状至就诊常相隔数年），也可突发（表现为不全性肠梗阻）。临床表现多样，主要表现为腹痛、腹胀、恶心及呕吐明显、排便习惯改变。腹痛可为持续性隐痛或阵发性绞痛，并于排便、肛门排气后缓解。有 20%~30% 患者发生腹泻。营养不良常见，通常需要肠外营养。据报道大约 70% 的慢性假性肠梗阻患者出现食管运动功能障碍。膀胱功能障碍（有或无巨大膀胱症和输尿管扩张）常与慢性假性肠梗阻并存，在胃肠道发生肌病性紊乱的儿童中常见。

四、诊断与鉴别诊断

迄今尚无单独的诊断方法能确诊。逐级诊断法，旨在排除机械性肠梗阻的原因，识别潜在疾病病因，并了解病理生理特征。腹部 X 线检查可见到肠道气液平面和扩张的肠袢。排除机械性原因和肠壁粘连情况，腹部 CT/MRI 比传统的 X 线检查更精确。视频动态 MRI 是一种新兴的、无创、无辐射的评估和监测胃肠道运动的方法。视频动态 MRI 有助于检测慢性假性肠梗阻患者的肠道细微收缩损伤。上下消化道内镜检查可帮助排除机械性梗阻，同时可常规进行病理活组织检查。实验室生化检查常无特异性，可有贫血、低钙血症、低蛋白血症。检测血糖、甲状腺功能、抗核抗体、肌酸磷酸激酶及其同工酶，可有助于明确继发性假性肠梗阻的病因。

小肠测压可以提供病理生理相关的信息，了解慢性假性肠梗阻患者中存在的运动障碍机制（如肠神经病及肠肌病）。一半以上的患者食管压力测定异常。有内脏肌病的患者，食管下括约肌压力下降，食管下 2/3（平滑肌部分）收缩波幅降低或消失；有内脏神经病变的患者，食管下括约肌压力正常或不完全性松弛，在食管体部出现蠕动性或非蠕动性收缩波后，又现重复性收缩。

微创手术（如腹腔镜手术或内镜手术），有助于提高消化道管壁全层活检的组织病理诊断价值。2017年 Valli 报道使用内镜对 4 例疑似神经肌肉疾病的慢性假性肠梗阻患者，采取大肠肠壁全层切除术（eFTR）获得病理证实存在神经肌肉疾病，并且未发生不良事件。

诊断需结合病史、临床表现及辅助检查。88% 的患者在确诊前常经过剖腹探查。慢性假性肠梗阻诊疗流程详见图 9-2。鉴别诊断主要从病因入手，排查运动功能障碍性病变。

五、治疗

慢性假性肠梗阻的治疗取决于病因、肠道累及程度和位置、症状严重程度。治疗目标包括保持适量营养和体液平衡、缓解症状、恢复正常的肠道蠕动、抑制细菌过度生长及治疗并发症等。治疗策略是利用口服药物、静脉注射、内镜和外科技术以帮助促进肠道运动、减少腹部胀痛和肠梗阻并发症。

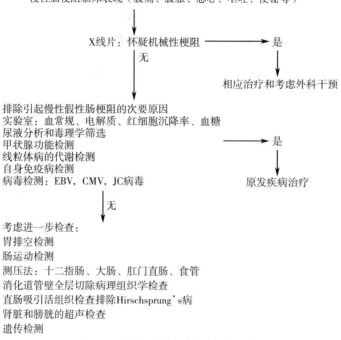

图 9-2　慢性假性肠梗阻诊治流程

迄今慢性假性肠梗阻尚无特殊疗法，仍以保守治疗为主。保守治疗无效时，可进一步使用促胃肠动力剂。红霉素是一种特异的促胃动素受体激动剂，对部分患者有效。奥曲肽能促进产生胃肠动力复合物、减少细菌过度生长和腹胀等症状，对继发于硬皮病的慢性假性小肠梗阻患者效果较好。在小肠细菌过度繁殖引起腹泻和吸收不良的患者，应给予口服抗菌药物。常有的抗生素包括阿莫西林克拉维酸钾、复方磺胺甲噁唑（复方新诺明）和氨基糖苷类。阿莫西林克拉维酸钾可增加小肠收缩，同时也能帮助治疗小肠细菌过度生长。

胃造口术可以帮助减轻胃及小肠的压力来缓解疼痛和呕吐。慢性疼痛可使用小剂量三环抗抑郁药和加巴喷丁。阿片类药物由于干扰胃肠动力作用，应避免使用。便秘可使用聚乙二醇、肛门栓剂或灌肠治疗。如果大肠测压提示大肠无收缩，回肠造口术是最好的选择。同种异体造血干细胞移植，能恢复线粒体神经胃肠脑肌病患者的胸腺嘧啶磷酸化酶功能，并能改善其临床症状。与肠衰竭相关的晚期肝病患者，尽管进行了造血干细胞移植，但预后仍差。

对于一些病情复杂的患者，手术仍然是重要治疗方法，外科干预的标准见表 9-3。目前，尽管有一些内外科治疗措施，但效果常不佳，大多数患者长期转归较差。

表 9-3　慢性假性结肠梗阻患者手术干预的标准

标准	手术干预法
非手术姑息治疗失败	
a. 严重症状的肠扩张	胃造口术
b. 持续顽固的呕吐	肠造口术排气
并发症（如穿孔）	剖腹手术 + 切除
区域性假性梗阻	切除和 / 或改道
肠内营养支持	空肠造口术

（李　瑾）

参考文献

1. Kapur RP. Pathology of intestinal motor disorders in children. Surg Pathol Clin, 2010, 3: 711-741

2. Di Nardo G, Di Lorenzo C, Lauro A, et al. Chronic intestinal pseudo-obstrucion in children and adults: disgnosis and therapeutic options. Neurogastroenterol Motil, 2017, 29: e12945

3. De Giorgio R, Cogliandro RF, Barbara G, et al. Chronic intestinal pseudo-obstruction: clinical features, diagnosis, and therapy. Gastroenterol Clin North Am, 2011, 40: 787-807

4. Cogliandro RF, Antonucci A, de Giorgio R, et al. Patient-reported out-comes and gut dysmotility in functional gastrointestinal disorders. Neurogastroenterol Motil, 2011, 23: 1084-1091

5. Lili Gu, Bo Yang, Xuelei Zhang, et al. Fluoroscopy-guided trans-anal decompression tube placement in the treatment of acute colonic pseudo-obstruction: a single center experience. Abdom Radiol, 2018, 43: 2643-2650

6. Januszewski J, Keem SK, Smith W, et al. The potentially fatal ogilvie's syndrome in lateral transpsoas access surgery: A multi-institutional experience with 2930 patients. World Neurosurg, 2017, 99: 302-307

7. Jain A, Vargas HD. Advances and challenges in the management of acute colonic pseudo-obstruction (Ogilvie syndrome). Clin Colon Rectal Surg, 2012, 25: 37-45

8. Amiot A, Joly F, Cazals-Hatem D, et al. Prognostic yield of esophageal manometry in chronic intestinal pseudo-obstruction: a retrospective cohort of 116 adult patients. Neurogastroenterol Motil, 2012, 24: 1008-e542

9. Menys A, Butt S, Emmanuel A, et al. Comparative quantitative assessment of global small bowel motility using magnetic resonance imaging in chronic intestinal pseudo-obstruction and healthy controls. Neurogastroenterol Motil, 2016, 28: 376-383

10. Fuyuki A, Ohkubo H, Higurashi T, et al. Clinical importance of cine-MRI assessment of small bowel motility in patients with chronic intestinal pseudo-obstruction: a retrospective study of 33 patients. J Gastroenterol, 2017, 52: 577-584

11. EI-Chammas K, Sood MR. Chronic intestinal Pseudo-obstruction. Clin colon Rectal Surg, 2018, 31: 99-107

12. Gomez R, Fernandez S, Aspirot A, et al. Effect of amoxicillin/clavulanate on gastrointestinal motility in children. J Pediatr Gastroenterol Nutr, 2012, 54: 780-784

13. Halter JP, Michael W, Schuepbach M, et al. Allogeneic haematopoietic stem cell transplantation for mitochondrial neurogastrointestinal encephalomyopathy. Brain, 2015, 138: 2847-2858

第十章

肠梗阻和肠穿孔

第一节　肠　梗　阻

肠道内容物由于病理因素不能正常运行,顺利通过肠道称为肠梗阻(intestinal obstruction)。肠梗阻不仅可引起肠管本身解剖与功能的改变,还可导致机体全身生理功能紊乱。主要临床表现为腹痛、腹胀、呕吐、肛门停止排气排便、肠鸣音改变,腹部 X 线检查可见气液平面,常有不同程度的水电解质和酸碱平衡紊乱等。其中绞窄性肠梗阻可伴有严重并发症。

一、肠梗阻分类

（一）按梗阻发生的机制可分为：

1. 机械性肠梗阻(mechanical obstruction)　由于腹腔内的器质性病变或肠道内出现阻碍所致,临床最多见。又可分为：

（1）肠腔内阻塞：如息肉样肿瘤、寄生虫、胆结石及粪石等嵌顿或堵塞。

（2）肠管癌变：如先天性肠道闭锁或狭窄、肿瘤、结核、克罗恩病、憩室（炎）及放射性肠炎等。

（3）肠管外疾病：如粘连带压迫、肠管扭转、腹壁及腹腔内疝或肿瘤压迫等。肠粘连为最常见原因,国内报道占老年人急性机械性肠梗阻病因的 36.5%,其中因腹腔及盆腔手术后肠粘连达 59.8%,以小肠粘连为多见,其次是结核性腹膜炎和非特异性腹腔感染所致。

2. 麻痹性肠梗阻(paralytic ileus)　又称动力性肠梗阻(adynamic ileus),多发生于腹部手术后、腹膜炎、腹膜后血肿、肾周脓肿、感染性休克及低钾血症等,由于神经、体液等因素直接刺激肠壁肌肉,使其蠕动变慢或消失而致肠梗阻。

3. 血管性肠梗阻(vascular obstruction)　由于肠系膜血管病变直接引起,如系膜血管栓塞、血栓形成、血流灌注不足等引起肠壁缺血,继而造成蠕动不能而导致肠梗阻。

（二）按肠壁是否发生血液供应障碍可分为：

1. 单纯性肠梗阻　肠内容物通过障碍,但无肠管血运障碍。

2. 绞窄性肠梗阻(strangulation obstruction)　由于梗阻肠段伴有血供障碍可引起并发症。可由肠系膜血管疾病直接引起,也可由机械性肠梗阻发展而来。闭袢性肠扭转及肠套叠易发生梗阻肠段血液循环障碍,进而演变成为绞窄性肠梗阻。

（三）按肠梗阻发生的部位分类

可分为高位小肠梗阻、低位小肠梗阻和结肠梗阻。不同部位梗阻的临床表现不同，全身性生理紊乱出现的时间和严重程度各异。高位小肠梗阻主要是从上消化道丢失胃肠内容物，并由此引发的水、电解质及酸碱平衡紊乱；低位小肠梗阻的主要表现是小肠扩张和肠内容物积聚，电解质的丢失，有赖于小肠、肝脏和胰腺的分泌，而不同于高位梗阻时的真正丢失；结肠性梗阻具有不同的病因、症状和预后。因此，尽早明确梗阻的部位是小肠抑或结肠是治疗的关键。

二、病理生理

从单纯性肠梗阻到肠壁绞窄、坏死、穿孔等，发生了一系列的病理生理改变，包括局部和全身改变。

（一）局部改变

1. 肠管扩张　机械性肠梗阻发生后，梗阻以上的肠管蠕动增强，以克服肠道堵塞，将内容物向下运行。急性机械性肠梗阻时，由于梗阻以上部位的肠管腔内大量气体、液体淤积，引起肠管扩张，肠壁变薄；梗阻以下部位的肠管则瘪陷、空虚或仅存少量粪便。梗阻部位越低、时间越长，肠管扩张越明显。由于肠管极度扩张，肠腔内压力增高，肠黏膜可发生溃疡、坏死、浆膜撕裂甚至穿孔。神经反射所致麻痹性肠梗阻时，全部肠管均可扩张，肠壁变薄；痉挛性肠梗阻多为暂时性，肠管一般无明显改变。

2. 肠腔积气、积液　肠梗阻时，梗阻部位以上的肠黏膜吸收障碍，肠道内分泌液不能吸收。梗阻近段肠腔内气体来源有：①因疼痛致食管上端括约肌反射性松弛，气体从口大量吞入；②肠内容物淤积，细菌发酵产生大量气体；③少量从血液中弥散的气体。梗阻部位较高时，肠腔内的积液不能完全存留，反复呕吐，造成水电解质平衡紊乱；梗阻部位较低时，大量液体及气体淤积，肠管扩张，亦可引起肠壁血液循环障碍、甚至造成肠坏死、穿孔。肠管过度扩张，可使膈肌升高并妨碍下腔静脉血液回流，严重者可影响呼吸和心脏功能。

3. 肠管坏死　肠管扩张的同时，肠腔内压力不断升高，当超过 30mmHg 可使肠管静脉回流受阻，超过 50mmHg 时可造成动脉闭塞。肠壁毛细血管及小静脉受压淤血，肠壁水肿、缺氧、出血。静脉淤血又加重肠壁血液循环障碍，继而出现动脉血流受阻，且形成小血栓。肠壁因缺血失去活力，肠管变紫，肠壁变薄，渗透性增加，肠腔内容物、细菌毒素及坏死组织的分解产物，又可渗入腹腔，最后导致肠管坏死、穿孔形成腹膜炎，引起全身中毒症状。闭襻性肠梗阻因无出口更易发生绞窄和坏死。

（二）全身变化

1. 水、电解质平衡紊乱　体液丢失导致水、电解质平衡紊乱。由于患者腹痛、腹胀及呕吐，饮食摄入量减少；胃肠道分泌液因呕吐大量丧失，同时肠腔内淤积的大量胃肠道分泌液不能被吸收；肠管过度扩张，影响肠壁血液回流，导致肠壁水肿，血浆渗出至肠壁、肠腔和腹腔内，加重液体丢失。梗阻部位越高，越易发生水电解质平衡紊乱。

由于水分丢失、血液浓缩、组织间液减少而出现脱水；呕吐丢失大量碱性分泌液；低血容量及组织缺氧，体内无氧代谢产生过多酸性代谢产物；肾脏也因缺血、缺氧而造成肾功能障碍、代谢性酸中毒。

消化道液体中钾含量高于细胞外液，随着消化道液体的丢失，结果导致缺钾而发生低钾血症。严重缺钾进一步引起肠管麻痹、扩张，从而出现持久性肠扩张，并引起骨骼肌无力和心律失常。

2. 失血、血浆蛋白丢失和血容量下降　由于肠管扩张影响肠壁血液循环，肠壁缺血、缺氧，毛细血管渗透性增加，甚至发生肠坏死，大量血浆样液体渗入肠腔和腹腔，造成血容量下降。

3. 对呼吸、循环的影响　由于过度腹胀，压迫下腔静脉，影响下腔静脉血液回流，心输出量降低；又因肠管扩张使腹压增高，膈肌上升，腹式呼吸减弱，呼吸功能也受一定的影响。

4. 休克　严重的脱水和电解质平衡紊乱、酸碱平衡失调、血液浓缩，血容量下降等引起循环衰竭而导致休克。梗阻部位以上的肠腔内大量滞留多种毒性物质，当发生肠壁缺血、缺氧时，毒素和细菌可渗透至腹腔内,引起严重的腹膜炎,诱发中毒性休克,甚至可致急性肾功能及循环、呼吸功能衰竭。

三、临床表观

肠梗阻的临床特点,根据梗阻发生的缓急、部位、病因及肠腔堵塞程度的不同而有所不同,腹痛、呕吐、腹胀和肛门停止排气排便(痛胀吐闭)是肠梗阻共同的 4 大症状。

(一)症状

1. 腹痛 是肠梗阻最常见的表现,通常也是最初的主诉。疼痛性质为阵发性绞痛,发作间歇期疼痛可缓解,绞痛时伴有肠鸣音亢进,呈高调,有时可闻及气过水声。高位小肠梗阻绞痛可不严重;中段或低位肠梗阻则呈典型的剧烈绞痛,持续数秒至数分钟,位于脐周或定位不确切;结肠梗阻的疼痛则位于下腹部。疼痛是由于梗阻以上部位的肠管强烈蠕动所致;肠腔积气若能通过不完全性梗阻肠段,腹痛可减轻或消失;若呈持续性、局限性的疼痛,且阵发性加剧,则提示绞窄性肠梗阻,并可能已出现腹膜炎。麻痹性肠梗阻,则呈持续性腹部胀痛。

2. 呕吐 是肠梗阻的另一常见症状。呕吐出现的时间、程度及呕吐物的特点与梗阻部位和程度有关,早期系反射性呕吐。梗阻部位越低,呕吐出现的时间越晚。胃出口的梗阻引起的呕吐出现时间早,呕吐物为胃内容物,含有未消化的食物残渣。高位小肠梗阻绞痛不重,但呕吐发生较早且频繁,呕吐物含大量胆汁;中段或远端小肠梗阻,呕吐出现较晚,呕吐物有时呈"粪便样",这种污秽的呕吐物是由于细菌在梗阻近端潴留的肠内容物中繁殖所致。真正的粪质呕吐很少见,仅见于胃结肠瘘的患者;结肠梗阻可无呕吐或呕吐出现晚。绞窄性肠梗阻的呕吐物为血性或棕褐色,麻痹性肠梗阻常为溢出性呕吐。

3. 腹胀 多发生在梗阻出现一段时间后,肠腔内积液、积气所致,其程度与梗阻部位有关。在疾病早期可无腹胀,随着梗阻近端肠管内积气、积液的增多,腹胀渐明显。幽门或高位小肠梗阻由于呕吐频繁,可无或仅有轻度腹胀。而远端小肠和长时间的结肠梗阻可有明显腹胀,可见肠型和蠕动波,部分呈全腹不对称性膨隆。腹胀的部位提示梗阻的水平,上腹胀提示胃出口梗阻,下腹胀则继发于小肠或结肠梗阻。

4. 肛门停止排气、排便 与梗阻程度有关,完全性肠梗阻时,由于肠道内容物运行障碍,可导致患者肛门停止排气排便,但发病早期,肠梗阻以下部位肠腔内的大便可以排出,故在早期曾有排便不能因此而排除肠梗阻的可能。绞窄性肠梗阻时由于肠管坏死,大量血性液体渗入肠腔,可由肛门排出血性或"果酱样"便;肠系膜血管栓塞与肠套叠可排稀便或血性黏液便;结肠肿瘤、憩室或胆石梗阻的患者也常有黑粪。

(二)体征

1. 生命体征 单纯性肠梗阻患者早期血压、脉搏、呼吸频率和体温常正常。患者出现脱水和腹部绞痛时,可有明显心动过速。当发生低血压和显著心动过速时应怀疑绞窄性肠梗阻,一旦发生肠穿孔、腹膜炎,可伴发热、休克等中毒表现。

2. 腹部体征 50% 以上的肠梗阻由粘连和疝气所致,体检时应注意有否手术瘢痕,肥胖患者尤应注意腹股沟疝及股疝。压痛明显的部位多为病变所在。膨胀的肠管有绞痛时,伴有肠型或蠕动波,痛性包块常为绞窄的肠祥。若局部压痛伴腹肌紧张及反跳痛,提示绞窄性肠梗阻。听诊时应注意肠鸣音音调的变化,绞痛时伴有气过水声,肠管高度扩张,可闻及金属音。麻痹性肠梗阻时,肠鸣音则减弱或消失。因肠管绞窄腹腔渗液,可出现移动性浊音,行腹腔穿刺检查如有血性腹水,则为肠绞窄的证据。

3. 直肠指诊 注意直肠是否有肿瘤,指套是否有鲜血。有鲜血应考虑结直肠黏膜病变、肠套叠、血栓等病变。

四、诊断与鉴别诊断

肠梗阻是外科的常见急腹症之一,病因多种多样(如肿瘤、炎症、术后及遗传等),临床表现并不一定典型,腹部平片有时不能确诊,误诊常有发生,特别是少见原因的急性肠梗阻,其术前病因诊断与术后诊断的符合率较低,术后并发症多,病死率高。诊断首先需确定是否存在肠梗阻,并进一步判断梗阻原因、部位、性质和程度。

（一）肠梗阻的诊断

1. 临床表现　肠梗阻具有阵发性腹痛伴呕吐、腹胀、肛门停止排气排便,可见肠型、蠕动波、肠鸣音亢进。早期应与有类似表现的急腹症鉴别,如胆道与输尿管结石、卵巢囊肿蒂扭转、急性坏死性胰腺炎等。除根据疼痛性质确定腹痛为肠绞痛外,最好在疼痛发作时听诊腹部,若闻及亢进的肠鸣音,提示腹痛由肠痉挛引起。

2. X 线检查　对于肠梗阻的诊断十分重要。小肠梗阻的影像学特点是小肠扩张伴有梗阻近端的气液平面。一般在梗阻 5~6 小时后,肠腔内出现气液平面。梗阻时间越长、梗阻部位越低,气液平面越多。因此,对可疑患者重复进行腹部透视检查有利确诊。立位检查可见阶梯样长短不一的气液平面;卧位检查时可见胀气肠襻的分布情况,小肠居中央,结肠占据腹部外周。高位空肠梗阻时,胃内呈现大量的气体和液体潴留;低位小肠梗阻时,则气液平面较多;不完全性小肠梗阻,结肠内可有气体;完全性小肠梗阻,结肠或直肠内无气体或仅有少量气体。绞窄性肠梗阻时,腹部可见圆形或分叶状软组织肿块影,个别膨胀固定的肠襻呈"C"字形扩张或"咖啡豆"征,若发现膈下游离气体,高度怀疑继发于肠绞窄的穿孔。麻痹性肠梗阻则表现为小肠与结肠均匀扩张,但肠管内较少积气与积液。腹膜炎引起的麻痹性肠梗阻,腹腔内可见渗出性液体,肠管漂浮其中,肠管间距增宽,梗阻的肠管扩张,其中充以液体与气体,立位时可见阶梯形平面。

3. 腹部 CT　尤其是多层螺旋 CT 可明确肠梗阻诊断,显示梗阻大小、程度及原因,目前的螺旋 CT 扫描不仅在诊断小肠梗阻时具有良好的影像特征,在预测绞窄性肠梗阻和急诊手术的必要性方面的准确性高达 90%。早期检查可避免长时间的肠缺血,以减少肠切除概率。其诊断标准为:

（1）肠梗阻的判断:小肠内径宽度>3cm,结肠内径宽度>6cm;见到近端扩张、充满气液平面的肠管与远端空虚陷落的肠管(内径宽度<1cm)之间的移行区。

（2）部位的判断:从远侧肠管开始,逆行向近侧观察,见扩张的肠管即可确定为梗阻部位。

（3）病因诊断:移行区发现明确病灶并初步诊断;移行区未发现明确病因则考虑粘连性。

（4）闭襻或绞窄的判断:扩张肠襻及肠系膜血管以梗阻部位为中心呈放射状分布,或可见扩张积液的肠曲呈 L/C 字形则考虑为闭襻性肠梗阻;有肠梗阻存在时,肠壁增厚、肠壁强化减弱、局限性肠系膜改变(积液或水肿)则为肠缺血表现,提示绞窄性肠梗阻。螺旋 CT 显示肠腔扩张、明显积气、积液,提示可能存在肠梗阻,但这不能鉴别麻痹性抑或机械性肠梗阻,而且也需和正常结肠鉴别,因为后者也常存在一定的积气积液。近段扩张和远段萎陷或正常肠段间移行区是肠梗阻可靠征象。

（二）不同类型肠梗阻的鉴别

急性肠梗阻诊断中,鉴别单纯性抑或绞窄性肠梗阻尤为重要。因为后者存在血运障碍,可能发生肠坏死、穿孔和腹膜炎及中毒性休克,不及时治疗可危及生命。

除具有单纯性肠梗阻的一般临床特点外,出现以下情况应警惕绞窄性肠梗阻:①发病急骤,腹痛由阵发性转为持续性,并渐行加剧,或伴有阵发性加重,有时出现腰背痛,呕吐出现早、剧烈而频繁;②呕吐物或肛门排出物为血性,或腹腔穿刺抽出血性液体;③发热,明显腹膜刺激征,白细胞计数增多;④脉率增快与全身情况不符;⑤脱水明显,有发生低血容量性休克倾向;⑥不对称性腹胀或腹部有局部隆起或触及有压痛的肿块(胀大的肠襻);⑦出现固定位置的压痛、反跳痛和肌紧张,肠鸣音减弱或消失;⑧腹部 X 线检查见孤立、突出胀大的肠襻,不因时间而改变位置,或有假肿瘤状阴影,或肠间隙增宽,提示有腹腔积液;⑨经积极的非手术治疗无好转。

急性绞窄性小肠梗阻 CT 表现除肠段扩张、积液等肠梗阻征象外,还有肠段血供障碍的表现:

（1）肠壁增厚:肠壁厚度取决于肠腔扩张程度,正常扩张的小肠肠壁厚度小于 3mm。肠壁增厚是绞窄性小肠梗阻常见的 CT 表现,其发生率为 26%~96%。但特异性较低,炎症、肿瘤等病变都可引起肠壁增厚。

(2)靶征:当某一节段肠壁缺血时,产生的肠壁水肿增厚常以黏膜下层为主,CT 检查显示为低密度,而 CT 增强后黏膜和浆膜强化呈高密度,与增厚水肿的黏膜下层产生对比,导致梗阻肠段的肠腔横段位呈多层环状改变,即为靶征。

(3)肠壁强化异常:急性小肠梗阻 CT 检查静脉注射对比剂后,小肠肠壁无强化,说明肠壁无血供,完全坏死,其诊断特异性达 96%~100%。

(4)肠壁积气:当肠壁缺血坏死时,肠腔内气体穿破脆弱、缺血的肠壁进入肠壁肌层或浆膜下,CT 影像见肠壁内呈弧形线状和串珠状的透亮影。此为急性绞窄性小肠梗阻的另一特异征象,特异度达 96%~100%。

(5)肠系膜积液:梗阻肠祥周围肠系膜密度普遍增高,边缘模糊。

(6)肠系膜血管水肿:肠系膜血管缺血时,血管水肿呈缆绳状增粗,边缘毛糙,其分布呈扇形改变,被称为缆绳征。

(7)漩涡征和鸟嘴征:为扭转性肠梗阻的特异性征象。

(8)腹水:虽然腹水对于绞窄性肠梗阻的诊断缺乏特征性,肿瘤源性、脓肿源性等肠梗阻亦可见腹水。但较之单纯性肠梗阻,腹水更常见于绞窄性肠梗阻。

(三)肠梗阻的部位

小肠梗阻部位的高低与治疗密切有关。如何区别高位、低位小肠梗阻及结肠梗阻,主要依靠临床症状。高位梗阻的特点是呕吐发生早且频繁,腹胀不明显,引起死亡的原因是体液丢失;低位小肠梗阻时腹胀明显,呕吐出现晚且次数少,可吐粪便样物;结肠梗阻以腹胀为突出,可无呕吐,绞痛较轻。X 线检查可通过识别肠管黏膜的排列与结肠袋的形状,确定梗阻的部位。立位 X 线检查时,若盲肠内存在较大气液平面,提示结肠梗阻。

(四)肠梗阻的原因

如继往有手术史、外伤史或腹腔炎症疾患史,则梗阻原因以粘连或粘连带压迫所致最为可能;如有长期慢性腹泻、腹痛,反复发生肠梗阻史,每次发作时合并发热与腹膜刺激症状,尤其是年轻患者,则需排除克罗恩病;有罹患结核病史者,应考虑肠结核或腹腔结核引起梗阻;嵌顿疝或绞窄性腹外疝是常见的肠梗阻原因。因此,机械性肠梗阻患者应仔细检查各个可能发生疝的部位。老年人的梗阻多由结肠肿瘤、粪便堵塞所致;有心血管病史者的梗阻原因可能为肠系膜血管栓塞;两岁以下的幼儿肠套叠的可能性大,蛔虫团所致的肠梗阻常见于儿童。

(五)肠梗阻程度

区分完全性、不完全性梗阻十分重要。前者多发病急,呕吐频,肛门停止排气排便,小肠内阶梯状气液平面,结肠内无充气;后者发病缓,腹痛轻,病情及间歇较长,部分患者肛门可少量排气排便,腹部平片示结肠内少量充气。

五、治疗

肠梗阻的治疗分为非手术治疗和手术治疗。治疗目的在于缓解梗阻,恢复肠管的通畅,治疗重点不局限在肠梗阻本身,而是由肠梗阻引起的全身性病理损害。应加强监护,及时纠正酸碱及水电解质平衡紊乱,减少肠腔膨胀,改善梗阻肠段血液循环,防治感染。手术治疗应在全身病理生理变化纠正后再进行。

单纯性肠梗阻无肠管血运障碍,可首先选择保守治疗,通过有效的胃肠减压、纠正酸碱及水电解质紊乱、应用抗生素防治感染等,多数患者可得到缓解。绞窄性肠梗阻伴有肠壁血运障碍,肠壁充血、水肿,继而肠管缺血坏死,患者的病死率可达 10%~30%,需及时行手术治疗。

1. 胃肠减压 一旦明确诊断,应立即进行胃肠减压,以降低肠腔内压力,减轻腹胀,减少肠腔内的细菌和毒素,改善肠壁的血液循环和局部及全身情况;可预防老年患者发生误吸,缓解因腹胀引起的循环和呼吸窘迫症状。胃肠减压还可减少手术操作困难,增加手术安全性。

2. 纠正水电解质和酸碱失衡 根据肠梗阻的部位、时间及生化检查的结果进行水与电解质的补充,维持酸碱平衡。由于呕吐与胃肠减压所丢失的液体,与细胞外液相似,因此补充的液体以等渗液为主。对于严重脱水的患者,术前进行血容量的补充尤其重要,否则在麻醉的情况下可引起血压下降。绞窄性肠梗阻的患者,除补充等渗液体外,应补充血浆、白蛋白或全血等方能有效纠正循环障碍。高位肠梗阻因胃液和钾的丢失易发生碱中毒,低位肠梗阻多因碱性肠液丧失引起酸中毒,均需予以纠正。

3. 抗菌药物 单纯性肠梗阻早期一般无须应用抗生素。但对于晚期,特别是绞窄性肠梗阻及手术治疗的患者,应使用抗生素,以减少细菌繁殖。尤其当肠管发生坏死或引起腹膜炎时,更应积极使用针对抗革兰氏阴性杆菌、厌氧菌为重点的广谱抗菌药物,以控制感染和毒血症。

4. 解除梗阻 非手术治疗包括中药复方大承气汤、甘遂通结汤,液状石蜡、生豆油或菜油可口服或胃管给予;动力障碍性梗阻时,应用促胃肠动力剂;口服驱虫药治疗寄生虫所致梗阻;乙状结肠扭转可试行内镜复位;非长段狭窄(狭窄长度不超过 5cm)或者肿瘤性梗阻可放置肠道支架解除梗阻,并可作为手术的桥接手段;气钡灌肠对肠套叠进行复位。恶性肠梗阻是腹部和 / 或骨盆恶性肿瘤患者的常见并发症。机械性肠梗阻保守治疗无效或呈绞窄性、肿瘤所致肠梗阻,应积极手术治疗。

5. 手术治疗 经以上治疗,有部分患者可缓解。若腹痛加重、呕吐未止、白细胞数增多及体温升高时,则必须行手术治疗。观察时间不宜超过 48 小时,以免发生肠绞窄坏死。根据世界急诊外科学会的粘连性小肠梗阻(ASBO)专家小组修订意见,对于 ASBO 的非手术治疗持续时间,72 小时的时间窗安全且适当。手术指征:①积极非手术的治疗无效;②绞窄性肠梗阻,以及完全性肠梗阻不能排除绞窄性时;③出现腹膜刺激征者。手术方法包括:①病因解除法:粘连松解术、切开异物取出术、肠扭转或套叠复位术;②肠切除术切除病变肠段;③短路手术可旷置不能切除的病变,将梗阻近近端吻合;④肠造口或外置术,适宜于病情严重、腹膜炎等,将梗阻肠端外置造口,以解除梗阻,待病情好转,一般情况允许时,再行二期手术还纳。

第二节　肠　穿　孔

肠穿孔(intestinal perforation)可由多种因素导致,包括机械性原因(如外伤、行结肠镜检查等)、恶性肿瘤、炎症(如伤寒、肠结核、炎性肠病等)、吞入异物、放疗以及小肠憩室等。肠穿孔属临床急症,需快速诊治。肠穿孔时,可突然发生右下腹痛,短时间内扩散至全腹,并伴有明显的腹部压痛、肠鸣音消失等腹膜炎征象,X 线腹部透视或拍片发现气腹,诊断多不困难。小肠穿孔后可能仅有少数患者存在气腹,或穿孔后被食物残渣、纤维蛋白素甚至突出的黏膜堵塞,可能并无弥漫性腹膜炎的表现;结肠穿孔因结肠内容物中液体少而细菌含量多,故腹膜炎出现较晚,但严重。一部分结肠位于腹膜后,损伤穿孔容易漏诊,常导致严重的腹膜后感染。

本病治疗既要考虑治疗原发病,又要治疗并发症。小肠穿孔应立即行手术治疗,手术方式以简单修补为主;由于结肠壁薄、血液供应差、含菌量大,故结肠穿孔的治疗不同于小肠穿孔。除少数裂口小、腹膜污染轻、全身情况良好的患者可考虑一期修补或一期切除吻合外,大部分患者均需采用肠造口术或肠外置术,待 3~4 周后患者情况好转时,再行关闭瘘口。手术后应用抗菌药物、静脉营养,维持水电解质和酸碱平衡、输血及白蛋白,肠道功能恢复后给予肠内营养支持。

(丁 召　李 瑾)

参考文献

1. Trilling B, Girard E, Waroquet PA, et al. Intestinal obstruction, an overview. Rev Infirm, 2016, 217: 16-18
2. Hor T, Paye F. Diagnosis and treatment of an intestinal obstruction. Rev Infirm, 2016, 217: 19-21
3. Chen Q, Jiang J. Recognition of the diagnosis and treatment of small intestinal obstruction. Zhonghua Wei Chang Wai Ke Za Zhi, 2017, 20: 1136-1140
4. Pisano M, Zorcolo L, Merli C, et al. 2017 WSES guidelines on colon and rectal cancer emergencies: obstruction and perforation. World J Emerg Surg, 2018, 13: 36
5. Ten Broek RPG, Krielen P, Di Saverio S, et al. Bologna guidelines for diagnosis and management of adhesive small bowel obstruction (ASBO): 2017 update of the evidence-based guidelines from the world society of emergency surgery ASBO working group. World J Emerg Surg, 2018, 13: 24
6. Hawkins AT, Sharp KW, Ford MM, et al. Management of colonoscopic perforations: A systematic review. Am J Surg, 2018, 215: 712-718
7. Ceresoli M, Allievi N, Coccolini F, et al. Long-term oncologic outcomes of stent as a bridge to surgery versus emergency surgery in malignant left side colonic obstructions: a meta-analysis. J Gastrointest Oncol, 2017, 8: 867-876

第十一章

伪膜性肠炎

伪膜性肠炎（pseudomembranous colitis, PMC）是一种急性结肠黏膜炎症坏死性病变，以病灶肠黏膜表面覆盖黄白斑合并形成的伪膜为特征。艰难梭菌（clostridium difficile, CD）是 PMC 主要致病菌，其轻者仅出现腹泻，重者可呈暴发型，常有中毒性巨结肠、肠穿孔、感染性休克等并发症。PMC 常与应用抗生素有关，为抗生素相关性结肠炎的一种严重类型。近年来，随着抗生素的普遍使用和 / 或不规范使用，PMC 的发病率逐年升高。

一、病因

PMC 绝大部分由艰难梭菌感染（clostridium difficile infection, CDI）引起，其他少见的病因包括缺血性结肠炎、胶原性结肠炎、炎性肠病、巨细胞病毒引起的结肠炎、血管炎、细菌和寄生物感染、白塞病、化疗药物和毒素如重金属中毒等。CD 感染的危险因素包括：长期暴露于广谱抗菌药物（尤其是克林霉素、氟喹诺酮类和第三代头孢菌素）、具有严重基础疾病、既往 CD 感染史、高龄、使用抑制胃酸剂、胃肠手术、管饲、免疫缺陷或使用免疫抑制剂、化疗、慢性肾脏病及炎性肠病等。没有危险因素并不能排除 CD 感染的存在。

二、病原学与发病机制

CD 是一种革兰氏阳性厌氧芽孢杆菌，有鞭毛，芽孢较大，其芽孢在外环境中可存活数周至数月，主要通过粪 - 口途径传播。目前该菌被认为是一种条件致病菌，可存在人体肠道、阴道、尿道中。健康成年人的阳性携带率为 2%~5%，而住院患者的阳性携带率更高，且与住院时间呈正相关。住院 2 周的患者中 13% 携带 CD，住院超过 4 周的患者中 50% 以上携带 CD，这导致 CD 是引起院内肠道感染的主要致病菌之一。临床上 15%~25% 的抗菌药物相关性腹泻、50%~75% 的抗菌药物相关性结肠炎和 95% 以上的 PMC 是由 CD 感染引起。

CD 的主要毒力因子为肠毒素 A（308KD）和细胞毒素 B（270KD），CD 主要通过分泌毒素而致病，不含毒素基因的无毒菌株为非致病菌。长期和 / 或不规范使用抗菌药物对抗生素耐药的 CD 失去了肠道正常菌群的拮抗和制约，导致 CD 过度繁殖产生大量肠毒素及细胞毒素，造成肠黏膜坏死、渗出性炎症伴假膜形成。细胞毒素和肠毒素在 PMC 发生的过程中具有协同作用。肠毒素与肠道黏膜受体结合，引起黏膜炎症和细胞浸润，产生各种炎性因子，介导炎症渗出，还可诱导紧密连接蛋白重新分配，导致上皮屏障功能改变，通透性增加，从而引发一系列临床症状。细胞毒素在此基础上加重黏膜病变，可使肠黏膜细胞发生凋亡、变性、坏死、脱落,与炎性细胞、黏液共同形成伪膜。

三、病理

PMC 主要侵犯结肠,呈连续性分布,严重者可累及远端小肠。病变肠黏膜充血水肿、凝固性坏死,覆有大小不一、散在的斑点状黄白色伪膜,从数毫米到 20mm 不等。严重者伪膜可融合成片,伪膜界限分明,周边黏膜相对正常或充血、水肿。组织学上伪膜由纤维素、黏蛋白、急性炎症细胞及坏死细胞碎屑组成。黏膜固有层有中性粒细胞、浆细胞及淋巴细胞浸润,重者腺体破坏断裂、细胞坏死。黏膜下层因炎症渗出而增厚,伴血管扩张、充血及微血栓形成。坏死一般限于黏膜下层,偶尔累及肠壁全层导致肠穿孔。

四、临床表现

PMC 发病年龄多在 50 岁以上中、老年人群,女性多于男性。其最早可发生在开始应用抗生素治疗后数小时至 2 天内,最晚可于停药后 3 周内发生。

PMC 的严重程度轻重不一,主要临床症状表现为腹泻,轻症可如一般腹泻,重至严重血便。患者多表现为水样便,常多于 3 次 /24h。常伴有腹痛,多在下腹部,呈钝痛、胀痛或痉挛性疼痛。同时还可出现腹胀、恶心、呕吐、发热等消化系统炎症表现,甚至出现水电解质紊乱、低血压、休克等。严重感染表现为水样便伴有脱水、中毒性结肠炎和脓毒血症,粪便中可见条索状假膜。

五、辅助检查

(一)实验室检查

1. 血液检查　轻至中度感染患者外周血白细胞可正常,严重感染者白细胞可达 15×10^9/L 以上。血清降钙素原对诊断 CD 感染意义不大。合并脓毒血症时,相应脏器损害的功能指标也异常,如血肌酐超过正常值 1.5 倍,血清白蛋白<25g/L。

2. 大便检查　粪便常规检查可见白细胞。粪内细胞毒素检测具有确诊价值,但由于该检测过程复杂且结果较慢,故对临床的指导意义有限,很少在临床上应用。大便普通细菌培养及真菌培养均无致病菌,厌氧菌培养有时可有阳性结果,但阳性率较低。连续直接涂片查大便的菌群分布是一种简单、方便的方法,革兰氏阳性球菌与革兰氏阴性杆菌的比例可一定程度反映患者的疾病情况。CD 感染不同的检测方法见表 11-1。

表 11-1　艰难梭菌感染不同检测方法比较

检测方法	检测物质	优点	缺点
培养	艰难梭菌	可获得菌株	耗时长,不能区分非产毒株
GDH	艰难梭菌	简单、快速、敏感度高	不能区分非产毒株
CCTA	毒素 B	"金标准"	耗时长,技术要求高
TC	产毒素艰难梭菌	参考方法	耗时长,技术要求高
毒素 EIAs	毒素 A/B	简单、快速、特异性高	敏感度低
NAATs	毒素基因	快速、敏感度高、特异性高	成本高

GDH:谷氨酸脱氢酶;CCTA:细胞毒性试验;TC:产毒素培养;EIAs:酶免疫方法;NAATs:核酸扩增试验

(二)影像学检查

1. 内镜检查　结肠镜检查为诊断 PMC 的重要手段。其镜下主要表现为:病变肠段可见黏膜充血、水肿、糜烂、溃疡,表面有大小不等的微隆起斑片,或覆以黄白色或黄绿色伪膜样病灶,病灶间黏膜正常或轻度充血水肿,呈连续性分布,病变进展时伪膜融合成片。伪膜不易剔除,如剔除伪膜,可见黏膜面浅溃疡伴糜烂、出血,严重者肠黏膜呈剥脱性改变及大量渗血。伪膜性病变主要累及左侧结肠或全结肠,少数累及回盲部。内镜活检组织检查无特异性诊断价值,病理结果常提示为非特异性结肠炎。虽然结肠镜检查是PMC 早期诊断的有效手段,但重症患者应严控检查指征和进镜深度。

2. 放射学检查　放射学检查对于诊断 CD 感染缺乏特异性和敏感度。腹部平片显示肠梗阻、腹水、结节增厚或"拇纹征",发现宽横带。CT 可显示结肠壁增厚、结节状结肠袋增厚等。

六、诊断与鉴别诊断

PMC 的诊断主要依据抗菌药物使用史、危险因素、临床表现及辅助检查。对于高龄、危重疾病、大手术后及长期大量应用抗生素的患者,如出现非特异性腹泻、腹痛、发热、白细胞增多等现象,且用一般抗菌药物及止泻药无效者,应考虑 PMC 的可能。需及时行粪便常规、球杆菌比例等检查,必要时还需行 CD 培养、毒素鉴定。结肠镜检查是诊断 PMC 快速而可靠的方法。

本病应与溃疡性结肠炎、结肠克罗恩病、细菌性痢疾、缺血性肠病等相鉴别。

七、治疗

(一)立即停用相关抗菌药物或更换其他抗菌药物

对于高度疑似或已确诊的 PMC,患者立即停用相关抗菌药物。对于合并其他感染仍需使用抗生素的患者,可选用针对性强的窄谱抗菌药物。

(二)支持治疗

及时纠正水、电解质紊乱和酸碱平衡,补充血容量、血浆、白蛋白。如有低血压,可在补充血容量基础上使用血管活性药物。

(三)抗菌药物治疗

对于轻 - 中型 PMC 患者,推荐使用甲硝唑,用量为 500mg,每日 3 次口服(或经胃管注入),连续应用10~14 天,由于其使用安全、价格便宜,同时可避免出现耐万古肠球菌,因而常被作为一线用药。严重的PMC 患者(白细胞$>15 \times 10^9$/L、血肌酐较基线升高$>50\%$)推荐使用万古霉素 125mg,每日 4 次口服(或经胃管注入),连续应用 10~14 天。

严重的 PMC 患者伴并发症,包括转入 ICU 治疗、低血压、肠梗阻、先天性巨结肠症、精神状态改变、显著的白细胞增多(白细胞$>35 \times 10^9$/L)或白细胞减少(白细胞$<2 \times 10^9$/L)、血清乳酸升高和 / 或靶器官损害。推荐大剂量万古霉素 500mg,每 6 小时一次口服(或经胃管注入)。配伍甲硝唑 500mg(胃管注入),每8 小时一次。患者一旦病情稳定,万古霉素即应减量至 125mg,每 6 小时一次。同时停用甲硝唑。口服给药受限或完全性肠梗阻的患者,可给予万古霉素 500mg(溶于 100ml 生理盐水)直肠保留灌肠每 6 小时一次。配伍甲硝唑 500mg 静脉输注,每 8 小时一次,该项治疗有结肠穿孔之虑。

正规疗程治疗完全缓解的患者,仍有平均约 20%~25% 的复发可能。第一次复发时仍可采用原治疗方案,口服甲硝唑或万古霉素。第二次复发时应给予万古霉素并逐渐减量,配合脉冲式给药模式或粪便菌群移植。万古霉素减量方法:125mg, 4 次 /d,10~14 天;125mg,2 次 /d,7 天;125mg,1 次 /d,7 天;125mg,1 次 /2~3d,2~8 周。

非达霉素为一种大环内酯类药物,抗菌谱窄,对肠道正常菌群影响小,疗效与万古霉素相当,但复发率更低,有可能成为 CD 感染患者(包括重症 CD 感染)口服治疗的一线药。Cornely 等报道,非达霉素与万古霉素的治愈率分别为 87.8% 和 86.8%。其他抗菌药物包括利福昔明、硝唑尼特、杆菌肽、夫西地酸、雷莫拉宁、替考拉宁等。Drekonja 等纳入了 8 项 RCT 研究,将上述药物的疗效与甲硝唑或万古霉素进行对比,结果说明前者的疗效并不显著,且费用较高、不良反应大、可能存在耐药,因此不推荐一线使用。

（四）其他治疗

1. 益生菌治疗　益生菌治疗伪膜性肠炎的作用尚不确定，一般认为辅助使用能减少伪膜性肠炎的初发和复发，患者耐受好，严重不良反应少。临床上以乳酸菌、双歧杆菌等应用较广泛。在口服的同时，也可将益生菌制剂适量稀释后进行保留灌肠。

2. 毒素结合剂治疗　阴离子结合树脂如考来烯胺散（消胆胺）和考来替泊能与毒素结合，减少毒素的吸收，促进回肠末端对胆盐的吸收，可能在感染复发的辅助治疗中有一定效果。由于其能结合万古霉素，因此需与万古霉素使用间隔约 2 小时。

3. 粪便菌群移植　粪便菌群移植（FMT）指将健康个体的粪便处理成混悬液，灌注到患者消化道内，重建肠道菌群以治疗疾病的一种方法。文献报道 CD 感染复发用 FMT 治疗治愈率高达 90%~95%，其二次治愈率可达 98%，FMT 可作为 CD 感染复发最好的治疗措施。尽管报道治愈率很高，但 FMT 的应用仍然存在限制，尚需进一步的研究。

4. 疫苗　预防 CD 感染的疫苗在研究中。Ⅰ期临床试验证明，A 和 B 毒素的类毒素能在健康人体内产生强烈的抗毒素反应，目前已完成 1 项采用类毒素疫苗的Ⅱ期临床试验，效果已初见端倪。临床试验成功将为复发高危患者带来希望。

（五）外科治疗

内科治疗无效的暴发性伪膜性结肠炎或伴有中毒性巨结肠、肠穿孔等，可行外科干预，如结肠切除术。新方法包括结肠旷置回肠造瘘、保留结肠并万古霉素冲洗术等。

八、预防

首先注意抗菌药物的合理应用与监管，尤其是广谱抗生素的使用。对老年体弱手术者以及免疫功能低下的患者，应尽量避免使用易于诱发 CD 感染的抗生素，对必须使用此类抗生素的患者要警惕和及时发现 CD 感染。其次是勤洗手和消毒，隔离 CD 腹泻患者的粪便，接触 CD 腹泻患者或其环境时戴手套、穿隔离衣等。

九、预后

本病轻型者预后良好，多在停用导致 PMC 的抗生素后趋于缓解；重症者，尤其是暴发型者，需积极抢救和综合治疗。极少数病情凶险则预后不良。

（费保莹）

参考文献

1. Tang DM, Urrunaga NH, von Rosenvinge EC. Pseudomembranous colitis: Not always Clostridium difficile. Cleve Clin J Med, 2016, 83: 361-366

2. Abt MC, McKenney PT, Pamer EG. Clostridium difficile colitis: pathogenesis and host defence. Nat Rev Microbiol, 2016, 14: 609-620

3. Chandrasekaran R, Lacy DB. The role of toxins in Clostridium difficile infection. FEMS Microbiol Rev, 2017, 41: 723-750

4. Rodríguez-Varón A, Muñoz OM, Pulido-Arenas J et al. Antibiotic-associated diarrhea: Clinical characteristics and the presence of Clostridium difficile. Rev Gastroenterol Mex, 2017, 82: 129-133

5. Shen NT, Maw A, Tmanova LL, et al. Timely Use of Probiotics in Hospitalized Adults Prevents Clostridium difficile Infection: A Systematic Review With Meta-Regression Analysis. Gastroenterology, 2017, 152: 1889-1900

6. Ong GK, Reidy TJ, Huk MD, et al. Clostridium difficile colitis: A clinical review. Am J Surg, 2017, 213: 565-571

7. Álvarez-Hernández DA, González-Chávez AM, González-Hermosillo-Cornejo D, et al. Present and past perspectives on Clos-

tridium difficile infection. Rev Gastroenterol Mex, 2018, 83: 41-50

8. McConnie R, Kastl A. Clostridium Difficile, Colitis, and Colonoscopy: Pediatric Perspective. Curr Gastroenterol Rep, 2017, 19: 34

9. Surawicz CM, Brandt LJ, Binion DG, et al. Guidelines for diagnosis, treatment, and prevention of Clostridium difficile infections. Am J Gastroenterol, 2013, 108: 478-498

10. Martin JS, Monaghan TM, Wilcox MH. Clostridium difficile infection: epidemiology, diagnosis and understanding transmission. Nat Rev Gastroenterol Hepatol, 2016, 13: 206-216

11. Crobach MJ, Planche T, Eckert C, et al. European Society of Clinical Microbiology and Infectious Diseases: update of the diagnostic guidance document for Clostridium difficile infection. Clin Microbiol Infect, 2016, 22: S63-S81

12. Fehér C, Múñez Rubio E, Merino Amador P, et al. The efficacy of fidaxomicin in the treatment of Clostridium difficile infection in a real-world clinical setting: a Spanish multi-centre retrospective cohort. Eur J Clin Microbiol Infect Dis, 2017, 36: 295-303

13. Staley C, Hamilton MJ, Vaughn BP, et al. Successful Resolution of Recurrent Clostridium difficile Infection using Freeze-Dried, Encapsulated Fecal Microbiota: Pragmatic Cohort Study. Am J Gastroenterol, 2017, 112: 940-947

14. Evans CT, Johnson S. Prevention of Clostridium difficile Infection With Probiotics. Clin Infect Dis, 2015, 60 Suppl 2: S122-S128

15. Sheldon E, Kitchin N, Peng Y, et al. A phase 1, placebo-controlled, randomized study of the safety, tolerability, and immunogenicity of a Clostridium difficile vaccine administered with or without aluminum hydroxide in healthy adults. Vaccine, 2016, 34: 2082-2091

16. Ferrada P, Callcut R, Zielinski MD, et al. Loop ileostomy versus total colectomy as surgical treatment for Clostridium difficile-associated disease: An Eastern Association for the Surgery of Trauma multicenter trial. J Trauma Acute Care Surg, 2017, 83: 36-40

第十二章

缺血性肠病

　　缺血性肠病（ischemic bowel disease）是一组因小肠、结肠血液供应不足导致的不同程度的肠壁局部组织坏死和一系列症状的疾病；可分为急性肠系膜缺血（acute mesenteric ischemia，AMI）、慢性肠系膜缺血（chronic mesenteric ischemia，CMI）和缺血性结肠炎（ischemic colitis，IC），以 IC 最为多见。病变多以结肠脾曲为中心呈节段性发生，造成结肠缺血的直接原因多为肠系膜动、静脉（特别是肠系膜上动脉）粥样硬化或血栓形成引起的血管闭塞及狭窄。凡全身循环动力异常，肠系膜血管病变及其他全身性疾病或局部疾病引起进入肠管的血流量减少，均可发生本病；如高血压、冠心病、糖尿病、房颤，多见于合并心脑血管疾病的老年患者（表 12-1~ 表 12-3）。

表 12-1　急性肠系膜缺血病因

肠系膜动脉栓塞	肠系膜动脉血栓形成	非闭塞性肠梗死
心房颤动（房颤）	动脉粥样硬化	心源性
风湿性心脏病	主动脉夹层	充血性心衰
瓣膜置换术后	主动脉手术后	心肌梗死
胸主动脉或腹主动脉	口服避孕药	心律失常
上段粥样硬化斑块	创伤	心瓣膜病
黏液瘤	血管造影	心肺分流术后
血管造影	高凝状态	低血流量
细菌性心内膜炎		休克
心肌梗死		脓毒症
		肾衰需要透析
		腹部手术
		药物
		洋地黄
		利尿剂
		血管升压药
		Arthus 或 Schwartz 现象

表 12-2　与肠系膜静脉血栓形成相关病因

类别	疾病
高凝状态	恶性肿瘤（胃肠道肿瘤最常见）、口服避孕药/雌激素、真性红细胞增多症、抗凝血酶Ⅲ缺乏、血小板增多症、游走性血栓性静脉炎、妊娠、冷沉纤维蛋白血症、S蛋白缺乏、抗磷脂抗体缺乏
门静脉高压	肝硬化、充血性脾大（脾性贫血）、门静脉血栓形成、硬化治疗并发症
炎症	盆腔或腹部脓肿、腹膜炎、炎性肠病、憩室炎、胰腺炎
创伤/手术	手术（尤其是脾切除术）、钝伤或穿透伤、肾移植
心脏疾病	
特发性	

表 12-3　缺血性结肠炎病因

动脉粥样硬化、肠系膜下动脉血栓形成
栓子：动脉性、胆固醇性
低血压
充血性心力衰竭
严重低血容量血液病：S和C蛋白缺乏、抗凝血酶Ⅲ缺乏、镰状细胞贫血、真性红细胞增多症
药物：口服避孕药、洋地黄类、升压药、麦角、可卡因、结合雌激素（premarin）
血管炎：结节性多动脉炎、系统性红斑狼疮、类风湿性关节炎、血栓闭塞性脉管炎
手术并发症：腹主动脉重建、结肠切除术、妇科手术
结肠机械性梗阻：扭转、绞窄疝、肿瘤
创伤
马拉松长跑
嗜铬细胞瘤
淀粉样变性
特发性

一、流行病学

本病可发生于各个年龄段，好发于 50 岁以上的中老年患者；可发生于小肠及结肠的任何肠段，多见于左半结肠，尤其是脾曲、降结肠、乙状结肠为主，约占 80%。随着人口老龄化、动脉硬化等相关疾病发病率增加，缺血性肠病的患病率也有所增加。

二、发病机制

胃肠道的血供来自腹主动脉三大分支：腹腔动脉、肠系膜上动脉和肠系膜下动脉。腹腔动脉干供应肝、胆、胰、脾、胃和十二指肠；肠系膜上动脉供应十二指肠、小肠、升结肠和横结肠的一部分，其管径较大，从腹主动脉以锐角发出，体循环血栓最易引起此处栓塞；横结肠的余部、降结肠和直肠则由肠系膜下动脉供应，该动脉最细，供应的左半结肠血流量远不及小肠血供，最易发生血栓形成。部分胃肠道如胃、十二指肠和直肠有双重血供，存在大量的侧支循环，很少发生缺血损害；而有些部位如脾曲和乙状结肠由于侧支循环极少，故最常发生缺血性病变，损伤以结肠脾曲为中心呈节段性。

引起肠道缺血主要病理基础是肠道血管病变和血流灌注不足。缺血再灌注，超氧阴离子自由基产生过氧化损伤,加重微循环障碍,在肠腔内多种肠酶、微生物及毒素的共同作用下,导致缺血性肠病。

肠道缺血也可见于没有解剖性血流梗阻的缺氧或低心排量状态,即非梗阻性肠梗死。可能病因包括:超氧阴离子自由基损伤、对抗细菌毒素或肠腔内膜蛋白酶的保护因子——小肠黏膜刷状缘细胞糖蛋白的丢失、肠黏膜绒毛末端微小血管相互交通而造成氧分流。

1. 动脉性缺血

(1)血管病变:血管病变引起狭窄、血栓形成,如动脉硬化、糖尿病微血管病变、结缔组织病小血管损害(结节性多动脉炎、Wegener 肉芽肿、变应性肉芽肿性血管炎、系统性红斑狼疮、类风湿关节炎等)、淀粉样变性、放射性损伤、类癌及其他纤维肌层发育不良等。

(2)栓子:见于心肌梗死、房颤、外伤骨折等。

(3)血流灌注不足:心衰、休克、脱水、缩窄性心包炎等。

(4)机械性:肠梗阻、肠粘连、肠套叠、内脏下垂、腹内疝、肿瘤压迫等。

2. 静脉性缺血

(1)小肠静脉闭塞性病。

(2)门静脉高压症。

(3)炎症、外伤及手术。

(4)高凝状态:妊娠、血小板增多症、肿瘤、蛋白 C 和 S 缺乏。

(5)药物:口服避孕药、地高辛、非甾体抗炎药、可卡因、达那唑、加压素和抗精神病药等。

三、病理

缺血的结果是引起维持细胞完整性和存活所必需的氧和营养成分的缺乏。生理状态下,只有 1/5 肠系膜毛细血管持续开放,其血流量的减少,继发反应性氧耗减少,血流量减少不超过 75% 时,12 小时内尚不能发现肠壁缺血性损害。缺血性肠病的发生是基于缺血时组织缺氧、血流重建时再灌注损伤。短时间缺血性损害源于再灌注损伤,而长时间缺血时组织缺氧是引起肠道损伤的主要原因,并且损害作用更严重。

临床上按病理表现分为两型。

1. 非坏疽型　临床病理经过又可分为三期,但病变的发生、发展难以绝对分开,呈现不同时期、不同程度的各种改变相互交错重叠现象。

(1)急性期:肠黏膜及黏膜下层水肿、出血及滤泡变性,表层上皮细胞脱落,伴有轻、中度炎性细胞浸润,黏膜固有层出血。黏膜下水肿是放射学检查“指印征”的病理基础。黏膜全层坏死是此期最严重损害,虽缺乏特异性,但有助于判断隐窝形态轮廓;黏膜固有层嗜酸性变抑或炎性细胞浸润,有助于判断病因;仔细检查血管病变有助于病因诊断。

(2)亚急性期(修复期):病理上除有急性病变外常有较明显间质及上皮修复性及反应性增生,隐窝细胞增生后可使黏膜修复如初;若损伤严重,隐窝数量减少伴形态扭曲。发生肉芽组织增生及纤维化,系修复期特征性改变。

(3)慢性期(狭窄期):病变持久迁延,纤维化是缺血性损害逐渐恢复的标志,同时也是肠管狭窄的基础。并有肉芽组织及瘢痕形成,肠壁常有较明显增生增厚、肠腔狭窄,上段肠管有扩张。少数病变有多核巨细胞反应,患者黏膜组织中可见吞噬红细胞的巨噬细胞。

2. 坏疽型　病变早期肠黏膜及黏膜下层出现出血及水肿,黏膜呈暗红色。伴随病程的进展及病变的加重,表层黏膜坏死、溃疡形成。病变严重者,出现肠壁全层坏死(透壁性梗死),甚至引起肠壁破裂、腹膜炎、休克致死。梗死面积小者可不穿透肠壁,局部发生纤维化。病变自愈后可因瘢痕形成引起肠狭窄。

四、临床表现

存在引起缺血性肠病的基础疾病,随血管病变部位和程度、血流灌注不足而发生,并依据肠道缺血发生时间的缓急、病变闭塞或非闭塞、动脉性抑或静脉性而出现不同的临床表现。最常见症状为突发下腹部绞痛。临床表现常为腹痛症状重而体征轻。小肠缺血性腹痛常定位不确切,结肠缺血性腹痛多位于左侧腹部或左下腹。急性者突发,重症发生剧烈腹痛,伴腹胀、呕吐、便血(鲜红便、黑粪或粪隐血),肠道坏疽时可发生休克、中毒症状、腹腔渗出、血性腹水、甚至肠穿孔等。轻者仅表现为程度不等的腹痛。慢性者呈现间断性、复发性、程度不一性腹痛,餐后加重,伴肠道功能紊乱表现,如恶心、呕吐、腹胀及腹泻等。急性静脉栓塞则发病缓慢,腹痛不典型,无明显压痛,但有便血。

1. 急性肠系膜缺血　由于腹腔动脉、肠系膜上动脉或肠系膜下动脉的急性供血不足引起,最常见的原因是血栓栓塞或血管痉挛。多见于 60 岁以上的老年人,男性为主;患者常伴有心血管基础疾病,如:动脉粥样硬化、风心病、血管造影后粥样硬化斑块脱落。三联征:剧烈上腹痛或脐周痛而无相应的体征、器质性心脏病合并心房颤动、胃肠道排空障碍。常以突发剧烈腹痛伴频繁呕吐和腹泻为主要症状,约 75% 患者大便潜血阳性,15% 患者可有肉眼血便,可表现为肠梗阻、肠穿孔。直肠指诊时指套可发现血迹,直肠周围有压痛。发病早期症状无特异性,进展迅速,可进展为休克、急性腹膜炎,病死率高。

2. 慢性肠系膜缺血　由于腹腔动脉、肠系膜上动脉及肠系膜下动脉的慢性供血不足引起。最常见的原因是动脉硬化。慢性肠系膜缺血的患者表现为间歇性中上腹疼痛,程度不一,定位不明确,以脐周或左下腹多见(与缺血的肠段有关)。典型症状为餐后腹痛、畏食和体重减轻,常易误诊为胃溃疡或胃癌。主要表现为反复发生的与进食有关的腹痛,腹痛可为持续性钝痛。进食 15 分钟或半小时后开始疼痛,每次持续 1~2 小时,因进食可能加重疼痛,蹲坐位或卧位可使部分患者腹痛缓解,部分患者还可发生腹胀、嗳气、恶心、呕吐等症状。或因长期慢性缺血,致肠黏膜营养障碍,变性萎缩,吸收功能不良而产生脂肪泻。多数患者有心脑血管疾病或周围动脉粥样硬化的体征。

3. 缺血性结肠炎　发病率 0.2%~10%,最常见的原因是肠道血管功能紊乱,最易受累的区域为脾曲,此处系肠系膜上、下动脉交汇处。在绝大多数患者中,结肠缺血不是由血管闭塞所致,而是由于结肠某段,例如脾曲、降结肠、乙状结肠氧供不足引起。腹主动脉重建后缺血性结肠炎常累及乙状结肠,低灌注状态引起者,多损害脾曲。突发下腹绞痛,可伴恶心、呕吐、低热、腹泻,胃肠道少量出血比腹痛更为常见。症状常于 24~48 小时内开始加重,2 周后缓解。便血和腹泻可有长及 10~14 天未改善者,发生肠穿孔危险性增加。

根据结肠病变时缺血持续时间及缺血严重程度,将缺血性结肠炎分为两型:

(1)非坏疽性:又分为一过型(短暂自限型)和慢性型。一过型病变为一过性短暂缺血,病变涉及黏膜及黏膜下层,表现为黏膜充血、水肿、瘀斑以及黏膜下出血。黏膜呈暗红色,血管网消失,可有部分黏膜坏死,继而黏膜脱落,形成环形、纵形、蛇形及散在溃疡、糜烂。溃疡在亚急性期边界清楚,可长达 3~4cm,宽 1~2mm,周边黏膜水肿、充血,至发病 7 天左右,溃疡一般不再进展。2 周内结肠基本恢复正常。慢性型损害较重,病变涉及固有肌层,数周或数月后修复组织替代受损的黏膜及黏膜下层组织,形成慢性溃疡和持续性节段性结肠炎,受损肌层被纤维组织替代,常致结肠狭窄。一过型与慢性型肠镜表现有时在两周内不易鉴别,都有狭窄,需动态观察。

(2)坏疽性:见于严重缺血或肠系膜动脉血栓形成,肠黏膜病变为透壁坏死,形成深大、纵行溃疡、脓肿,需手术切除病变肠段。肠镜下可见病变部位与正常肠段之间界限清晰,几乎均见于左半结肠,直肠侵犯较少。一旦缺血改善,其症状消失快,病变恢复快,即"两快"。病理组织学黏膜下层有大量纤维素性血栓和含铁血黄素细胞为此病特征。病程早期,体检时多无明显腹部压痛,腹部体检肠鸣音活跃。但在大多数老年患者中,腹部体检可能表现为正常或者轻微柔和的肠鸣音。若患者业已出现肠梗阻,可有腹膜刺激征的表现。

五、辅助检查

1. 实验室检查 急性期白细胞总数及中性粒细胞比值增高,血液浓缩,代谢性酸中毒。血清肌酸激酶(CK)、乳酸脱氢酶(LDH)、碱性磷酸酶(ALP)也可增高,但血清酶和生化指标的测定对 AMI 诊断缺乏特异性。腹水淀粉酶增高。代谢性酸中毒。D- 二聚体升高对本病早期诊断有较大意义。在肠黏膜坏死前,血样便不明显,但早期 75% 患者大便潜血阳性。

2. 影像学检查

(1)X 线检查:25% 患者无特殊表现。在急性梗死初期,因肠肌张力性收缩,腹部平片较特征性表现为肠积气减少,其后出现肠麻痹。钡剂造影检查见梗塞初期肠道激惹、痉挛,继之肠黏膜水肿、增厚,局部出现典型"指印征"。钡灌肠检查可见受累肠段痉挛、激惹;病变发展后期,可由于黏膜下水肿、皱襞增厚等原因致使肠管僵硬似栅栏样;同时肠腔内钡剂充盈形成扇形边缘。溃疡形成后,可见黏膜粗糙,呈齿状缺损。钡剂检查可能加重肠缺血甚至引起肠穿孔,腹膜刺激征阳性患者禁忌钡剂检查。

(2)B 超检查:B 超主要通过观察受累肠管的肠壁厚度与血供情况,对缺血性肠病作出诊断。表现为肠系膜动脉管腔狭窄,血管内见高回声的栓子团块,血流明显减少或中断。B 超声能显示腹腔动脉、肠系膜上动脉、肠系膜下动脉和肠系膜上静脉的狭窄和闭塞。脉冲多普勒超声能测定血流速度,对血管狭窄有较高的诊断价值。彩色多普勒扫描对肠系膜上动脉狭窄测定的敏感性和特异性分别为 92% 和 96%,而对腹腔动脉狭窄测定的敏感性和特异性分别为 87% 和 80%。作为一种简便、无创而有效的检查方法,B 超可以作为疑诊患者在病程早期的首选检查;但在疾病后期,出现肠麻痹、肠腔积气时,B 超意义就非常有限。

(3)腹部 CT 及 CTA:多用于缺血性肠病的诊断及鉴别诊断。CT 能在病变中后期清晰地显示肠管环形增厚、狭窄、扩张积气、门静脉内气体及腹腔内游离气体、肠系膜动脉栓塞等改变,对诊断有重要意义。而且,CT 检查不受病程中后期肠腔积气的影响,较 B 超敏感性高。尤其对比增强螺旋 CT 是急性肠系膜缺血有效的诊断方法,并且对于鉴别缺血性肠病和肠壁内出血性疾病有一定的意义,后者肠壁厚度往往大于 1cm,而受累的肠段常短于 15cm。CT 还有助于诊断肠系膜血栓形成、除外如胰腺炎或脓肿等。其对肠系膜静脉血栓形成诊断率为 90%,表现为:静脉中透亮区,提示血栓;肠壁增厚;肠系膜上静脉扩张;肠系膜侧立循环血管扩张。急性肠缺血中有深静脉血栓史、凝血障碍或家族史者,行增强 CT 较之血管造影好。CT 可观察肠系膜动脉主干及其二级分支的解剖情况,但对观察三级以下分支不可靠。AMI 直接征象为肠系膜上动脉不显影、腔内充盈缺损、平扫可为高密度(亚急性血栓)。AMI 间接征象有肠系膜上动脉钙化,肠腔扩张、积气、积液;门静脉 - 肠系膜静脉内积气、肠系膜水肿、肠壁增高、肠壁积气、腹水等则提示肠管坏死。CMI 直接征象为动脉狭窄、动脉不显影、腔内充盈缺损等。CMI 间接征象有血管壁钙化、侧支形成、肠腔扩张、肠系膜水肿、肠壁增厚。急性肠系膜缺血被定义为胃肠道供血不足,导致缺血性和炎症性损伤,可能导致肠壁坏死,预后较差,病死率大于 95%,手术治疗后病死率可下降至 70%,早期 CT 诊断已成为诊断的基础。

(4)MRI 检查:可显示肠系膜动、静脉主干及主要分支,但对判断狭窄程度有一定假阳性率。一般不作为急诊检查方法,但 MRI 对判断血栓的新旧、鉴别可逆性或不可逆性肠缺血有很高的价值。

肠系膜血管造影是闭塞性肠系膜缺血的"金标准",并可在诊断的同时直接进行血管内药物灌注治疗和介入治疗。其敏感性和特异性分别为 75%~100% 和 100%。另外,血管造影同时能治疗缺血。一些研究证实,接受过血管造影的肠系膜血管缺血的患者病死率明显下降,而在没有接受血管造影的患者病死率高达 90%。因此,早期诊断极其关键。对于肠系膜上动脉栓塞和血栓形成的患者,可清晰显示肠系膜血管内的栓子和血流中断,以及肠系膜动脉多数分支管腔明显狭窄、不规则。对于非闭塞性肠缺血患者,可见动脉出现串珠样痉挛性改变、狭窄与扩张交替肠壁内血供不足等表现。Brandt 认为患者拒绝早期进行血管造影是缺血性肠病病死率居高不下的主要原因。只要血管造影不影响手术时机,即使对于合并腹膜炎患者,也可行血管造影检查,因为血管造影可以了解是否需要取出栓子或重建血管,术前术后可用罂粟碱治疗血管收缩情况。低血容量或低血压时,不应进行血管造影,因为即使没有肠缺血也存在血管收缩,亦不宜使用罂粟碱,后者有加重低血容量之虑。

3. 结肠镜检查 是缺血性结肠炎主要的诊断方法,具有确诊意义,特别是便血期的急诊内镜检查,是早期诊断的关键。它能确定缺血性肠病病变的范围及病变的阶段,同时能获取组织学检查,有助于其他炎性肠病、结肠癌的鉴别诊断。因该病变化较快,应争取在48小时内行结肠镜检查及活检。病变部位以左半结肠为主,尤其是脾曲和乙状结肠。急性患者内镜下主要表现为病变区域黏膜呈弥漫性重度充血、水肿、多发片状出血斑以及散在直径0.5~2.0cm、大小不等、深浅不一、形态不规则、边界不清的溃疡。黏膜血管网消失,部分出现节段性暗紫色瘀血。有的肠管内可见血性液体。严重的患者结肠全周黏膜溃烂,组织质脆易出血。慢性患者表现为病变肠管血管网分布零乱稀疏、断续模糊,肠壁狭窄、厚硬,半月形皱襞平坦萎缩,有的可见条索状白色瘢痕。

内镜检查的注意事项:①如有持续腹痛、便血及腹膜刺激征应考虑坏疽性,镜检为禁忌证;②禁用盲目滑镜、钩拉、解袢等手法,可加重出血,甚至穿孔;③结肠镜检查,疑似缺血性结肠炎的患者可行此检查,镜下可见肠黏膜节段性病变和溃疡,发病24小时,肠腔内充满血性液体,局部黏膜充血,黏膜易出血;48小时后,局部发白、水肿,并间有充血红斑,伴黏膜下淤点或散在浅溃疡,由于某些血管的病变造成血供不足,使缺血病变部位与非缺血病变部位有明确的界限,直肠为双重血管供血,因此很少累及直肠黏膜病变;④黏膜下出血通常很快被吸收或被溃疡替代,因此发病后72小时内进行内镜检查非常重要。

4. 钡剂检查 坏疽性缺血性结肠炎时,可见结肠边缘有弧形切迹称为"指压征"或"假性肿瘤征"(pseudotumors)。一些症状较重的患者,肠镜下见到局部黏膜明显水肿、隆起、充血、出血,以及肠腔狭窄,肠镜不能通过,可能会误诊为结肠癌,因此要注意鉴别。

六、诊断和鉴别诊断

急性肠缺血损伤是一种危及生命的疾病,预后不良,由于缺血性肠病症状无特异性,因此,根据临床表现进行早期诊断较困难,为了避免出现不可逆转的缺血、广泛的肠道切除、败血症和死亡,快速诊断是必须的。对凡是具有易患因素的患者,如冠心病、粥样硬化、房颤等,一旦腹痛持续大于2小时,尤其是症状与体征不相符时,即应考虑本病;对疑诊患者可选择血清酶学、CT、血管造影、B超等检查;如出现便血、剧烈腹痛、急腹症或休克时应警惕坏死、穿孔可能。

由于缺血性肠病症状无特异性,根据临床表现进行早期诊断较困难。有发生缺血性肠病基础病变者,如出现突发腹痛,经检查无特殊时应考虑缺血性肠病的可能并及时行相关检查。缺血性肠病主要依据影像学确诊。

急性缺血性肠病的临床表现类似于胰腺炎、急性胃肠炎、胆石症、消化道穿孔等一些急腹症,而慢性缺血性肠病症状时轻时重,肠镜下的表现有时缺乏特异性,应与胃溃疡、胃癌、溃疡性结肠炎、克罗恩病或肠结核相鉴别。

1. 胃溃疡患者表现为上腹部疼痛,疼痛可以是钝痛、烧灼痛、胀痛或饥饿痛,呈节律性、周期性、季节性。

2. 胃癌患者出现上腹部不适、缺乏规律性的疼痛(服用抗酸剂无效)、食欲缺乏、"早饱感"。进展期胃癌患者可出现幽门梗阻和消化道出血症状,多伴有消瘦、乏力、贫血等全身症状。并出现肿瘤转移症状:咳嗽、咯血、呼吸困难、腰背部疼痛等。上腹部触诊饱满感及深压痛,可扪及结节肿块。

3. 溃疡性结肠炎病变多累及直肠,表现为胃肠道症状如腹痛、腹泻、黏液脓血便、里急后重,以及肠外症状如关节炎、虹膜炎、皮肤结节红斑等。结肠镜检:①受累结肠黏膜呈现多发性浅表溃疡,伴有充血、水肿,病变多由直肠起始,逆行累及结肠,呈弥漫性分布;②肠黏膜外观粗糙不平,呈细颗粒状,组织脆弱易于出血,病损黏膜表面可覆盖有脓性分泌物,似一层薄苔附着;③结肠袋往往变平或变钝,以致结肠袋消失,有时可见到多个大小不等的假息肉;④结肠黏膜活检病理变化呈现炎性反应,同时常可见到黏膜糜烂、隐窝脓肿、结肠腺体排列异常及上皮内瘤变。

4. **克罗恩病**　病变多见于末段回肠和邻近结肠,呈节段性或跳跃式分布。临床表现为腹痛、腹泻、腹块、瘘管形成和肠梗阻,肠镜下表现为:①病变呈阶段性或跳跃性;②黏膜溃疡早期呈鹅口疮样溃疡,随后溃疡增大,形成纵行溃疡和裂隙溃疡,黏膜呈鹅卵石样;③病变累及肠壁全层,肠壁增厚变硬,肠腔狭窄。

5. **急性胰腺炎**　突发性上腹或左上腹持续性剧痛或刀割样疼痛,上腹腰部呈束带感,常在饱餐或饮酒后发生,伴有阵发加剧,可因进食而增强,可波及脐周或全腹。常向左肩或两侧腰背部放射。并出现恶心、呕吐、腹胀、黄疸等症状。血淀粉酶、脂肪酶明显升高。B超、CT、MRI可提示胰腺肿大。

6. **肠结核**　多见于20~40岁女性,起病缓慢。溃疡型肠结核患者主要表现为右下腹痛、脐周痛或全腹痛,呈隐痛,以后可呈绞痛。可有腹泻、便秘交替出现,常以腹泻为主。并有发热、盗汗、消瘦、乏力等全身症状。增生型肠结核患者早期仅有轻度腹胀、腹泻和腹部隐痛,当发生不完全性肠梗阻时,则有肠绞痛、呕吐等肠梗阻的症状。X线检查:钡剂在病变肠段呈激惹征象,排空快,充盈不佳,而在病变上下肠段钡剂充盈良好,因肠末段有钡剂潴留积滞。肠结核好发回盲部。结肠镜观病变肠黏膜充血水肿,环形溃疡,溃疡边缘呈鼠咬状,可伴大小及形态各异的炎性息肉,活检找到干酪样坏死性肉芽肿或结核分枝杆菌,则可以确诊。

七、治疗

(一)常规治疗

应纠正缺血性肠病发病的病理生理机制,如针对体液丢失、细菌入侵、毒素吸收等过程施治。首要的治疗是减轻患者胃肠道负担,急性发作期应禁食水,通过胃肠外补充营养、水和电解质,防止休克,纠正低血容量。尚需注意心衰、心律失常等基础疾病的治疗,合理使用抗菌药物。早期诊断和治疗,患者可在短期内完全康复,如延误诊断可导致肠壁坏死、穿孔,甚至休克。如有肠坏死、穿孔,须手术切除病变肠管。对于静脉血栓性缺血性肠病,若无肠坏死、穿孔,一般先行溶栓和抗凝治疗。非闭塞性缺血性肠病的患者,一般不主张手术治疗。

1. 急性肠系膜缺血

(1)一般治疗:怀疑急性肠系膜缺血的患者,应立即禁食、肠外营养、早期给予广谱抗生素,应用抗生素以防肠缺血症状加重,诱发或加速肠管坏死,抗菌谱应用覆盖需氧及厌氧菌,尤其抗革兰氏阴性菌抗生素,常用喹诺酮类和甲硝唑,严重感染者可用三代头孢菌素。肠胀气明显的患者可行胃肠减压或肛管排气。密切监测患者血压、脉搏、每小时尿量,必要时测中心静脉压或肺毛细血管楔压。积极治疗原发病的同时注意尽可能避免使用血管收缩剂、洋地黄类药物,这类药物有可能加重肠缺血和肠坏死。

(2)扩血管药:目的在于解除血管痉挛。急性肠系膜缺血一经诊断应立即用罂粟碱30mg肌内注射,继以30mg/h的速率经泵静脉输注,每天1~2次。疗程3~7天,少数患者可用至2周。

(3)抗栓治疗:急性期抗血小板治疗,可用阿司匹林200~300mg/d或氯吡格雷150~300mg/d,应密切观察,防治出血。

(4)抗凝治疗:主要适用于肠系膜静脉血栓形成,确诊后尽早使用尿激酶50万U,静脉滴注,1次/d,溶栓治疗;并给予肝素20mg,静脉滴注,1次/6h,抗凝治疗,疗程2周;抗凝治疗不能溶解已经形成的血栓,但能抑制血栓蔓延。配合机体自身的纤溶系统溶解血栓。

(5)对症治疗:去除易感因素,停用相关药物,积极治疗原发病及并发症。

(6)手术治疗:确诊后均应及早恢复肠道的血液灌流,不管何种类型的缺血性肠病,只要出现腹膜炎体征或疑有肠坏死、穿孔者,应及早手术,以恢复肠道血液的血管灌注或切除坏死的肠段以解除肠梗阻等。

对于急性肠系膜血栓,一旦诊断,对有适应证者应尽早进行介入治疗。血管造影发现肠系膜上动脉内栓子栓塞常位于结肠中动脉起始部或其远心端,多不影响近端空肠血供;小栓子可位于其细小分支动脉,引起节段性肠缺血。通过导管灌注罂粟碱,无论有无腹膜炎体征,都应考虑手术治疗,术后继续灌注罂粟碱24小时,继之再次血管造影,了解血管收缩改善情况。

若血管造影见肠系膜上动脉起始部1~2cm完全梗阻,无侧支循环或有侧支循环但肠系膜上动脉充盈差,提示肠系膜上动脉血栓形成,可引起屈氏韧带以下全小肠至结肠脾曲缺血。若导管能置入该动脉近心端(难度大),可先灌注罂粟碱,再手术治疗。

血管造影并非闭塞性肠缺血,而显示血管收缩,应灌注罂粟碱。当合并腹膜刺激征时,应灌注罂粟碱后再进行手术治疗,术后持续灌注罂粟碱,24小时后重复造影,了解是否仍有血管收缩,若收缩血管未见舒缓,再灌注该药24小时,然后再次血管造影。

术中如何评估肠管存活力仍是亟待解决的难题,一些检查肠壁血流灌注技术,如肌电图、pH值检测、注射荧光素等曾被尝试、提倡和摒弃。多普勒激光超声探针是目前临床有价值的辅助检查,但大多数临床医师仍主要依靠临床经验,如肠管颜色、蠕动及血管搏动的恢复,判断是否切除、切除范围。若无法评估确切切除范围,在患者情况允许时,可切除存活力可疑的肠袢后造瘘,此时行一期吻合则较危险。

急性肠出血如何使用抗凝剂尚存争议。Brandt不主张术前使用肝素治疗,除非是肠系膜血栓形成,因为肝素可增加肠出血的危险性,为防止血栓形成,可于取栓术或动脉重建术后48小时开始应用抗凝剂。

2. 慢性肠系膜缺血

(1)内科治疗:轻症患者,应重新调整饮食,少食多餐,避免进食过多或进食不易消化的食物。餐后腹痛症状明显的患者,亦可禁食,给予肠外营养。应用血管扩张剂,如丹参30~60ml,加入250~500ml葡萄糖注射液中,静脉滴注,1~2次/d,可减轻症状,或低分子右旋糖酐500ml,静脉滴注1次/6~8h,促进侧支循环的形成。

(2)手术治疗:重症者可行血管改道、动脉内膜切除术和血管再建术等。慢性缺血性肠病较重患者常因腹痛而畏食,导致消瘦,严重影响生活质量。应尽早手术治疗,可行选择性动脉球囊扩张术或动脉端端吻合术。

3. 缺血性结肠炎

(1)内科治疗:禁食、静脉营养、应用血管扩张剂、广谱抗生素、积极治疗心血管系统原发病;停用血管收缩药(肾上腺素、多巴胺等);应用肛管排气缓解结肠扩张;应用血管扩张药物:如罂粟碱30mg,肌内注射,1次/8h,必要时可静脉滴注;前列地尔10μg,静脉滴注,1次/d;或丹参30~60ml加入250~500ml葡萄糖注射液,静脉滴注,1~2次/d。疗程3~7天,少数患者需2周。持续进行血常规和血生化监测,直到病情稳定;若患者腹部触痛加重,出现肌紧张、反跳痛、体温升高及肠麻痹,表明有肠梗死,需立即行手术治疗。止血药可能加重病变肠段缺血,应尽量避免使用。大部分非坏疽型患者可经内科治疗而痊愈。糖皮质激素对缺血性结肠炎无效。

(2)手术治疗:密切监测白细胞增多、发热、进行性腹痛、麻痹性肠梗阻及腹膜刺激征,及时决定是否外科治疗。坏疽型需立即手术治疗,对内科治疗无反应的非坏疽型患者亦需手术治疗。切除缺血肠管,断端外置造瘘。吻合口瘘概率高,一般不主张一期吻合。大部分非坏死型缺血性结肠炎为一过性和自限性,即使没有特殊治疗,症状和体征也可自行缓解。慢性不可逆型缺血性肠病的手术操作困难,术后容易发生并发症。

(二)介入治疗

1. 急性肠系膜缺血的介入治疗 可经导管选择性注入尿激酶20万U、罂粟碱30~120mg。同时配合全身抗凝及扩张血管药物的应用。机械性清除栓子:可用导管抽吸栓子、血栓,或者用器械清除栓子和血栓。术中给予解痉剂、用血管内保护器、置入支架等。

适应证：①肠系膜上动脉主干阻塞、无明确肠管坏死证据、血管造影能够找见肠系膜上动脉开口者，可考虑首先采用介入技术开通阻塞；②存在外科治疗的高风险因素（如心脏病、慢性阻塞性肺气肿、动脉夹层等）、确诊时无肠坏死证据，可以选择介入治疗；③外科治疗后再发血栓、无再次手术机会者。

禁忌证：①就诊时已有肠坏死的临床表现；②导管不能找见肠系膜上动脉开口者；③存在不利血管解剖因素，如严重动脉迂曲、合并腹主动脉瘤，预期操作难度大、风险高、技术成功率低；④存在肾功能不全。

2. 慢性肠系膜缺血的介入治疗　　目的是缓解腹痛、改善营养不良、预防突发肠梗死。

适应证：①腹腔动脉或肠系膜上动脉狭窄>70%，且有症状者；两支及两支以上系膜动脉（腹腔动脉、肠系膜上动脉、肠系膜下动脉）病变，狭窄程度>50% 者；②肠系膜动脉狭窄或阻塞，外科治疗后发生再狭窄；③无症状的腹腔动脉或肠系膜上动脉狭窄，存在胰十二指肠动脉瘤或瘤样扩张者；④肠系膜上动脉主干夹层造成管腔狭窄，具有血流动力学意义，无外科治疗指征者；⑤主动脉夹层内膜片或假腔累及肠系膜动脉开口，有肠缺血症状者。对无症状的腹腔动脉、肠系膜上动脉狭窄患者是否需要治疗，目前存在争议，一般认为，对无症状的腹腔动脉狭窄多无须处理，而对无症状的肠系膜上狭窄，特别是狭窄程度>50%，则应给予积极治疗。

禁忌证：①存在肠管坏死或腹腔炎症；②肠系膜动脉主干狭窄合并多发末梢分支病变；③肠系膜动脉狭窄，病变同时累及多支空、回肠动脉开口；④大动脉炎引起的肠系膜动脉狭窄，动脉炎处于活动期；⑤存在其他不适宜做血管造影和介入治疗的情况。

方法：①单纯球囊扩张术，疗效有限，术后 6 个月内复发狭窄率达 60%~70%；②置入支架，治疗腹腔动脉、肠系膜上动脉开口处狭窄宜首选球囊扩张式支架。介入治疗肠系膜动脉狭窄的技术成功率为90%~95%，临床有效率为 80%~95%。并发症发生率为 0~10%。随访 3 年以上的通畅率为 82%~89%。

缺血性肠病手术治疗的适应证：①急性肠系膜动脉栓塞；②急性肠系膜动脉血栓形成；③慢性肠系膜动脉闭塞性疾病，内科保守治疗无效；④任何形成的肠系膜动脉缺血性疾病，并出现剧烈腹痛、压痛、腹肌紧张、腹腔抽出血性液体者均应急诊手术；⑤具有典型的症状和动脉造影确定肠系膜上动脉或腹腔干显著狭窄或闭塞者；⑥主动脉造影明确肾动脉和肠系膜上动脉狭窄同时存在，而施行肾动脉重建时，为预防肠梗死的发生。可考虑预防性主动脉肠系膜上动脉旁路术。手术方式：①肠系膜上动脉切开取栓术；②肠系膜上动脉远端与右髂总动脉侧侧吻合术；③动脉移位手术；④血管移植动脉搭桥手术。

缺血性肠病的手术治疗的禁忌证：①年老体弱合并严重的心脑肺血管疾病及重要脏器的功能障碍不能耐受手术、同时未发现肠坏死迹象者；②动脉造影显示主动脉、肠系膜上动脉和腹腔干动脉病变广泛，预判手术效果差者。

（三）其他治疗

有研究发现，调节肠道菌群可以防止肠缺血损伤。丁酸盐可以减少炎症和维持肠道屏障的结构来保护小肠的缺血损伤，但是价格昂贵，寿命短。乳酸，既经济又美味，可以由微生物转化为丁酸对肠缺血的起保护作用。

（四）中医疗法

本病应属中医"血证"范畴，为因虚致瘀，瘀血阻滞，血不循经，溢于脉外所致。在中医学对血证的特色理论中，缪希雍的"治吐血三要法"及唐容川的"治血四法"尤其重视行血消瘀之法。明代缪希雍《先醒斋医学广笔记·吐血》强调了行血、补肝、降气在治疗吐血中的重要作用，提出了"宜行血不宜止血""宜补肝不宜伐肝""宜降气不宜降火"的治吐血三要法。从历史的角度看，这是对出血性疾病治法的发展，并带有补偏救弊的性质。临证时一定应根据病情辨证地对待行血—止血、补肝—伐肝、降气—降火这三对治法。清代唐容川在《血证论》中提出止血、消瘀、宁血、补虚的治血四法。因此，治疗血证时并非唯以止血为第一要法。故消瘀之法是治疗缺血性肠病肠功能紊乱的大纲，值得临床借鉴参考。

（孙泽群）

参考文献

1. Copin P, Zins M, Nuzzo A. Acute mesenteric ischemia: A critical role for the radiologist. Diagnostic And Interventional Imaging, 2018, 99: 123-134

2. Peoc'h K, Nuzzo A, Guedj K. Diagnosis biomarkers in acute intestinal ischemic injury: so close, yet so far. Clinical Chemistry And Laboratory Medicine, 2018, 56: 373-385

3. Bertacco A, Dehner CA, Caturegli G. Modulation of Intestinal Microbiome Prevents Intestinal Ischemic Injury. Frontiers In Physiology, 2017, 8: 1064

第十三章

炎性肠病

炎性肠病(inflammatory bowel disease,IBD)是一组病因未明的肠道非特异性炎症性疾病,包括溃疡性结肠炎(ulcerative colitis,UC)和克罗恩病(Crohn's disease,CD)。多数 IBD 患者起病过程较缓慢,经治疗后可处于缓解状态或呈慢性表现,但也有少数患者以急性重症起病或在病程中出现严重并发症。

一、流行病学

炎性肠病在西方国家多发,每年发病率高达 24.3/10 万 ~29.3/10 万;在亚洲国家较少见,每年发病率为 0.54/10 万 ~3.44/10 万,主要见于韩国、印度、日本和中国,但是发病率呈现出逐渐上升的趋势。据流行病学调查显示,我国广州、武汉、大庆、成都和西安的发病率分别为 3.44/10 万、1.96/10 万、1.77/10 万、0.58/10 万和 0.54/10 万,近年来,随着生活水平的提高,我国 IBD 发病率呈现出逐年上升的趋势。UC 的发病率男女无明显差异,而 CD 男女发病比例约为 2.83∶1。IBD 发病年龄呈现双峰趋势,多发于青年人,CD 的发病高峰为 20~30 岁,UC 的发病高峰为 30~40 岁,两者的第二峰均为 60~70 岁。

二、病因与发病机制

IBD 的发生发展过程可能受到遗传、环境(母乳喂养、饮食、吸烟、药物等)和微生物因素之间复杂的相互作用的影响,导致黏膜屏障改变和免疫系统缺陷,从而引起持续炎性反应。CD 是一种慢性复发性炎性肠病,由具有遗传易感基因的宿主中的环境因素引起,其发病机制归因于肠道细菌,可引发黏膜炎性反应,其特征是肉芽肿性炎性反应,多发生于末端回肠。多数患者病变可涉及小肠肠道的其他区域也均有可能发病;UC 是一种局限于结直肠黏膜的炎性反应过程,发作和缓解交替,属于终生性慢性疾病。其发病机制包括基因、环境和肠道微生物组的影响,疾病长期持续,增加结直肠癌的风险。

三、UC 的急性并发症

1. 中毒性巨结肠　中毒性巨结肠是溃疡性结肠炎的严重并发症之一,国外报道发生率在重症患者中约有 5%。表现为结肠病变广泛而严重,累及肌层与肠肌神经丛,肠壁张力减退,结肠蠕动消失,肠内容物与气体大量积聚,引起急性结肠扩张,一般以横结肠为最严重。常因低钾、结肠镜检查、钡剂灌肠、使用抗胆碱能药物或阿片类制剂而诱发。临床表现为病情急剧恶化,毒血症明显,有脱水与电解质平衡紊乱,出现鼓肠、腹部压痛,肠鸣音消失。血常规白细胞计数显著增多。X 线腹部平片可见结肠扩大,结肠袋形消失。其病死率高达 30%,死亡的主要原因为急性穿孔并发多器官功能衰竭。

临床上出现以下情况时要考虑中毒性巨结肠:①发热,体温>38.7℃;②心动过速,心率>120/min;③外周血白细胞>10.5×10⁹/L;④贫血;⑤腹部X线或者CT检查显示结肠扩张(横结肠直径>6cm或者5.5cm);⑥意识障碍、脱水、电解质紊乱和低血压中的任何一项。

处理方案:

(1)严密监测患者的生命体征,如体温、脉搏、呼吸、血压;注意患者血流动力学的变化;监测血常规、电解质及肝肾功能,预防低钾血症及低蛋白血症的发生。重复腹部平片监测结肠扩张程度,预测穿孔的发生;禁止行肠镜、钡剂灌肠等肠道操作及应用抗胆碱能类、阿片类药及止泻剂。

(2)间断地转动体位或肘膝卧位(以利于结肠气体排出和减压),禁食、胃肠减压,大量补液,纠正电解质紊乱,早期肠外营养待病情改善后可给予肠内营养。

(3)药物治疗:静脉滴注甲泼尼龙或氢化可的松,治疗3~5天后无明显改善者宜尽早手术治疗。对于有感染指征的患者行抗感染治疗,早期可经验性使用甲硝唑,待细菌培养及药敏试验结果出来后使用敏感性抗生素。

(4)手术治疗:对于药物治疗无效、并发穿孔和出血、中毒症状或结肠扩张程度加重的患者及早(72小时内)行手术治疗。

2. 下消化道出血　下消化道出血是UC的常见并发症,多数患者出血量较少,出血情况较易控制;约1%的患者可出现急性消化道大出血的情况,大多是黏膜弥漫性溃疡累及血管破裂的结果。急性下消化道出血的典型表现为便血(暗红色或鲜红色血液经直肠排出)突然发作,在少数情况下,来自盲肠/右结肠出血的患者可表现为黑色柏油样便。处理方案:

(1)首先评估患者的生命体征,监测患者的意识状态、脉搏、血压、肢体温度、皮肤和甲床色泽、颈静脉充盈情况和尿量。对于血流动力学不稳定、有持续出血倾向的患者宜禁食,立即给予静脉补液,维持血流动力学稳定,根据血常规的结果是否输注血制品,维持血红蛋白大于70g/L,紧急药物止血治疗。

(2)急性重症UC患者出现大出血应给予药物挽救治疗,即静脉应用糖皮质激素(甲泼尼龙40~60mg/d或者氢化可的松300~400mg/d);若3~5天仍无效可换用环孢素或他克莫司或者生物制剂(英夫利西单抗或阿达木单抗),5~7天无效考虑手术。部分患者可直接手术治疗。

(3)明确出血部位是诊断和治疗的关键,目前常用的诊断手段有结肠镜、血管造影和多排CT(MDCT)。文献报道,急诊结肠镜是消化道出血的首要诊断手段。在血流动力学稳定、肠道充分准备24小时后行结肠镜检查。对于有活动性出血、非出血性可观察血管或者血凝块附着的患者,行内镜下止血治疗。对有反复出血证据的患者应考虑重复结肠镜检查;影像学干预(标记红细胞核素扫描,CT血管造影,血管造影)应在持续出现的高风险患者考虑;必要时做上消化道内镜检查,以排除食管、胃、十二指肠等部位的出血。

(4)如患者经过规律的内科治疗出血仍不能停止,应考虑手术止血。

(5)避免非甾体抗炎药和抗凝药的应用;已确定有心血管疾病,需用阿司匹林患者一般在出血停止后至少7天尽快恢复阿司匹林口服,精确时间取决于出血严重程度、止血充分性和血栓栓塞事件风险。

3. 肠穿孔　肠穿孔是UC最严重的并发症,UC的炎症一般局限于黏膜层,发生肠穿孔的概率极低,常与结肠镜检查或中毒性巨结肠有关,病死亡率极高。典型表现为急性腹膜炎,部分患者可能缺乏典型的腹膜炎体征。应密切监测患者的症状和体征,一旦有证据提示急性或即将发生穿孔,应立即行紧急手术治疗。

四、CD的急性并发症

1. 肠梗阻　CD为透壁性炎,患者消化道的任何部分都可发生狭窄,最常见的是末端回肠、回结肠吻合口及结肠,约40%左右回肠累及的CD患者可导致明显狭窄,梗阻肠管的狭窄性质可分为:纤维化、炎症以及混合型。CD患者极少出现完全性肠梗阻,绝大部分患者不需要急诊手术处理。

典型表现包括腹痛、呕吐、腹胀。腹痛多为阵发性绞痛,由于CD多为回肠梗阻,位置较低,可因肠胀气而抑制肠蠕动,故腹痛可能较轻;由于回盲瓣可抑制反流,结肠梗阻的患者早期可无呕吐,但后期由于肠腔过度充盈而发生剧烈呕吐,腹胀,出现较迟,其程度与梗阻部位和梗阻程度有关。处理方案:

(1)补液、纠正酸碱平衡和电解质紊乱。

(2)禁食和胃肠减压,对于呕吐症状明显者应头偏一侧,避免误吸。

(3)控制感染和毒血症:对于单纯性肠梗阻早期一般不使用抗生素,但是对于梗阻时间较长、中毒症状明显的患者。应采用针对抗革兰氏阴性杆菌、厌氧菌为重点的抗生素治疗。

(4)急性炎症性狭窄对于药物治疗反应良好,此类患者常在激素或生物制剂治疗后获得症状改善,肠梗阻得以缓解;纤维化狭窄除了外科手术治疗外,亦可行内镜下扩张术(endoscopic dilation,ED)。一般而言,狭窄长度4cm以下,没有溃疡且可耐受肠镜或双气囊小肠镜的患者可行ED。无法使用内镜治疗的CD患者,应行手术治疗,包括狭窄切除术和狭窄成形术。

2. 急性肠穿孔　相对于狭窄及瘘管,肠自发穿孔少见,但却是最严重的并发症,急性肠穿孔表现为突然发生的剧烈腹痛,最开始的腹痛可局限于某一处,后蔓延至全腹。一旦发生急性肠穿孔,应立即急诊手术治疗,常用的手术方式包括改道手术、肠切除术。

3. 急性下消化道出血　CD合并急性下消化道出血较UC少见,患者的发病年龄和出血年龄较年轻,疾病类型以炎症型为主,出血部位以小肠和结肠居多,如果出血部位来自小肠,肠镜很难发现病变,应行血管造影以明确出血部位。患者的临床表现以鲜红色血便、腹痛最常见,其次是发热。处理方案与UC合并下消化道出血相似。

4. 肠瘘和脓肿的形成　20%~30%的CD患者在一生中至少出现一次瘘,若处理不及时可出现脓肿形成、细菌性败血症等并发症。瘘可以发生在不同肠段(肠道间)、肠和其他器官之间(如肠-膀胱瘘)、肠和皮肤之间(肠-皮肤瘘)。大多数情况下为外瘘,其中55%是肛瘘、6%是肠道皮肤瘘,约1/3为内瘘。CD患者出现肛周疼痛、排便困难、排便疼痛和排便不连续的情况时应高度怀疑肛周脓肿;出现发热、腹痛、腹部包块、白细胞增多,X线提示有窦道或瘘管,应高度怀疑腹腔脓肿。怀疑脓肿形成应行相应部位的磁共振确诊。处理方案:

(1)肛周脓肿是盆腔脓肿的潜在因素,因此确保粪便的充分排出十分重要,在应用药物治疗前,应首先进行充分切开引流。若患者中毒症状明显,腹部和盆腔CT已明确有盆腔脓肿形成者,可在CT引导下行脓肿穿刺,或行相应的肠道切除和吻合术。

(2)脓肿形成治疗的短期目标是排尽脓液、缓解症状,长期目标是关闭瘘道,提高患者的生活质量。抗生素是一线治疗方案,推荐使用甲硝唑和环丙沙星6~8周。推荐使用生物制剂单用或者联用免疫抑制剂促进窦道关闭,不推荐单独使用免疫抑制剂。在急性症状控制后,推荐长期应用生物制剂或者免疫抑制剂以减少复发。

(3)仅有局部腹膜炎的表现,影像学检查不能明确脓肿形成者,应禁食、静脉补液,应用针对革兰氏阴性杆菌和厌氧菌的抗生素,内科治疗无效者行手术治疗。

(4)部分肠道间的瘘,可能没有症状,无须特殊治疗。肠和其他器官之间的瘘,如肠-膀胱瘘、肠-阴道瘘者应行手术治疗。术后推荐长期应用生物制剂或者免疫抑制剂,以减少肠瘘复发或者再发。

(李　瑾)

参考文献

1. Ng WK, Wong SH, Ng SC. Changing epidemiological trends of inflammatory bowel disease in Asia. Intest Res, 2016, 14: 111-119

2. 李冠炜 , 任建安 . 重视我国克罗恩病流行病学的研究 . 肠外与肠内营养 , 2017, 24 (3): 135-137

3. 张文婷 . 克罗恩病并发症的处理 . 中国医师杂志 , 2016, 18 (9): 1290-1294

4. Gecse KB, Bemelman W, Kamm MA, et al. A global consensus on the classification, diagnosis and multidisciplinary treatment of perianal fistulising Crohn's disease. Gut, 2014, 63: 1381-1392

5. Julián P, Jordi R. Perianal fistulizing Crohn's disease: pathogenesis, diagnosis and therapy. Nature Reviews Gastroenterology & Hepatology, 2017, 14: 652-664

6. 中华医学会消化病学分会炎症性肠病学组 . 炎症性肠病诊断与治疗的共识意见 . 中国实用内科杂志 , 2018, 38 (9): 796-813

第十四章

肠气囊肿病

肠气囊肿病（pneumatosis cystoides intestinalis，PCI）是指分布于消化道尤其是小肠和结肠的浆膜下或黏膜下的多发性充满气体的囊肿，又称肠壁囊样积气症（pneumatosis intestinalis）、Duvernoy综合征、肠气肿（intestinal emphysema）、腹气囊肿（abdominal gas cysts）、囊性淋巴积气症等，如果只发生在结肠，又称结肠壁囊样积气症。1730年Duvernoy首先对本病作了描述，1825年由Mayer正式命名为肠气囊肿病。PCI常继发于慢性肺部疾患、幽门梗阻、肠梗阻等，少数无原发病可寻，患者临床表现颇多变化，常无典型的临床表现，易漏诊或误诊。

一、发病情况

本病确切的发病率仍不清楚，在尸体解剖中检出率约0.03%。本病可发生于任何年龄段。Jamart统计文献报道的919例PCI，发现本病男性多见（男/女比为3∶1），发病年龄在41~50岁。Wu等总结239例PCI，发现男/女比为2.4∶1，发病年龄2~81岁。我国高原地区（青海、新疆和西藏等）报道例数相对较多。近年来由于结肠镜的普遍开展，使得结肠黏膜下PCI的发现率有逐渐上升趋势。

二、病因及发病机制

本病确切的病因和发病机制尚不完全清楚，根据病因分为原发性和继发性。原发性PCI少见（15%），绝大多数继发（85%）于其他疾病或服用某些食物药物后。本病可继发于：①消化系统疾病，消化道溃疡、消化道肿瘤、肠梗阻、幽门梗阻、溃疡性结肠炎、急性坏死性肠炎、缺血性肠病、乙状结肠扭转等；②呼吸系统疾病，慢性支气管炎、支气管哮喘、慢性阻塞性肺疾病、肺气肿等；③创伤所致如结肠镜检查、手术等；④药物，糖皮质激素、化疗药物、免疫抑制剂、α-葡萄糖苷酶抑制剂等；⑤对于新生儿来说，PCI可能是坏死性肠炎的特异性表现，儿童PCI常常和轮状病毒感染、结缔组织病、器官移植有关；⑥其他：结缔组织性疾病、艾滋病、皮肌炎、炎性肠病、器官移植等。

有关其发病机制，目前主要有以下几种学说，但任何一种学说均无法独立解释所有PCI发生的原因和机制。目前多数学者赞同机械学说。

1. 机械学说　因呕吐、咳嗽、肠道狭窄等使肠腔内压力升高，气体通过受损黏膜壁进入肠壁淋巴管、在浆膜下或黏膜下形成囊肿。此学说不能解释气囊内高含量（高达50%）的氢气，因为人体细胞不产生氢气。

2. 细菌学说　梭状芽孢杆菌和大肠埃希菌在肠黏膜下发酵导致气体产生并存留在肠黏膜下和淋巴

管中。动物实验证实将细菌注入肠壁可引起 PCI，且气囊内为高含量的氢气体。予以甲硝唑治疗细菌过生长以减少结肠细菌后可使 PCI 消失或减轻也支持细菌学说。但未证实厌氧菌的存在、并罕有微生物分离和培养的报道。

3. 肺源性学说　慢性阻塞性肺病、肺气肿、哮喘或呕吐引起胸腔内压及肺泡内压力增高，造成肺泡破裂，气体通过纵隔沿大血管周围筋膜下行至后腹膜，再沿肠系膜血管根部移行至肠壁浆膜下和 / 或黏膜下，导致气囊肿形成。该学说同样无法解释气囊内高含量的氢气。

4. 营养失调或化学反应学说　营养不良可阻止糖类消化，未消化的糖类通过肠腔内细菌发酵产生大量气体导致肠黏膜缺血，随后导致气体进入黏膜下。也有学者认为 PCI 系营养失调后肠管周围淋巴管扩张所致。正常淋巴管液中含有碱性碳酸盐，当其与肠腔内发酵的酸性产物接触时即分解出二氧化碳，进而与血中的氮气交换而形成气囊肿，以致气囊肿内的氮气含量占 70% 以上。

三、病理

本病可累及从食管到直肠的各段消化道，主要发生在小肠和结肠，也可以发生于食管、肠系膜、肝胃韧带等。肠气囊肿多位于黏膜下或浆膜下，呈线性隆起或大小不等的圆形或类圆形，密集分布聚集成团，亦可散在分布，直径可从数毫米至数厘米。病理报告描述切片常有空白区域，病理组织检查显示囊壁是薄层结缔组织，囊内表面覆有单层扁平或立方形上皮，有多核细胞浸润。若囊肿塌陷，囊肿发生纤维化脱落，其周围的结缔组织可能会发生炎性肉芽肿反应，出现多种细胞聚集，包括嗜酸性粒细胞、淋巴细胞、浆细胞和巨噬细胞等。

四、临床表现

本病临床表现常缺乏特异性，可无症状或表现为非特异性胃肠道症状，如腹胀腹痛、恶心、呕吐、腹泻、便血、黏液便或者便秘等。各种并发症包括肠道和非肠道并发，肠道并发症主要由囊肿（粪便嵌塞）引起的肠梗阻和粪性溃疡并发穿孔所致。肠外并发症则由腹膜粘连或巨大囊肿压迫邻近结构所致。据文献报道，肠扭转、肠梗阻、张力性气腹、消化道大出血、肠套叠和肠穿孔等严重并发症可见于 3% 的病例，继发性 PCI 则有原发病的临床表现。

五、诊断

本病临床少见，缺乏明确诊断标准。对有腹部隐约不适的患者、腹部平片如发现膈下游离气体而无腹膜炎的表现时，应考虑本病的可能性。本病诊断主要依赖于影像学和内镜检查。

（一）诊断手段

1. 腹部 X 线平片　若气囊大而多且范围广，尤其位于浆膜下，可见充气肠曲边缘有密集或波浪状、连续囊状、大小不等的透光区，直径常为 1~2cm。一旦气囊肿破裂，可出现气腹症，直立位可见膈下游离气体。气体聚集于横膈与肝或胃之间，即可致横膈升高，肝脏或胃底下移，肝膈间隙增宽，含气囊肿的肠段进入此肝膈间隙，即为间位结肠，使肠壁的囊状透光区显示更清晰，此征象有助于本病诊断。

2. X 线钡剂造影　充钡的一个或多个肠段的肠腔边缘见有大小不等的囊状透光区。若气囊肿位于肠壁浆膜下且向外伸展时，囊状透光区多分布在充钡肠腔的轮廓外缘；如气囊肿凸入肠腔内，则肠腔边缘之内可见较透亮的息肉样充盈缺损。

3. 腹部超声　腹部超声可见肠壁增厚，点状或多发的固定不规则高回声区。

4. CT　CT 被认为是诊断 PCI 最有用的方法，其区分腔内气体或黏膜下脂肪比 X 线更敏感。PCI 的 CT 主要征象为病变肠管边缘呈葡萄或串珠状的低密度透光区。CT 可显示肠壁黏膜下或浆膜下囊泡样积气，肠腔扩张，腹腔内可有游离气体。CT 上提示患者可能有潜在的较严重的疾病的表现有：门静脉和门静脉肠系膜静脉气体、肠壁增厚、黏膜强化或无强化、肠管扩张、动脉或静脉闭塞和腹水。其中门静脉肠系膜静脉气体强烈提示透壁性肠坏死。

5. 结肠镜检查　结肠镜下有形态改变的仅是黏膜下型 PCI,其表现类似多发性息肉病或黏膜下肿瘤,即黏膜面上多发圆形或椭圆形或球形息肉样隆起,直径 5~20mm 不等,广基无蒂。但与息肉病或黏膜下肿瘤不同的是其隆起表面光滑,颜色与周围黏膜无异。如见表面充血和糜烂则提示伴发炎症和 / 或血供障碍。病变常分布密集局限于某肠段,不如息肉病散在。隆起物透明或半透明,弹性好,可压缩或凹陷。鉴别困难时可用活检钳深部咬取囊壁,如隆起物塌陷消失并见气体冒出即可诊断本病。上述特点可与结肠多发息肉或其他黏膜下肿瘤鉴别。

6. 腹腔镜检查和 / 或手术探查　适用于肠浆膜下气囊肿。当临床高度怀疑而上述检查无法明确诊断时需腹腔镜检查或手术探查。术中可见肠管壁浆膜下大小和密集不等,囊壁菲薄的葡萄样囊状隆起,切开囊壁即见气体释出,囊壁随即塌陷。

7. 实验室检查　PCI 患者一般实验室检查无特殊表现。有研究报道,当血液 pH 值<7.3、血淀粉酶>200IU/L、血清碳酸氢盐水平<20mmol/L、血清乳酸>2mmol/L 提示病情危重。

（二）鉴别诊断

肠气囊肿应与肠息肉或肿瘤相鉴别,见表 14-1。由于气囊肿位于肠壁黏膜下或浆膜下,透明区往往超过钡剂边缘。而息肉或肿瘤引起的充盈缺损,一般突向钡剂的阴影区,两者不难鉴别。

表 14-1　肠气囊肿与肠息肉或肿瘤的 X 线影像鉴别

肠气囊肿	肠息肉或肿瘤
X 线能透过	为软组织样密度
肠管扩张,囊肿大小,形状可改变	形状、大小基本不变
透亮也可延伸至钡剂充盈的轮廓外	无透亮区
基底较宽,黏膜表面光滑	息肉基底小,肿瘤表面不光滑

六、治疗

本病目前尚无统一的治疗方案。应根据临床表现和潜在基础疾病来决定治疗策略。由于高达 50% 病例的囊肿可自发消失,一般认为无症状或症状轻微者可临床观察,无须特殊治疗。症状明显但又无肠缺血和 / 或穿孔者原则上行内科保守治疗,如胃肠减压、肠道休息、应用抗生素、输液支持和氧疗等。

1. 原发病治疗　因肠气囊肿病常为继发性,故应积极治疗原发病,避免使用乳果糖、山梨醇、α- 葡萄糖苷酶抑制剂等可引起肠气囊肿的药物。文献报道糖尿病患者服用阿卡波糖后出现肠气囊肿病,患者停用阿卡波糖并行氧疗后肠气囊肿缓解。

2. 并发症治疗　有胃肠道梗阻、出血、呕吐、腹泻、消化吸收不良等症状,全身情况一般较差者须给予营养支持治疗。气囊肿有自行消失的可能,一般不主张手术。少数经内科治疗无效时应做好围手术期防治措施,择期切除病变肠段。

3. 氧疗　如有明显的腹部不适、腹胀、腹泻等临床症状时可行吸氧治疗。氧疗的分类:①高压氧疗,适用于任何年龄段,可减氧疗时间,降低氧气中毒概率,为目前最为推崇的 PCI 疗法。创伤小,恢复好、几乎无并发症。治疗通常采用 2~3 个大气压,60~120min/d,治疗时间 3~33 天,一般患者气囊肿可明显减小或消失。其机制是通过提高动脉血氧分压,使氧进入氧浓度低的囊肿中置换非氧气体,通过扩散被机体代谢利用,气囊肿消失。另外,高浓度氧可直接抑制产气厌氧菌的活动。②正常大气压下通过面罩给氧(6L/min)或鼻导管吸氧(4L/min),此法通常需要 5h/d,共 7 天,且治疗过程中应注意检测肺活量,观察是否有氧气中毒,也有因高压氧疗致病情恶化的报道。

4. 内镜下治疗　若气囊直径较小可直接钳破囊壁排气,并对囊壁套扎治疗。内镜下活检钳钳破囊壁排气或排气后注射无水乙醇 0.5~1.0ml 联合高压氧治疗可取得确切疗效。应避免内镜下高频电凝切除或灼烧,避免因囊内高氢引起爆炸。

5. 抗生素治疗　有感染指征时可考虑抗感染治疗。抗生素(如喹诺酮)治疗有效的机制在于其可抑制氢的产生,尤其对小肠细菌过生长患者有效。

6. 要素饮食　给予要素饮食以减少结肠细菌糖类底物后也可使 PCI 消失或减轻。但是,有时患者不能耐受要素饮食。

7. 手术治疗　临床怀疑肠缺血、肠梗阻、消化道出血或腹膜炎时应结合实验室资料行腹腔镜紧急探查并做相应处理。如病变只限于一段肠袢的可做肠部分切除及吻合术,如病变广泛则应以缓解梗阻为主要目的。伴随其他基础疾病则应针对这些原发病进行相关治疗。

PCI 作为一种消化道少见疾病,因缺乏特异性临床症状易被误诊,常在检查中意外发现。目前认为 CT 是诊断 PCI 最敏感和最有用的方法。黏膜下 PCI 结肠镜下表现与多发性息肉病或黏膜下肿瘤相似。无症状的患者无须特殊治疗。目前治疗方法主要有原发病的治疗、氧疗、内镜下治疗及外科手术。医师应在诊治中注意这种少见病,早发现早治疗,降低肠道并发症发生率,尽量避免外科手术。

(李　瑾)

参考文献

1. Wu SS, Yen HH. Images in clinical medicine. Pneumatosis cystoides intestinalis. N Engl J Med, 2011, 365: e16

2. Jamart J. Pneumatosis cystoides intestinalis. A statistical study of 919 cases. Acta Hepatogastroenterol, 1979, 26: 419-422

3. Wu LL, Yang YS, Dou Y, et al. A systematic analysis of pneumatosis cystoids intestinalis. World J Gastroenterol, 2013, 19: 4973-4978

4. 罗合欢, 钟定荣. 西藏地区肠气囊肿病 12 例病理分析. 诊断病理学杂志, 2017, 24 (10): 790-791

5. Feuerstein JD, White N, Berzin TM. Pneumatosis Intestinalis With a Focus on Hyperbaric Oxygen Therapy. Mayo Clinic Proceedings, 2014, 89: 697-703

6. Mesaki K, Sugimoto S, Otani S, et al. Pneumatosis intestinalis after lung transplantation for pulmonary graft-versus-host disease. J Thorac Dis, 2018, 10: E42-E45

7. Rottenstreich A, Agmon Y, Elazary R. A Rare Case of Benign Pneumatosis Intestinalis with Portal Venous Gas and Pneumoperitoneum Induced by Acarbose. Intern Med, 2015, 54: 1733-1736

8. Suzuki E, Kanno T, Hazama M, et al. Four Cases of Pneumatosis Cystoides Intestinalis Complicated by Connective Tissue Diseases. Intern Med, 2017, 56: 1101-1106

9. 康文全, 付剑云. 肠气囊肿症的诊治进展. 医学综述, 2015, 21 (9): 1622-1625

10. Rodrigues-Pinto E, Pereira P, Macedo G. Primary pneumatosis cystoides intestinalis (with video). Gastrointest Endosc, 2014, 79: 1008-1010

11. Lee KS, Hwang S, Hurtado RS, et al. Distinguishing benign and life-threatening pneumatosis intestinalis in patients with cancer by CT imaging features. AJR Am J Roentgenol, 2013, 200: 1042-1047

12. Olson DE, Kim YW, Ying J, et al. CT predictors for differentiating benign and clinically worrisome pneumatosis intestinalis in children beyond the neonatal period. Radiology, 2009, 253: 513-519

第十五章

中消化道出血

一、概述

消化道出血是消化科和急诊科的常见临床病症之一。急性大量出血可危及生命,慢性失血则可导致贫血等并发症。若根据出血部位来分类,消化道出血传统分类方式是以 Treitz 韧带为界,分为上消化道出血和下消化道出血。近些年来,随着中消化道这一概念的兴起和被重视,中消化道出血受到越来越多的关注。

随着医学的发展,对消化道定位的要求越来越精确,对消化道进一步划分,有利于对临床疾病的定位及判断。有学者提出将消化道分为上消化道、中消化道及下消化道,并在多篇文献中有所报道。2006 年,德国学者首次提出了"中消化道"这一概念。在国内,张发明教授于 2011 年在《消化道支架》一书中介绍了中消化道这一名词。并于 2012 年正式提出了"上消化道""中消化道""下消化道"这一新的概念。关于消化道划分的标准目前尚不明确,但多数学者认为中消化道是以十二指肠乳头处为起始点,止于回盲瓣。中消化道的概念在国外文献中被广泛提及,其中"中消化道出血"这一诊断业已被广泛使用。

二、临床表现及病因

临床上,中消化道出血并不少见,其中仅小肠出血就占全部消化道出血病例的 5%~10%。而在不明原因胃肠道出血中,小肠出血可占 45%-75%。中消化道出血患者的临床表现不典型,可表现为间断或持续的大便潜血阳性;也可有显性出血的临床表现,如便中带血,黑便和不同程度的贫血,可伴或不伴有腹痛、腹胀、腹泻、恶心、呕吐、头晕等症状。如果出血量较大、出血速度较快,可出现呕血、甚至周围循环血容量不足的表现。中消化道出血一般无明显阳性体征,偶可伴发腹部轻中度压痛和包块。总之,中消化道出血的临床症状与体征缺乏特异性,且中消化道在腹腔内的活动度大,位置多不固定,故其诊断存在一定困难。

中消化道出血由于症状不典型,且小肠相关检查的局限性,其病因诊断难度较大。出血原因主要包括血管病变、小肠肿瘤、炎性肠道疾病、小肠憩室等,其顺序国内外文献报道略有不同,可能因地区、人种、遗传因素及检查方法不同而呈现出差异性。①血管因素:是小肠出血的主要原因之一,在发达国家小肠血管性病变为小肠出血的第一病因,高达 70%~90%,我国文献报道血管因素所占比例较低且差异较大,一般在 30% 以下。但我国老年患者中,血管因素导致消化道出血的比例在升高。②小肠肿瘤:文献报道,我国 13%~50% 的中消化道出血由肿瘤性疾病引起,国外报道则有 5%~10% 的小肠出血由肿瘤所致。小肠肿瘤以良性肿瘤居多,其中以胃肠道间质瘤和平滑肌瘤等最多见;恶性肿瘤如腺癌、淋巴瘤,相对少见。③炎症性肠道疾病:随着生活方式的变化及人们对疾病认识的提高,炎症性肠道疾病的发生率呈逐年上升趋势。小肠的炎症性疾病如克罗恩病、NSAIDS 相关肠病、白塞病等,均可导致消化道出血。④小肠憩室:临床少见,分为先天性和后天性。先天性小肠憩室又称为 Meckel 憩室,引起的小肠出血相对多见。Meckel 憩室最常见于十二指肠,空回肠也有发生,其发病与患者年龄相关,多见于青少年患者,而男女患病率无明显差异。此外,NSAIDS 在临床的应用日益广泛,它不仅可引起胃黏膜损伤,导致上消化道出血,也可引起小肠病变引起中消化道出血,曾有报道长期服用阿司匹林的患者,胶囊内镜检查发现 90% 以上的患者有小肠病变,多表现为黏膜糜烂。因此,特别是在老年患者中,阿司匹林引起消化道出血可能不容小觑。

三、病因诊断

消化道出血的诊断较易成立,但出血的病因及定位诊断更显重要,这决定了下一步治疗方案的选择。中消化道长度长,多弯曲,且移动性大,故病因及定位诊断更加困难,可能需要多次、多种甚至重复相关检查。传统的检查方式各有其优点,又具有局限性。随着医学技术的发展,不断有新技术问世,在消化道出血的鉴别诊断中发挥重要作用。传统的胃镜和肠镜检查虽然是消化道出血诊断与鉴别过程中不可或缺的步骤,但由于其只能对十二指肠降段和部分末段回肠进行观察,在中消化道检查方面作用局限,故不作为本部分重点阐述内容。

1. 气钡双重造影与 CT 小肠气钡双重造影检查曾被看作是小肠疾病的首选检查,对小肠轮廓、运动及小肠绒毛的观察均有较清晰的显示,对小肠黏膜病变特别是溃疡诊断价值较高,对于肿瘤、憩室和炎症性疾病也有较高诊断价值。但也有研究发现,气钡双重造影的敏感性远远低于预期,阳性率与病变范围的大小、分辨率等相关,而且对血管性病变的检出率低。气钡双重造影保证其诊断准确性重要的一点是小肠充气良好,气体分布均匀等。

多层螺旋 CT 检查具有全面观察肠腔内、肠壁和肠腔外病变的特点,并且检查速度快、覆盖范围大、空间分辨率高和强大的图像后处理功能等优点。多层螺旋 CT 的发展使发现小肠微小病变成为可能,特别适用于有明显基础病变,如小肠肿瘤、血管畸形引起的出血,CT 能很好发现这些病变的形态学改变,但该技术对于肠道息肉、炎症性病变的检出率较低。多层螺旋 CT 联合气钡双重造影可互相取长补短,提高病变检出率,且操作相对简单,费用较低,患者无痛苦,易于接受。

2. 数字减影血管造影(DSA) DSA 是一种有创检查,可显示消化道出血的异常血管,并根据其供血动脉来源判断出血部位,是诊断消化道出血的重要方法,兼具定性和定位的作用,适用于出血活动期,对于出血速度大于 0.5ml/min 活动性出血的检出率可高达 50%~72%。该技术较适用于肿瘤和血管发育不良所造成的出血性病变,其直接出血征象为对比剂外溢;而小肠肿瘤的影像特征为血管团伴有血管移位、包绕、痉挛和狭窄;肠道血管发育不良造影特征有血管团,肠壁静脉扩张、迂曲以及末梢血管杵状扩张口。与内镜、钡剂和核素检查相比,动脉造影对血管病变有较大价值。钡剂检查在急性消化道出血属于禁忌证,核素检查能发现肠道活动性出血,但无法确定部位。此时,DSA 作为鉴别消化道出血病因的优势凸显出来。血管造影具有稳定优良的成像质量和长时间的快速采像,能连续观察血管显像的各期改变,对动脉期血管出血造影可见对比剂明显外溢。对造影检查为阴性结果的病例,应考虑以下几点:①如为出血间期作动脉造影常无阳性发现,但不能排除再次出血时造影发现阳性征象可能;②大面积弥漫性出血,漏出的对比剂分散而至显影不良;③静脉出血难于显现,因静脉容量突然增大,对比剂被稀释,不能清晰显示;④小量出血,其漏出的对比剂达不到显影程度;⑤造影时由于出血的动脉收缩痉挛,致出血征象不明显。DSA 的优势还在于检查同时可注入药物或栓塞等治疗。对于即将外科手术的患者,术前行选择性血管造影并于术中注射亚甲蓝,可更精确地确定出血部位,从而尽量减少小肠切除长度。有学者发现,血管造影诊断阳性率约为 85%,在诊断小肠出血的病例中,与手术病理诊断符合率为 83%,小肠出血病变部位定位符合率为100%,止血成功率 63%。尽管 DSA 对小肠血管病变及富含血管的病变具有肯定的诊断价值,但对黏膜病变及非显性出血期的病变诊断率不高,需要联合其他检查方法进一步提高检出率。

3. 射性核素扫描　放射性核素扫描以 ^{99m}Tc 标记红细胞(RBC)最常见。^{99m}Tc-RBC 显像是一种无创、安全、有效的检查方法,尤其适用于间歇性和延迟性小肠出血。标记过的红细胞注入体内后较长时间存留于血液中,可进行连续多次显像,直至捕捉到出血点。此标记细胞在出血部位溢出形成放射性浓染区,即使 $0.1\sim0.3$ml/min 出血也能发现,敏感性高,适用于急性活动性出血的检测。另外,扫描阳性的活动性出血患者,在手术中应用闪烁显像,可将出血部位定位于小肠的具体节段,明显提高了出血定位准确性,从而减少切除肠段的长度。显像对于慢性或反复小肠出血的出血灶定位存在较大的误差,需多次反复扫描。^{99m}Tc-RBC 显像是一种较灵敏的方法,无创、安全、简便而有效。^{99m}Tc 标记扫描定位消化道出血的临床价值业已得到肯定,但文献报道的阳性率和准确率并不完全一致,个别报道还相差甚远。精确度差异较大的主要原因是所用技术上的差别所致。考虑核素扫描常发生的定位错误与漏诊率,一般需于该检查治疗前结合另一项检查(如内镜或血管造影)结果进行协同评估。

4. 胶囊内镜　胶囊内镜问世是消化内镜学的革命性变革,作为一项新型检查手段,直观、简便、图像清晰、患者无痛苦且行动自由,胶囊内镜进一步填补了小肠检查的空缺,并且于胃肠道中靠生理蠕动推动,肠腔内未注入气体,压力未升高,能很好显示自然状态下消化道的生理状态,是目前用于观察全段小肠黏膜的首选检查方法,其首选适应证即为不明原因消化道出血,对于中消化道出血患者有较高的诊断率,因此,2015 年的 ACG 指南中,将胶囊内镜检查作为小肠出血患者的首选检查方式(推荐级别:强,证据水平:中等),基于发作时机适时进行胶囊内镜检查,可进一步提高诊断率,具有良好的应用价值。

胶囊内镜 2001 年获得 CE 认证和 FDA 批准,2002 年我国批准用于临床。胶囊内镜问世以来,在中消化道疾病,特别是中消化道出血的诊断中发挥巨大作用。国内外多项针对胶囊内镜诊断率的研究表明,胶囊内镜对不明原因消化道出血的诊断率为 52%~88%,阳性预测值在 95% 以上。国内 Zhuan Liao 等对中国 1 232 例不明原因消化道出血患者的胶囊内镜检查结果进行回顾分析,阳性发现 760 例,阳性率 62.4%,其中小肠血管疾病 317 例(40.6%),小肠肿瘤 201 例(26.1%)。Pennazio 等进行的多中心研究表明,胶囊内镜对隐匿性消化道出血的诊断能力较推进型小肠镜高,他们同时还发现在后者检查为正常的患者中,胶囊内镜病变检出率为 57.14%,提示胶囊内镜对不明原因的小肠出血的诊断能力较推进型小肠镜好。

胶囊内镜也仍有不完善处,比如无法对病灶进行治疗、活检、不能进行视野方向控制,以致存在盲点;胶囊随胃蠕动而动,缺乏自主动力,使部分患者不能完成小肠检查等问题,将逐步得到解决。同时,患者如存在以下情况不能进行胶囊内镜检查:①胃肠道梗阻;②无手术条件者及拒绝接受任何外科手术者,这样一旦胶囊内镜滞留于小肠内将无法通过手术取出;③有严重动力障碍者,包括未经治疗的贲门失弛缓症和胃轻瘫患者(除非用胃镜将胶囊送入十二指肠);④患者心内如有心脏起搏器或已植入其他电子医学仪器,因可能引起相互间信号干扰而属禁忌吞服胶囊内镜范围。

5. 小肠镜检查　中消化道出血的诊断过程中,内镜检查不可或缺,虽然胶囊内镜的问世很大程度上明确了部分消化道出血原因,但小肠镜检查仍不能完全被替代,它不仅用于诊断,并可取活体组织送病理检查和对出血部位进行止血治疗。总体来看,小肠镜与胶囊内镜具有一定的互补性,胶囊内镜适于作为初步检查手段,而小肠镜可进一步确认病变或进行治疗,其主要适应证为:不明原因的小肠疾病患者,如消化道出血、腹痛、腹泻等;不完全性小肠梗阻者;诊断需明确小肠病变范围者;小肠疾病治疗后复查。急性大出血或其他检查如腹部 CT 等已明确出血部位的患者,可以首选小肠镜检查。目前临床主要应用的小肠镜是双气囊小肠镜和单气囊小肠镜,内镜可根据病情选择经口或经肛门进入,选择正确的进镜检查方向,是提高病变检出率的关键。对于 DBE 检查的时机,建议最好在出血停止两周内或少量出血时进行。Pennazio 等研究显示,活动性出血时检查阳性率明显高于非活动性出血;显性出血时检查阳性率高于隐性出血。

当下小肠镜诊断小肠出血已得到广泛认可,但小肠镜诊断小肠出血费力、费时,患者极度不适,并且可能引起出血、穿孔等并发症,假阴性率较高。此外,肠道狭窄、腹膜炎和肠粘连的患者不适合小肠镜检查。

6. 腹腔镜检查与剖腹探查　腹腔镜检查可帮助探查小肠,特别是肠腔外病变,可弥补内镜及影像学检查的不足,并且可同时进行相应处理。相对于开腹手术,腹腔镜检查的优点是创伤小、恢复快、并发症发生率低。剖腹探查是消化道出血病因及定位诊断的终极办法,剖腹探查不仅能对小肠进行全面的检查及对出血定位,术中内镜检查可明确小肠出血的原因、部位和病变性质,有助于确定手术方式和切除小肠的长度。外科探查适用于经各种检查未能发现病变的小肠出血者:出血不止、有肠梗阻、或疑有恶变者;急性大出血危及生命者。

鉴于中消化道解剖及疾病谱的复杂性,其出血的病因诊断目前尚无统一的共识或方案。中消化道出血检查手段的选择,需根据患者临床特征、医院的诊疗条件及专家意见综合确定,有时需要多学科会诊,共同制定相应的检查与治疗方案。

四、治疗

中消化道出血与消化道其他部位出血的治疗基本原则是一致的,主要有一般治疗和病因治疗,后者包括药物治疗、内镜治疗、DSA 下栓塞治疗和外科手术治疗等。关于消化道出血的治疗方案,这里不再赘述,需要指出的是:药物治疗方面,尽管目前尚未明确激素类药物(如生长抑素类似物)能否有效止血及减少出血,但仍可作为中消化道出血选择用药之一。

(王晓娣)

参考文献

1. Ell C, May A. Mid-gastrointestinal bleeding: capsule endoscopy and push-and-pull enteroscopy give rise to a new medical term. Endoscopy, 2006, 38: 73-75

2. 张发明, 季国忠, 范志宁. 上、中、下消化道:挑战传统概念. 医学争鸣, 2013, 2013 (3): 5-7

3. Lin S, Rockey DC. Obscure gastrointestinal bleeding. Gastroenterology clinics of North America, 2005, 34: 679-698

4. Barnert J, Messmann H. Diagnosis and management of lower gastrointestinal bleeding. Nature reviews Gastroenterology & hepatology, 2009, 6: 637-646

5. 温小恒, 钱家鸣, 伍东升, 等. 小肠出血病因及临床特点分析. 胃肠病学和肝病学杂志, 2008, 17 (7): 563-565

6. Arakawa D, Ohmiya N, Nakamura M, et al. Outcome after enteroscopy for patients with obscure GI bleeding: diagnostic comparison between double-balloon endoscopy and videocapsule endoscopy. Gastrointestinal endoscopy, 2009, 69: 866-874

7. 彭通略, 徐铭, 文明, 等. MSCT 与气钡双重造影在小肠不明原因出血中的诊断价值. 医学影像学杂志, 2014, 24 (3): 407-409

8. Lee HH, Oh JS, Park JM, et al. Transcatheter embolization effectively controls acute lower gastrointestinal bleeding without localizing bleeding site prior to angiography. Scandinavian journal of gastroenterology, 2018, 53: 1089-1096

9. Noh SM, Shin JH, Kim HI, et al. Clinical Outcomes of Angiography and Transcatheter Arterial Embolization for Acute Gastrointestinal Bleeding: Analyses according to Bleeding Sites and Embolization Types. The Korean journal of gastroenterology, 2018, 71: 219-228

10. Zhu Y, Dong M, Weng W, et al. Spontaneous perforation and intraabdominal abscess due to Meckel's diverticulum revealed on SPECT/CT with 99m-technetium pertechnetate: A case report. Medicine, 2018, 97: e13004

11. Zhu CN, Friedland J, Yan B, et al. Presence of Melena in Obscure Gastrointestinal Bleeding Predicts Bleeding in the Proximal Small Intestine. Digestive diseases and sciences, 2018, 63: 1280-1285

12. Van de Bruaene C, Hindryckx P, Van de Bruaene L, et al. Bleeding Lesion of the Small Bowel: an Extensive Update Leaving No Stone Unturned. Current gastroenterology reports, 2018, 20: 5

第十六章

下消化道出血

下消化道出血（lower gastrointestinal bleeding，LGIB）的传统定义是指 Treitz 韧带以下的空肠、回肠、结肠、直肠因各种原因引起的血便、大便带血。随着近年来内镜及影像技术快速发展，逐渐发现小肠出血的临床特点、诊疗方法和转归均不同于结直肠出血。目前主张回盲部以下的消化道出血称下消化道出血。根据病程又可分为急性和慢性，前者是指短时间内出血，发病时间不足 72 小时；后者为持续少量或间歇性出血，病程在数天以上。

一、下消化道出血病因及分类

下消化道出血好发于老年人，由于老年人下消化道肿瘤、动脉硬化等基础疾病较多，并且常服用抗血小板聚集或抗凝药物，从而增加了出血的风险。欧美国家下消化道出血的年发病率为 0.03%，患者平均年龄 63~75 岁，男性多于女性。据统计，西方人群消化道出血的常见原因依次为结肠憩室、结直肠癌、结肠息肉、结肠炎、溃疡、血管畸形、缺血性肠病等。我国目前尚缺少下消化道出血的大规模流行病学调查，但根据目前回顾性分析资料显示，我国下消化道出血常见病因依次为结直肠癌、息肉、结肠炎、肛门直肠疾病及炎性肠病等。

下消化道出血占全部消化道出血的 20%~30%，目前将下消化道出血的病因分类如下：

（一）结直肠肿瘤和息肉

恶性肿瘤中以结直肠癌最常见，其余如类癌、恶性淋巴瘤、平滑肌肉瘤较为少见，良性肿瘤包括平滑肌瘤、脂肪瘤、血管瘤、神经纤维瘤、囊性淋巴管瘤、黏液瘤等；息肉主要为腺癌性息肉多见，还有幼年性息肉、Peutz-Jeghers 综合征等。

（二）肛门直肠病变

痔、肛裂、肛瘘。

（三）炎症性病变

炎症性疾病包括溃疡性结肠炎和克罗恩病；感染性肠炎包括肠结核、肠伤寒、细菌性痢疾及其他细菌性肠炎、寄生虫感染（如阿米巴、血吸虫等）所致的肠炎。

（四）血管病变

血管瘤、毛细血管扩张、血管畸形（其中结肠血管扩张常见于老年人，多发生于盲肠和右半结肠，可发生大出血）、静脉曲张（门静脉高压所引起的罕见部位静脉曲张出血可见于结直肠、回肠末端）。

（五）肠壁结构性疾病

憩室、肠气囊肿病（多见于高原居民）、肠套叠等。

（六）全身性疾病

白血病和出血性疾病；动脉粥样硬化、心力衰竭、休克引起的缺血性肠病；风湿性疾病如系统性红斑狼疮、结节性动脉炎、Becket病等；恶性组织细胞病，尿毒症肠炎；腹腔邻近脏器恶性肿瘤浸润或脏肿破裂侵入肠腔可引起出血。

二、下消化道出血的临床表现

便血是下消化道血的主要症状，可表现为急性大量出血、慢性少量出血、间断出血或隐性出血等。便血的颜色主要取决于出血的部位、出血量和出血速度，以及在肠道停留的时间。左半结肠急性出血往往为鲜血便；直肠或肛门出血也可表现为鲜血便或便中带血、便后滴血；而右半结肠出血因血液在肠腔内停留时间相对较长，其颜色相对较暗，甚至可表现为黑便；近端结肠出血时血液与粪便往往混合，而远端结肠或直肠出血时二者分开，粪质表面附有血，提示左半结肠出血。以上可作为诊断出血部位的重要线索。但10%~15%的中上消化道出血患者由于出血速度较快，也可表现为鲜血便，此时多伴有血流动力学不稳定，切勿误认为是下消化道出血。

多数下消化道出血患者多为无痛性出血，若伴有腹痛可对病因诊断有一定的提示作用。如便血前剧烈腹痛提示缺血性肠病；便前腹部胀痛或绞痛而便后减轻，则见于结直肠癌；脓血便伴腹痛、里急后重、发热等，常见于感染性结肠炎或炎性肠病。

三、下消化道出血的诊断

（一）首先排除中上消化道出血

消化道出血均可表现为血便，血便的颜色和量是重要线索。对怀疑上消化道出血的患者，如既往有消化性溃疡或慢性肝病病史、服用非甾体抗炎药（NSAIDS）史等，应警惕上消化道出血并及时行胃镜等检查；另2%~15%的鲜血便患者出血部位实际在空肠或回肠，需通过内镜或影像等检查加以确定，因此不能仅根据鲜血便就诊断下消化道出血。还应了解患者既往有无消化道出血史、基础疾病（心脑血管疾病等）史、目前用药史（NSAIDS、抗血小板聚集药、抗凝药物等）、有无腹腔放疗史以及胃肠肿瘤家族史等。

在排除饮食及药物因素之后，出现间断少量红色或暗红色血便，即可初步拟诊下消化道出血。当出现大量暗红色或红色血便时或仅表现为黑粪或大便潜血阳性时，要注意排除中上消化道出血，当上消化道出血量在1 000ml以上，且出血速度快，大便也可呈暗红色或红色。上消化道出血和高位小肠出血，血液在肠道内停留时间较长，血红蛋白的铁经肠内细菌作用与硫化物结合形成硫化铁，大便可呈黑色或柏油样。低位小肠或右半结肠少量出血，排出速度慢，血液在肠道内停留时间较长时，大便亦可呈黑色，不要误诊为上消化道出血，此时常需要行胃十二指肠镜检查以排除上消化道出血性疾病。

此外，血尿素氮、肌酐值的检查排除中上消化道出血也有帮助。消化道大量出血后，血液蛋白消化产物被肠道吸收，引起肠源性氮质血症，此时血肌酐值正常，尿素氮增高，可能是上消化道出血或高位小肠大量出血，需与肾性氮质血症相鉴别。胃管抽吸消化液或吞线试验简便易行，可对活动性出血的部位及时做出初步判断，适用于不能耐受X线、内镜或动脉造影检查的消化道大出血无明显呕血症状的患者。若鼻胃管吸出的胃液清亮（偶有十二指肠球部溃疡并大出血，由于幽门水肿狭窄，血液不能反流至胃腔，此时胃液也可呈清亮，但此时患者往往有腹胀、呕吐等幽门梗阻症状），或可抽吸出含有胆汁的黄绿色胃液，则可排除上消化道出血。另外，高位小肠出血，出血量大，伴有肠梗阻时，血液可反流至胃腔，此时胃管也可抽出咖啡色液体或暗红色液体。便秘或胃肠运动迟缓的患者出现下消化道出血，血液不能及时排出，可出现不明原因的血压下降甚至休克，及时给予灌肠通便，可使肠内积血排出，以免延误消化道出血的诊断。

（二）判断出血病因及定位诊断

1. 病史和体检　间断少量鲜血便，附于大便表面，或便后滴血，多见于痔、直肠息肉，伴肛门疼痛，见于肛裂；黏液脓血便伴里急后重或肛门坠胀，大便次数增多，或排便习惯改变，应考虑痢疾、溃疡性结肠炎、直结肠癌；便血伴剧烈腹痛者，尤其是老年心血管疾病患者，应警惕缺血性肠炎、肠系膜动脉栓塞；便血伴腹部包块者，以肿瘤、肠套叠、肠结核、克罗恩病多见；反复大量或中等量出血，除贫血或失血性休克外，无其他症状，可考虑肠血管性病变，如血管畸形、血管发育不良、血管瘤等，此外，还有肠憩室、先天性肠重复畸形等；鲜血便伴急性下腹部剧痛，考虑急性出血坏死性肠炎、肠套叠；便血伴发热、皮疹、皮肤黏膜出血，多见于急性传染病如伤寒、副伤寒、流行性出血热、钩端螺旋体病、急性血吸虫病等；大便暗红果酱色、黏液多、恶臭味，伴不同程度右下腹疼痛则应考虑阿米巴痢疾；血便量多少不一，多呈红色，患者有其他器官出血现象及血液检查有异常，见于白血病、再生障碍性贫血、血友病等血液病；持续大便潜血试验阳性者，应怀疑消化道肿瘤。

另外年龄对于病因诊断有一定的提示作用，如婴儿和儿童以先天性疾病居多，其中梅克尔憩室最多见，大肠幼年性息肉次之，其他还有肠套叠、肠重复畸形。青年与成年人以息肉居多，随年龄增长，大肠癌比例显著增高。在美国等西方国家，认为血管畸形及憩室病是 60 岁以上老年人下消化道出血常见的出血原因，而国内却以直、结肠癌和息肉为常见的下消化道出血病因。

通过观察患者一般状态、生命体征及皮肤黏膜，首先估计出血量，一次出血量在 400ml 可无明显全身症状，一次出血量 400~500ml，可出现头晕、乏力、心悸，短时间内出血量达 800~1 000ml，可出现心率增快、皮肤黏膜苍白、体位性低血压，出血量达 1 500ml 会导致休克。便血且腹部有局限性压痛者见于结直肠肿瘤、憩室炎、炎性肠病等。右下腹扪及包块则要考虑结肠癌、克罗恩病、肠结核等。早期直肠癌症状与痔常难以区分，除内镜检查外，肛门指诊是不可或缺的检查。听诊肠鸣音活跃往往提示仍有活动性出血。关于实验室检查，急性下消化道出血的最初数小时血红蛋白水平可保持正常，此后随着血液代偿性稀释，血红蛋白逐渐下降，但红细胞平均体积（MCV）仍大致正常。若化验提示小细胞低色素贫血，说明患者很可能既往有慢性失血而造成缺铁性贫血。由于结直肠黏膜对血红蛋白无吸收能力，患者血尿素氮水平通常不增高（除非合并肾功能损害），若升高则提示出血部位在上消化道或中消化道。

2. 辅助诊断方法

（1）直肠指检：直肠指检是常规检查，患者取侧卧位，直肠指检有助于查明距肛缘 7cm 的中、下段直肠腔内的病变；如患者取蹲位作直肠指诊，其指尖可达距肛缘 10cm 的直肠。早期直肠癌症状与痔常难以区分，直肠癌患者约 2/3 位于中、下段，因此直肠指诊有特别的重要性，指诊如疑为癌灶，应借助直肠镜或肛镜取病变组织做病理检查，病理检查结果对手术决策有重要意义。

（2）结肠镜检查：结肠镜可直视观察黏膜病变并取活检，是诊断下消化道出血病因的最佳方法，是下消化道出血静止期最重要的检查手段，文献报告 89%~97% 的下消化道出血患者可经急诊结肠镜检查而获确诊。在部分出血病例，结肠镜还可通过金属夹、氩离子凝固术（argon plasma coagulation）、黏膜下注射、喷洒止血药物、内镜下套扎、外置内镜金属夹（over the scope clip）等技术存内镜下止血。基于这些优势，目前结肠镜成为急性下消化道出血的首选诊疗方法。对于活动性出血量较大的患者若出现血液动力学变化，如血压不稳定，甚至有休克表现者，应先行补容、止血等治疗。待生命体征稳定后，行急诊结肠镜检查，术前 2~3 小时行全肠道灌洗法，饮用大量电解质溶液清洁肠道。结肠镜检查对结肠血管畸形的诊断敏感性是否高于血管造影的敏感性，各家报道不一，目前国内多认为怀疑血管畸形所致的消化道出血时应首选内镜检查，对内镜怀疑有血管畸形而又不能诊断时可行血管造影，两者结合可以提高诊断的准确性和阳性率。结肠血管畸形的肠镜内表现为直径 0.5~1.0cm 的蓝灰色半球状或扁平状隆起，质地柔软，有囊性感，有些则表现为黏膜下出血点或黏膜表面圆形或星状红斑。

（3）CT 血管成像：多层螺旋 CT 血管成像（multicolored computed tomography angiography，MDCTA）是

近年来下消化道出血诊断技术的重要进展。MDCTA 较常规 CT 明显提高了扫描速度,可获得高分辨率的薄层轴位图像,适合显示肠道病变。通过外周静脉(通常是肘静脉)以较高速度(4ml/s)注入对比剂,在动脉期及门静脉期若发现对比剂溢入结直肠,则提示活动性下消化道出血。文献报道 MDCTA 可检出 0.3ml/min 的急性下消化道出血。检查前应避免应用口服对比剂,以免干扰对肠腔内积血的判断。荟萃分析表明,MDCTA 对活动性消化道出血的总体敏感性为 85.2%,特异性为 92.1%,受试者工作曲线下面积为 0.935,基本可以取代传统血管造影的诊断作用。MDCTA 诊断活动性下消化道出血具有简单、快速、无创等优势,并且可显示病变形态学特征以指导后续治疗,但也存在射线暴露、对比剂过敏、肾功能损害等不良反应,临床应予注意。

(4)核素显像:核素显像是对急性下消化道出血敏感性较高的检查,可检出 0.1~0.5ml/min 的出血。其原理是应用锝 -99m(^{99m}Tc)标记红细胞,从静脉注入体内,从而显示活动性出血的部位或确定某些特殊病变的病因。对于镜检阴性患者,作核素显像检查,且同位素检查应在活动性出血期间进行。文献报告核素显像对急性下消化道出血的阳性率为 45%~90%。该技术无创、安全,缺点在于只能靠腹部投影大致判断出血部位,故定位诊断准确性不高。例如,右下腹放射性异常浓聚的患者其出血病灶可能是盲肠或升结肠,也可能在回肠,甚至可能是乙状结肠。近期一项对照研究发现,核素显像对于急性下消化道出血的检出率与 CT 血管成像相仿,但定位诊断准确率却显著低于后者(30% 比 53%)。因此,目前核素显像只是下消化道出血的辅助性诊断工具。

放射性核素扫描除可确定下消化道的出血部位外,尚可通过腹部扫描成像诊断某些特殊病变,可用于有胃黏膜异位的先天性疾病的诊断,如梅克尔憩室、肠重复畸形等。其机制是由于 ^{99m}Tc 可被胃腺组织摄取和浓缩,由于几乎所有并发出血的梅克尔憩室均含有异位的胃黏膜,其中壁细胞对此核素具有较高亲和力,故造成腹部异常部位的放射性扫描成像,从而确定病变部位。核素扫描的优点是无创伤性,对急、慢性出血患者均适宜,且与其他诊断方法相比,核素扫描对技术、设备和结果分析的要求较严格,其定性价值不高,定位准确性不够,在使用该方法诊断下消化道出血疾病时应考虑这些因素。

(5)血管造影:血管造影是有创性的检查,可发现 0.5ml/min 的下消化道出血。该技术一大优势是在明确出血部位后,通过超选择栓塞(superselective embolization)罪犯血管而止血。荟萃分析发现,血管造影联合栓塞对憩室引起的急性下消化道出血止血成功率达 85%,但对其他病因所致下消化道出血成功率却仅有 50%。再出血率高是该技术的主要不足,其原因是肠道血供侧支循环较少,栓塞易造成肠缺血、坏死,甚至穿孔等严重并发症,发生率约为 17%。还有研究指出,血管造影对急性下消化道出血的诊断阳性率显著低于急诊结肠镜检查,且前者有对比剂肾病等不良反应。基于这些原因,目前血管造影在下消化道出血的应用已趋于减少。

(6)大肠气钡造影检查在结肠镜检查阴性时,气钡灌肠检查对肠憩室、狭窄、扭转及平滑肌瘤、克罗恩病等疾病的诊断较有价值。作气钡造影结肠检查应安排在上述检查之后的出血静止期进行。

(三)下消化道出血的诊疗程序

1. 评估病情,监测生命体征　高龄伴严重基础疾病、出血速度量大,血流动力学不稳定的患者属于高危,须密切监护生命体征,建立两条通畅的静脉输液通路,并给予适当的容量复苏。并给予适当的容量复苏。同时建议尽快启动包括消化、内镜、重症医学、影像及外科在内的多学科协作诊治(MDT)。

2. 胃肠减压管内有血液者,先作胃十二指肠镜检查;胃肠减压管内无血液者,先作直肠镜检查以排除肛门直肠疾病。

3. 出血停止或减少,做结肠镜检查　阴性者,可暂动态观察,如再出血,按中等或量出血处理;阳性者,作内镜处理,若再出血做肠段切除。根据 UGIB 的诊治经验,通常认为急性 LGIB 患者 Hb 低于 70g/L 时应予以输血,有心血管基础疾病的老年人应维持 Hb 在 90g/L 以上。在止血治疗方面,血流动力学稳定的 LGIB 患者出血大多自限,不需要特殊治疗;而血流动力学不稳定的 LGIB 患者应首先尝试内镜或介入止血,失败者则应考虑手术治疗。

4. 持续中等量出血　作紧急结肠镜检查或 ^{99m}Tc RBC 闪烁扫描:①闪烁扫描阳性者继续行肠系膜血管动脉造影,若发现出血部位可注入药物或栓塞治疗,否则做肠段切除;②闪烁扫描阴性者行手术探查。

5. 持续大量出血　作肠系膜动脉造影,其余处理方案同上述中等量出血者。

6. 生长抑素、血管升压素、沙利度胺等广泛用于治疗 LGIB,并显示出一定的疗效。

通过内镜及影像检查明确 LGIB 病因后予以去除是本病的根本治疗。急性鲜血便患者的诊治策略见图 16-1。

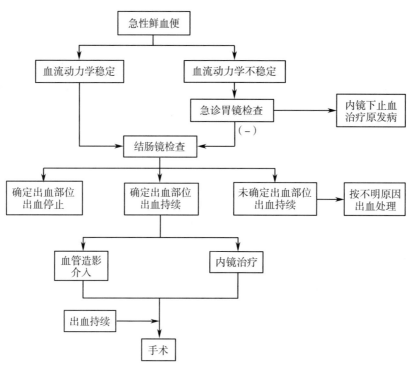

图 16-1　急性鲜血便的诊治策略

四、常见急性下消化道出血疾病的诊断和治疗

(一)肠息肉

大肠息肉是指肠腔内黏膜表面的隆起病变,大多见于直肠和乙状结肠,大肠息肉可分为腺瘤性、错构瘤性、炎性和增生性四类。大肠腺瘤性息肉最多见,约 20% 位于直肠,40% 在左半结肠,40% 在右半结肠。多数大肠息肉患者无临床症状,有症状者多表现为便血,一般为间断小量出血,血便的颜色与出血部位有关,越接近肛门,颜色越鲜红,直肠或乙状结肠息肉发生出血时,血附于大便表面。息肉表面溃烂、坏死、并发感染时,可导致黏液脓血便。大肠息肉偶可自行脱落,残蒂部血管破裂发生大量出血。

【诊断】

结肠镜检及活检。

【治疗】

1. 一般治疗卧床休息,密切监测生命体征,注意留意神色和肢体皮肤温度,记录血压、脉搏、呼吸、出血量、周围静脉充盈情况、每小时尿量,必要时测定中心静脉压。

2. 补充血容量及时补充血容量,快速补液,待血压回升后可根据中心静脉压和每小时尿量决定输液速度。出现低血容量性休克时,应尽早输全血。可收缩压应维持在 12kPa 以上,以避免影响脏器血流灌注。一般认为,在失血性休克时,应尽快补充血容量,不宜过早使用血管收缩剂。

3. 药物止血治疗

(1)神经垂体加压素:通常应用垂体后叶素 20U 加入 5% 葡萄糖溶液或生理盐水中,20 分钟内缓慢静脉滴注,必要时可重复静脉滴注。滴注期间应专人监护,滴速不可过快,慎防引起心律失常。冠心病和心肌梗死患者属禁忌。

(2)巴曲酶:一般情况下活动性出血时,可肌内注射或静脉注射 1~2kU,每日 1 次。紧急情况下,可立即静脉注射 1kU,同时肌内注射 1kU。

(3)其他:可静脉滴注酚磺乙胺、抗血纤溶芳酸和 6- 氨基己酸。前者可减少毛细血管通透性,后两者可抑制纤维蛋白溶解作用。

4. 结肠镜下止血

(1)高频电凝止血:结肠镜检查发现出血病灶后,用生理盐水或去甲肾上腺素生理盐水冲洗,以除掉血凝块及积血,然后根据病灶性质选用下列电凝方法:①电热活检钳止血法,操作时电热活检钳直接钳住病灶,并向肠腔内拉起而离开肌层,然后进行电凝,尽量减少电凝时组织损伤。凝固电流指数根据病灶大小而定,每次电凝 1~3 秒;②电凝器止血法,电凝器有单极、双极、多极 3 种,其止血原理系电流通过组织时产生热效应,导致组织蛋白凝固而止血。单极可凝固至黏膜下或肌层血管,止血效果好。双极凝固所用的指数及时间随病灶大小和高频电发生器不同而异。电凝通常自出血病灶周边开始,最后电凝中心部位。电凝头以刚接触病灶表面为宜,切勿压迫太紧,以免电凝后撤出电凝器时撕脱焦痂导致出血。此外,不得在同一部位重复电凝,否则凝固过深造成肠穿孔。因此在出血的血管上直接电凝可能破坏血管导致更多出血,因此主张将电凝器置于距出血血管周围 2~3mm 处,行环形电凝至出血停止;③圈套器电凝摘除止血法,此法尤适用于带蒂息肉所致的出血,或息肉高频电凝摘除术后残蒂(长度>0.5cm)出血。操作方法与一般高频电凝息肉摘除术相似。

(2)微波凝固止血法:该法通过组织凝固坏死、小血管痉挛、管腔狭窄、凝固血栓形成等,从而达到止血目的,应用于治疗消化道出血,并取得显著的疗效。

(3)氩离子凝固术(argon plasma coagulation,APC):APC 是一种非接触性电凝固技术,利用高频电流以单极技术通过电离的有导电性的氩气无接触地引导到需要治疗的组织产生凝固效应,内镜下氩气刀最大的优点是凝固深度的自限性,一般不超过 3mm,不会出现穿孔,其次是氩离子可以自动导向需治疗的组织表面,而不一定沿氩气流原来的方向,也不一定是喷头所指的方向,它可以进行轴向、侧向和自行逆向凝固,几乎可到病变的每一个角落,对息肉、出血等病灶的处理非常自如,与一般高频电刀相比,止血快、失血少、无氧化和焦痂等良好效果。

(4)钛夹止血:是一种内镜下机械止血法,其原理是利用架子闭合产生的机械力将出血血管与周围组织一并夹紧,阻断血流,达到止血的目的。能直接把持、结扎出血点、漏出的血管,是安全而简单的方法。蜂窝等开发、改良的具有旋转功能的钛夹是目前使用最广泛的止血法。

(二)结肠癌

癌肿引起消化道出血是由于癌细胞侵蚀血管所致,常表现为小量反复亚急性便血。对贫血原因不明的患者应警惕结肠癌的可能,盲肠或升结肠等右侧结肠癌患者失血常常是慢性隐性失血,导致小细胞低色素性贫血。右侧结肠癌也可发生便血(血液与粪质混合呈暗红色或褐色便)量较大。有时可在右侧腹部扪及包块,出现右侧腹部隐痛。因盲肠、升结肠管腔的直径较大,很少发生肠梗阻。降结肠和乙状结肠等左侧结肠癌肠腔相对狭窄且多弯曲,故左侧结肠癌易引起肠梗阻和肠绞痛症状,多伴血便,呈鲜红色或暗红色,附于大便表面;若继发感染后可有脓血便,里急后重,肠癌初期易误诊为痢疾。出现低位肠梗阻时,可发生腹绞痛,多发生在餐后,且常伴有排便习惯的改变,便秘与排便次数增多相交替。直肠癌也可引起梗阻或排便习惯的改变,粪便表面带有鲜血或黏液,粪便有时变细或有压迹,并常有里急后重或排便不净感。

【诊断】

1. 直肠指诊　手指可触及直肠内 7~8cm 的病变,大部分直肠癌病灶在手指可触及范围之内,故约 75% 的直肠癌可通过直肠指诊触及。此方法简单易行无痛苦,检出阳性率高,不会引起肿瘤的扩散和转移,还可进行分型,与病理切片诊断互为补充。

2. 钡剂灌肠检查　钡剂灌肠检查方法简单、安全、价格低廉,是诊断大肠癌的重要方法之一,尤其是钡灌肠气钡双对比造影可清晰地显示肠黏膜肿物、溃疡和狭窄等病变,但对肠管皱褶重叠处病灶及小于 0.5cm 病灶有时会出现漏诊。

3. 结肠镜检查　对直肠指检未发现病灶的下消化道出血患者,应作结肠镜检查。结肠镜检查不仅可直接观察到病变、并可钳取活组织标本和切除可疑恶变的息肉作病理学检查。结肠镜对结肠肿瘤的漏诊率小于钡灌肠,但对肿瘤导致肠腔狭窄不能继续进镜行全结肠检查时,可能遗漏狭窄以上部位的多发肿瘤,此时,辅以钡灌肠或术中、术后及时肠镜复查可弥补其不足。

4. 肿瘤标志物检查。

【治疗】

对于大肠癌引起出血者,药物、内镜和手术治疗等方法。

1. 止血药物治疗　应用氨甲环酸、6- 氨基己酸、巴曲酶、维生素 K_1 等止血等药物治疗,血管收缩剂如去甲肾上腺素(8mg 加入冰盐水 100ml)保留灌肠,使出血的小动脉强烈收缩而止血。

2. 内镜治疗　肿瘤组织发生出血,可在内镜直视下喷洒止血药物,也可采用微波或激光进行凝固止血。

3. 手术治疗　对于内科保守治疗无效者,可考虑外科手术止血。

（三）炎性肠病

临床上常见疾病为溃疡性结肠炎、克罗恩病。其中以溃疡性结肠炎最常见,表现为黏液血便、脓血便或腹泻的占 70%~90%。当病变局限于直肠时,可出现鲜血附于粪便表面。若病变累及范围较广泛,甚至累及横结肠或右半结肠,则血与粪质相混。克罗恩病的病变可累及从口到肛门整个消化道的任何部位,但主要受累部位为末端回肠,其次是各段小肠和结肠。下消化道出血是常见的并发症,可见的出血占 17%~25%,隐匿性慢性出血更多见,常导致缺铁性贫血,约 2.5% 可发生大出血。部分患者甚至以下消化道出血为其主要临床表现。

【治疗】

1. 止血药物治疗　应用氨甲环酸、6- 氨基己酸、巴曲酶、维生素 K_1 等止血药。

2. 除了止血治疗外,应给予氨基水杨酸制剂(SASP、美沙拉嗪、奥沙拉秦和巴柳氮等)、糖皮质激素等药物治疗;若出现大出血,则应给与药物挽救治疗(静脉应用糖皮质激素、环孢素或者生物制剂),挽救治疗无效应及时手术;部分患者宜直接手术治疗。

3. 手术治疗　大出血内科治疗无效,可行手术治疗,但手术对于克罗恩病而言,术后复发率高。

（四）缺血性肠病

缺血性肠病是一组因小肠、结肠血供不足引起的局部肠坏死的疾病,患者以急腹症或血便症状而就诊。随着社会老龄化,缺血性肠病发病率增加。

【病因】缺血性肠病的病因可分为梗塞性和非梗塞性。

1. 梗塞缺血性肠病　肠道的血管梗塞包括动脉和静脉的梗塞,大动脉血管的梗塞是最常见导致梗塞性肠炎的原因,多见于房颤患者的栓子脱落、血栓或动脉粥样硬化、动脉炎等造成的肠系膜上动脉、下动脉梗塞。动脉血供减低也可由小支动脉疾患引起,如糖尿病、放射性动脉炎或免疫性动脉炎等造成的血供减低,致使缺血肠病发生。

静脉梗塞导致肠缺血可能继发于血液高凝状态、胰腺炎或门静脉高压,如门静脉高压导致肠系膜静脉回流不畅,静脉血栓形成,梗塞性缺血性肠病发生。

2. **非梗塞性缺血性肠病** 可由任何原因的低血流状态,如心功能衰竭、肠系膜血管狭窄、严重的血管狭窄等引起。也可继发于某些药物,如可卡因、鼻用缩血管药、洋地黄、非甾体抗炎药、应用大剂量干扰素治疗肝炎患者,以及长期口服避孕药的中年妇女等。

最近报道治疗偏头疼的药物纳拉曲坦(Naratriptan)和舒马普坦(Sumatriptan),导致缺血性结肠炎的发生。曲坦(Triplan)类药物是作用于中枢神经的 $5-HT_{1B/1D}$ 受体而起到治疗作用,虽然它是一个选择性的缩血管药,但已有报道病例发生的缺血性肠病与应用 Sumatriptan 有关。

【临床症状及分型】

临床多见于年龄大于 60 岁的患者,常表现为急腹症有腹痛、腹泻、血便,出血量一般较少。表现根据病情严重程度、病变范围、缺血速度、对缺血缺氧的耐受性、对细菌感染的内在抵抗力和不同类型的缺血性肠病而不同。由于缺血产生缺血性疼痛,因此腹痛是最主要的症状,常为急性发作,特别是心内膜栓子脱落患者有明确的腹痛发作时间,疼痛呈剧烈绞痛,疼痛持续伴阵发加重,患者表情痛苦、呻吟,伴随腹痛常有排便紧迫感。病初往往没有明确的腹部压痛点,以后当出现肠坏死,发生继发性不可逆性肠麻痹,患者可有缺氧、恶心、呕吐、发热、菌血症和休克。体检可有腹胀和病变处压痛,肠鸣音低钝或消失,肛门指检可有血迹或排出血便。

临床分为三种类型,即急性肠系膜上动脉梗塞、肠系膜静脉梗塞及缺血性结肠炎。

1. **急性肠系膜上动脉梗塞** 多由于栓子脱落进入肠系膜上动脉,其次动脉硬化造成管腔狭窄,继发血栓形成。患者往往有心梗、房颤史。临床表现为腹部持续性剧痛、绞痛、腹泻、血便,供肠管的血管一旦梗阻,出现腹肌紧张、压痛、反跳痛、早期出现休克。早期诊断困难,腹部剧痛,梗塞后白细胞显著升高,X 线发现小肠和右半结肠充气,气体突然在横结肠中断。

治疗:一旦确诊或疑似此病,需要及时急症手术或剖腹探查,切除全部坏死肠管,为防止术后血管痉挛,可应用罂粟碱 30mg,每 6 小时 1 次,静脉注射,1~2 天,肝素 50mg,每 4 小时 1 次,1 周。术后死亡率达 60%~80%。

2. **肠系膜静脉梗塞** 临床症状进展较动脉栓塞缓慢。

(1)病因:①感染,腹部、盆腔化脓性疾病;②血液呈高凝状态,真性红细胞增多,癌症等;③局部淤血或充血,门静脉高压或门静脉被肿瘤压迫,造成淤血状态;④手术或其他原因造成门静脉血栓形成。

(2)类型:临床又分为两种类型,即继发性血栓形成和原发性静脉血栓:①继发性血栓形成,血液处于高凝状态,血栓,导致广泛的小肠血运不良,发病较突然,病情迅速,腹部剧痛、呕吐、肠鸣消失及腹肌紧张等,与动脉梗塞难区别;②原发性静脉血栓,原因不明,初起腹部不适,食欲缺乏可由数日到数周,大便正常或稀便。逐渐的腹胀加重、呕吐症状随即出现,白细胞明显上升,一旦发展为血栓,肠管发生坏死,患者出现感染中毒征象,很快进入循环衰竭。

(3)治疗:一旦确诊或疑似此病,需要及时手术或剖腹探查,早期手术,切除坏死肠段。术前诊断比较困难,如腹部剧痛,尤其白细胞升高,应考虑肠系膜静脉血栓形成,早期开腹探查。切除范围包括所有的系膜以及附近正常的小肠系膜,以免残余的血栓造成肠继续坏死和吻合瘘。术后抗凝 12~24 小时。此病死亡率高达 60%~70%。

3. **缺血性结肠炎** 缺血性结肠炎为非坏疽性缺血性肠病,由于血供不足使黏膜层首先受累,又结肠对缺血的耐受性较小肠为差,缺血性结肠炎容易发生,突发腹痛、腹泻和血便。腹痛往往呈绞痛样,通常位于下腹及左下腹,以后出现水样便和血便,检查发现左下腹压痛、肌紧张、白细胞增高。一过性缺血性结肠炎最多见,症状比较轻,数日内可消失。慢性类型的症状持续时间较长,恢复较慢,腹痛常因进食而诱发或加重。结肠供血不足的外因有肠粘连和扭转引起继发性缺血性结肠炎。

50%~75% 的肠壁供血至黏膜层,所以一旦发生缺血,病变首先累及黏膜层,任何部位的结肠均可发生缺血性肠炎病变,但是脾曲、升结肠和乙状结肠最易发生。其原因有半结肠常易受低血流量的影响,局限的非阻塞性缺血易发生于脾曲和乙状结肠直肠交界处。病变可局限一处或节段分布在数处。Marcuson报道缺血性结肠炎位于降结肠、乙状结肠为45.2%,结肠脾区为43.8%,横结肠为31.5%,升结肠为16.4%,直肠为11.0%。

【诊断】

(1)钡剂检查:坏疽性缺血性结肠炎时,可见结肠边缘有弧形切迹称为"指压征"(thumb prints)或"假性肿瘤征"(pseudotumors)。

(2)结肠镜检查:考虑缺血性结肠炎的患者可行此检查,镜下可见肠黏膜节段性病变和溃疡,发病24小时后,肠腔内充满血性液体,局部黏膜充血,黏膜易出血;48小时后,局部发白、水肿,并间有充血红斑,伴黏膜下瘀点或散在浅溃疡。由于某些血管的病变造成血供不足,使缺血病变部位与非病变部位有明确的界限。直肠为双重血管供血,因此很少累及直肠黏膜病变。

一些症状比较重的患者,肠镜下见到局部黏膜明显水肿、隆起、充血、出血,以及肠腔狭窄,肠镜不能通过,可能会误诊为结肠癌,因此要注意鉴别诊断。

慢性期时结肠黏膜苍白、萎缩、血管纹理不清。慢性期可出现肠腔狭窄,使肠镜不能通过。结肠镜检查必须慎重操作,以免穿孔。

(3)肠镜活检组织学检查:为非特异性改变,可见黏膜下出血和水肿,上皮细胞表面的黏液消失,固有层炎性细胞浸润,亦可见黏膜隐窝脓肿形成,腺体结构破坏,巨噬细胞内有含铁血黄素。慢性期黏膜萎缩伴纤维组织及肉芽组织增生和再生上皮形成。

(4)CT和B超:可发现肠壁增厚,多普勒检查血流改变对诊断有一定帮助,但需更多的经验。

【治疗】

根据发病的病因、病情缓急和严重程度而进行治疗,一般为非手术治疗,因病情难于预测,必须住院治疗,及时内科治疗能缓解病情的发展,包括禁食、补液、纠正低血容量,可用血浆、低分子右旋糖酐和葡萄糖降低血液黏度,维持水、电解质平衡,静脉给予营养。如有肠麻痹时,要置胃管胃肠减压。

近年来发现吸氧、罂粟碱、异丙肾上腺素、血管舒缓素、组胺、血清素、血管活性肽和胰升糖素能扩张结肠血管,增加结肠的血流量或组织的氧供。

给予广谱抗生素控制或防止继发感染非常必要。

一般缺血性肠炎经上述治疗后,患者症状很快的缓解,7~10天痊愈。

慢性发病手术治疗指征:反复发作菌血症的慢性克罗恩病(节段性肠炎);有肠狭窄症状者。

(五)肠血管畸形

肠血管畸形为黏膜下的微小病变,肉眼难以分辨。根据临床表现、病理改变和病变部位等,Moore等将肠道血管畸形分为3型,Ⅰ型:以右半结肠多见,好发于老年人(55岁以上),病变局限,常为单发,为后天获得性;Ⅱ型:病变可发生于肠道任何部位,以小肠多见,好发于青壮年,病灶较大,属先天性血管发育不良;Ⅲ型:呈多发钝点状血管灶,包括遗传性毛细血管扩张症,可累及整个肠道,此型少见。除消化道出血外,肠道血管畸形可无任何症状,病程可以几天到几十年。出血方式有慢性少量出血、反复间歇出血及急性大出血。

【诊断】

1. 选择性肠系膜动脉造影　该方法是目前诊断肠道血管病变最好的方法,对出血定位和病因诊断有特殊价值,阳性率可达75%~90%,它对于出血的定位和病因诊断均有特殊的价值,而且在非出血期也能显示异常血管。其X线表现为:动静脉瘘和动脉期静脉早显,动静脉瘘出现在动脉早期,呈"双轨征",提示动静脉间有交通。引流静脉早显出现在动脉相晚期和静脉相早期;局部异常增多的血管丛,动脉期显示末梢血管的密集排列或杵状扩张;血管结构紊乱呈茸状或乱麻状改变;局部染色浓密,出现在动脉期或实质期,而且持续时间较长;静脉期显示系膜缘肠壁内静脉扩张、迂曲、对比剂消退迟缓,提示黏膜下静脉扩张。

2. 肠镜检查 胶囊内镜和小肠镜有可能诊断空、回肠的血管性病变,如可发现黏膜和黏膜下层静脉及毛细血管呈网状扩张样改变等,特别是青年患者,血管发育异常通常在屈氏韧带远侧 20~80cm 内。老年患者血管发育异常多发生在右半结肠,但结肠镜的诊断率仅在 30%~50%。结肠血管畸形的镜下表现为直径 0.5~1.0cm 的蓝灰色半球状或扁平状隆起,质地柔软,有囊性感;有的则表现为黏膜下出血点或黏膜上圆形或星状红斑,或黏膜、黏膜下层血管扩张增多。

3. 核素检查 对于镜检阴性患者,做核素显像检查,且核素检查应在活动性出血期间进行。当活动性肠道出血时,^{99m}Tc 标记红细胞 ECT 检查,可以发现红细胞浓集现象,揭示有出血存在。一般认为该检查不能明确出血的原因和部位,仅适合筛选检查。

【治疗】

1. 非手术治疗

(1)药物治疗:可选促进肝脏合成凝血酶原的药物、增加血小板数量及功能的药物和抑制纤维。

(2)介入栓塞治疗血管病变所致的下消化道出血安全有效。

(3)内镜下注射硬化剂、电凝止血或激光照射止血疗法。

2. 手术治疗 手术治疗在肠道血管畸形所致的下消化道出血中具有极其重要的地位,对于反复发生出血者可考虑行手术治疗,手术方法为切除病变肠段。

五、预后

总体而言下消化道出血的预后好于上消化道出血。80%~85% 的急性下消化道出血患者出血可自行终止,其病死率为 2%~4%,而上消化道出血的病死率为 8%~14%。

（王 斌）

参考文献

1. Barnert J, Messmann H. Diagnosis and management of lower gastrointestinal bleeding. Nat Rev Gastroenterol Hepatol, 2009, 6: 637-646

2. Pasha SF, Shergill A, Acosta RD, et al. The role of endoscopy in the patient with lower GI bleeding. Gastrointestinal Endoscopy, 2014, 79: 875-885

3. Strate LL, Gralnek IM. ACG Clinical Guideline: Management of Patients With Acute Lower Gastrointestinal Bleeding. Am J Gastroenterol, 2016, 111: 459-474

4. MossA J, Tuffaha H, Malik A. Lower GI bleeding: a review of current management, controversies and advances. International Journal of Colorectal Disease, 2016, 31: 1-14

5. Ghassemi KA, Jensen DM. Lower GI bleeding: epidemiology and management. Current Gastroenterology Reports, 2013, 15: 1-6

6. Bai Y, Peng J, Gao J, et al. Epidemiology of lower gastrointestinal bleeding in China: single-center series and systematic analysis of Chinese literature with 53, 951 patients. J Gastroenterol Hepatol, 2011, 26: 678-682

7. Qahtani ARA, Satin R, Stern J, et al. Investigative modalities for massive lower gastrointestinal bleeding. World Journal of Surgery, 2002, 26: 620

8. Strate LL. Lower GI bleeding: epidemiology and diagnosis. Gastroenterol Clin North Am, 2005, 34: 643-664

9. García-Blázquez V, Vicente-Bártulos A, Olavarria-Delgado A, et al. Accuracy of CT angiography in the diagnosis of acute gastrointestinal bleeding: systematic review and meta-analysis. European Radiology, 2013, 23: 1181

10. Feuerstein JD, Ketwaroo G, Tewani SK, et al. Localizing Acute Lower Gastrointestinal Hemorrhage: CT Angiography Versus Tagged RBC Scintigraphy. Ajr Am J Roentgenol, 2016, 207: 578-584

11. Khanna A, Ognibene SJ, Koniaris LG. Embolization as first-line therapy for diverticulosis-related massive lower gastrointestinal bleeding: evidence from a meta-analysis. Journal of Gastrointestinal Surgery, 2005, 9: 343-352

12. Strate LL, Naumann CR. The role of colonoscopy and radiological procedures in the management of acute lower intestinal bleeding. Clinical Gastroenterology & Hepatology, 2010, 8: 333-343

13. Strate LL, Syngal S. Predictors of utilization of early colonoscopy vs radiography for severe lower intestinal bleeding. Gastrointestinal Endoscopy, 2005, 61: 46-52

14. Sreenarasimhaiah J. Diagnosis And Management Of Intestinal Ischaemic Disorders. BMJ, 2003, 326: 1372-1376

第十七章

肝硬化并发症

第一节　食管胃底静脉曲张破裂出血

食管胃底静脉曲张是肝硬化患者的主要并发症及死亡原因,是消化内科常见的急危重症。临床上正确认识和处理肝硬化引起的食管胃底静脉曲张出血(esophageal and gastric variceal bleeding,EGVB)十分重要。肝硬化是慢性肝病的终末阶段。慢性肝病发展过程中肝组织的纤维化和再生结节的形成造成肝脏结构的改建,血流阻力增加,导致门静脉高压。除了结构阻力增加以外,由于内源性的氧化亚氮生成减少,肝内血管收缩也引起阻力的增加。门静脉高压可以导致门静脉系统出现侧支循环,尽管存在侧支循环,但门静脉高压仍持续存在,这主要是由于以下两个原因:侧支循环形成的同时,脾微小动脉发生舒张,导致门静脉血流增多;与正常的肝脏相比,侧支的血管阻力较高,导致门静脉血流分流不足。所以说门静脉压力增高是由门静脉血管的阻力增加和门静脉血流增多两方面引起的。

一、静脉曲张出血发病机制与危险因素

食管胃底静脉曲张出血是指肝硬化等病变引起的门静脉高压,使食管和/或胃底静脉曲张,当压力升高或者曲张的静脉壁发生损伤时,曲张静脉便会发生破裂出血,临床上主要表现为呕血、黑便和周围循环衰竭的征象。在我国,EGVB 的病因以肝硬化最为常见。目前关于曲张静脉出血的发病机制仍不清楚,主要有以下两种学说:① "糜烂" 学说,认为曲张静脉出血是由于进食固体食物或胃食管反流,直接损伤薄而脆弱的静脉壁所致;② "爆裂" 学说,认为引起曲张静脉出血的主要因素是曲张静脉内的流体静水压过高,导致静脉曲张的因素同样也可以导致破裂。有人认为,曲张静脉是否破裂的决定因素不是压力本身,而是曲张静脉壁的张力,破裂出血仅发生在曲张静脉壁张力过高时。

促发曲张静脉出血的因素尚不十分清楚。最主要的影响因素有:曲张静脉内的压力;曲张静脉的大小;曲张静脉壁上的张力;肝病的严重程度。

1. 门静脉压反映曲张静脉内的压力　目前,临床上评价门静脉压力的最常用方法是肝静脉压力梯度(hepatic venous pressure gradient,HVPG),其具有很好的重复性和可信性。HVPG 正常范围是 3~5mmHg(1mmHg=0.133kPa),≥12mmHg 是食管曲张静脉发生和出血的必需条件。门静脉高压严重程度与出血危险性之间虽无线性关系,但是肝静脉压力梯度在出血者倾向较高。Gmsmiann 等研究显示,如果肝静脉压力梯度能降至<12mmHg,则不会发生曲张静脉出血,因而这一压力值成为门静脉高压药物治疗的目标。

进一步的研究显示,曲张静脉内压力亦是独立的预测因子。

2. 曲张静脉的大小及曲张静脉壁的张力　以内镜检查为准,曲张静脉出血的危险性与曲张静脉的大小有关。Polio 和 Ooszmami 通过体外模型研究认为,曲张静脉破裂与曲张静脉壁上的张力有关,张力取决于曲张静脉的半径。在这个模塑中,增加曲张静脉的大小和减低曲张静脉壁的厚度可引起曲张静脉破裂。

3. 曲张静脉红色征　内镜下表现如"红色征""凸出条纹"可预测曲张静脉出血。日本门静脉高压研究者认为,有蓝色曲张静脉或樱桃红斑点的患者,80% 发生曲张静脉出血,这些是肝硬化曲张静脉出血的重要预测标志。

4. 肝病严重程度与出血指数　北意大利内镜协会(NIEQ)和日本研究结果均认为:出血的危险性除与曲张静脉的大小、血管上"红色征"有关外,肝病的严重程度(Child 分级)也是重要因素之一。NIEC 的研究显示:发生出血危险性的统计差异很大(6%~76%),与这些因素的存在有关。

二、临床表现

1. 呕血与黑便　出血后因血液刺激引起恶心,呕吐,表现为呕血。呕血多为棕褐色,呈咖啡渣样;出血量大时可为鲜红色伴有血块。黑便一般为柏油样,黏稠而发亮,出血量大时,粪便可为暗红色或鲜红色。通常,出血量小时,可仅有黑便;出血量大时,既有黑便又有呕血。注意,呕血需与口、鼻、咽部或呼吸道病变引起的出血相鉴别,黑便者应与服用铁剂、铋剂及食用动物血引起的粪便色黑相鉴别。

2. 失血性周围循环衰竭　出血量大时可出现急性周围循环衰竭的症状,如头晕、心悸、出汗、口渴、晕厥、肢体发冷、心率加快、血压偏低;如不能得到及时的治疗,则出现休克的表现,如烦躁、神志不清、呼吸加快、收缩压降低(可小于 80mmHg)、心率增快(大于 120 次 /min)和尿量减少。

3. 发热　多数患者可出现低热,一般不超过 38.5℃,可持续 3~5 天。

4. 肝硬化的表现　肝硬化是门静脉高压的主要病因,因此多数患者有肝病面容、肝掌、蜘蛛痣、黄疸等肝功能减退的表现及门静脉高压的三大主要临床表现:腹水、腹壁静脉曲张、脾大。

三、诊断与鉴别诊断

对于上消化道出血患者即使确诊为肝硬化,不一定都是 EGVB,约有 1/3 患者出血来自消化性溃疡、急性胃黏膜病变或其他原因,故应做进一步检查,以确定病因诊断。

(一)实验室检查

1. 红细胞计数、血红蛋白测定　网织红细胞计数于出血后 24 小时升高,4~7 天可高达 5%~15%,以后逐渐下降至正常。如网织红细胞计数持续升高则提示继续出血。血红蛋白于出血后 3~4 小时下降,平均在出血后 32 小时血红蛋白可以稀释到最大程度。

2. 白细胞计数　白细胞计数于出血后 2~5 小时升高,通常不超过 $15 \times 10^9/L$,2~3 天恢复正常。肝硬化合并脾功能亢进时,其计数可以不升高。

3. 肝功能　常有肝脏储备功能下降的表现,如白蛋白下降,A/G 倒置,凝血酶原时间延长等。

4. 尿素氮　出血后,血中尿素氮浓度常增高,24~48 小时达高峰,出血停止 3 天后降至正常。出血未止,尿素氮可持续升高;止血后再次发生出血则尿素氮呈升高→降至正常→再升高改变。

(二)特殊检查

1. 急诊内镜检查　内镜检查是确诊 EGVB 的最可靠方法,并有助于明确出血部位、评估预后、进行内镜治疗等。肝硬化患者一旦确诊应该立即进行内镜检查以确定有没有静脉曲张。出血患者一般主张在出血 24~48 小时内完成检查,准确率可达 95%,延误时间则诊断的阳性率大大下降。失血性休克的患者应首先补充血容量,待血压平稳后再行内镜检查。内镜检查为静脉曲张诊断的"金标准"。只要内镜检查观察到以下一种现象就可以确诊:静脉曲张有活动性出血;静脉曲张上敷"白色乳头";曲张静脉表面覆有血凝块;存在静脉曲张而没有其他的潜在出血点。关于曲张静脉轻重的分类有专家建议应用最简单方法,通过形态学的半定量或定量检测,根据其大小分为两级(轻和重),直径小于5mm为轻,大于5mm为重。现在应用比较多的是通过形态学半定量分为三级,轻,中,重(轻度静脉曲张定义为食管黏膜表而的轻度凸起,中度定义为迂回静脉的凸出度小于食管腔直径的1/3,重度定义为静脉的凸出大于食管腔直径的1/3)。关于食管胃底静脉曲张内镜下记录及分级标准可参考中华消化内镜学会食管胃底静脉曲张学组2009年制订的《消化道静脉曲张及出血的内镜诊断和治疗规范试行方案》。根据食管曲张静脉的形态、直径和有无红色征(曲张静脉表面红斑、红色条纹、血疱),将其分为三级,具体如表17-1。

表 17-1 食管静脉曲张分级

分级	曲张静脉形态及直径	红色征
轻度(GⅠ)	曲张静脉呈直线形,直径≤0.3cm	无
中度(GⅡ)	曲张静脉直径≤0.3cm	有
	曲张静脉呈蛇形迂曲隆起,直径0.3~1.0cm	无
重度(GⅢ)	曲张静脉直径0.3~1.0cm,呈串珠状、结节状或瘤状;曲张静脉直径1.0~1.5cm及以上	有或无

关于GOV的分型,2015年中华医学会肝病学分会《肝硬化门静脉高压食管胃静脉曲张出血的防治指南》推荐LDRf分型,LDRf是具体描述静脉曲张在消化管道内所在位置(location,L)、直径(diameter,D)与危险因素(risk factor,Rf)的分型记录方法,统一表示方法为:LXxD0.3—5Rf 0,1,2。

LXx:第一个X为脏器英文名称的首字母,即食管e(esophageal),胃g(gastric),十二指肠d(duodenum),空肠j(jejunum),回肠i(ileum),直肠r(rectum)等,第二个x是曲张静脉位于该器官的哪一段,以食管为例,上段s(superior),中段(middle),下段i(inferior),分别记作Les,Lem,Lei。孤立胃静脉曲张记作Lg,Lgf表示曲张静脉位于胃底;Lgb表示曲张静脉位于胃体;Lga表示曲张静脉位于胃窦;若食管静脉曲张延伸至胃底则记作Le,g;若曲张静脉为多段,使用相应部位代号联合表示,如为食管下段与胃底均存在静脉曲张,但未相同,记录为Lei,Lgf。

D0.3~5:表示所观察到曲张静脉最大直径,按D+直径数字方法表示,数字节点以内镜下治疗方式选择为依据:D0.3,D1,D1.5,D2.0,D3.0等。Rf0,1,2:危险因素表示观察到的曲张静脉出血的风险指数,静脉曲张破裂出血的相关危险因素有:① RC,RC阳性(包括鞭痕征、血疱征等)提示曲张静脉易于出血的征象;② HVPG,用于判断GOV的发生及其预后;③糜烂,提示曲张静脉表层黏膜受损,是近期出血的征象,需要及时内镜下治疗;④血栓,无论红色或白色血栓都是即将出血的征象,需及时内镜下治疗;⑤活动性出血,内镜下可以看到曲张静脉正在喷血或是渗血;⑥以上因素均无,但镜下可见新鲜血液并能排除非静脉曲张出血因素。依照是否有近期出血征象以及是否有急诊内镜下治疗的指征分为3个梯度,Rf0:无以上5个危险因素,无近期出血指征;Rf1:RC阳性或HVPG>12mmHg,有近期出血的征象,需要择期进行内镜下治疗;Rf2:可见糜烂、血栓、活动性出血,需要及时进行内镜下治疗。具体可参照中华医学会消化内镜学分会GOV学组《消化道静脉曲张及出血的内镜诊断和治疗规范试行方案(2009年)》(表17-2)。

表 17-2 消化道静脉曲张及出血的内镜诊断和治疗规范试行方案(2009年)

项目	表示方法
位置(L)	Le:曲张静脉位于食管
	Les:曲张静脉位于食管上段
	Lem:曲张静脉位于食管中段

续表

项目	表示方法
位置（L）	Lei：曲张静脉位于食管下段
	Lg：曲张静脉位于胃部
	Lgf：曲张静脉位于胃底
	Lgb：曲张静脉位于胃体
	Lga：曲张静脉位于胃窦
	Le,g：食管曲张静脉与胃曲张静脉完全相通
	Le,Lg：食管曲张静脉与胃曲张静脉各自独立
	Le,g,Lg：一支以上胃曲张静脉与食管曲张静脉完全相通,但还有胃孤立曲张静脉存在多段或多部位曲张静脉使用相应部位代号联合表示
直径（D）	Da：无曲张静脉
	D0.3：曲张静脉最大直径 ≤ 0.3cm
	D1.0：曲张静脉最大直径 > 0.3~1.0cm
	D1.5：曲张静脉最大直径 > 1.0~1.5cm
	D2.0：曲张静脉最大直径 > 1.5~2.0cm
	D3.0：曲张静脉最大直径 > 2.0~3.0cm
	D4.0：曲张静脉最大直径 > 3.0~4.0cm
	曲张静脉最大直径 > 4.0cm,按 D+ 直径数字方法表示
危险因素（Rf）	Rf0：RC 阴性,未见糜烂、血栓及活动性出血
	Rf1：RC 阳性或 HVPG > 12mmHg,未见糜烂,血栓及活动性出血
	Rf2：可见糜烂,血栓及活动性出血,或镜下可见新鲜血液,并能排除非静脉曲张出血因素

2. 选择性动脉造影　经内镜检查未发现出血部位时,可进行选择性动脉造影。若对比剂外渗,能显示出血部位。一般选择肠系膜上动脉或腹腔动脉造影。禁忌证是碘过敏或肾衰竭等。

3. X 线钡剂造影　该检查仅用于出血停止和病情稳定的患者,对出血的病因诊断阳性率不高。

四、治疗

治疗原则:迅速补充血容量,纠正失血性休克,降低门静脉压力,及时止血,防治肝性脑病等并发症。

（一）一般处理

患者应绝对卧床休息,保持安静;保持呼吸道通畅,禁饮水;迅速建立静脉通路(采用 14~16G 大孔径留置针);采集血样,检查全血细胞计数、尿素及电解质、肝功能、血糖、凝血功能,并交叉配血 6 个单位;密切观察病情变化,每小时记录血压、脉搏、出血量与每小时尿量;积极补充血容量,纠正休克。补充血容量应先用生理盐水、林格液快速平稳补充血容量。短时骤然输注大量液体有诱发再出血的危险,如果将血容量快速恢复至失血前的状态,则门静脉压将升至比之前还要高的状态,从而导致再出血和病死率升高。对高龄、心肺肾疾病患者,应避免输液过多,引起急性肺水肿。输血指征:①改变体位时出现晕厥、血压下降、心率加快;②收缩压 < 90mmHg,或较基础压下降 25%;③血红蛋白 < 70g/L,或血细胞比容 < 25%。肝硬化患者应输注新鲜全血,因库血的氨含量较高,易诱发肝性昏迷。大量输血的同时应纠正凝血功能异常,可给予维生素 K、钙等。人血白蛋白具有十分重要的生理功能,补充人血白蛋白对于改善肝硬化患者预后及提高利尿药物、抗菌药物的治疗效果都十分重要。

（二）药物治疗

药物治疗用于无法施行内镜治疗或止血失败者，也可与内镜治疗联用。主要的止血药物如下：

1. 血管收缩剂

（1）血管升压素及其衍生物：有血管升压素、垂体后叶素、特利加压素。血管升压素不仅可以降低门静脉压力，还可以降低侧支循环和曲张静脉的压力。由于不良反应较多，很多国家已经停用。如果使用，应在有心电监护的情况下给予，如出现明显的副作用，则应立即减少或停止输注。国内一般用垂体后叶素代替血管升压素，其所含血管升压素与催产素之比为 7∶10。一般推荐给药方法为：以每分钟 0.2~0.4U/kg 持续静滴，同时联用硝酸甘油 10~50μg/min 静滴。血管升压素加硝酸甘油，可增强降门静脉压力的作用，减少心血管的副作用。比较血管升压素与血管升压素加硝酸甘油，联合应用虽然未见生存率增加，但可减少难以控制的出血。特利加压素是人工合成的长效加压素，主要收缩内脏血管，在达到相同的血流动力学效果和控制出血作用的情况下，其不良反应比血管升压素少，与内镜下硬化治疗联用可提高止血效果。一般推荐给药方法为：特利加压素首剂 2mg 缓慢静推后，以每 4 小时 1mg 静推，持续 24~36 小时或直至出血控制。三甘氨酰赖氨酸加压素加用硝酸甘油与安慰剂对照试验显示，可减少难以控制的出血，并能改善生存率。随机对照试验显示，其疗效优于单用血管升压素。

（2）生长抑素及其类似物：有奥曲肽或生长抑素。生长抑素可以通过抑制胰高血糖素的分泌间接收缩内脏血管，减少门静脉血流，降低门静脉压力和曲张静脉压力。生长抑素为短效制剂，起效快、时间短，副作用少，其疗效与特利加压素相似，与内镜下套扎或硬化治疗联用时，其疗效优于单一用药或内镜治疗。一般推荐给药方法：奥曲肽首剂 50μg 静推后，以每小时 25~50μg 静推，持续 3~5 天。生长抑素首剂 250μg 静推后，以每小时 250μg 静推，持续 3~5 天，如仍有活动性出血，可增加剂量至 500μg/h。

（3）非选择性 β 受体阻滞剂：有普萘洛尔（心得安）、纳多洛尔（萘羟心安）。急性出血期不能应用 β 受体阻滞剂，因为它可以降低血压，反射性引起心率加快，导致出血，主要用于首次出血及再出血的预防。

2. 血管扩张剂 ①硝酸盐类：如硝酸甘油、二硝酸异山梨酯、单硝基异山梨醇酯（ISMN）；②受体阻滞剂：如酚妥拉明；③钙离子通道阻滞剂：如硝苯地平；④其他血管扩张剂。这些药物主要通过降低系统血压，从而减少门静脉血流量，最终降低门静脉压。此外，尚有降低肝内血管及侧支循环阻力的作用。

3. 抑酸剂质子泵抑制剂（奥美拉唑）、H_2 受体拮抗剂可提高胃内 pH 值，促进血液凝固，防止血痂被胃蛋白酶溶解。

4. 抗生素 约 20% 伴有上胃肠道出血的肝硬化患者在入院 48 小时内出现细菌感染，两周内增至 35%~66%。肝硬化伴发细菌感染是急性肾损伤及肝肾综合征的重要诱因，抗生素对预防院内感染、菌血症和一过性腹膜炎有效，还可以预防早期曲张静脉出血。特利加压素联合人血白蛋白、三代头孢类抗菌药物不仅可以减少细菌感染还可以增加生存率。所以可以把预防性抗生素应用作为肝硬化合并曲张静脉出血的标准化治疗。推荐使用的抗生素为诺氟沙星，口服，剂量为 400mg，每天 2 次，连用 7 天。选用口服诺氟沙星的原因是它可以选择性清除胃肠道的革兰氏阴性菌，除去感染源。与诺氟沙星有共同作用谱的环丙沙星类也可以应用。当不能口服时，也可以静脉推注。最近有研究显示，静脉应用头孢曲松（1g/d）能更有效地控制进展期肝硬化（Child B/C）的细菌感染，而且对耐药性革兰氏阴性菌也有很好的清除作用。

5. 其他 利尿剂、止血剂等。

（三）内镜下治疗

内镜治疗包括内镜下食管曲张静脉套扎（EVL）、食管曲张静脉硬化剂注射（EIS）和组织黏合剂等一线疗法。2015 年《肝硬化门静脉高压症食管、胃底静脉曲张破裂出血诊治专家共识》明确指出，食管、胃底静脉曲张破裂急性出血应首选药物和内镜套扎治疗，二者联合治疗则更为有效，并发症则更少。

1. EVL 和 EIS 对于食管静脉曲张出血，临床上常采用套扎＋硬化的序贯治疗，一般 2 次套扎治疗后再对残留的细小曲张静脉进行硬化治疗,套扎间隔 2 周后可再行第 2 次套扎治疗。治疗的最佳目标是直至静脉曲张消失或基本消失。二者单独或联合使用,不但可以有效控制活动性出血,而且可以防止早期再出血,一般认为内镜下套扎治疗优于硬化治疗。活动性出血者可在急诊内镜检查的同时进行,也可先经药物治疗,待情况稳定后进行内镜治疗。①适应证:急性食管静脉曲张出血;手术治疗后食管静脉曲张复发;中、重度食管静脉曲张虽无出血但有明显的出血危险倾向者;既往有食管静脉曲张破裂出血史。②禁忌证:有上消化道内镜检查禁忌证者;出血性休克未纠正;肝性脑病 ≥ Ⅱ期;过于粗大或细小的静脉曲张。③随访:建议疗程结束后 1 个月复查胃镜,此后每隔 6~12 个月再次胃镜复查。并发症主要有食管穿孔、狭窄、出血、发热、胸骨后疼痛等。

2. 组织黏合剂治疗　胃底静脉曲张出血内镜下治疗较困难,推荐应用组织黏合剂如氰基丙烯酸酯进行内镜曲张静脉填塞,另外套扎治疗也是一个选择。①适应证:急性胃底静脉曲张出血;胃静脉曲张有红色征或表面糜烂且有出血史。②方法:"三明治"夹心法。总量根据胃底曲张静脉的大小进行估计,最好 1 次将曲张静脉闭塞。胃底静脉曲张出血的患者联合应用药物治疗和内镜治疗不能控制或再出血,应考虑用经静脉肝内门体分流术。组织黏合剂(如氰基丙烯酸盐、α- 氰基丙烯酸酯)曲张静脉内注射,偶有诱发心、肺、脑血管栓塞者。

联合应用药物治疗和内镜治疗是最合理的治疗,应用副作用较小药物治疗可以持续 5 天以上,而这 5 天的再出血率是最高的。与单用内镜疗法相比(硬化术或套扎术),联合治疗组能够更有效地控制出血,病死率和有害事件的发生率没有差异。

(四) 气囊填塞

在肝硬化食管胃底静脉曲张破裂大出血时,气囊填塞是一种很有效的控制出血的治疗方法,可以立即控制 80% 的出血。应用不受条件限制,是各级医院采用并行之有效的止血方法,对控制急性出血成功率较高。一般持续压迫时间不超过 24 小时,24 小时后要放气 30 分钟,压迫过久会导致黏膜糜烂。常见并发症主要有食管炎、食管黏膜坏死穿孔、吸入性肺炎、窒息、心律失常等,病死率高达 20%。停用后早期再出血的发生率高。对于胃底静脉曲张,气囊填塞效果不是很确切。它的应用必须进行严格控制,只有在出血无法控制时才应用,且要在 24 小时内进行更有效的治疗。在进行气囊填塞治疗时一定要保持气道通畅。

(五) 介入治疗

经颈静脉肝内门体分流术(TIPS)为治疗门静脉高压的放射介入手段,能够持久降低门静脉压力,对患者影响较小,与传统的门体分流术相比,其适用范围较宽,但术后肝性脑病及菌血症的发生率高。

1. 适应证　HVPG>20mmHg;肝功能 Child-Pugh 分级 B、C 级;食管、胃底曲张静脉破裂出血经药物和内镜治疗效果不佳者;外科手术后曲张静脉再度破裂出血者;等待肝移植的患者。

2. 禁忌证　肝功能 Child-Pugh 评分>12 分,MELD 评分>18 分,PACHE Ⅱ>20 分,以及不可逆的休克状态;右心功能衰竭、中心静脉压>15mmHg;无法控制的肝性脑病;位于第一、二肝门肝癌、肝内和全身感染性疾病。

(六) 外科治疗

急诊外科手术能够有效控制静脉曲张破裂出血,但围手术期病死率高,易并发肝性脑病,应严格掌握其适应证:①对无黄疸、腹水、肝功能损害较轻而全身条件好者,经短时间非手术治疗出血停止后,应积极早期手术;②出血量大,非手术治疗后出血不见停止,肝功能和全身情况尚可耐受手术者。常用手术方式由断流和分流两大类,采取何种手术方式为最佳,应根据医生的个人经验和患者的肝功能情况而定。

五、预防

(一) 初次出血的预防(一级预防)

肝硬化患者一旦发生食管胃底静脉曲张,其破裂出血的危险性为 25%~35%,因此,对食管胃底静脉曲张的患者,应采取措施预防出血。对于肝硬化患者均应在诊断时行内镜检查。如果初次检查未发现静脉曲张者,应每3年作1次胃镜检查;如果诊断有小的静脉曲张者,应每年作1次胃镜检查。预防措施以药物为主,必要时可根据情况行内镜治疗或手术治疗。

非选择性β受体阻断剂普萘洛尔是预防食管胃底静脉曲张破裂出血的首选药物,但近年研究表明,普萘洛尔可降低血压,并可加重大量放腹水诱导的循环功能障碍,因而对难治性腹水患者或有自发性细菌性腹膜炎患者的生存期有不利影响。为此,有学者提出了肝硬化门静脉高压患者非选择性β受体阻断剂治疗时间窗的概念。该学说认为,在肝硬化早期(无静脉曲张及腹水),门静脉压力轻度增加、交感神经尚未激活,使用非选择性β受体阻断剂并不能改善预后(窗口尚未打开);当出现腹水和食管胃底静脉曲张时,细菌移位、静脉曲张出血风险增加,但基本循环功能尚能维持,此为最佳时间窗,采用非选择性β受体阻断剂进行预防,可以减少食管胃底静脉曲张破裂出血及死亡的风险;而肝硬化终末阶段及合并顽固性腹水时,因正常循环功能已经不能继续维持,交感神经系统高度激活(时间窗关闭),使用非选择性β受体阻断剂反而会增加病死率。选择性的β受体阻滞剂(美托洛尔、阿替洛尔)的作用较弱,为预防曲张静脉出血的次选药物。HVPG<12mmHg可以有效地阻止出血率和提高生存率,HPVG较基础值下降20%,甚至是10%,都可以明显减少曲张静脉的首次出血。对于有高危曲张静脉患者首选β受体阻滞剂预防出血。对伴有小型静脉曲张但没有出血的肝硬化患者,评估具有高出血风险的(Child B/C,静脉曲张出现红色征),也应该使用β受体阻滞剂预防出血。非选择性β受体阻滞剂(普萘洛尔、纳多洛尔)用量一般为最大耐受量。普萘洛尔剂量为20mg,每天2次;纳多洛尔的剂量为40mg,每天1次。研究显示当停药后,出血率会反弹,所以在患者耐受的前提下,这种预防用药必须无限期持续应用。国内推荐剂量为10mg,3次/d,服用普萘洛尔期间,应保证静息心率较原有心率下降25%但不低于60次/min。对于高危曲张静脉患者有β受体阻滞剂治疗禁忌证或不能忍受β受体阻滞剂治疗的患者推荐使用EVL治疗。但对于曲张静脉粗、近期有出血风险的患者可以使用内镜下硬化剂注射术(EIS)治疗。以下方法不用于一级预防:硝酸酯类(单用或与β阻滞剂联合应用)、分流术(外科手术或经颈静脉肝内门体分流术)。

(二)再出血的预防(二级预防)

所有发生静脉曲张破裂出血的患者,经过治疗出血停止后,应积极地采取措施预防再次出血,根除静脉曲张。这类患者可选用β受体阻滞剂。内镜治疗亦是预防再出血的有效方法,且首选EVL。也有报道药物合并内镜疗法优于单独应用内镜治疗。如果无条件作结扎,应该使用EIS。也可应用硬化疗法加非选择性β受体阻滞剂。如果应用后一策略,建议测量患者的肝静脉压力梯度,以证明肝静脉压力梯度已成功地降至低于12mmHg。内镜治疗结束,消化道溃疡糜烂完全消失后,内镜下仍可见残留的细小血管,表明静脉曲张基本消失;若内镜下完全看不到静脉曲张,消化道黏膜呈现其基本色泽,则表明静脉曲张根除。达到静脉曲张根除和基本消失不同方法的每疗程治疗次数:①EVL,每2周一次,直到静脉曲张根除或基本消失;②EIS,每周一次,直到静脉曲张根除或基本消失;③组织胶注射,一般进行一次,在曲张静脉栓堵效果不满意时可以重复治疗。TIPS对减少曲张静脉再出血比内镜下治疗更有效,但不能改善生存率,且较多伴有脑病,多用于肝移植前的过渡治疗。

其他预防再出血的方法有:纳多洛尔[单独或联合使用异山梨醇硝酸酯(ISMN)],EVL或纳多洛尔加EVL。如果患者不愿接受或不能忍受内镜治疗,那么联合纳多洛尔和ISMN治疗是较好的选择;如果发生再出血,仍可以使用EVL。如果患者有β受体阻滞剂或ISMN治疗禁忌证,首选EVL治疗;如果患者可以忍受,可以在重复EVL治疗后使用EIS。在药物或内镜治疗失败后可能需要TIPS或肝移植治疗。

(田德安 何春萍 周珍珍)

第二节　肝肾综合征

肝肾综合征(hepatorenal syndrome,HRS)是一种难以逆转的综合征,为肝脏疾病晚期的一种严重的并发症,大部分发生在晚期肝硬化腹水、急性肝衰竭和酒精性肝炎的患者中,其特征是肾功能的损伤,心血管功能的显著改变,交感神经系统和肾素血管紧张素系统的过度兴奋,严重的肾脏血管收缩导致肾小球滤过率 GFR 的减少。实验室及肾活检常无器质性病变的证据,或仅有轻微非特异性改变,但不足以解释临床严重的肾功能损害,故又称为功能性肾衰竭(functional renal failure,FRF)。HRS 患者肾脏可以成功地移植给肝脏正常的患者,肾脏功能完全正常;同样,HRS 患者成功地肝移植后,肾脏也恢复正常。虽然 HRS 肾衰竭的本质是功能性的,但其预后较差。

一、病因与发病机制

肝肾综合征的发病机制至今仍未彻底阐明。在动物实验和临床研究的基础上,学者们提出了若干学说来解释肝肾综合征的发病机制。一般认为,肾内血流动力学改变致肾灌注不足是引起肝肾综合征的基本因素。HRS 的发生有以下几种理论:

1. **外周动脉血管扩张理论**　此理论指肝衰竭时有门静脉高压形成,从而造成门静脉系统淤血,回心血量减少,外周阻力降低,心输出量增加,形成高动力循环。同时,由于血浆中存在前列腺素、NO 等扩血管物质,使全身血管扩张,平均动脉压降低,导致有效血容量减少,心输出量相对不足。肾脏对高动力循环的最初反应是水钠潴留,从而提高血容量,导致腹水及水肿,使肾素 - 血管紧张素 - 醛固酮系统及交感神经系统过度激活;同时内皮素 ET、内毒素等缩血管物质增多,使肾血管发生强烈收缩,肾血流量 RBF 减少,GFR 下降。此理论总的概括为:一方面由于血流动力学的改变使全身血压降低,肾血流不足持续存在,另一方面又出现缩血管物质所致肾血管收缩的恶性循环,从而诱发 HRS。目前此理论得到广泛支持。

2. **泛溢理论**　此理论认为,肝功能衰竭早期肝网状组织大面积塌陷,肝结构改变,肝内血液循环障碍等因素致使各种调节机制失常,交感神经系统和肾素 - 血管紧张素 - 醛固酮系统激活引发肾神经反射,导致水钠潴留,形成高血容量状态,最终形成腹水,造成肾脏血流动力学改变,发生 HRS。

3. **未满理论**　肝功能衰竭时,肝窦大面积塌陷,肝内血管腔减少,使门静脉压力增加,导致血流动力学改变,有效血容量降低。由于肝窦特殊的渗透性,将导致肝脏大量产生淋巴液,当淋巴液的溢出大于回流时,淋巴液就进入腹腔成为腹水。"未满理论"以肝血管床减少,starling 平衡失调和淋巴液漏入腹腔为基础,这将导致血容量下降,刺激交感神经系统、肾素 - 血管紧张素 - 醛固酮系统及 ADH 释放,造成肾脏血流动力学改变,发生 HRS。

总的看来,血管活性物质生成或代谢紊乱、内毒素血症、全身血流动力学变化等因素,均可能与肝肾综合征的发生有关。

(一)血流动力学改变

HRS 的一个典型矛盾现象是体循环和肾循环血流动力学之间的失衡。当体循环平均动脉压降低,血管阻力减少时,肾血管阻力却是增加的。有效血容量减少必将导致肾血流量减少,其结果导致肾交感神经紧张,使肾血管收缩。这一现象是肾脏对全身血流动力学变化的一种生理反应。近年研究发现,失代偿肝功能衰竭时,常有全身血流动力学变化。可表现以下两种类型:

1. **低排高阻型**　即心输出量及血容量下降,末梢血管阻力增加。常因快速利尿、消化道出血、感染、短期内大量放腹水引起。其结果表现为全身血浆容量减少,肾缺血、肾血管痉挛,引发肾衰竭。

2. 高排低阻型　即心输出量及血容量高,末梢血管阻力降低。发生机制尚不明确。可能是假性神经递质与中枢神经和交感神经的递质竞争受体,使中枢神经和交感神经功能紊乱,产生肝性脑病和全身末梢血管扩张,同时扩血管物质增多,进一步使血管舒缩功能失衡,使血管扩张加重,形成动静脉短路,末梢血管淤滞,血液自内脏器官如肾脏等部位分流至皮肤、肌肉等部位,使有效血容量减少,肾灌注量减少,肾血管收缩,特别是肾皮质缺血,而发生肾衰竭。

低排高阻型临床少见,可经扩容疗法纠正,而高排低阻型多见,采用扩容疗法没有明确效果。

（二）血管活性物质平衡失调

据研究,肝功能衰竭时体内多种血管活性物质的浓度或活性发生变化。其中突出表现为血管收缩性物质与舒血管物质平衡失调。

1. 肾素-血管紧张素　多数肝硬化失代偿期患者血浆肾素活性、血管紧张素Ⅱ、去甲肾上腺素水平增高。HRS患者更明显,且其升高程度与GFR、尿量呈负相关。肾素、血管紧张素Ⅱ等升高的原因是肝脏灭活作用减弱或肾脏分泌增多,也可能继发于低血容量、肾血流不足。

2. 前列腺素及血栓素A2　不平衡肾脏内源性花生四烯酸代谢产物中前列腺素(PGE2、PGI2)具有扩张肾血管作用,而血栓素A2(thromboxane A2,TXA2)具有收缩血管作用。肝硬化腹水不伴肾衰竭患者尿中各种前列腺素(PG)如PGE2、PGI2、PGFα明显增多,表明肾脏合成增加。还可能是一种代偿机制,以拮抗肾素-血管紧张素和TXA2的缩血管作用。HRS患者尿中PGE2、PGI2明显减少,提示肾脏内源性PG产物不平衡是HRS发病环节之一。临床上对肝硬化失代偿期患者使用非甾体抗炎药物如吲哚美辛等,由于其具有抑制肾内前列腺素合成酶的作用,可诱发该病,应予警惕。

3. 血管舒缓素-激肽系统　HRS患者血浆血管舒缓素又称激肽释放酶(kallikrein)降低,激肽合成减少,影响肾血管扩张及调节。此外,也有人认为,所谓假性神经传递介质(如苯乙醇胺、对羟苯-P-羟乙胺等)的增多,也可能对肾血流动力学变化产生某种影响,其确切作用有待研究。而肾脏交感神经活性增加导致肾血管收缩,肾血管内阻力增加。至于血管活性肠肽(vasoactive intestinal peptide,VIP)、铁蛋白水平的增高,在HRS的发生中是否有某些作用,尚不清楚。

4. 其他　Bomzon等认为,肝硬化时体内一些扩血管物质如内源性氧化亚氮(NO)、胰高糖素、腺苷、胆酸、7-氨基丁酸、血小板激活因子等,除了可直接舒张血管外,还可使血管对肝硬化门静脉高压时机体内增多的缩血管物质敏感性下降,导致周围动脉扩张。外周血管扩张致有效血容量减少,通过血管壁压力感受器刺激交感神经及肾素-血管紧张素-醛固酮系统,引起肾动脉收缩、痉挛、肾血流量进一步减少,肾皮质灌注不足,GFR及尿量减少,水、钠潴留,严重者出现HRS。

由于肾内多种血管物质增加,而某些局部血管舒张物质相对减少,因而肾组织内(尤其肾皮质内)血管阻力显著增加,造成肾组织尤其皮质灌注不足。Epstein等对HRS患者进行选择性肾动脉造影显示:肾小叶间及近侧弓形动脉呈明显串珠状、迂曲、肾皮质血管不充盈,肾皮质影像不显示,而在患者死后再次作肾血管造影,肾内血管及分支充盈,分布均正常。上述异常现象消失,这有力证明肾血管痉挛收缩,肾血流量减少、肾皮质灌注不足是HRS肾衰竭的病理基础。

（三）内毒素血症

肠道菌群本身或肝硬化并发的其他感染,均可产生大量的内毒素。近10年来,不少作者报道,HRS时内毒素血症发生率很高(41%~84%,平均65%),而且内毒素血症的程度与肾衰竭程度呈明显相关。内毒素的生物活性十分复杂,可致发热反应,血压下降,局部过敏,血小板的消耗和下降,补体激活,刺激血管活性物质的合成及释放等多种作用。因而可直接或间接引起肾内血流动力学变化。Guamer等研究发现肝硬化患者中NO代谢产物NO_2^-/NO_3^-明显升高,且与血中内毒素含量呈正相关。口服肠道非吸收抗生素可使内毒素及NO_2^-/NO_3^-水平下降,证实肝硬化时存在的内毒素浓度显著增加,肾内血管阻力增加,肾皮质显著缺血,GFR下降,引起HRS。

二、临床表现

1. 少尿或无尿　进行性和严重少尿或无尿是发生肝 HRS 的标志。尿量<500ml/d。

2. 肾衰竭的诱因　肝病过程中可无明显诱因突然发生肾衰竭。也可有诱发因素,常见的诱因:感染尤其自发性腹膜炎是最常见的诱因;腹腔穿刺放液后,即使抽腹水量仅 2~3L 也可发生;大量利尿造成体液丢失;进行性肝功能衰竭;消化道出血;某些影响前列腺素合成的药物如非甾体抗炎药等;血容量因其他原因减低及合并休克,皆可诱发肾衰竭。

3. 腹水、黄疸　一般都有腹水,但程度不同,大多为难治性腹水。黄疸的程度波动很大,从胆红素轻度升高到显著升高,或出现进行性黄疸。多数患者发生肾功能障碍时黄疸加深,也有严重病例于肾衰竭时黄疸反而减轻。

4. 低血压、昏迷　部分病例中观察到发生肝肾综合征时,血压比以前下降。而有肝肾综合征的肝硬化患者,50% 以上同时合并肝性昏迷。

HRS 分为两型,其中Ⅱ型 HRS 特征是中度肾衰(血肌酐处于 133~226μmol/L),有一个缓慢的发展过程,可以是自发的,也可以继发于某一诱因,常伴有难治性腹水,其生存率比伴有腹水的非氮质血症肝硬化患者低,但比Ⅰ型 HRS 的患者生存率高。Ⅰ型 HRS 的特征是快速进行性肾衰,在两周内血肌酐升至 226μmol/L(2.5mg/dl)以上或最初的 24 小时肌酐清除率下降 50% 到 20ml/min。Ⅰ型 HRS 也可以是自发的,但大多数还是继发于某一突发事件,特别是自发性细菌性腹膜炎(SBP),常伴有急性心功能损伤,其特征是动脉血压降低和内源性血管收缩系统的激活。Ⅰ型 HRS 可能与心脏、肝脏和大脑的损伤有关,且其自然预后非常差。

三、诊断

HRS 患者一般均有慢性或急性肝病病史,据报告,肝硬化和暴发型肝炎患者中 HRS 的发生分别为 38% 和 33%。HRS 的诊断应排除肾衰竭的非功能性原因。

2014 年国际腹水俱乐部重新修订肝肾综合征诊断标准。新标准中删除固定不变的 sCr 临界值,其余所有标准维持不变,具体为:①肝硬化腹水;②符合国际腹水俱乐部急性肾损伤诊断标准;③对停用利尿剂、应用白蛋白 1g/kg 扩容治疗 2 天无反应;④无休克;⑤目前或近期未应用肾毒性药物(非甾体抗炎药、氨基糖苷类抗菌药物及碘对比剂等);⑥无肉眼可见的肾实质损伤,无蛋白尿(>500mg/d);无镜下血尿(尿红细胞>50/高倍视野);肾脏超声检查无异常。

四、鉴别诊断

1. 肾前性氮质血症　多有失水、失血等致循环血量不足,并伴有明显血压降低,少尿或无尿及氮质血症,尿钠在 10mmol/L 以下,与 HRS 极相似,扩容治疗后可迅速纠正,发病前无隐性肾功能损害。

2. 急性肾小管坏死严重肝病,特别是胆汁淤积症患者,易并发肾小管坏死,临床表现与 HRS 颇相似。

3. 全身性、累及多脏器的疾病同时有肝肾损害如败血症、休克、钩端螺旋体病、结缔组织病、多囊肝和多囊肾、药物中毒等所谓"假性肝肾综合征"(pseudo hepatorenal syndrome)均不属于 HRS 范畴,有时亦不易鉴别。表 17-3。

表 17-3　肝肾综合征的鉴别诊断

	HRS	肾前性氮质血症	急性肾小管坏死	假性 HRS
诱因	常自发,少数有诱因	常有人食少,吐泻,大量放腹水	休克,药物中毒	肝肾疾病同时存在,肝病不一定先于肾病

续表

	HRS	肾前性氮质血症	急性肾小管坏死	假性HRS
病程	数天或数周	长短不一	数小时或数天	数天或数月
肝功能不全	重	可重	一般无	可有可无
腹水	普遍存在	可有	一般无	可有可无
双肾大小	正常	正常	正常或增大	多数正常或缩小
肾脏病理	正常或轻损	正常或轻损	广泛肾小管坏死	原发肾脏病的特殊性改变
尿常规	轻微改变	可有改变	明显改变	明显改变
尿钠	≤10mmol/L	<10mmol/L	3~40mmol/L	高于正常
尿比重	高	高	低且固定1.010	固定1.010
尿/血渗透压	>1.5~1	1.5~1	<1.3	可<1.3
尿/血肌酐	(20~30):1	>30:1	<20:1	可<20:1

五、治疗

肝功能衰竭患者一旦出现肝肾综合征,多在1~2周内肾功能急剧恶化。患者常死于消化道出血、感染、肝性脑病或多器官功能衰竭,而很少死于肾衰竭,其临床自发缓解率仅为0~15%,治疗极其困难。因此在治疗肝病、改善肝功能的同时,应尽早采取以下措施,改善肾血流量,避免任何原因的有效循环血量减少,以及任何有损肾功能的因素。病程中一旦出现少尿或无尿,应立即按肝肾综合征采取积极的治疗措施。

(一)一般措施

卧床休息,限制水钠摄入。卧床休息能在一定程度上抑制体内肾素系统及交感神经活性,有利于增加肾血流量及钠、水排泄,防止水钠潴留加重。

(二)利尿治疗

是保持肝硬化腹水患者稳定尿量的有效手段。选择利尿药物时应注意强或中效利尿剂与弱效利尿剂联用。一般以醛固酮拮抗剂为主,螺内酯常由小剂量开始,剂量可增至400~600mg/d。有可能发展为HRS时可用呋塞米,最大剂量可达240mg/d。利尿过程中尤应注意血容量的减少及电解质的紊乱。

(三)血管活性药物的应用

HRS新的药物治疗方案是同时增加总血容量和减少外周血管的扩张,从而增加中心血容量。这是近年来HRS治疗研究的新进展。在2013年美国肝病研究学会指南中,白蛋白输注与血管活性药物(例如特利加压素、澳曲肽和米多君)联合使用,可以降低I型和II型HRS的病死率。

1. 血管收缩剂的治疗应用最广泛是特利加压素。首次应用剂量为0.5~1.0mg/4~6h,如果早期治疗反应(两天内血肌酐下降<25%)不明显,则每2天剂量加倍,直至达到最大剂量(12mg/d)。如果应用最大的剂量达7天,而血肌酐下降不到50%,或最初3天血肌酐水平没有下降,则应该停止此疗法。如果有早期治疗反应,则应该继续治疗直至HRS逆转或应用14天的最大剂量。因为特利加压素有引起局部缺血和诱导心律失常的副作用,所以不能长期用药,合并外周血动脉疾病的患者禁用。4个随机对照研究和一些回顾性研究结果显示:①虽然GFR很少能达到正常值,但是65%以上的I型HRS患者在短时间内应用特利加压素都有明显效果,可以改善肾功能;②联合应用白蛋白可以增强特利加压素的作用;③约20%的患者在停药后出现反复,但复治仍然是有效的;④在大多数病例中,特利加压素也可以改善HRS引起的稀释性低钠血症;⑤治疗的副作用并不常见(5%~10%)。研究表明,与单用白蛋白比,特利加压素联合白蛋白可以延长I型HRS患者的近期生存时间,提高I型HRS的逆转率。2010欧洲肝病学会将特利加压素联

合白蛋白作为Ⅰ型 HRS 的一线治疗。

2012 年《美国肝病研究学会成人肝硬化腹水指南》明确提出,治疗Ⅰ型肝肾综合征可考虑用白蛋白联合血管活性药物如奥曲肽和米多君;对于在重症监护室(ICU)的患者,可考虑使用白蛋白加去甲肾上腺素或血管升压素。有关细节问题,如血管收缩治疗开始的最佳时间、剂量、持续时间、失败标准和白蛋白的影响以及剂量等仍有待进一步研究。应用血管收缩剂和白蛋白进行治疗,可以观察到不同反应,60% 的患者是完全反应型,应用特利加压素治疗可以延长生存时间。应用不连续疗法后可能会出现复发,但复治仍然是有效的。而部分反应型的复发则是严重而不可逆的。

应用血管收缩剂的反应类型有:

完全反应型:血肌酐降到 133μmol/L(5mg/dl)以下。

复发型 HRS:经间断疗法治疗后肾衰复发[血肌酐>133μmol/L(1.5mg/dl)]。

部分反应型:血肌酐降至治疗前的 50%,但未达到 133μmol/L(1.5mg/dl)以下。

无反应型:血肌酐没有下降或下降幅度小于 50%,最后血肌酐水平仍大于 133μmol/L(1.5mg/dl)。

2. 8-鸟氨酸加压素(8-ornithin vasopressin,商品名 ornipressin)为加压素衍生物,具有较强的全身缩血管作用,对肾动脉则无收缩作用。采用血管收缩药物封闭外周动静脉分流及血管扩张,改善有效循环血量,是治疗 HRS 的重要途径之一。Lene 等应用 6μg/kg 静脉滴注,持续 4 小时治疗后 HRS 患者的 GFR 平稳增加,但是其作用时间只 4 个小时,所以远期作用难以估计。另有研究显示,长期联合应用鸟氨酸加压素(1~2 周)和白蛋白或多巴胺,大部分Ⅰ型 HRS 患者可保持血浆中肌酐浓度处于正常水平。而且停药后,肾衰的复发率很低,且复发的病例,进行第 2 个疗程的治疗,也有很好效果。鸟氨酸加压素的缺点是经常引起局部缺血综合征。

3. 八肽加压素 该药具有降低血管阻力、增加肾皮质血流量的作用,因而可使肾小球滤过率增加。开始剂量一般为 0.001U/min,必要时可增加剂量,据报告对血压偏低的患者疗效较好。

4. 白蛋白和血管收缩剂 能增加患者 GFR 的机制还不完全清楚。应用特利加压素能提高患者血压,减少组织反应抗体(PRA),增加 GFR,从而改善循环系统功能。血管升压素类物质可引起内脏血管床的血管收缩,从而导致血液重分布到内脏外器官包括中央室和肾脏。中央室的灌注可抑制交感神经的兴奋和肾素-血管紧张素系统,从而导致肾脏的自动调节曲线左移,肾脏的血流量和 GFR 对血压的变化更为敏感。白蛋白一直被认为可增加中心血容量和心输出量,从而改善肝硬化循环功能。另外,最近研究显示,应用白蛋白治疗肝硬化合并 SBP 的患者,可导致动脉收缩和动脉压的升高,这可能与白蛋白能与血管扩张剂结合有关。很明显,应用白蛋白和血管收缩剂治疗可改善 HRS 患者的肾功能,这与这两种物质对心脏和外周动脉循环系统的作用是分不开的。

5. 其他 用于 HRS 治疗的血管收缩剂如米多君,常与奥曲肽联用。有两组试验研究都加用了奥曲肽,以增强内脏血管的收缩作用。Angeli 等应用 7.5~12.5mg 米多君口服或静脉注射,每天 3 次,加用 100~200μg 奥曲肽皮下注射,每天 3 次。Wong 等应用 2.5mg 米多君口服,每日 3 次,加用静脉注射奥曲肽(先快速静推 25μg,再静滴 25μg)。当平均动脉压升至 90mmHg 时,对米多君的剂量进行调整。虽然其治疗反应相对较慢,但结果和应用特利加压素一样。因为单用奥曲肽对患者的 GFR 没有影响,所以认为米多君在提高 GFR 方面起主导作用。

有试验研究联用去甲肾上腺素,白蛋白和呋塞米对Ⅰ型 HRS 的治疗作用。且应用剂量逐渐增加至平均动脉压上升 10mmHg。12 例中有 10 例发生了Ⅰ型 HRS 的逆转,可能与促进尿素氮的排出和抑制 PRA 有关。去甲肾上腺素与特利加压素相比,价格更便宜,应用更广泛,但其诱导患者出现心律失常的风险更大。所以需要对去甲肾上腺素进行更深入的对比研究,才能确定其在Ⅰ型 HRS 治疗上的作用。血肌酐水平是调整血管收缩剂应用剂量的重要指标,另外,血压、尿量、钠外排量、血钠浓度也可作为参考指标。

6. 内皮素拮抗剂 目前关于内皮素拮抗剂对肾血流和 GFR 的治疗的肯定效果的初步证据已有报

道,提示在 HRS 中内皮素的功能性作用。内皮素是目前为止最有力的血管收缩剂,肾血管系统对内皮素尤为敏感。

7. 内毒素拮抗剂　内毒素是 HRS 中另一种促进肾血管收缩的因子,因为在 HRS 患者中循环内毒素水平是增加的。短期服用内毒素 A 受体的特异性拮抗剂能改善 HRS 患者的肾灌注。

(四)扩容治疗

有效的扩容能纠正低血容量,增加肾血流量及肾小球滤过率,对改善肾功能有明显作用。白蛋白扩容作用强而持久,而且可以促进血管收缩剂的作用。白蛋白的推荐剂量是第 1 天每千克体重 1g,最多不超过 100g,以后 20~40g/d。但当人血白蛋白浓度>45g/L,则须停用白蛋白。此外,浓缩腹水回输治疗,既能补充蛋白,提高血浆胶体渗透压,又是有效的扩容治疗方法,但应避免发生感染及弥散性血管内凝血(DIC)等。扩容治疗应适当,以防止发生心功能衰竭、肺水肿及食管静脉曲张破裂出血等并发症,一般依据临床状况(尿量、血压、血肌酐等)及中心静脉压(CVP)作为监测指标,在 30~60 分钟内静滴 500~1 000ml,尿量达 30ml/h 以上或超过补液前 12 小时尿量则应继续补液。有条件时可在监测中心静脉压的情况下进行,补液至 CVP>0.78~0.98kPa 即可。

(五)体外白蛋白透析

这种治疗应用包含游离白蛋白的透析液,在药用炭和阴离子交换柱(分子循环吸收系统,MARS)循环流动,并与血液透析或血液再灌注设备连接。体外白蛋白透析(ECAD)可以清除能与白蛋白结合的物质,例如,胆红素、胆汁酸、芳香族氨基酸、中链脂肪酸和细胞活性素。应用 ECAD 治疗肝硬化合并 HRS 的资料并不多,且这些资料都是有争议的。ECAD 降低血肌酐水平,但其机制是改善肾功能还是纯粹的滤过作用尚不确定。有研究认为,ECAD 能改善系统的血流动力,表现在动脉压升高和血管阻力增加,心输出量下降,PRA 和去甲肾上腺素水平下降。但也有研究认为,ECAD 对 I 型 HRS 患者生存率的影响还不确定。另外,ECAD 是一种较昂贵的治疗方法,需要更深入的研究。

(六)经颈静脉肝内门体分流术

很少研究评估 TIPS 在 HRS 中的作用。总共报道 91 例,大部分是前瞻性研究。观察到如下现象:作用于血管的内源性系统明显受到抑制,特别是肾素 - 血管紧张素系统。TIPS 可改善 I 型 HRS 患者的肾功能。在 TIPS 术后,I 型 HRS 患者的血肌酐水平明显下降,但下降速度比联用特利加压素和白蛋白慢;如果没有出现分流失效,HRS 很少复发;常见的并发症是肝性脑病,但通过药物治疗可以控制;TIPS 可以减少腹水量;通过 TIPS,可提高 I 型 HRS 患者的生存率;TIPS 术后,选择性地应用血管收缩剂和白蛋白,可增强远期的治疗效果;虽然 TIPS 可以促进 II 型 HRS 患者肾功能的恢复和难治性腹水的消退,但其对生存率的作用还不确定。

然而,大部分研究都将有严重脑病病史,血浆胆红素浓度>85μmol/L(5mg/dl),Child-Pugh 评分>12 的患者除外。TIPS 使用的禁忌证是复发性黄疸、肝性脑病和高 Child-Pugh 评分。

对于 TIPS 的作用机制研究较少。TIPS 与侧 - 侧门腔分流术一样,可以缓解门静脉高压,而门静脉高压是引起内脏动脉扩张的重要因素。另外,TIPS 还可以增加心输出量和中心血容量,并通过这两者的作用增加肾脏灌注量、GFR 和尿量,改善氮质血症。

(七)肝移植

在血管收缩剂和 TIPS 广泛应用以前,肝移植是治疗肝硬化合并 HRS 的唯一有效的治疗方法。在肝脏移植术后,很多患者需要进行长期透析(35% 的合并 HRS 移植患者比 5% 不合并 HRS 的移植患者)。经过早期 GFR 损伤期,GFR 逐步恢复,1~2 个月后 GFR 平均值可达到 30~40ml/min。与不合并 HRS 的移植者相比,合并 HRS 的肝移植患者的并发症更多,在重症监护室监护的时间更长,住院率也更高。但 3 年存活率可达 60%。

实施肝移植术的主要限制是供体的短缺和很短的生存期,大部分合并 I 型 HRS 患者还未进行移植术就已死亡。通过应用血管收缩剂和白蛋白可以延长患者的生存期,从而增加了接受移植的可能性。在非随机研究中,在移植术前应用特利加压素和白蛋白逆转 I 型 HRS 可降低移植术后早期的病死率。总之,HRS 的治疗应采用综合措施,根据病情特点有所侧重。但要取得满意疗效,必须重视早期的预防治疗。

六、预防

(一)积极治疗肝脏原发病,祛除诱因

①及时控制消化道出血及继发感染,适当选用利尿剂,且剂量不宜过大;②及时纠正因呕吐、腹泻失水而导致的血容量降低,及时纠正低蛋白血症;③避免大量放腹水;④避免使用对肾脏有毒性的各种药物等;⑤避免应用能抑制前列腺素合成的非甾体抗炎药,如吲哚美辛、保泰松、扶他林、布洛芬等;⑥慎用非选择性 β 受体阻滞剂。

(二)药物预防

随机对照试验显示应用白蛋白对肝硬化合并自发性细菌性腹膜炎(SBP)的患者有保护作用,可预防 I 型 HRS 的发生。接受白蛋白治疗的患者(第 1 天剂量每千克体重 1.5g,第 3 天每千克体重 1.0g),HRS 的发生率可减少 66%,住院率明显下降(10% 比 33%,$p<0.01$),3 个月的病死率明显下降(22% 比 41%,$p<0.04$)。白蛋白的作用与促进系统的血流动力学和抑制 PRA 有关。实际上,肝硬化合并 SBP 患者应用白蛋白,既可促进心脏功能,又可增加血管系统的抵抗力。

(晏 维　但自力)

第三节　急性门静脉血栓形成

门静脉血栓(portal vein thrombosis,PVT)形成是肝硬化的并发症之一,约 10% 肝硬化可并发 PVT 形成。

一、病因与发病机制

1. 肝硬化门静脉高压时,由于血流动力学改变,门静脉壁的破坏和局限性增厚,为血栓形成创造了条件。血栓形成与门静脉阻力增加时门静脉内血流缓慢、门静脉硬化、门静脉内膜炎等因素有关。

2. 肝硬化患者行脾切除,脾肾分流;食管胃底静脉破裂出血行门体静脉分流术、肝硬化患者行肝移植术后,由于门静脉解剖结构的破坏,提高了该并发症的发生率。

3. 肝脏合成功能降低,造成体内凝血因子及抗凝因子水平改变。

4. 肝硬化合并原发性肝癌时,癌细胞沿门静脉系统转移以及对门静脉的侵蚀或压迫均可促使血栓形成,肝癌本身还可在门静脉内形成癌栓。

二、临床表现

由于可形成侧支循环,而且门静脉可再通(门静脉多腔转行),通常起病隐匿,病程发展缓慢,起初可无明显症状。随着阻塞部位以下的静脉压力进一步增加,入肝血量减少,加重肝功能损害,可以出现系列症状。

1. 上消化道大出血　病情发展,发生门静脉急性栓塞,门静脉压力骤增,无侧支循环代偿时,则可突然出现严重上消化道大出血。门静脉高压引起的食管胃底静脉曲张破裂多见。严重肝病时静脉血栓形成过程中,出血率明显增高。

2. 剧烈腹痛、腹胀、发热、恶心呕吐、便血、休克等与同时累及脾静脉、肠系膜静脉有关。上腹部疼痛

酷似胆绞痛、胰腺炎及溃疡病穿孔,需要辅助检查加以鉴别。对于存在门静脉高压而肝功能正常者,如突然出现剧烈腹痛,一般治疗无效,应想到 PVT 形成可能。

3. 其他 脾脏常迅速增大,腹水加速形成,并常诱发肝性脑病。

是否并发肝硬化或肝癌其临床症状或体征发生概率有所不同。见表 17-4。

表 17-4 PVT 并发肝硬化或肝癌与临床症状或体征的发生概率

症状或体征	肝硬化或肝癌(有)	肝硬化或肝癌(无)
腹膜炎	63%	71%
脾大	63%	75%
发热	37%	31%
腹水	32%	38%
出血	58%	19%
体重下降	16%	33%

三、诊断

美国肝病学会肝脏血管疾病诊疗指南推荐,对于持续腹痛超过 24 小时的患者,不论是否伴有发热或肠梗阻,应考虑急性 PVT 的可能。对于高热、寒战的 PVT 患者,无论是否存在腹腔感染灶,应注意化脓性门静脉炎可能性,并应当常规进行血培养检查。上腹部疼痛有时酷似胆绞痛、胰腺炎及溃疡病穿孔等急腹症,需要辅助检查加以鉴别。

1. 计算机体层成像(CT) CT 可以同时观察门静脉和肝脏的病变,小的血栓在 CT 上表现为充盈缺损,当门静脉完全阻塞时,在增强 CT 上表现为"双轨征"。CT 的缺陷在于不能显示门静脉血栓的纵轴,也不能很好地显示肝内门静脉。对于疑有急性门静脉血栓形成的患者,应当进行增强 CT 扫描;如无法进行 CT 检查,可行多普勒超声检查。

2. 彩色多普勒超声(CDU) CDU 被认为是经济而有效的无创性检查方法,它能清楚地显示门静脉内的血流变化。但 CDU 的敏感性和特异性受操作者的经验和患者的个体差异影响。对于广泛的门静脉血栓及静脉腔完全阻塞的患者,CDU 的敏感性和特异性较高。然而,对于门静脉部分阻塞的患者很容易出现漏诊。

3. 磁共振(MRI)确诊有赖于血管造影如经脾门静脉造影,肠系膜上动脉造影的静脉相或 MRI。

四、治疗

(一)抗凝剂治疗

在急性 PVT 形成患者,因血凝块已形成,抗凝剂治疗已属太晚,但它可防止血凝块的播散。抗凝治疗作用与血管再通有关,且抗凝静脉再通治疗效果优于内镜加药物治疗。所有急性 PVT 患者应当接受至少 3 个月的抗凝治疗。首先应用低分子肝素,以求尽快产生抗凝作用;对于不计划进行有创治疗者,病情稳定后尽快改用口服抗凝剂治疗;对于急性 PVT 患者伴有长期存在的血栓形成危险因素且无法纠正者,应当进行长期抗凝治疗;在无禁忌证的情况下,应对急性 PVT 且血栓范围及肠系膜静脉远端者,进行长期抗凝治疗。樊代明等 2014 年发表的一篇研究,推荐对于如下患者可行抗凝治疗:①无门静脉血栓临床症状,但是分级为Ⅱ级的患者;②有门静脉血栓临床症状,能够通过消化道内镜、腹腔穿刺及药物控制症状的患者。

(二)门静脉栓塞行介入血管内溶栓或血栓切除术

PVT 的最佳治疗方法。对慢性门静脉 PVT 形成患者,可予保守治疗。

（三）门静脉系统外科减压术

该方法存在较多问题，PVT 患者与其他患者相比可能更需要输血或再手术。局部 PVT 患者手术后再发生血栓的危险率为 2%，而完全 PVT 患者手术后再发生血栓的危险率为 14.3%。常无适于作恰当分流的静脉，如果脾静脉尚未阻塞，可选作远端脾肾静脉分流术。如果失败，则行肠系膜 - 腔静脉分流术。伴门静脉血栓的肝移植患者病死率高，原位肝移植时出现 PVT 不是禁忌证，如果血栓扩展到脾静脉，则需慎重。

（四）出血的预防

对伴有出血的患者，应以预防为主。初次出血预防首选非选择性 β 受体阻滞剂；预防再次出血则宜选择内镜套扎或硬化和非选择性 β 受体阻滞剂联合治疗。西京医院近期报道的一篇临床随机对照试验表明，TIPS 治疗对于预防肝硬化 PVT 患者上消化道再出血较运用普萘洛尔（心得安）合并内镜治疗更加有效，且不增加患者肝性脑病发生率及死亡率，这似乎对传统提出了挑战。恰当的抗生素和血管活性物质配合治疗，也可达到一定预防效果。

（晏　维　但自力）

第四节　肝肺综合征

肝肺综合征（hepatopulmonary syndrome，HPS）是慢性肝脏疾病引起广泛的肺部血管扩张、氧合功能障碍，引起低氧血症为主的相关临床症状和一系列病理生理改变，简称肝病、肺血管扩张和低氧血症三联征，终末期肝脏疾病成人患者 HPS 的发病率为 4%~47%。

一、病因与发病机制

并发肝肺综合征的肝病主要是肝硬化和各种原因的肝细胞功能不全，也有非肝硬化门静脉高压（如血吸虫性肝纤维化、特发性门静脉高压和结节再生性增生等）、肝外门静脉阻塞及妊娠诱发无症状肝硬化 HPS 的报道。HPS 的发病机制主要是肺内血管扩张（intrapulmonary vasculardilatations，IPVD）和血管新生。发生 HPS 时肺血管扩张，肺毛细血管径由 8~15μm 扩张至 15~500μm 导致肺通气 / 血流（VA/Q）失调、动脉氧合功能障碍及弥散功能障碍。

1. 肺通气 / 血流（VA/Q）失调　①肺内动静脉解剖分流（VA/Q = 0）：慢性肝病患者肺动静脉间存在直接的交通支，甚至比扩张的毛细血管更多，血液流经肺时通过这些交通支以致这些血液未得到充分的氧合，这种低氧血症通常吸氧无法纠正。②肺内功能性分流（VA/Q<0.8）：IPVD 是功能性分流的解剖学基础。血管扩张使血流量明显增加，VA/Q 下降，血流未得到充分氧合而血氧降低。功能性分流导致的低氧血症为体位性缺氧，直立位时，重力作用导致肺下部血流增加，肺泡通气未相应增加导致通气 / 血流更低。③HPS 患者高排低阻的高循环动力状态使血液快速通过肺毛细血管床，氧合时间短，血液未能充分氧合。④肺外分流：门 - 肺静脉分流，门静脉血液经食管静脉至冠状静脉汇入肺静脉。⑤肺动脉高压：肺内外动 - 静脉分流，门 - 肺静脉分流等肝 - 肺之间复杂的血管网及慢性肝脏病的高循环动力状态使 HPS 患者最终发展为肺动脉高压。

2. 氧合功能障碍　肺内外解剖和功能性分流使动脉氧合功能障碍，出现缺氧表现如低氧血症、发绀、胸闷及杵状指等。

3. 弥散障碍　肺血管扩张、肺间质水肿、肺纤维化等使呼吸膜厚度增加，肺泡与血红蛋白弥散距离增大。

二、临床表现

除肝病的一般表现如纳差、乏力、蜘蛛痣、脾大、门静脉高压及腹水形成外。HPS的特征是与肝病有关的严重低氧血症，主要症状是运动性呼吸困难。因此而就诊者约为16%~20%。HPS多见于慢性肝病，患者可有发绀、杵状指（趾）及全身高动力循环改变，少数可无临床肝病表现。HPS患者发生直立性缺血和平卧呼吸困难，前者系由仰卧改为站立时动脉血氧分压（PaO₂）降低>10%；后者系因站立改为仰卧时发生呼吸困难（气短），这是由于重力影响，以及肺基底血管扩张，血流增加所致。临床检查常无显著异常，胸片可发现双侧肺基底部出现斑片状影，可被误诊为间质性肺炎。若合并慢性阻塞性肺疾病和/或间质性肺病时，可有明显的呼吸道症状。HPS患者中约80%因肝病就诊。而无肺部症状，肝病的临床表现很少与HPS存在有关，大多数HPS患者肝病严重程度达Child C级，而血清总胆红素、白蛋白、凝血酶原时间或酶学肝功能与PaO₂的程度均无明显关系。部分患者肝功能稳定，但因HPS引起的缺氧常使肺功能进行性退化，预后不良，常因胃肠道和肺疾病死亡。

三、诊断

根据临床表现，有慢性肝病（酒精性肝硬化、坏死后性肝硬化、原发性胆汁性肝硬化、慢性活动性肝炎等）的基础，尤其是肝硬化大量腹水患者，具有严重低氧血症（PaO₂<50mmHg）应怀疑HPS。PaO₂<70mmHg是诊断HPS的必备条件；直立性缺氧是一项诊断HPS的敏感、特异指标，并可行实验室血气分析、肺功能测定、三维重建CT、超声心动图等检查。

（一）实验室检查

除肝功能检查外，尚应做以下两项检查：

1. 肺功能测定　最突出的改变是肺弥散量显著异常，即使血红蛋白已经校正仍呈明显异常。无腹水及胸水，肺容量及呼气量基本正常。

2. 血气分析　PaO₂下降是HPS必备条件，异常<9.33kPa（70mmHg）。严重时<6.7kPa（50mmHg）；血氧饱和度（SaO₂）下降，异常<90%，严重时<85%。由于缺氧所引起过度换气可致呼吸性碱中毒。直立性缺氧是诊断HPS的一项敏感和特异的指标，无论呼吸空气还是吸入100%氧气者均有发生。肝病患者伴有严重的低氧血症（PaO₂<6.7kPa）应疑及HPS。

（二）影像学检查

1. 对比增强经胸超声心动图（CE-TTE）是诊断肺内血管扩张的"金标准"，为无创检查。此方法是用振荡的生理盐水或靛青绿染料所产生的小泡（直径>20pm）静脉注入，当其从右心到达肺部时，因肺脏毛细管直径在8~15μm之间，正常情况下并不能穿过肺泡的毛细血管。因此，不能在左心房内发现小泡的存在，若小泡离开右房/室经过3~6个心动周期后，可以在左房/室内发现小泡的回声则证实存在IPVD。若小泡进入心房后迅速出现于左心，则提示有房室间隔缺损存在，若检查的效果欠佳，可采用经食管心脏超声检查，可准确观察小泡在肺内的运行情况。

2. ⁹⁹锝标记的聚合白蛋白（macroaggregated albumin，Tc-MAA）动态肺灌注显像　此技术为侵入性方法，可证实HPS。正常情况下，所有的肺扫描物质均浓集于肺血管床内，不能穿过肺毛细血管，但如果肺内毛细血管扩张，则扫描物质可通过并沉积于脑、肝及肾中，通过扫描而被证实。该法能半定量检测IPVD及分流程度，并追踪病变进展情况，且有助于鉴别是肝硬化亦或肺疾患所引起的低氧血症。

3. 肺内血管造影　有创检查，检查时可产生严重的低氧血症和假阳性结果。可发现肺内血管存在着两种病变：弥漫性和局灶性改变，有些HPS有中度或重度缺氧，对吸入100%氧气反应良好，血管造影可为正常，但有时显微镜下见血管紊乱。

HPS的诊断，2016年国际肝移植学会实践指南中提出以下三条：①患有肝脏疾病（通常是肝硬化合并门静脉高压); ② CE-TTE 阳性(从外周手臂静脉注射 10ml 生理盐水,在对右心进行微泡造影后,≥3 个心跳周期后左心可见微泡显影);③动脉血气结果异常,肺泡动脉血氧梯度 ≥15mmHg(若年龄>64 岁,则 ≥20mmHg)。

四、治疗

　　HPS 的治疗以支持治疗为主,迄今尚未有肯定有效的药物疗法。治疗上应吸氧,并维持 SaO_2>88%。在该病发展成重度和极重度之前,可考虑肝移植。HPS 目前尚未发现有效的治疗药物,生长抑素、吲哚美辛、诺氟沙星、雾化吸入左旋精氨酸甲酯、阿司匹林以及血浆置换等都已用于小规模临床试验,但无明确获益。经颈静脉肝内门体分流术(TIPS)降低门静脉压对 HPS 的疗效尚存争议。对于自发性下腔静脉 -门静脉分流或 Abernethy 畸形的患者,置入下腔静脉支架或结扎先天性门体分流血管可有效治疗 HPS。2016 年国际肝移植学会实践指南认为,除了氧治疗(休息、运动及睡眠),尚无治疗 HPS 药物被证明有效,或获得美国食品药品监督管理局批准。TIPS 对于成人 HPS 的疗效尚不明确。少数情况下,弹簧圈栓塞术可改善个别 HPS 患者的氧合情况,可使用脉搏血氧仪进行连续血氧监测。

　　肝肺综合征目前尚无特效治疗方法,一般在治疗原发病的基础上,注意预防、控制感染和水电解质平衡,加强对症治疗。应主要致力于早期发现,一旦出现肝肺综合征,常呈进行性发展,此时可进行肝移植,肝肺综合征可彻底顿挫病情。治疗基础疾病很重要,国外多见肝病为酒精性代谢性肝病、先天性肝病、药物性肝病,所以肝移植效果好。肝病好转,肺部疾病随之好转。

　　1. 肝移植　肝移植被证明是唯一有效的治疗方法,但是肝移植后患者的病死率仍然高达 33%。术前HPS 的治疗有望能减轻围手术期肺部并发症发生,提高肝移植患者存活率。在等待肝移植供体的肝病患者中,约 50% 有不同程度的动脉氧合作用异常,其中合并 HPS 者可高达 13%~47%。肝病合并 HPS 时由于缺氧,预后不良,故为肝移植的适应证。肝移植可明显改善 HPS 的低氧血症,但必须保持手术期间 PaO_2的稳定,否则有生命危险。

　　2. 给氧　一旦确立 HPS 诊断,首先应治疗低氧血症。常用鼻导管给氧,2~3L/min。

　　3. 烯丙派三嗪双甲磺酸酯(Almitrine bismesylate)　该药可通过增加肺血管张力而改善 VA/Q 的比例,且对于肝硬化患者无明显的副作用,当血中 Almitrine 的浓度>5.6μg/L 且维持 3 周以上时,患者的主观症状及 PaO_2均有不同程度的改善。用法为 50~100mg 口服,每天 3 次,持续 3~5 周。

　　4. 奥曲肽(octreotide)　又名善得定(sandostatin),是生长抑素的一种类似物。它能立即改善 HPS 的低氧血症,作用机制可能与其阻断神经肽、血管活性肠肽等有关。用法为 100~150μg 皮下注射,每 8 小时 1 次,连用 4~7 天;副作用包括恶心、腹胀、腹痛、腹泻等,但多轻微,能自行缓解。半数患者可并发胆道收缩功能减退,胆汁淤积,形成胆石症。长期用药须慎重。

　　5. 吲哚美辛(indomethacin)　又名消炎痛,是一种前列腺素合成的抑制剂,用法为 25mg 口服,每天 3次,连用 5~7 天。该药可明显升高 PaO_2,其机制可能是恢复肝病患者对缩血管活性物质如血管紧张素的敏感性,使肺血管收缩,改善肺内气体交换。其副作用有胃肠道反应、造血功能受损及肝功能损害等之虑。

　　6. 其他药物

　　(1)糖皮质激素及细胞毒性药物:常用泼尼松 1mg/(kg·d)与环磷酰胺联合应用,能改善低氧血症,机制不明。由于副作用很多,现已少用。

　　(2)N- 硝基 -L- 精氨酸(NNA):是 NO 合成酶的抑制剂,动物实验证实,它可恢复门静脉高压大鼠对外源性或内源性缩血管物质的反应,尚处于实验研究中。

　　(3)中药、大蒜可部分缓解 HPS 的症状。

　　(4)抗抑郁药帕罗西丁等也可缓解 HPS 的症状。

　　7. 栓塞治疗　一般认为,肺血管造影正常或有海绵状血管影像的 HPS 患者,在肝移植术后肺血管扩张可消失、而孤立的动静脉交通支术后多不能恢复正常,可采用栓塞疗法,通过肺血管造影进行动静脉瘘局部栓塞治疗,且可避免手术,部分患者已获成功。

(田德安　张晓梅　周珍珍)

第五节　自发性细菌性腹膜炎

自发性细菌性腹膜炎(spontaneous bacterial peritonitis,SBP)是指腹水培养阳性且腹水中中性粒细胞计数升高($>0.25 \times 10^9/L$),且没有腹腔内可手术治疗的感染来源如腹腔脏器穿孔等原因而发生的腹水或腹膜急性细菌感染,又称原发性细菌性腹膜炎(primary bacterial peritonitis,PBP)。

一、病因与发病机制

致病菌多为革兰氏阴性杆菌。目前认为 SBP 的发生、发展与小肠细菌过度繁殖、肠黏膜屏障功能减弱、肠道细菌异位以及机体免疫功能低下等多种因素有关:①小肠细菌过度繁殖,患者胃酸减少或缺乏、小肠排空减慢、结肠细菌逆行感染等因素导致细菌过度繁殖;②肠黏膜屏障功能减弱,内毒素血症、肠黏膜氧化损伤、促炎性因子及一氧化氮(NO)水平增高等因素导致肠黏膜屏障受损、通透性增加;③细菌易位,细菌易位在肝硬化腹水并发 SBP 的发病中起关键作用,它打破了正常的机体菌群平衡,导致自身保护性炎症反应,并最终导致感染;④机体免疫功能低下,由于肝硬化腹水患者免疫功能显著降低,特别是单核吞噬细胞系统严重受损,细菌不能及时清除;同时侵入性操作等导致的医源性感染,增加了细菌感染的危险性,导致了 SBP 的发生。

SBP 的发生涉及 3 种途径:①淋巴途径,肠道细菌 - 肠淋巴循环 - 体循环,即细菌以肠腔转移到淋巴结中,然后发生菌血症和腹水感染,这是主要途径;②门静脉系统,肠道细菌 - 肠壁毛细血管 - 门静脉系统 - 体循环;③腹膜,肠道细菌 - 肠黏膜 - 腹膜。

二、临床表现

1. 肝硬化失代偿期表现　食欲减退、乏力、腹痛、腹胀、体重减轻、出血倾向,内分泌失调;慢性肝病面容,黄疸、肝掌、蜘蛛痣、腹壁静脉曲张、神志意识障碍(肝性脑病)、发绀(肝肺综合征)、少尿(肝肾综合征)等。

2. 自发性细菌性腹膜炎表现　一般起病较急,常表现为短期内腹腔积液迅速增加,腹痛、腹水迅速增长,严重者出现中毒性休克,对利尿剂无反应,伴腹泻、腹痛、腹胀、发热。起病缓慢者多有低热、腹胀或腹水持续不减;体检发现轻重不等的全腹压痛和腹膜刺激征。

临床表现不典型的 SBP 相对常见,部分病例无腹痛或发热,表现为黄疸、肝性脑病、低血压或休克、顽固性腹水或进行性肝功能衰竭;还有些患者症状轻微,表现为乏力等,易漏诊;个别突发起病的 SBP 表现类似胃肠道穿孔等继发性腹膜炎,易误诊。但是完全无症状者少见,只要仔细观察,就会发现蛛丝马迹。

三、诊断

1. 诊断　SBP 患者的诊断主要依靠诊断性腹腔穿刺后腹水多型核细胞(polymorphonuclear leucocyte,PMN)计数和腹水培养。多数自发性腹膜炎患者临床症状和体征不明显,所有肝硬化腹水患者入院时均应行诊断性腹腔穿刺术以排除自发性细菌性腹膜炎(SBP)。

(1)腹水培养　腹水培养阳性是确诊自发性腹膜炎的金指标。但普通的腹水培养阳性率低,仅为 40%

左右,采用床旁血培养瓶(厌氧及需氧)进行腹水培养可将阳性率提高到 80%,培养阴性并不能排除自发性腹膜炎。同时,腹水培养需要的周期长,不能满足快速诊断的临床需求。

(2)腹水多形核白细胞(PMN) 由于腹水培养阳性率低,且需要数日才能出结果,故腹水 PMN 计数是目前临床上诊断 SBP 重要而常用的指标。诊断 SBP 最敏感的临界值为腹水 PMN 计数超过 250×10^6/L,此时应当考虑 SBP;最特异的临界值为 PMN>500×10^6/L,此时即可确诊 SBP;如果出现血性腹水(红细胞>$1\ 000 \times 10^6$/L),其 PMN 计数应该进行校正,按 1/250 红细胞数计算。

根据腹水培养结果将 SBP 分为三类:①腹水培养阳性,且腹水 PMN 计数>250×10^6/L,称为典型 SBP;②腹水培养阳性,但腹水 PMN 计数<250×10^6/L,称为细菌性腹水。2010 年欧洲肝病协会指南建议此类患者出现全身感染征象时,应及时给予抗菌治疗;否则当培养结果阳性时,应再次行腹腔穿刺,若患者腹水 PMN 计数仍<250×10^6/L,应继续随访;若 PMN 计数>250×10^6/L,则按照 SBP 治疗;③腹水培养阴性,但腹水 PMN 计数>250×10^6/L,称为中性粒细胞性腹水。以上均应排除继发性 SBP。

目前基本上不用腹水 pH 值、乳酸水平、内毒素试验等方法来诊断 SBP,因其敏感性和特异性较低,操作过于复杂。近年来研究发现,肝硬化患者血浆和/或腹水中的前炎症细胞因子,如肿瘤坏死因子 2α,白细胞介素 2 和 6,以及氧化亚氮浓度均有不同程度的升高。同时还有腹水乳铁蛋白、白细胞酯酶、亚硝酸盐和细菌 DNA 检测等也可作为诊断 SBP 的参考依据。

目前广为接受的诊断标准是:①病史症状和/或体征;②腹水白细胞>500×10^6/L 或腹水 PMN>250×10^6/L;③腹水细菌培养阳性。具备上述标准中 2 项,并排除结核性、癌性及继发性腹膜炎所致腹水。另外凡肝硬化或重性肝炎合并腹水的患者出现下列情况,都应高度怀疑自发性腹膜炎:不明原因发热和腹痛,短期内腹水明显增加,肝肾功能迅速恶化,无诱因的肝性脑病,外围血白细胞总数升高或不高但中性粒细胞增高,或仅有腹水 PMN>250×10^6/L。

2. 鉴别诊断

(1)与外科急腹症(继发性腹膜炎)的鉴别:继发性腹膜炎的特点为腹水白细胞数明显升高,中性粒细胞>100/mm³,抗生素治疗无效,腹水沉渣涂片革兰氏染色可查出细菌。肝硬化腹水合并空腔脏器穿孔至少应有下列条件中的 2 项:①腹水总蛋白>10g/L;②葡萄糖<500mg/L;③乳酸脱氢酶>225U/L。另外血淀粉酶升高提示有胰腺炎及肠道穿孔。在肝硬化腹水合并结核性腹膜炎早期,PMNs 也可能增高,根据有无其他部位结核,结核中毒症状及抗生素疗效等综合分析,必要时行腹腔镜检查有助于鉴别诊断。但是 2010 年欧洲肝病协会指南提出对怀疑继发性细菌性腹膜炎的患者应进行影像学检查,如 CT,不推荐使用其他检测方法(如葡萄糖或乳酸脱氢酶检测)来诊断继发性细菌性腹膜炎。

(2)与内脏脓肿所致持续发热的鉴别:内脏脓肿一般为高热,可借助影像学检查鉴别。

(3)与结核性腹膜炎的鉴别:结核性腹膜炎一般有结核中毒症状,腹部触诊柔韧感,血沉增快,结核菌素试验(PPD)强阳性,抗核治疗有效。

四、治疗

对不明原因发热,腹胀加重、腹痛、腹水进行性增多,有呼吸道症状不能以胸腹水解释,大便性状发生改变等情况时,应及早全身使用对肝肾损害较小的广谱抗生素,并及早行腹水细菌培养。诊断 SBP 后应立即开始经验性抗生素治疗。

(一)抗生素疗法

第三代头孢菌素抗菌谱广,肾毒性小,治疗剂量与中毒剂量之间的距离很大,且能迅速进入腹水,达到杀菌浓度。因此,此类抗生素是目前治疗 SBP 的首选药物,备选药物为阿莫西林、克拉维酸和喹诺酮类。新型氨基苷类抗生素有阿米卡星、妥布霉素最为最后的选择。临床上怀疑 SBP 腹水中性粒细胞>250/mm³,无论细菌培养结果如何,应立即行经验性治疗。头孢菌素 4g/d 与 8g/d 疗效相似,5 天疗程与 10 天疗程相似；阿莫西林/克拉维酸钾先静脉后口服，好转率和死亡率与头孢菌素相似；环丙沙星静脉7天，或静脉2天，改为口服5天疗效与头孢菌素相似。用药48小时后再行腹水检查，如中性粒细胞数减少一半，可认为抗生素治疗有效，疗程5~10天。研究表明有报道患者全身应用抗生素联合腹腔局部注射抗生素效果较好。早期全身使用并联合腹腔内注射抗生素者，治愈例数增多，疗程缩短，改善了自发性腹膜炎患者的预后，对临床医生有一定的借鉴作用。

（二）腹水的处理

1. 限制水、钠盐的摄入　一般每天水的总摄入量限制在1 000~1 500ml/d，如有严重低钠血症，应限制在500ml以内。

2. 利尿疗法　利尿能增加肝硬化腹水患者腹水中补体成分的浓度，增加腹水中调理素活性，并减少乃至清除腹水，是最基本的预防发生SBP的治疗，应常规应用。但患者一旦发生SBP，腹膜受炎症刺激渗出增加。虽继续给予利尿剂治疗，却有时难以收到利尿、减少腹水之效，盲目增大利尿剂量只会增加其副作用，因此，宜根据患者具体情况来决定是否继续使用利尿剂，如病情较轻，对利尿剂尚有反应，则应在抗生素治疗和其他治疗的基础上，适当加强利尿措施；反之，如病情危急。利尿剂已无反应，以不用为宜。

3. 腹腔引流与灌洗　因SBP为感染性腹水，放腹水可减少腹腔内细菌量及内毒素吸收，并相对提高腹水中抗生素浓度，故必要时可放腹水。腹腔引流是指每天或隔天放腹水1 000~2 000ml，术后注入抗生素并裹以腹带。腹腔灌洗是指用腹腔穿刺针同时在腹腔两侧穿刺，一处放腹水，另一处注入林格液与5%葡萄糖各半，每天或隔天一次。每次可根据病情放腹水3 000~5 000ml，灌入2 000~3 000ml液体，灌毕再注入抗生素。要求操作严格无菌，每次腹水皆做常规检查，待炎性腹水恢复为漏出液时可停止引流或灌入。

（三）防治其他并发症

SBP可与肝硬化的其他并发症同时存在，应注意其他并发症的防治。SBP可诱发的最严重的并发症是肝肾综合征，一旦诊断SBP立即给予白蛋白输注（诊断时1.5g/kg，第3天1.0g/kg），可预防肝肾综合征，提高生存率。

（四）纠正水、电解质与酸碱失衡

对有腹水的患者嘱予无盐饮食，腹水顽固者更应严格忌盐，其主要根据是钠可促进或加剧腹水形成。然而这样可导致医源性电解质紊乱，实际上肝硬化腹水形成后大量血浆蛋白和电解质随腹水渗入腹腔。如在长期大量利尿的同时又过于严格限钠，则晶体渗透压持续下降，从而腹水始终处于相对高钠和高氯状态。这样水便持续渗入腹腔而使腹水增加。同时由于细胞外液晶体和胶体渗透压都下降，而细胞内液又处相对高渗状态，于是水渗入细胞内使脑、肝、肾、肺等发生水肿，这是肝硬化晚期发生昏迷及肝、肾、呼吸功能进一步恶化的诱因。因此，既要适当限钠，又要根据实际情况补钠，关键在于掌握限钠和补钠的时机。

（五）对症支持疗法

应卧床休息，给予高热量富含维生素且易于消化食物为宜，增强机体抗感染能力。

（六）老年人自发性腹膜炎

老年人肝硬化易发生泌尿道、呼吸道及皮肤的细菌感染。其中最具有特征性、严重威胁患者生命的细菌感染是自发性腹膜炎。但此时SBP通常被原发病掩盖。老年患者对炎症反应差，因此要严密观察，及早诊断与治疗。

（七）预防

一般预防措施包括戒酒、改善一般状态和加强营养，维护固有肠道菌群的构成、抑制各种致病菌的生长等。消化道出血和严重肝病患者可选用的预防性抗生素是头孢曲松；而对于肝病较轻的患者，可口服诺氟沙星或其他喹诺酮类药物来预防SBP；腹水蛋白<10g/L，已经发生过1次SBP的高危患者，是复发SBP的高危患者，诺氟沙星（400mg/d，口服）是首选治疗药物，可替代药物包括环丙沙星（750mg/周，口服）进行

长期预防。有研究表明利福昔明在预防 SBP 中有一定作用,它是一种广谱的肠道非吸收性抗生素,细菌耐药风险低,有可能替代喹诺酮类称为预防 SBP 的主要方法。

总之,SBP 的诊治,主要看腹水 PMN 计数和患者的表现,且诊断 SBP,立即开始经验性抗生素治疗,不必等待腹水细菌培养结果,疗程 5~7 天,然后复查腹水。腹水细菌培养有助于确诊和指导抗生素的使用。在抗感染治疗的同时,补充白蛋白,有助于预防肝肾综合征和提高存活率。

(晏　维　田德安)

参考文献

1. 中华医学会消化内镜学分会食管胃静脉曲张学组 . 消化道静脉曲张及出血的内镜诊断和治疗规范试行方案 . 中华消化内镜杂志 , 2010, 27 (1): 1-4

2. 余炯杰 , 严文韬 , 权冰 , 等 . 2018 年欧洲肝病学会临床实践指南 : 肝细胞癌的管理推荐意见 . 临床肝胆病杂志 , 2018, 34 (6): 1183-1186

3. Wong F, Pappas SC, Boyer TD, et al. Terlipress in Improves Renal Function and Reverses Hepatorenal Syndrome in Patients With Systemic Inflammatory Response Syndrome. Clin Gastroenterol Hepatol, 2017, 15: 266-272

4. Fiore M. Letter: the emergence of multi-drug resistant spontaneous bacterial peritonitis: a new challenge for the hepatologist ? Aliment Pharmacol Ther, 2016, 43: 944-945

5. Vincent JL, De Backer D, et al. Fluid management in sepsis: The potential beneficial effects of albumin. J Crit Care, 2016, 35: 161-167

6. Artigas A, Wernerman J, et al. Role of albumin in diseases associated with severe systemic inflammation: Pathophysiologic and clinical evidence in sepsis and in decompensated cirrhosis. J Crit Care, 2016, 3: 62-70

7. Zhang Z, Chen K. Vasoactive agents for the treatment of sepsis. Ann Transl Med, 2016, 4: 333

8. Lahmer T, Brandl A, et al. Fungal Peritonitis: Underestimated Disease in Critically Ill Patients with Liver Cirrhosis and Spontaneous Peritonitis. PLoS One, 2016, 11: e0158389

9. Ge PS, Runyon BA. When should the β-blocker window in cirrhosis close. Gastroenterology, 2014, 146: 1597-1599

10. Runyon BA. Introduction to the revised American Association for the Study of Liver Diseases Practice Guideline management of adult patients with ascites due to cirrhosis 2012. Hepatology, 2013, 57: 1651-1653

11. Krag A, Wiest R, Albillos A, et al. The window hypothesis: haemodynamic and non-haemodynamic effects of beta-blockers improve survival of patients with cirrhosis during a window in the disease. Gut, 2012, 61: 967-969

12. Serste T, Francoz C, Durand F, et al. Beta-blockers cause paracentesis-induced circulatory dysfunction in patients with cirrhosis and refractory ascites: a cross-over study. J Hepatol, 2011, 55: 794-799

13. Serste T, Melot C, Francoz C, et al. Deleterious effects of betablockers on survival in patients with cirrhosis and refractory ascites. Hepatology, 2010, 52: 1017-1022

14. 梁扩寰 . 肝脏病学 . 北京 : 人民卫生出版社 , 2003

15. 张文武 . 急诊内科学 . 北京 : 人民卫生出版社 , 2002

16. Bossen L, Krag A, Vilstrup H, et al. Nonselective β-blockers do not affect mortality in cirrhosis patients with ascites: Post Hoc analysis of three randomized controlled trials with 1198 patients. Hepatology, 2016, 63: 1968-1976

17. Smith M, Durham J. Evolving Indications for Tips. Tech Vasc Interv Radiol, 2016, 19: 36-41

18. Zhang Z, Chen K. Vasoactive agents for the treatment of sepsis. Ann Transl Med, 2016, 4: 333

19. Bai M, Qi XS, Yang ZP, et al. TIPS improves liver transplantation-free survival in cirrhotic patients with refractory ascites: an updated meta-analysis. World J Gastroenterol, 2014, 20: 2704-2714

20. Gluud LL, Christensen K, Christensen E, et al. Systematic review of randomized trials on vasoconstrictor drugs for hepatorenal syndrome. Hepatology, 2010, 51: 576-584

21. Bureau C, Thabut D, Oberti F, et al. Transjugular Intrahepatic Portosystemic Shunts With Covered Stents Increase Transplant-Free Survival of Patients With Cirrhosis and Recurrent Ascites. Gastroenterology, 2017, 152: 157-163

22. Dai J, Qi X, Li H, et al. Role of D-dimer in the development of portal vein thrombosis in liver cirrhosis: a meta-analysis. Saudi

J Gastroenterol, 2015, 2l: 165-174

23. European Association for the Study of the Liver. EASL clinical practice guidelines: auloimrmme hepatitis. J Hepatol, 2015, 63: 971-1004

24. 汤雯, 贾继东. 肝硬化患者门静脉血栓形成的发病机制及诊断进展. 中华肝脏病杂志, 2015, 23 (7): 550-552

25. Berry K, Taylor J, Liou IW, et al. Portal vein thrombosis is not associated with increased mortality among patients with cirrhosis. Clin Gastroenterol Hepatol, 2015, 13: 585-593

26. Qi X, Han G, Fan D. Management of portal vein thrombosis in liver cirrhosis. Nature reviews Gastroenterology & hepatology, 2014, 11: 435-446

27. 张莉, 王龙, 杨根妹. 肝硬化门静脉血栓形成的相关危险因素分析. 中华消化杂志, 2014, 34 (2): 100-104

28. Handa P, Crowther M, Douketis JD, et al. Portal vein thrombosis: a clinician-oriented and practical review. Clin Appl Thromb Hemost, 2014, 20: 498-506

29. Tripodi A, Primignani M, Lemma L, et al. Evidence that low protein C contributes to the procoagulant imbalance in cirrhosis. J Hepatol, 2013, 59: 265-270

30. Luo X, Wang Z, Tsauo J, et al. Advanced Cirrhosis Combined with Portal Vein Thrombosis: A Randomized Trial of TIPS versus Endoscopic Band Ligation Plus Propranolol for the Prevention of Recurrent Esophagea l Variceal Bleeding. Radiology, 2015, 276: 286-293

31. Rodriguez-Roisin R, Krowka MJ. Hepatopulmonary syndrome-a liver-induced lung vascular disorder. N Engl J Med, 2008, 358: 2378-2387

32. Deberaldini M, Arcanjo AB, Melo E, et al. Hepatopulmonary syndrome: morbidity and survival after liver transplantation. Transplant Proc, 2008, 40: 3512-3516

33. Krowka MJ, Fallon MB, Kawut SM, et al. International Liver Transplant Society Practice Guidelines: Diagnosis and Management of Hepatopulmonary Syndrome and Portopulmonary Hypertension. Transplantation, 2016, 100: 1440-1452

34. Krynytska I, Marushchak M, Mikolenko A, et al. Differential diagnosis of hepatopulmonary syndrome (HPS): Portopulmonary hypertension (PPH) and hereditary hemorrhagic telangiectasia (HHT). Bosn J Basic Med Sci, 2017, 17: 276-285

35. Iqbal S, Smith KA, Khungar V. Hepatopulmonary Syndrome and Portopulmonary Hypertension: Implications for Liver Transplantation. Clin Chest Med, 2017, 38: 785-795

36. Grilo I, Pascasio JM, López-Pardo FJ, et al. Hepatopulmonary syndrome: which blood gas analysis criteria and position should we use for diagnosis. Rev Esp Enferm Dig, 2017, 109: 843-849

37. Fragaki M, Sifaki-Pistolla D, Samonakis DN, et al. Screening for Hepatopulmonary Syndrome in Cirrhotic Patients Using Technetium 99m-macroaggregated Albumin Perfusion Lung Scan (Tc-MAA): Diagnostic Approach and Clinical Correlations. J Clin Gastroenterol, 2018, 52: 828-834

38. Miller CM, Quintini C, Dhawan A, et al. The International Liver Transplantation Society Living Donor Liver Transplant Recipient Guideline. Transplantation, 2017, 101: 938-944

39. 何金丹, 杜洪印, 沈中阳. 肝肺综合征研究进展. 实用器官移植电子杂志, 2017, 5 (2): 152-156

40. Soulaidopoulos S, Cholongitas E, Giannakoulas G, et al. Review article: Update on current and emergent data on hepatopulmonary syndrome. World J Gastroenterol, 2018, 24: 1285-1298

41. Raevens S, Fallon MB. Potential Clinical Targets in Hepatopulmonary Syndrome: Lessons From Experimental Models. Hepatology, 2018, 68: 2016-2028.

42. Zhao H, Tsauo J, Zhang X, et al. Pulmonary transit time derived from pulmonary angiography for the diagnosis of hepatopulmonary syndrome. Liver Int, 2018, 38: 1974-1981

43. Gupta S, Krowka MJ. Hepatopulmonary syndrome. CMAJ, 2018, 190: E223

44. Fuhrmann V, Krowka M. Hepatopulmonary syndrome. J Hepatol, 2018, 69: 744-745

45. MacIntosh T. Emergency Management of Spontaneous Bacterial Peritonitis-A Clinical Review. Cureus, 2018, 10: e2253

46. Shizuma T. Spontaneous bacterial and fungal peritonitis in patients with liver cirrhosis: A literature review, World J Hepatol, 2018, 10: 254-266

47. 徐小元, 丁惠国, 李文刚, 等. 肝硬化腹水及相关并发症的诊疗指南 (2017, 北京). 中华胃肠内镜电子杂志, 2018, 5 (1): 1-17

48. Cullaro G, Kim G, Pereira MR, et al. Ascites Neutrophil Gelatinase-Associated Lipocalin Identifies Spontaneous Bacterial Peritonitis and Predicts Mortality in Hospitalized Patients with Cirrhosis. Dig Dis Sci, 2017, 62: 3487-3494

49. Velkey B, Vitális E, Vitális Z. Spontaneous bacterial peritonitis. Orv Hetil, 2017, 158: 50-57

50. Ekser B, Mangus RS. Spontaneous bacterial peritonitis. Lancet, 2017, 389: 735

51. Kamal F, Khan MA, Khan Z, et al. Rifaximin for the prevention of spontaneous bacterial peritonitis and hepatorenal syndrome in cirrhosis: a systematic review and meta-analysis. Eur J Gastroenterol Hepatol, 2017, 29: 1109-1117

52. Wu H, Chen L, Sun Y, et al. The role of serum procalcitonin and C-reactive protein levels in predicting spontaneous bacterial peritonitis in patients with advanced liver cirrhosis. Pak J Med Sci, 2016, 32: 1484-1488

53. 王蜀强，杨兴祥. 自发性腹膜炎的诊治进展. 实用医院临床杂志，2016, 13 (2): 42-46

54. 曾娟，张彦亮，吴会玲，等. 肝硬化患者自发性腹膜炎腹水病原菌及耐药性分析. 中华医院感染学杂志，2014, 24 (5): 1131-1133

55. 谢晶日，刘洋，王静滨. 肝硬化并发自发性腹膜炎研究进展. 中国中医急症，2012, 21 (3): 434-435

56. Wiest R, Krag A, Gerbes A. Spontaneous bacterial peritonitis: recent guidelines and beyond. Gut, 2012, 61: 297-310

57. 冯鑫，闫杰. 2010 年欧洲肝脏研究协会《肝硬化腹水、自发性细菌性腹膜炎、肝肾综合征临床实践指南》简介. 胃肠病学和肝病学杂志，2011, 20 (3): 291-294

58. Bonnel AR, Bunchorntavakul C, Reddy KR. Immune dysfunction and infections in patients with cirrhosis. Clin Gastroenterol Hepatol, 2011, 9: 727-738

59. European Association for the Study of the Liver. EASL clinical practice guidelines on the management of ascites, spontaneous bacterial peritonitis, and hepatorenal syndrome in cirrhosis. J Hepatol, 2010, 53: 397-417

60. Koulaouzidis A, Bhat S, Karagiannidis A, et al. Spontaneous bacterial peritonitis. Postgrad Med J, 2007, 83: 379-383

61. 刘雪芹，辛小娟. 自发性腹膜炎诊治进展. 重庆医科大学学报，2018, 43 (7): 943-946

第十八章

肝性脑病

肝性脑病(hepatic encephalopathy,HE)是一种由于急、慢性肝功能严重障碍或各种门静脉—体循环分流异常所致的,以代谢紊乱为基础的,轻重程度不等的神经精神异常综合征。在疾病早期,慢加急性肝衰竭患者可表现出认知功能障碍和行为异常,而严重的急性肝衰竭可引起脑细胞的肿胀,导致患者昏迷并完全失去大脑功能。

一、病因及分类

大部分肝性脑病是由各型肝硬化引起,也可由改善门静脉高压的门体分流手术引起。主要诱因依次为严重感染、消化道出血、利尿剂过量、电解质紊乱、便秘、其他因素等。对诱发因素的提早发现并干预,将可能降低肝性脑病的发生。

根据临床表现的严重度、基础疾病的类型以及时程,对 HE 进行分类。根据其严重性,分为显性(OHE)和隐性(CHE)两大类。显性肝性脑病(overt hepatic encephalopathy,OHE)有明显的临床症状。隐性肝性脑病(covert hepatic encephalopathy,CHE)是指无明显临床症状(无定向力障碍、无扑翼样震颤),只有通过神经生理测试或心理测试才能诊断的肝性脑病。根据基础疾病,HE 分为:由急性肝衰竭导致的 A 型、主要由门体静脉分流术或分流导致的 B 型以及由肝硬化导致的 C 型。根据时程,HE 再分为 HE 发作、HE 复发和持续性 HE。HE 复发是指时间间隔为 6 个月或以内的 HE 发作,持续性 HE 是指行为改变持续存在,夹杂着显性 HE 的复发。

二、发病机制

肝性脑病的发病机制迄今未完全明了,普遍认为是肝功能衰竭时肝解毒作用降低。门静脉中的毒性物质可绕过肝细胞,经侧支进入体循环而至脑部,引起大脑功能紊乱所致,是严重肝病引起的肝脏功能衰地而导致的代谢紊乱、中枢神经系统功能失调性综合征。有关肝性脑病发病机制有许多学说,研究较多的有以下几种:

1. 氨中毒学说　氨代谢紊乱引起氨中毒是肝性脑病,特别是门体分流性脑病的重要发病机制。血氨增多是由于生成增多和 / 或代谢清除减少。许多诱发肝性脑病的因素都能影响血氨进入脑组织的量和 / 或改变脑组织对血氨的敏感性。氨对大脑的毒性作用是干扰脑的能量代谢,引起高能磷酸化合物浓度降低。有相关研究表明大脑氨的清除减少与氧化亚氮有关。

2. 细菌感染与炎症反应　肠道细菌氨基酸代谢产物——硫醇与苯酚产生的内源性苯二氮䓬类物质,

细菌色氨酸的副产物吲哚及羟吲哚等,损伤星形胶质细胞功能及影响 γ- 氨基丁酸(γ-aminobutyric acid)神经递质的传递。肝性脑病患者的炎性标志物水平明显增加,肿瘤坏死因子刺激星形胶质细胞释放白细胞介素(IL)-1、IL-6 等细胞因子,而肿瘤坏死因子、IL-1 及 IL-6 都能影响血—脑屏障的完整性。

3. 假性神经递质学说 食物中的芳香族氨基酸经肠菌脱羟酶的作用分别转变为酪胺和苯乙胺。正常时这两种胺在肝内被单胺氧化酶分解清除,肝功能衰竭时,清除发生障碍,此两种胺可进入脑组织分别转化为 β- 多巴胺和苯乙醇胺,后两者与正常神经递质相似,称为假神经递质,它们被神经细胞摄取并取代正常递质,则神经传导发生障碍,兴奋不能正常传送至大脑皮层而产生异常抑制,出现意识障碍和昏迷。

三、临床表现

目前西汉文标准(West Haven Criteria,WHC)应用最广泛,根据临床表现的严重程度,将肝性脑病分为 0~4 级(表 18-1):

表 18-1 WHC 分级和临床说明

包括轻微肝性脑病的 WHC	国际 HE 和氮代谢学会	临床说明	建议的操作标准	注解
未受损		完全无脑病,无 HE 史	检验并证实为正常	
轻微	隐性	心理测试或精神运动速度/执行功能测试的神经心理学改变或者没有精神改变临床证据的神经生理改变	确定的心理测试或神经心理测试的异常结果,无临床表现	无通用标准用于诊断。需要地方标准和专家意见
I 级		• 不重要的缺乏意识 • 欣快或焦虑 • 注意力缩短 • 加法或减法的计算能力减退 • 睡眠节奏改变	尽管可以定向时间和空间,临床检查或者看护者发现患者存在就其标准而言的一些认知/行为衰退	临床发现通常无重复性
II 级	显性	• 嗜睡或冷漠 • 对时间的定向力障碍 • 明显的个性改变 • 不恰当行为 • 运动障碍 • 扑翼样震颤	对时间不能定向(至少以下其中三点错误:月的哪一天、周的哪一天、月份、季节或年)± 提及的其他症状	临床发现多变,但是在某种程度上具有重复性
III 级		• 嗜睡至半昏迷 • 对刺激有反应 • 神志不清 • 严重的定向障碍 • 怪异行为	对空间也不能定向,(至少以下其中三点报告错误:国家、州或地区、城市或地点)± 提及的其他症状	临床发现在某种程度上具有重复性
IV 级		昏迷	即使对疼痛刺激也无反应	昏迷状态通常具有重复性

注:要求所有情况与肝功能不全和/或门体分流(PSS)有关

四、辅助检查

1. 肝功能试验 如胆红素升高和白蛋白、凝血酶原活动度明显降低等,提示有肝功能严重障碍。

2. 血氨 空腹静脉血氨酶法测定正常值为 18~72μmol/L,动脉血氨含量为静脉血氨的 0.5~2.0 倍,空腹动脉血氨比较稳定可靠。但是血氨水平与病情严重程度之间的相关性并不明确。

3. 神经心理学测试　主要用于轻微型肝性脑病的诊断。神经心理学测试能发现一系列异常,主要反映注意和处理速度功能的异常。目前国际上常用数字连接试验(number connection test,NCT)-A 和数字符号试验(digit symbol test,DST)两项测试方法阳性即可诊断轻微型肝性脑病(minimal hepatic encephalopathy,MHE)。由于 NCT-A 及 DST 受年龄和教育程度的影响,因此,测试结果要参考相应年龄和教育程度的健康对照者的结果进行判断。国外的研究者已经在探索和评估一些新的肝性脑病筛查和诊断工具,如连续反应时间(continuous reaction time,CRT)试验、控制抑制试验(inhibitory control test,ICT)、Scan 测试、Stroop 试验、临界闪烁频率(critical flicker frequency,CFF)等,具有一定的特异性和敏感性。但是国内尚无应用经验,仍需要进一步研究。

4. 神经生理学检测　包括脑电图和脑诱发电位。适用于严重肝性脑病的诊断,不推荐用于早期肝性脑病诊断。脑电图反映大脑皮质功能,只有在严重肝性脑病患者中才能检测出特征性三相波。然而国内的研究者也已经在肝性脑病的诊断方面展开了积极的探索,采用数字脑电图对 MHE 进行早期诊断,取得了有价值的结果,如 α 波基本节律变慢,伴有散在的 θ 波,偶可见 δ 波,无明显三相波出现是 MHE 的表现。诱发电位分为视觉诱发电位、听觉诱发电位和躯体诱发电位。以听觉诱发电位 P300 诊断肝性脑病的效能较高,而视觉诱发电位 P300 检测结果的可重复性差。

5. 影像学检查　①头颅 CT 及 MRI 主要用于排除脑血管意外、颅内肿瘤等疾病,同时在 A 型肝性脑病患者可发现脑水肿;②磁共振波谱(MRS)和功能 MRI 可获得脑内分子和功能变化的证据,诊断肝性脑病的效能尚处于研究阶段。此外,腹部 CT 或 MRI 有助于肝硬化及门体分流的诊断。

五、诊断与鉴别诊断

HE 诊断要点:①肝性脑病的诊断主要依据急性肝功能衰竭、肝硬化和 / 或广泛门体分流病史、神经精神异常的表现及血氨测定等辅助检查,并排除其他神经精神异常;②可以采用 West-Haven 分级法对肝性脑病分级,对 3 级以上者可进一步采用格拉斯哥昏迷量表(Glasgow 昏迷量表)评估昏迷程度(表 18-2);③轻微型肝性脑病的诊断则依据 PHES,其中 NCT-A 及 DST 两项均阳性即可诊断轻微型肝性脑病。

表 18-2　格拉斯哥昏迷量表

眼	开启	自发的	4
		听到言语或口头命令时	3
		有疼痛刺激时	
		无反应	1
最佳的运动反应	对口头命令	能遵从	6
	对疼痛刺激	指出疼处	5
		回撤反应	4
		异常屈曲(去皮质强直)	3
		异常伸展(去小脑强直)	2
		无反应	1
最佳的言语反应		能朝向发音的方向	5
		错乱的会话	4
		不合适的言辞	3
		不理解声音	2
		无反应	1

注:按表计分小于 8 者为重度颅脑损伤;9~12 者为中度损伤;13~15 者为轻度损伤。计分小于 8,预后不良;伤后 6 小时内“眼开启”项计分小于 3 者,伤后 6 个月会有 0~40% 死亡或变为植物人;伤后 72 小时“最佳运动反应”项仅 1~2 分者,死亡或变为植物人的可能性很高

显性肝性脑病由于其明显的神经精神症状,易与精神病、代谢性脑病、颅脑病变及中毒性脑病所出现的意识改变相混淆,临床上要特别注意鉴别。

1. 精神病 发病人群常为青年或成年早期,病程较长,常反复发作,发病前患者常有前驱症状,可持续数天、数月或数年,发病时患者一般无意识障碍,可通过神经心理学检查、神经体格检查及必要时的实验室检查明确诊断。

2. 代谢性脑病 ①糖尿病酮症酸中毒:有糖尿病基础疾病;诱发因素:胰岛素使用不当、急性感染、胃肠疾病等,表现为糖尿病症状加重(多尿、烦渴多饮及乏力加重),恶心、呕吐、烦躁、嗜睡、昏迷等;辅助检查:血酮>3mmol/L,尿酮阳性或强阳性(>2+),血糖>11mmol/L、血 HCO^- <15mmol/L,pH 值<7.3。②低血糖症:患者有引起低血糖的基础疾病,如糖尿病、胰岛细胞瘤等;症状主要包括交感神经兴奋症状(心悸、焦虑、出汗、饥饿感)和中枢神经症状(神志改变、认知障碍或昏迷);血糖<2.8mmol/L。用葡萄糖治疗后症状可逐渐缓解。③尿毒症昏迷:患者有急、慢性肾脏基础疾病,临床症状无特异性,可表现为:头晕、记忆力减退、注意力难以集中、意识障碍、扑翼样震颤、昏迷、局灶性或全面性癫痫发作常见,伴全身各个系统的疾病,如贫血(正细胞正色素性贫血)、高血压,酸中毒明显。有氮质血症的证据,内生肌酐清除率降低(<10ml/min),血清肌酐>707mol/L;脑电图显示:低频成分明显增加,可呈弥漫性慢波、三相波、阵发性棘波或尖波;血液透析治疗可改善患者症状及预后。

3. 颅脑病变 ①颅内出血:有高血压病史,主要有颅内压升高症状(头痛、呕吐进行性加重)和局灶性体征(偏瘫、失语、脑神经麻痹),头颅 CT 可见高密度区。而肝性脑病有引起肝性脑病的基础疾病,头颅 CT 显示脑萎缩或脑水肿征象。②颅内肿瘤:发病人群为 20~50 岁,症状主要为颅内压升高表现(头痛、呕吐、视盘水肿)、局灶性症状和体征(癫痫、疼痛、肌肉抽搐;或偏瘫、感觉障碍等)。头颅 CT 或 MRI 可发现颅内占位性病变。

4. 中毒性脑病 酒精及药物中毒或重金属感染:发病前有长期或短期大量接触乙醇、药物、毒物或重金属的病史,可表现为头痛、嗜睡、恶心、呕吐、意识障碍、昏迷等,可伴有全身多个器官中毒的症状,脑电图常显示弥漫性病变:α 波减少,代之以 θ 波或 δ 波等慢波。头颅 CT 显示其以脑水肿为主,部分可表现为蛛网膜下腔或脑内出血等。

六、治疗

肝性脑病是肝病患者主要死亡原因之一,早期识别、及时治疗是改善其预后的关键。应积极筛查和防治轻微型肝性脑病。从多个环节采取综合性治疗措施。主要有以下原则:①寻找和去除诱因;②减少来自肠道有害物质如氨等的产生和吸收;③适当营养支持及维持水电解质平衡;④根据临床类型、不同诱因及疾病的严重程度制定个体化的治疗方案。A 型肝性脑病往往需要颅内压监测及降低颅内压等特殊治疗措施,以下治疗措施主要针对发生于肝硬化基础上的 C 型肝性脑病(包括轻微型肝性脑病)。肝性脑病目前尚无特效疗法。主要从以下若干方面治疗。

1. 消除诱因 积极控制消化道出血,限制蛋白质摄入量,控制感染,慎用利尿剂,禁止大量放腹水,维持水电解质及酸碱平衡。禁用麻醉剂、巴比妥类、氯丙嗪及大剂量地西泮等。

2. 营养支持 每日能量摄入应为 35~40kcal/kg,每日蛋白摄入应为 1.2~1.5g/(kg·d)。对于不能耐受膳食蛋白的患者,口服支链氨基酸(branched-chain amino acids,BCAA)补充剂可使患者达到和维持所推荐的氮摄入量。BCAA 可作为一种替代药物或新增药物,用于对常规治疗无反应的患者。

3. 减少毒性物质生成 HE 的初始管理目标是减少肠腔氨的吸收和生成来降低血氨水平。乳果糖是 OHE 发作的首选治疗,它具有酸化肠道和导泻作用,并可促进非产尿素酶细菌生长。

利福昔明是乳果糖用于预防肝硬化患者复发性 HE 时一种有效的添加治疗。使用改变肠道微生物群的利福昔明(550mg,2 次/d)联合乳果糖进行治疗,这种联合治疗方案可以减少住院的频率并延长新的脑病发生时间间隔。益生菌(例如具有乳杆菌或糖酵母的酸奶)具有预防肝硬化患者 HE 的发生或改善预后的作用。

L- 鸟氨酸 - 天冬氨酸(L-ornithine L-aspartate,LOLA)通过提供尿素循环的替代底物,增加鸟氨酸氨基甲酰转移酶和氨基甲酰磷酸合成酶的活性,促进尿素循环以降低血氨。静脉应用 L- 鸟氨酸 - 天冬氨酸可作为一种替代药物或新增药物,用于治疗对常规治疗无反应的患者。

4. 灌肠和导泻 由于便秘可增加胃肠道吸收氨的时间,故应保持患者排便通畅,首选能降低肠道 pH 值的通便药物。用 25% 硫酸镁 30~60ml 导泻,以清除肠内积血或其他含氮物质。亦可用生理盐水或稀醋酸灌肠,禁用碱性溶液。否则肠腔内 NH_4^+ 可形成 NH_3 进入血液而加重病情。

5. 控制感染 肝硬化患者抵抗力低下,常并发细菌感染,如肺炎、胆道感染、败血症等。常迅速加重肝的损害,积极加强支持治疗和抗生素的应用。

6. 重症监护 血氨的急剧升高是导致急性和慢加急性肝衰竭患者脑细胞水肿的主要原因,因此,需要加强对急性暴发性肝衰竭患者的护理,对低血容量或分布性休克、肾功能衰竭、严重的凝血功能和血小板减少症进行管理以防止其进展为脑水肿。一旦进展为脑水肿,需要对患者的颅高压进行管理。血氨水平为 150~200μmol/L 是暴发性肝衰竭患者颅内压升高的一个公认的危险因素。对于脑水肿的 HE 患者来说,其目标颅内压应降至 20mmHg(1mmHg=0.133kPa)以下。对于 CT 上显示脑水肿的患者,最好的选择是使用高渗盐水和甘露醇来降低颅内压。

7. 肝移植 晚期肝病患者也可以选择肝移植,通过终末期肝病模型(MELD)来确定疾病严重程度。MELD 评分计算如下:3.78×ln(血清胆红素,以 mg/dl 计)+11.2×ln(INR)+9.57×ln(血清肌酐,以 mg/dl 计)+6.43,其中 ln 是自然对数,INR 是凝血酶原时间的国际标准化比值。该评分范围为 6~40 分,病情越重,则分数越高。一旦患者出现并发症(例如 HE、腹水或静脉曲张破裂出血)或者 MELD 评分高于 15 分,便可考虑进行肝移植。目前的肝移植分配系统使用 MELD 评分加血钠水平。

(杨 玲)

参考文献

1. Amodio P. Hepatic encephalopathy: Diagnosis and management. Liver international, 2018, 38: 966-975

2. Vilstrup H, Amodio P, Bajaj J, et al. Hepatic encephalopathy in chronic liver disease: 2014 Practice Guideline by the American Association for the Study of Liver Diseases and the European Association for the Study of the Liver. Hepatology, 2014, 60: 715-735

3. Parekh PJ, Balart LA. Ammonia and Its Role in the Pathogenesis of Hepatic Encephalopathy. Clin Liver Dis, 2015, 19: 529-537

4. Butterworth RF. Pathogenesis of hepatic encephalopathy and brain edema in acute liver failure. Journal of clinical and experimental hepatology, 2015, 5: S96-S103

5. Hernandez-Rabaza V, Cabrera-Pastor A, Taoro-Gonzalez L, et al. Hyperammonemia induces glial activation, neuroinflammation and alters neurotransmitter receptors in hippocampus, impairing spatial learning: reversal by sulforaphane. Journal of neuroinflammation, 2016, 13: 41

6. Jawaro T, Yang A, Dixit D et al. Management of Hepatic Encephalopathy: A Primer. The Annals of pharmacotherapy, 2016, 50: 569-577

7. De Rui M, Montagnese S, Amodio P. Recent developments in the diagnosis and treatment of covert/minimal hepatic encephalopathy. Expert review of gastroenterology & hepatology, 2016, 10: 443-450

8. Tajiri K, Shimizu Y. Branched-chain amino acids in liver diseases. World journal of gastroenterology, 2013, 19: 7620-7629

9. Vergara M, Castro-Gutierrez V, Rada G. Do branched chain amino acids improve hepatic encephalopathy in cirrhosis？ Medwave, 2016, 16 Suppl 5: e6795

10. Moratalla A, Ampuero J, Bellot P, et al. Lactulose reduces bacterial DNA translocation, which worsens neurocognitive shape

in cirrhotic patients with minimal hepatic encephalopathy. Liver international, 2017, 37: 212-223

11. Kabeshova A, Ben Hariz S, Tsakeu E, et al. Cost-effectiveness analysis of rifaximin-alpha administration for the reduction of episodes of overt hepatic encephalopathy in recurrence compared with standard treatment in France. Therapeutic advances in gastroenterology, 2016, 9: 473-482

12. Wong RJ, Gish RG, Ahmed A. Hepatic encephalopathy is associated with significantly increased mortality among patients awaiting liver transplantation. Liver transplantation, 2014, 20: 1454-1461

第十九章

肝功能衰竭

第一节　暴发性肝功能衰竭

一、定义

暴发性肝功能衰竭（fulminant hepatic failure，FHF）是各种原因引起大量肝细胞突然坏死，导致肝功能衰竭，进而出现精神异常以及凝血功能障碍的一种危重型肝病。其临床特点是起病急、进展快、病情危重、病死率高、目前缺乏有效治疗手段。暴发性肝功能衰竭这一概念最早由 Trcy 和 Davidson 在 1970 年提出，定义为：既往无慢性肝病史，在黄疸出现后 8 周内发生肝性脑病（hepatic encephalopathy，HE），也称为"急性肝衰竭"。中华医学会 2012 年更新了《肝衰竭诊疗指南》，对暴发性肝功能衰竭的定义为：急性起病，无基础肝病史，2 周以内出现以 Ⅱ 度以上肝性脑病为特征的肝衰竭临床表现。

二、病因

在我国引起肝衰竭的首要病因是肝炎病毒（主要是乙型肝炎病毒），其次是药物及肝毒性物质（如乙醇，化学制剂等）。在欧美国家，药物是引起急性及亚急性肝衰竭的主要原因，酒精性肝损害常引起慢性或慢加急性肝衰竭。儿童肝衰竭还可见于遗传代谢性疾病。

（一）病毒感染

病毒感染是引起 FHF 的主要原因，常由肝炎病毒引起，以乙型或丙型肝炎病毒所致者最为多见。其他病毒如巨细胞病毒、单纯疱疹病毒、EB 病毒也可引起。

（二）药物及毒物中毒

以药物为常见，以剂量依赖性引起 FHF 的药物有：对乙酰氨基酚、乙酰醋氨酚、四环素、甲基多巴、去氧麻黄碱、布洛芬、抗真菌药、磺胺类药物、单胺氧化酶抑制剂、免疫抑制剂等。以特异性反应引起 FHF 的药物有：异烟肼、利福平、抗癫痫药、非甾体抗炎药；引起 FHF 的毒性物质有：乙醇、四氯化碳、黄磷、毒蕈、鱼胆、猪胆、氟烷等。

（三）缺血缺氧

缺血缺氧引起 FHF 并不少见，但往往没有作为第一诊断引起临床医生的重视，因为此时往往合并其他重症疾病，掩盖了暴发性肝功能衰竭症状。如急性循环衰竭：急性右心衰、心包填塞、心肌梗死、严重心律失常等,以及各种休克、布-加综合征、肝血管闭塞等,在 FHF 病因中占极少数。

（四）代谢紊乱

如肝豆状核变性、妊娠急性脂肪肝、Reye 综合征、半乳糖血症、遗传性酪氨酸血症、遗传性果糖代谢紊乱等。

（五）其他

自身免疫性肝病,肝原发性或转移性肿瘤、肝移植、部分肝切除、严重或持续性感染(如败血症、血吸虫病等)、重大创伤、辐射等。

三、发病机制

（一）宿主因素

1. 有众多证据显示宿主遗传背景在乙型肝炎重症化过程中的重要性。目前,对乙型肝炎病毒(HBV)感染与清除、慢性 HBV 感染相关肝硬化及肝癌等疾病表型的遗传因素研究较多,但对重型乙型肝炎遗传易感性研究较少。仅有的少量研究资料大多来自亚洲人群,是采用候选基因和疾病关联研究策略。主要针对涉及乙型肝炎免疫反应通路的几个基因,如肿瘤坏死因子(TNF)包括 TNF-α 及 TNF-β,白细胞介素 -10(IL-10)、干扰素诱生蛋白 10(IP-10,CXCL-10)、维生素 D 受体(VDR)、人白细胞抗原(HLA)等。

2. 宿主免疫在肝衰竭发病中的作用已被广泛认可。以细胞毒性 T 细胞(CTL)为核心的细胞免疫在清除细胞内病毒方面起关键作用,同时也是造成细胞凋亡或坏死的主要因素。

（二）病毒因素

1. 病毒对肝脏的直接作用。我国以乙型肝炎患者居多。研究表明细胞内过度表达的乙型肝炎表面抗原(HBsAg)可导致肝细胞损伤及功能衰竭。HBV 的 x 蛋白也可引起肝脏损伤,在感染早期,x 蛋白使肝细胞对 TNF-α 等炎性介质更敏感而诱导细胞凋亡,这可能与重型乙型肝炎发病有关。

2. 研究表明,HBV 基因变异可引起细胞坏死,导致严重的肝脏损害。

（三）毒素因素

严重肝病患者,由于库普弗细胞功能严重受损,来自门静脉的大量内毒素未经解毒而溢入体循环。内毒素可直接或通过激活库普弗细胞释放的化学介质引起肝坏死,且是其他肝毒物质(如半乳糖胺、CCl_4 和乙醇等)致肝坏死的辅助因素,因而可导致肝衰竭的发生。

（四）代谢因素

各类慢性肝病患者皆存在不同程度的肝脏微循环障碍,血液难以进出肝脏,无法保证对肝细胞的营养供应。胃肠道吸收的营养成分难以进入肝脏,消化不良;吸收在血液中的药物难以进入肝脏与肝细胞接触,无法有效发挥药物疗效;代谢废物难以排出肝脏,成为毒素,滞留于肝脏,导致肝细胞损伤,而加快肝病进展。

四、临床表现

（一）原发病的表现

不同的病因引起的 FHF,可以有相关的临床表现。如在慢性肝病或肝硬化基础上发生的 FHF 可有肝病面容、肝掌、蜘蛛痣等;由中毒引起者可有相应的中毒表现;由 Wilson 病引起者可有角膜 K-F 环等;由肿瘤浸润引起者可有原发肿瘤的表现等。

（二）肝衰竭自身的临床表现

1. 一般症状　全身情况差,患者精神萎靡,极度乏力,烦躁不安,脱水等非特异性表现。

2. 消化道症状　食欲减退,恶心,呕吐,腹胀明显,腹水出现并迅速增多,黄疸出现后消化道症状不仅不缓解而且日趋加重,这与一般急性黄疸性肝炎不同。

3. 发热　患者常有发热,且持续时间较长,尤其在黄疸出现后仍不退热,提示有内毒素血症或肝细胞进行性坏死。

4. 黄疸　短期内黄疸迅速加深,先是尿色黄似浓茶样,并迅速出现皮肤巩膜黄染,血清总胆红素>171μmol/L,或平均每天升高 17.1~34.2μmol/L,且持续时间长,黄疸出现 2 周仍进行性加深,个别患者由于急性重型肝炎发展迅速,在黄疸尚未出现情况下已死于肝性脑病。

5. 肝臭及肝脏缩小　FHF 患者呼出一种混杂有粪臭和芳香甜味的气体,来源于含硫氨基酸代谢时的中间产物,称为肝臭。肝脏进行性缩小,提示肝细胞广泛溶解坏死,提示预后不良。

（三）肝外器官衰竭的表现

1. 肝性脑病　肝性脑病是诊断 FHF 的必备条件,也是 FHF 引起肝外器官衰竭最早表现。

2. 脑水肿　脑水肿是 FHF 最严重的并发症,约 80% 的患者发生脑水肿。脑水肿发生后昏迷加深,患者出现去大脑僵直、锥体征阳性以及呕吐、收缩压增高、脉洪缓、瞳孔调节异常等颅内压增高的表现,进一步发展有脑疝形成,尤其是枕骨大孔疝,由于延髓受压致呼吸循环衰竭而死。血管源性脑水肿和细胞毒性水肿是 FHF 引起脑水肿的两种机制。血管源性脑水肿是由于血脑屏障的损害,使得血浆成分不受控制地流向细胞外的脑室中,而细胞毒性水肿则是为氨和内毒素的毒性作用以及缺氧致 Na^+-K^+-ATP 酶活性降低,脑细胞渗透调节受损,细胞内渗透压增高,引起细胞内液体增多、细胞肿胀。细胞发生肿胀是引起细胞毒性脑水肿形成的主要原因,其中以星形胶质细胞的改变最为典型。动物实验及人脑尸检结果均支持这两种机制。现在公认的脑水肿机制主要还是细胞毒性水肿。FHF 时细胞毒性脑水肿比血管源性脑水肿更为明显。

3. 继发感染　FHF 患者由于免疫功能障碍而增加了细菌和真菌感染风险。FHF 患者由于并发多器官功能障碍、全身炎症,以及需要留置导尿管、中心导管和气管内插管等,进一步增加了感染风险。超过 80% 的 FHF 患者有败血症,包括胸部(50%)、尿路(22%)、血液(16%)和静脉导管(12%)。常见的病原体包括葡萄球菌、链球菌和革兰氏阴性杆菌。最严重的感染为自发性腹膜炎,其病死率达到 48%~57%。常见原因是机体免疫功能低下、肠道微生态失衡、肠黏膜屏障作用降低及侵袭性操作较多等。FHF 患者并发真菌感染的概率为 30% 左右,感染菌种全部为条件致病菌,主要有白色念珠菌,感染部位常见于口腔、肠道、呼吸道、泌尿系统等,甚至引起败血症。并发真菌感染主要由于长时间抗生素使用导致菌群失调以及患者的免疫功能低下。临床上常表现为发热、白细胞升高,但在大部分患者可无明显症状。当 FHF 患者出现不明原因的平均动脉压降低及尿量减少、颅内压不高、肝性脑病进一步恶化以及严重酸中毒时,应警惕感染的发生。

4. 凝血障碍　肝脏是合成几乎所有的凝血因子、抗凝血因子及纤维蛋白溶解抑制剂的场所。在 FHF 时,最主要的血液学紊乱表现为:①血小板减少和功能障碍;②纤维蛋白原循环水平降低;③凝血因子生成减少或消耗增多,如Ⅱ、Ⅴ、Ⅵ、Ⅶ、Ⅸ和Ⅹ的减少。这些因素导致凝血酶原时间延长,凝血酶原时间的延长,是肝细胞严重损伤的重要标志。尽管一些抗凝血因子(如抗凝血酶Ⅲ、C 蛋白和 S 蛋白)的表达水平也相应减少,但仍不足以纠正凝血紊乱。轻症 FHF 患者可无明显表现,中、重度患者则有不同程度出血倾向,最常见的出血部位是胃肠道,其他包括皮肤紫癜或瘀斑、皮肤黏膜出血、牙龈出血、鼻出血、球结膜出血及生殖泌尿道出血,颅内出血少见,但后果严重。

5. 急性肾损伤及肝肾综合征　急性肾损伤(AKI)是 FHF 的常见并发症,56%~70% 的患者可发生,其导致预后较差并增加死亡率。AKI 是多因素的,包括肾前性氮质血症(如减少经口摄入、呕吐、腹泻、败血症、缺血等)以及药物引起的肾毒性(如对乙酰氨基酚、利尿剂、氨基糖苷等)。肝肾综合征可能发生在FHF,尽管在长期肝硬化患者中更常见。

6. 代谢异常

(1)水电解质平衡紊乱:由于体液的丢失、肾功能紊乱、钾泵功能减弱等多种因素作用引起电解质平衡紊乱,表现为低钠血症、低钾血症、低氯血症和低镁血症,同时降低的还有血钙和血磷。

(2)酸碱失衡:由于呕吐及强效利尿剂的应用等原因,可出现低氯性代谢性碱中毒,FHF最常见的酸碱失衡是呼吸性碱中毒,在FHF早期,低氧血症、高血氨、低血钾及贫血等因素刺激呼吸中枢导致过度换气引起呼吸性碱中毒;随着病情发展,若低血钾加重、过度补碱、使用碱性脱氨药等可在呼吸性碱中毒基础上合并代谢性碱中毒;在病程的晚期,由于继发感染、肝肾综合征、出血、缺氧、休克等导致酸的积蓄,出现代谢性酸中毒。

(3)低血糖:FHF患者由于肝细胞大量坏死,糖异生障碍、肝糖原储备减少、肝糖原分解异常、胰岛素灭活减少、糖动员障碍等可出现低血糖。

(4)蛋白代谢紊乱:FHF时因大量肝细胞坏死,导致白蛋白合成功能急剧下降,患者出现低蛋白血症;在末期肝病患者中,白蛋白结合功能降低,且与肝病严重程度成反比。

(5)胰腺炎:多发生在急性妊娠脂肪肝引起FHF的患者,主要表现为剧烈的腹痛,其发生机制还不是很清楚,目前认为与妊娠后体内雌激素水平的变化引起胰腺组织中脂肪沉积有关。

7. 流动力学改变及心、肺并发症　FHF存在高动力循环,表现为心输出量增高和外周血管阻力(SVR)降低,类似于全身炎症反应综合征(systemic inflammatory response syndrome)的表现,系周围动脉扩张所致。除已知的胰高血糖素、组胺、血管活性肠肽(VIP)等肠源性血管活性物质的作用外,近年来认为,一氧化氮(NO)是急性肝衰竭中引起外周动脉血管扩张和高动力循环的重要血管活性物质,当NO的生成超出血浆白蛋白结合能力,游离的NO即引起周围血管扩张、血压下降。肺功能不全及肺水肿表现为毒性物质刺激呼吸中枢引起过度通气,导致呼吸性碱中毒。肺血管因过度扩张、肺内静水压升高而出现肺水肿,可出现"动静脉瘘"样分流,导致低氧血症(即肝肺综合征),加剧组织器官缺氧。心脏受累及心功能异常表现为心脏点状出血,少量的心包积液及心肌脂肪变性。临床常见心动过速、期前收缩或传导阻滞等心律失常表现。

8. 多器官功能衰竭综合征(multiple organ failure syndrome,MOFS)　为各种急性疾病引起的两个或两个以上系统或脏器功能失常甚至衰竭的临床综合征。FHF进展发生MOFS可能与肝衰竭时毒素大量蓄积、内毒素-细胞因子轴和血流动力学紊乱等因素有关。

五、诊断与鉴别诊断

(一)诊断

急性肝衰竭的临床诊断需要依据病史、临床表现和辅助检查等综合分析而确定。中华医学会感染病学分会和中华医学会肝病学分会2012年制定的《肝衰竭诊疗指南》对急性肝衰竭的诊断标准为:急性肝衰竭急性起病,2周内出现Ⅱ度及以上肝性脑病(按Ⅳ度分类法划分)并有以下表现者:①极度乏力,有明显厌食、腹胀、恶心、呕吐等严重消化道症状;②短期内黄疸进行性加深;③出血倾向明显,血浆凝血酶原活动度(PTA)≤40%(或INR≥1.5),且排除其他原因;④肝脏进行性缩小。

(二)鉴别诊断

1. 精神病　以精神症状为唯一突出表现的肝性脑病易被误诊为精神病。因此,凡遇精神错乱而原因不明的患者,应警惕肝性脑病的可能。

2. 代谢性脑病　如糖尿病酮症酸中毒、低血糖、尿毒症、高钠血症、低钠血症等。根据相应的基础疾病病史,结合相关实验室检查、血气分析有助于鉴别。

3. 颅脑病变　各种脑血管意外(脑出血、脑梗死、硬膜下出血)、颅内肿瘤、脑脓肿、脑炎、脑膜炎等可出现昏迷和昏睡。根据神经系统的症状及体征,结合头颅CT或MR检查,以及脑脊液检查,大多数可明确诊断。

4. 中毒性脑病　因酒精中毒、药物中毒、重金属中毒而导致的脑病,根据酗酒史、用药史和特殊职业接触史,结合实验室检查,有助于鉴别诊断。尤其注意与酒精相关性疾病的鉴别,如急性酒精中毒和戒酒后出现的戒断综合征与 HE 的表现类似,鉴别的关键是饮酒史、血中酒精浓度升高,戒酒时心动过缓、发热、震颤更显著。

5. 败血症　与 FHF 一样均表现为高动力循环和低血管阻力,也有黄疸、凝血功能异常及脑病表现,第Ⅷ因子检测有助鉴别,该因子于肝外合成,在败血症时降低。

6. 子痫　与妊娠脂肪肝引起的 FHF 难于鉴别,二者可重叠出现,均须终止妊娠。

7. 慢性肝病基础上发生的肝衰竭　如慢性病毒性肝炎急性发作,或重叠其他病毒感染诱发肝衰竭,过去有肝病史者可资鉴别。

六、治疗

目前肝衰竭的内科治疗尚缺乏特性药物和手段,基本原则:①加强监护,发现问题及时处理;②早期诊断,早期治疗;③针对不同病因采取综合治疗措施;④防治并发症。

1. 一般支持治疗

(1)卧床休息,减少体力消耗,减轻肝脏负担。

(2)加强病情监测处理:建议完善 PTA/INR,血氨及血液生化的监测,动脉血乳酸,内毒素,嗜肝病毒标志物,铜蓝蛋白,自身免疫性肝病相关抗体检测,以及腹部 B 超(肝胆脾胰、腹水),胸部 X 线检查,心电图等相关检查。

(3)推荐肠道内营养,包括高碳水化合物、低脂、适量蛋白饮食,提供每千克体重 35~40kcal 总热量,肝性脑病患者需限制经肠道蛋白摄入,进食不足者,每日补给足够的热量、液体和维生素。

(4)积极纠正低蛋白血症,补充白蛋白或新鲜血浆,并酌情补充凝血因子。

(5)进行血气监测,注意纠正水电解质及酸碱平衡紊乱,特别要注意纠正低钠、低氯、低镁、低钾血症。

(6)注意消毒隔离,加强口腔护理及肠道管理,预防医院内感染发生。

2. 病因治疗　肝衰竭病因对指导治疗及判断预后具有重要价值,包含发病原因及诱因两类。对其尚不明确者应积极寻找病因以期达到正确处理的目的。

(1)病毒性肝炎:对病毒性肝炎肝衰竭的病因学治疗,目前主要针对 HBV 感染所致的患者。对 HBV DNA 阳性的肝衰竭患者,不论其检测出的 HBV DNA 滴度高低,建议立即使用核苷(酸)类药物抗病毒治疗,应注意晚期肝衰竭患者因残存肝细胞过少、再生能力严重受损,抗病毒治疗似难以改善肝衰竭的结局。在我国上市的核苷(酸)类药物中,拉米夫定、恩替卡韦、替比夫定、阿德福韦酯等均可有效降低 HBV DNA 水平,降低肝衰竭患者的病死率。其中前三种更加强效快速,而阿德福韦酯则较为慢速,但对于高病毒载量且过去有过核苷(酸)类药耐药者,阿德福韦酯则为不可或缺的药物。今后,随着替诺福韦的上市,将可增加一种良好选择。考虑到慢性 HBV 相关肝衰竭常为终生用药,应坚持足够的疗程,避免病情好转后过早停药导致复发;应注意后续治疗中病毒耐药变异,并作出及时处理。对免疫抑制剂所致 HBV 再激活者应以预防为主,放宽核苷(酸)类药物的适应证(HBV 血清学标志物阳性即可)。甲型、戊型病毒性肝炎引起的急性肝衰竭,目前尚未证明病毒特异性治疗有效。对确定或疑似疱疹病毒或水痘 - 带状疱疹病毒感染引发的急性肝衰竭患者,可使用阿昔洛韦(5~10mg/kg,每 8 小时静滴)治疗,并应考虑进行肝移植。

(2)药物性肝损伤所致急性肝衰竭:应停用所有可疑的药物,追溯过去 6 个月服用的处方药、中草药、非处方药、膳食补充剂的详细信息(包括服用、数量和最后一次服用的时间)。尽可能确定非处方药的成分。已有研究证明,N- 乙酰半胱氨酸(NAC)对药物性肝损伤所致急性肝衰竭有益。其中,确诊或疑似对乙酰氨基酚(APAP)过量引起的急性肝衰竭患者,如摄入 APAP 在 4 小时之内,在给予 NAC 之前应先口服活性肽。摄入大量 APAP 的患者,血清药物浓度或转氨酶升高提示即将或已经发生了肝损伤,应立即给予 NAC。怀疑 APAP 中毒的急性肝衰竭患者也可应用 NAC。必要时给予人工肝吸附治疗。对于非

APAP 引起的急性肝衰竭患者,应用 NAC 亦可改善结局。

(3)确诊或疑似毒蕈中毒的急性肝衰竭患者,可考虑应用青霉素 G 和水飞蓟素。

(4)妊娠急性脂肪肝和 HELLP 综合征所导致的肝衰竭建议立即终止妊娠,如果终止妊娠后病情仍继续进展,须考虑人工肝和肝移植治疗。由于疱疹病毒使妊娠,尤其妊娠最后 3 个月,发生急性肝衰竭的危险性升高,应该及时使用阿昔洛韦。

(5)Wilson 病所致的 FHF:可利用白蛋白透析,连续血液净化,血浆去除和血浆置换可立即降低血铜水平。还可以使用青霉胺或醋酸锌行祛铜治疗,青霉胺不主张早期使用,因为其可能会引起超敏反应。

3. 其他治疗

(1)肾上腺皮质激素在肝衰竭中的使用:目前对于肾上腺皮质激素在肝衰竭治疗中的应用尚存在不同意见。非病毒感染性肝衰竭,如自身免疫性肝炎是其适应证,可考虑使用泼尼松,40~60mg/d。其他原因所致肝衰竭前期或早期,若病情发展迅速且无严重感染、出血等并发症者,也可酌情使用。

(2)促肝细胞生长治疗:为减少肝细胞坏死,促进肝细胞再生,可酌情使用促肝细胞生长素和前列腺素 E1(PEGI)脂质体等药物,但疗效尚需进一步确定。

(3)微生态调节治疗:肝衰竭患者存在肠道微生态失衡,肠道益生菌减少,肠道有害菌增加,而应用肠道微生态制剂可改善肝衰竭患者预后。根据这一原理,可应用肠道微生态调节剂、乳果糖或拉克替醇,以减少肠道细菌易位或降低内毒素血症及肝性脑病的发生。

4. 防治并发症

(1)脑水肿

1)保持正确体位:患者头部应位于躯体的正中线,因为头部扭转或弯曲会影响颈静脉回流,至颅内压(ICP)增高。适当抬高颈胸部(低于 40°)可以降低 ICP。

2)适当过度通气:过度通气可使大脑血流量自身调节能力恢复,可通过收缩脑血管而明显降低 ICP,数小时内即可降至正常水平,但不宜持续使用。

3)高渗性脱水剂:以减少脑容量。20% 甘露醇(血浆渗透压<310mOsmol/L 时,0.5~1.0g/kg 静脉推注,每 6 小时 1 次)可明显提高生存率和降低 ICP,但肾衰竭和少尿患者慎用。为了能够重复使用甘露醇,可进行血液过滤(最多至 500ml),其本身也可以降低 ICP。此外,高张生理盐水的使用也能阻止颅内高压的发生,静脉滴注 30% 的高张生理盐水可以使血钠浓度维持在 145~155mmol/L,有效避免 FHF 患者的低钠血症。

4)襻利尿剂:一般选用呋塞米,可与渗透性脱水剂交替使用。

5)使用减少脑血流量及颅内血流量的药物:对甘露醇治疗无效的颅内高压者或因肾功能不全者可选用硫喷妥钠,其通过抑制氮的合成引起脑血管收缩,降低 ICP。开始硫喷妥钠以 2~4mg/kg 的大剂量静注,每 15 分钟一次,共 4 次,然后以 1~2mg/(kg·h)的剂量静脉滴注,持续数日。此外,吲哚美辛通过抑制内皮环氧合酶途径诱导脑血管收缩,引起脑血管收缩,从而起到降低 ICP 的作用,异丙醇按 6mg/(kg·h)的剂量可抑制代谢而降低脑血流量,可以作为选择性镇静剂用于 FHF 患者。

6)脑水肿预防用药:亚临床癫痫发作被认为是脑水肿发生的促发因素,应用苯妥英钠输注,可明显降低癫痫发作及脑水肿的发生率。首剂量 15mg/kg,静脉缓慢推注,每分钟不超过 5mg,每 8 小时 1 次。高张生理盐水可以预防脑水肿发生,但应用高张生理盐水(30%)时要注意保持血钠浓度在 145~155mmol/L。

7)不推荐肾上腺皮质激素用于控制颅内高压。

8)低温疗法:近来国外屡见适度低温疗法的报道。对于颅内压升高且常规内科治疗无效的 FHF 患者可将体温降至 32~35℃,以降低 ICP,主要作用与降低脑代谢和氧耗量有关。此外,低温麻醉法也有望成为 FHF 治疗的一种新模式。应指出的是,低温诱导具有潜在的危害,如并发感染,凝血功能紊乱引起的出血及心律失常等,而且还将面临复温的挑战。

（2）肝性脑病

1）去除诱因，如严重感染、出血及电解质紊乱等。

2）限制蛋白饮食。

3）应用乳果糖或拉克替醇，口服或高位灌肠，可酸化肠道，促进氨的排出，调节微生态，减少肠源性毒素吸收，是治疗门静脉高压症肝性脑病的基础药及首选药。但对于 FHF 引起的 HE，效果则不明显，因此不推荐作为常规用药。

4）视患者的电解质和酸碱平衡情况酌情选用精氨酸、鸟氨酸 - 门冬氨酸等降氨药物。

5）对Ⅲ度以上的肝性脑病建议气管插管。

6）抽搐患者可酌情使用半衰期短的苯妥英或苯二氮䓬类镇静药物，但不推荐预防用药。

（3）感染：鉴于 FHF 并发感染发生率高且后果严重，有的医院和临床医生对 FHF 患者常规性使用抗菌药物预防感染，但是否预防性使用抗菌药物仍存在争议。美国肝病研究学会（AASLD）急性肝衰竭诊治指南（2011 更新版）指出："可考虑预防性使用抗菌药物和抗真菌药物，但是没有证据提示会对疾病的最终结局有改善"。2017 年 EASL 临床实践指南《急性（暴发性）肝功能衰竭的管理》指出：预防性抗生素、非吸收性抗生素及抗真菌药物尚未显示可以改善 ALF 的转归；在出现肝性脑病、临床感染症状或全身炎症反应综合征时，应尽早抗感染治疗。我国肝衰竭诊治指南（2012 年版）则建议如下：

1）推荐常规进行血液和其他体液的病原学检测。

2）除了慢性肝衰竭时可酌情口服喹诺酮类作为肠道感染的预防以外，一般不推荐常规预防性使用抗菌药物。

3）一旦出现感染，应首先根据经验选择抗菌药物，考虑病原菌耐药和混合菌感染的可能性，注意药物的肝肾毒性，并及时根据培养及药敏试验结果调整用药。使用强效或联合抗菌药物、激素等治疗时，应同时注意防治真菌二重感染。

（4）代谢紊乱的治疗

1）高压氧疗法：FHF 患者常并发低氧血症，高压氧治疗可消除循环系统的低氧血症，减少脑水肿的发生或减轻其程度，改善全身的能量代谢过程。

2）防治低血糖：严密监测血糖的变化，采用 20% 高渗葡萄糖 / 右旋糖酐输注，维持血糖在 3.3mmol/L 以上。若同时存在肾衰竭及液体超负荷，则用 50% 的葡萄糖输注，每天应至少供给 300g 葡萄糖。

3）电解质紊乱治疗：FHF 出现低钠血症以稀释性低血钠多见，从源头上处理低钠血症是预防后续并发症的关键措施。水钠潴留所致稀释性低钠血症是其常见原因，而现有的利尿剂均导致血钠排出，且临床上传统的补钠方法不仅疗效不佳，反而易导致脑桥髓鞘溶解症。托伐普坦作为精氨酸加压素 V_2 受体阻滞剂，可通过选择性阻断集合管主细胞 V_2 受体，促进自由水的排泄，已成为治疗低钠血症及顽固性腹水的新途径。对出现的低钾低氯血症，根据肾功能情况酌情补钾，通常补充 10% 氯化钾 40ml 左右。少尿或无尿时可出现高钾血症，常用处理方法为静脉推注葡萄糖酸钙或葡萄糖加胰岛素静滴，并同时使用排钠排钾利尿剂。当单纯补钾不能纠正低血钾时，应考虑同时补镁。

（5）急性肾损伤及肝肾综合征：①保持有效循环血容量，低血压初始治疗建议静脉输注生理盐水；②顽固性低血容量性低血压患者可使用系统性血管活性药物，如特利加压素或去甲肾上腺素加白蛋白静脉输注，但在有颅内高压的严重脑病患者中应谨慎使用，以免因脑血流量增加而加重脑水肿；③保持平均动脉压 =75mmHg；④限制液体入量，24 小时总入量不超过尿量加 500~700ml。

（6）出血：对于不同原发病导致的出血应针对原发病治疗及选取不同的止血方法。常规预防性使用 H_2 受体阻滞剂或质子泵抑制剂以预防应激状况下的酸相关胃肠道出血。一般不主张输血，但对显著凝血障碍患者及大出血患者，可给予新鲜血浆、凝血酶原复合物和纤维蛋白原、血小板等维持有效血容量或适当补充凝血因子；FHF 并发弥散性血管内凝血（DIC）时肝素的应用仍存在分歧。在有出血倾向、临床和实验室证实有 DIC 的患者,则应进行肝素化治疗,剂量为 0.5~1.0mg/kg,1 小时内滴完,以后每 4 小时 1 次。对有纤溶亢进证据者可应用氨甲环酸或氨甲苯酸(止血芳酸)等抗纤溶药物。FHF 患者常合并维生素 K 缺乏,故推荐常规使用维生素 K(5~10mg)。

(7)肝肺综合征

1)PaO_2<80mmHg 时应给予氧疗,通过鼻导管或面罩给予低流量氧(2~4L/min),对于氧气需要量增加的患者,可行加压面罩给氧或者行气管插管后上同步呼吸机。

2)人工肝支持治疗:人工肝支持系统是治疗肝衰竭有效的方法之一,其治疗机制是基于肝细胞的强大再生能力,通过一个体外的机械、理化和生物装置,清除各种有害物质,补充必需物质,改善内环境,暂时替代衰竭肝脏的部分功能,为肝细胞再生及肝功能恢复创造条件或等待机会进行肝移植。但人工肝支持系统在临床应用中尚缺乏足够的经验及证据;2017 年 1 月,美国胃肠病协会(AGA)发布的《2017AGA 指南:急性肝衰竭的诊断与管理》指出:针对急性肝衰竭患者,AGA 指南推荐体外人工肝支持系统仅可用于临床试验范围。

①治疗方法:人工肝支持系统分为非生物型、生物型和混合型三种。非生物型人工肝已在临床广泛应用并被证明确有一定疗效。在临床实践中,血液净化常用方法有血浆置换(plasma exchange,PE)、血液/血浆灌流(hemoperfusion,HP 或 plasma perfusion,PP)、血液滤过(hemofiltration,HF)、血浆胆红素吸附(plasma bilirubin absorption,PBA)、连续性血液透析滤过(continuous hemodiafiltration,CHDF)等,我国学者创建了新一代个体化的非生物型人工肝支持系统:PE(血浆置换)、PEF(血浆置换联合持续血液滤过)、PED(血浆滤过透析)、PEAF(血浆置换联合体外血浆吸附和血液滤过)。上述技术针对不同病因、不同病情、不同分期的肝衰竭患者均有较显著疗效,统称为李氏人工肝系统(Li's artificial liver system,Li-ALS)。临床上应根据患者的具体情况合理选择不同方法进行个体化治疗:在药物和毒物相关性的肝衰竭应用 PBA/PEF/PED/PEAF 治疗,在严重感染所致的肝衰竭应用 PEF 治疗,在病毒性肝炎肝衰竭早期应用 PE 治疗,在病毒性肝炎肝衰竭中期应用 PEF 或 PAEF 治疗,伴有脑水肿或肾衰竭时,可选用 PEF 或 PED 治疗;伴有水电解质紊乱时,可选用 PED 或 PEF 治疗,对伴有显著淤胆症状者可用 PBA。其他原因所致肝衰竭治疗亦可参照应用该系统进行治疗。应注意人工肝支持系统治疗操作的规范化。

生物型及混合生物型人工肝支持系统不仅具有解毒功能,而且还具备部分合成和代谢功能,是人工肝发展的方向。国内外生物型/混合型人工肝尚处于临床试验阶段,部分系统完成了 Ⅱ/Ⅲ 期。Ⅰ临床试验并证明了其对部分肝衰竭患者的有效性。现在生物型/混合型人工肝研究的方向是确认其生物安全性,同时提高疗效,在此基础上扩大临床试验的规模进行验证。

干细胞治疗肝衰竭是具有应用前景的研究方向,但其机制仍未阐明。虽然干细胞治疗在动物实验中获得了较好疗效,且目前有限的几个研究认为,肝衰竭患者使用干细胞是安全的但在临床应用中尚缺乏足够的经验及证据。

②适应证:各种原因引起的肝衰竭早、中期,INR 在 1.5~2.5 和血小板>$50×10^9$/L 的患者为宜;晚期肝衰竭患者亦可进行治疗,但并发症多见,治疗风险大,临床医生应评估风险及利益后做出治疗决定;未达到肝衰竭诊断标准,但有肝衰竭倾向者,亦可考虑早期干预。晚期肝衰竭肝移植前等待供体、肝移植术后排异反应、移植肝无功能期的患者。

③相对禁忌证:严重活动性出血或并发 DIC 者;对治疗过程中所用血制品或药品如血浆、肝素和鱼精蛋白等高度过敏者;循环功能衰竭者;心脑梗死非稳定期者;妊娠晚期。

④并发症:人工肝支持系统治疗的并发症有出血、凝血、低血压、继发感染、过敏反应、低血钙、失衡综合征等,需要在人工肝支持系统治疗前充分评估并预防并发症的发生,在人工肝支持系统治疗中和治疗后要严密观察并发症,随着人工肝技术的发展,并发症发生率将进一步下降。

5. 肝移植　肝移植是治疗中晚期肝衰竭最有效的挽救性治疗手段,研究发现急性肝衰竭患者进行肝移植后在欧洲的 1 年生存率是 79%,在美国是 84%。大约一半的患者将接受肝移植。所以必须尽快识别 FHF 患者,尽快进行肝移植。当前可用的预后评分系统有 MELD 等对终末期肝病的预测价值较高,但对急性肝衰竭意义有限,因此,不建议完全依赖这些模型选择肝移植候选人。

(1)适应证:各种原因所致的中晚期肝衰竭,经积极内科综合治疗和 / 或人工肝治疗疗效欠佳,不能通过上述方法好转或恢复者;各种类型的终末期肝硬化。

(2)禁忌证

1)绝对禁忌证:难以控制的感染,包括肺部感染、脓毒血症、腹腔感染、颅内感染、活动性结核病;肝外合并难以根治的恶性肿瘤;合并心、脑、肺、肾等重要脏器的器质性病变,需要基本生命支持,包括重度心功能不全、颅内出血、脑死亡、肾功能不全行肾脏替代治疗时间大于 1 个月;获得性人类免疫缺陷综合征病毒(HIV)感染;难以戒除的酗酒或吸毒;难以控制的精神疾病。

2)相对禁忌证:年龄大于 65 岁;合并心、脑、肺、肾等重要脏器功能性病变;肝脏恶性肿瘤伴门静脉主干癌栓形成;广泛门静脉血栓形成、门静脉海绵样变等导致无法找到合适的门静脉流入道者。

鉴于面临供肝短缺问题,近些年来已开展活体供肝移植(LDLT),包括活体左半肝移植,活体右半肝移植,两左叶肝供一受体以及原位肝移植(orthotopic liver transplantation,OLT),1 年和 5 年的存活率分别达到 78.7%~97.8% 和 76.1%~97.8%。但是 LDLT 最主要的问题还是供者的安全问题,成人活体肝移植的供者要承受风险。据统计,有 15%~30% 的供者供肝后会出现各种各样的并发症,甚至有 0.4% 的供者会因此而丧命。同时,供者还要经受一系列经济和心理上的考验;而切取正常肝脏对其健康的长期影响尚有很多未知数。

6. 肝细胞移植　肝细胞移植(hepatocyte transplantation,HTx)是将分离、培养的肝细胞植入体内,用于肝衰竭或代谢性肝疾病的治疗,恢复或重建肝功能,促进自身肝再生而免于肝移植,或短期支持患者过渡到肝移植。HTx 有望成为肝功能替代的一种有效手段。肝细胞移植可提供代谢支持,提高存活率,还有保护神经功能的潜能。但是在临床应用肝细胞移植前需要解决以下 3 个问题:如何从正常人肝最大限度地获得和贮存有功能的肝细胞;在顾及解剖学的局限性和 FHF 患者严重代谢紊乱的情况下,如何安全实施大量肝细胞的移植;在 FHF 病程中,如何确定肝细胞移植的最佳时机。

第二节　慢加急性肝功能衰竭

一、定义

慢加急性肝衰竭(acute on chronic liver failure,ACLF)是在慢性肝病基础上由多种急性促发因素导致的肝功能急性严重受损,并发一个或多个器官功能衰竭的一组复杂临床症候群,病死率极高,是我国肝衰竭中最常见的类型。因其病因较多,病理机制复杂,国内外尚缺乏对其定义、诊断等方面的统一标准。1995 年 ACLF 由日本学者首先提出,其典型特点是进展迅速,且中短期死亡率极高,达 45%~90%。2009 年亚太肝病学会(APASL)发布国际上首个慢加急性肝衰竭指南,定义 ACLF 是之前确诊或未确诊的慢性肝病患者,有急性肝损害的临床表现如黄疸和凝血障碍,4 周内出现腹水或肝性脑病。在我国 2006 年颁布的《肝衰竭诊疗指南》中,我国首次将慢加急性(亚急性)肝衰竭(ACLF)作为肝衰竭的一种类型提出这一概念。2012 年中华医学会更新了《肝衰竭诊疗指南》,将 ACLF 定义为:在慢性肝病基础上,出现急性(通常在 4 周内)肝功能失代偿的临床表现。ACLF 的临床亚型包括:①1 型 ACLF,在发展为肝衰竭之前,虽有慢性肝病但肝功能代偿良好;②2 型 ACLF,在发展为肝衰竭之前,已经存在失代偿肝硬化。

二、病因

ACLF 是在慢性原发肝病基础上受到急性病因而致病的。

(一) 慢性原发肝病

在西方国家,酒精性肝硬化占所有 ACLF 慢性原发性肝病的 50%~70%,而 HBV 感染引起的肝硬化只占 10%~15%。在绝大多数亚洲国家,乙型肝炎占 70%,而酒精性肝病只占所有 ACLF 慢性原发性肝病的 15%。只有少数患者的慢性原发性肝病是:自身免疫性肝病,Wilson's 病,代谢性肝病和慢性胆汁淤积性肝病。非酒精性脂肪性肝炎(NASH)是 ACLF 的慢性原发性肝病的病原之一,各期的纤维化都包括在内。包括:①各种病原引起的代偿性肝硬化;②慢性肝炎;③非酒精性脂肪性肝炎;④胆汁淤积性肝病;⑤代谢性肝病;⑥除外单纯性脂肪肝。

(二) 急性病因

急性病因包括感染和非感染因素。由于地域的不同和患者的群体差异,主要病原学在东西方国家差异很大。在西方国家,酒精性和药物性肝损害是导致大多数急性发病的主要原因,而在东方国家,感染是主要的原因。在感染性因素中,慢性乙型肝炎的急性炎症活动是引起亚洲地区 ACLF 的主要原因。复发可能是自发性的,也可能由于强化疗或者免疫抑制治疗等引起的。其次引起 ACLF 急性发作的重要感染病原是 HEV 的重叠感染。螺旋体、肠道原虫和蠕虫以及真菌可能直接感染肝脏,而细菌或者寄生虫感染也可以由肝外原发部位扩散至肝脏。这些感染能够导致患者在慢性肝病基础上发生肝衰竭。非感染因素中,酒精性肝炎是引起稳定性慢性肝病(已知或者未知)患者急性恶化的主要原因,尤其西方国家更为常见。主要包括:

(1)感染病原:①嗜肝性和非嗜肝性病毒乙型肝炎(显性或隐性发病)或者丙型肝炎复发;②造成肝损伤的其他感染病原。

(2)非感染病原:①饮酒过量(在过去的 28 天里)仍然是最常见的原因;②使用肝毒性药物、草药;③自身免疫性肝炎或 Wilson's 病发作;④外科治疗;⑤静脉曲张出血本身不能作为 ACLF 中急性肝损伤的原因,我们需要更多的数据证明这一点。

(3)未知的肝毒性病原。

三、发病机制

ACLF 的具体发病机制尚不明确,还需要进一步的临床研究和实验验证。目前研究较多的机制包括肝内炎症、免疫功能紊乱、全身血液动力学异常及全身炎症反应综合征、中性粒细胞功能失调等。系统性炎性反应的特点以促炎性细胞因子为主,促使稳定的肝硬化转变为 ACLF。通常认为促炎性细胞因子介导肝脏炎症、凋亡、肝细胞坏死,胆汁淤积和肝纤维化。Wasmuth 等证明 ACLF 患者具有类似与败血症患者的"免疫缺陷"。有相当一部分肝硬化和酒精性肝炎的 ACLF 患者处于严重的中性粒细胞衰竭状态,因此增加感染和器官衰竭的危险,并增加病死率。

四、临床表现

主要临床表现参见暴发性肝衰竭。

1. 肝功能异常 黄疸、低蛋白血症、腹水等。

2. 循环障碍。

3. 多器官衰竭 门体分流性肝性脑病;肝肾综合征;肝肺综合征等。

五、诊断及鉴别诊断

1. 临床诊断　临床诊断需要依据病史、临床表现和辅助检查等综合分析而确定。在慢性肝病基础上，短期内发生急性或亚急性肝功能失代偿的临床症候群，表现为：①极度乏力，有明显的消化道症状；②黄疸迅速加深，血清总胆红素大于正常值上限 10 倍或每日上升 ≥ 17.1μmol/L；③出血倾向，PTA ≤ 40%（或 INR=1.5），并排除其他原因者；④失代偿性腹水；⑤伴或不伴有肝性脑病。

2. 鉴别诊断

（1）急性肝衰竭：急性肝衰竭起病急、病程短，发病前营养状况一般较好，大多数无蜘蛛痣，不存在慢性原发性肝病，而 ACLF 与之相反。

（2）失代偿性肝硬化：慢加急性肝衰竭必须与慢性失代偿性肝病（即失代偿性肝硬化）进行区别。虽然两者均属于在慢性肝病基础上发生的肝衰竭，但两者的病程特点有明显区别。慢性失代偿性肝病表现为肝脏功能的进行性缓慢下降，直至不可逆性的肝衰竭。而慢加急性肝衰竭是指慢性肝病（通常是指肝硬化）患者在肝脏功能变化处于相对稳定的状态下，因各种急性损伤，如 HBV 突破、特异性免疫应答被激活、合并其他肝炎病毒感染、药物性肝损害、酒精性肝损害或身体其他部位的感染和炎症等，导致肝脏功能迅速恶化直至肝衰竭。

（3）慢性肝衰竭：慢性肝衰竭病程较长，发病无急性过程等。

六、治疗

参考暴发性肝衰竭的治疗，包括一般支持治疗、病因治疗（抗病毒治疗等）、并发症防治、人工肝、肝移植等。

（杨　玲）

参考文献

1. Lee WM. Etiologies of acute liver failure. Semin Liver Dis, 2008, 28: 142-152

2. Maher SZ. The Clinical Spectrum and Manifestations of Acute Liver Failure. Clinics in liver disease, 2018, 22: 361-374

3. Dharel N, Bajaj JS. Antibiotic prophylaxis in acute liver failure: friend or foe？Clin Gastroenterol Hepatol, 2014, 12: 1950-1952

4. 王宇明. 2017 年 EASL 临床实践指南《急性（暴发性）肝功能衰竭的管理》解读. 中华临床感染病杂志, 2017, 10 (4): 241-249

5. fitto G, Davies NA, Alan R. Liver replacement therapy. Semin Respir Crit Care Med, 2012, 33: 70-79

6. Xu X, Liu X, Ling Q, et al. Artificial liver support system combined with liver transplantation in the treatment of patients with acute-on-chronic liver failure. PLoS One, 2013, 8: e58738

7. Peng L, Xie DY, Lin BL, et a1. Autologous bone marrow mesenchymal stem cell transplantation in liver failure patients caused by hepatitis B: short-term and long-term outcomes. Hepatology, 2011, 54: 820-828

8. Olivo R, Guarrera JV, Pyrsopoulos NT. Liver Transplantation for Acute Liver Failure. Clin Liver Dis, 2018, 22: 409-417

9. Garg H, Kumar A, Garg V, et a1. Clinical profile and predictors of mortality in patients of acute-on-chronic liverfailure. Dig Liver Dis, 2012, 44: 166-171

10. Moreau R, Jalan R, Gines P, et al. Acute-on-chronic liver failure is a distinct syndrome that develops in patients With acute decompensation of cirrhosis. Gastroenterology, 2013, 144: 1426-1437

11. Alam A, Chun Suen K. Acute-on-chronic liver failure: recent update. Journal of biomedical research, 2017, 31: 1-18

12. Sarin SK, Kumar A, Almeida JA, et al. Acute-on-chronic liver failure: consensus recommendations of the Asian Pacific Association for the study of the liver (APASL). Hepatology International, 2014, 8: 453-471

第二十章

急性药物性肝损害

急性药物性肝损害是指由各类处方或非处方的化学药物、生物制剂、传统中药、天然药、保健品、膳食补充剂及其代谢产物乃至辅料等所诱发的肝损伤。不同药物可导致相同类型肝损伤,同一种药物也可导致不同类型的肝损伤。急性药物性肝损害约占急性肝损伤住院比例的 20%,目前尚不清楚药物性肝损害在人群中的确切发病率,是最常见和最严重的药物不良反应之一,可导致黄疸、肝功能衰竭甚至死亡。无特异性的临床表现和广泛的肝损药物以及缺乏客观诊断测试使得该病的诊断和治疗变得很困难,迄今仍缺乏简便、客观、特异的诊断指标和特效治疗手段。

一、风险因素

1. 非遗传因素　非遗传因素众多,但是并未发现任何一种因素是所有药物性肝损害的主要风险因素。

(1)药物相关因素:许多药物能够导致肝损害。药物的化学性质、剂量、疗程,以及药物相互作用常可影响药物性肝损害的潜伏期、临床类型、病程和结局。抗生素是药物性肝损害的最常见原因,其次是神经精神药物,免疫调节剂,抗高血压药,镇痛药,抗肿瘤药和降脂药。药物之间的相互作用和多药化通常被认为是药物性肝损害的风险因素。

(2)宿主相关因素:患者发生急性药物性肝损害的易感性受患者年龄和性别的影响。年龄太小和年龄太大的患者发生药物性肝损害的风险增加,并且患者的年龄可能使患者特别易受某些药物的影响。例如,儿童对于服用丙戊酸钠或阿司匹林引起的药物性肝损害更敏感,而老年患者则更容易发生由阿莫西林/克拉维酸引起的药物性肝损害。而对于性别因素,目前还没有研究能够证明女性发生任何药物所导致的药物性肝损害的风险更高,但是她们对某些特定药物引起的肝损害的发病风险更高,比如如米诺环素,双氯芬酸,呋喃妥因和奈韦拉平等。大量饮酒也是某些药物如甲氨蝶呤和异烟肼导致药物性肝损害的危险因素。妊娠期药物性肝损害常见可疑药物有甲基多巴、肼苯达嗪、抗生素、丙硫氧嘧啶(PTU)及抗逆转录病毒药物(ART)等。PTU 可致孕妇暴发性肝炎,病死率高,FDA 已给予黑框警示。慢性肝病,酒精中毒和非酒精性脂肪肝(NAFLD)的存在增加了发生药物性肝损害的风险。而糖尿病则是发生药物性肝损害的独立危险因素。

2. 遗传因素　主要是指与药物性肝损害相关药物代谢酶、药物转运蛋白和人类白细胞抗原系统(HLA)等的基因多态性。不同种族的患者对药物性肝损害的易感性可能存在差异。总体来说目前有关遗传因素的研究仍然处于初步阶段,不是很明确。

二、肝脏对药物毒性的耐受、适应与易感性

耐受性是指药物治疗期间未出现肝损伤的生化学证据。适应性是指药物治疗期间出现肝损伤的生化学证据,但继续用药生化学指标恢复正常。易感性是指在药物治疗过程中甚至停药后出现药物性肝损害,且不能呈现适应性缓解。

三、临床分型

1. 固有型和特异质型固有型具有可预测性,与药物剂量密切相关,潜伏期短,个体差异不显著。该种类型已相对少见。特异质型药物性肝损害具有不可预测性,临床上较为常见,个体差异显著,与药物剂量常无相关性,临床表现多样化。

2. 肝细胞损伤型、胆汁淤积型、混合型和肝血管损伤型是基于受损靶细胞类型的分类。前三种药物性肝损害的判断标准为:

(1)肝细胞损伤型:ALT(谷丙转氨酶)≥3×ULN(健康人群高限),且 R≥5。

(2)胆汁淤积型:ALP≥2×ULN,且 R≤2。

(3)混合型:ALT≥3×ULN,ALP≥2×ULN,且 2<R<5。

若 ALT 和 ALP(碱性磷酸酶)达不到上述标准,则称为"肝脏生化学检查异常"。R=(ALT 实测值/ALT ULN)/(ALP 实测值/ALP ULN)。在病程中的不同时机计算 R 值,有助于更准确地判断药物性肝损害的临床类型及其演变。肝血管损伤型肝损害相对少见,发病机制尚不清楚。

四、发病机制

急性药物性肝损害的发病机制复杂,是多种机制相互作用的结果。通常可概括为药物的直接肝毒性和特异质性肝毒性作用。药物的直接肝毒性是指摄入体内的药物或其代谢产物对肝脏产生的直接损伤,往往呈剂量依赖性。特异质性肝毒性的发生机制是近年的研究热点。是指药物代谢酶系、跨膜转运蛋白及溶质转运蛋白的基因多态性可导致这些酶或转运蛋白功能异常,HLA 的基因多态性可导致对某些药物较易产生适应性免疫应答。药物及其活性代谢产物诱导的肝细胞线粒体受损和氧化应激可通过多种分子机制引起肝细胞损伤和死亡。

适应性免疫攻击可能是药物性肝损害的最后共同事件。适应性免疫应答不仅可以介导肝损害,还可能引起肝外免疫损伤,产生发热和皮疹等全身性表现。最后需要指出,药物在启动肝损伤的同时也将激发恢复性组织修复(RTR)。肝损伤启动后,若 RTR 缺乏则损伤迅速进展,若 RTR 及时而充分则能限制和逆转肝损伤。

五、临床表现

急性药物性肝损害的临床表现通常无特异性。潜伏期差异很大,可短至 1 至数日、长达数月。多数患者可无明显症状,仅有血清 ALT、AST(谷草转氨酶)及 ALP、GGT(γ谷氨酸转肽酶)等肝脏生化指标不同程度的升高。部分患者可有乏力、食欲减退、厌油、肝区胀痛及上腹不适等消化道症状。胆汁淤积明显者可有全身皮肤黄染、大便颜色变浅和瘙痒等。少数患者可有发热、皮疹、嗜酸性粒细胞增多甚至关节酸痛等过敏表现,还可能伴有其他肝外器官损伤的表现。病情严重者可出现肝衰竭。

六、辅助检查

1. 实验室检查　血清 ALT、ALP、GGT 和 TBil(总胆红素)等改变是目前诊断药物性肝损害的主要实验室指标。

2. 影像学检查　急性药物性肝损害患者,肝脏超声多无明显改变或仅有轻度肿大。药物性急性肝衰竭患者可出现肝脏体积缩小。超声、CT 或 MRI 等常规影像学检查和必要的逆行胰胆管造影对鉴别胆汁淤积型药物性肝损害与胆道病变或胰胆管恶性肿瘤等有重要价值。

3. 病理组织学检查　以下情况需要进行肝活检检查:

(1)经临床和实验室检查仍不能确诊药物性肝损伤(DILI),尤其是 AIH 仍不能排除时。

(2)停用可疑药物后,肝脏生化指标仍持续上升或出现肝功能恶化的其他迹象。

(3)停用可疑药物 1~3 个月,肝脏生化指标未降至峰值的 50% 或更低。

(4)怀疑慢性 DILI 或伴有其他慢性肝病时。

(5)长期使用某些可能导致肝纤维化的药物,如甲氨蝶呤等。

七、诊断和鉴别诊断

急性药物性肝损害是一种排除性诊断。首先要确认存在肝损伤,其次排除其他肝病,再通过因果关系评估来确定肝损伤与可疑药物的相关程度。

1. 如果怀疑患者患有药物性肝损伤,则应该仔细评估患者的用药史,风险因素以及排除其他可能原因导致的肝功能损害。原因不明的转氨酶升高应提示急性药物性肝损害的可能性,特别是当患者在过去 3 个月内开始使用某种新药时。

2. 因果关系评估　药物性肝损害的诊断评估方案主要有 Rous-sel Uclaf 因果关系评估法(RUCAM),RUCAM 量表如表 20-1~ 表 20-7 所示。

表 20-1　RUCAM 因果关系评估量表(用药)

药物:＿＿＿＿	初始 ALT:＿＿＿＿		初始 ALP:＿＿＿＿		R 值 =［ALT/ULN］÷［ALP/ULN］=＿＿＿＿
肝损伤类型:肝细胞损伤型(R≥5.0),胆汁淤积型(R≤2.0),混合型(2.0<R<5.0)					
	肝细胞损伤型		胆汁淤积型或混合型		评价
1. 用药至发病的时间					
○从用药开始	初次用药	再次用药	初次用药	再次用药	计分
●提示	5~90d	1~15d	5~90d	1~90d	+2
●可疑	<5d 或>90d	>15d	<5d 或>90d	>90d	+1
○从停药开始					
●可疑	≤15d	≤15d	≤30d	≤30d	+1

表 20-2　RUCAM 因果关系评估量(病程)

	ALT 在峰值和 ULN 之间的变化	ALP(或 TBil)在峰值与 ULN 之间的变化	
停药后			
高度提示	8d 内下降≥50%	不适用	+3
提示	30d 内下降≥50%	180d 内下降≥50%	+2
可疑	不适用	180d 内下降<50%	+1
无结论	无资料或 30d 后下降≥50%	不变、上升或无资料	0
与药物作用相反	30d 后下降<50% 或再次升高	不适用	−2
若继续用药			
无结论	所有情况	所有情况	0

表 20-3　RUCAM 因果关系评估量（危险因素）

	乙醇	乙醇 / 妊娠（任意 1 种）	
饮酒或妊娠	有	有	+1
	无	无	0
年龄	≥55 岁	≥55 岁	+1
	<55 岁	<55 岁	0

表 20-4　RUCAM 因果关系评估量（伴随用药）

无伴随用药，或无资料，或伴随用药至发病时间不相合	0
伴随用药至发病时间相符合	−1
伴随用药已知有肝毒性，且至发病时间提示或相合	−2
伴随用药的肝损伤证据明确（再刺激反应呈阳性，或与肝损伤明确相关并有典型的警示标志）	−3

表 20-5　RUCAM 因果关系评估量（除外其他肝损伤原因）

第 I 组（6 种病因）		
急性甲型肝炎（抗 -HAV-IgM+）或	排除组 I 和组 II 中的所有病因	+2
HBV 感染［HBsAg 和 / 或抗 -HBc-IgM+］或		
HCV 感染［抗 -HCV+ 和 / 或 HCV RNA+，伴有相应的临床病史］	排除组 I 中的所有病因	+1
胆道梗阻（影像检查证实）		
酒精中毒（有过量饮酒史且 AST/ALT ≥2）		
近期有低血压、休克或肝脏缺血史（发作 2 周以内）	排除组 I 中的 5 或 4 种病因	0
第 II 组（2 类病因）		
合并 AIH、脓毒症、慢性乙型或丙型肝炎、原发性胆汁性肝硬化（PBC）或原发性硬化性胆管炎（PSC）等基础疾病，或临床特征及血清学和病毒学检测提示急性巨细胞病毒（CMV）、EB 病毒（EBV）或单纯疱疹病毒感染	排除组 I 中的少于 4 种病因	−2
	非药物性因素高度可能	−3

表 20-6　RUCAM 因果关系评估量（药物既往肝损伤信息）

肝损伤反应已在产品介绍中标明	+2
肝损伤反应未在产品介绍中标明，但曾有报道	+1
肝损伤反应未知	0

表 20-7　RUCAM 因果关系评估量（再用药反应）

阳性	再次单用该药后 ALT 升高 2 倍	再次单用该药后 ALP（或 TBil）升高 2 倍	+3
可疑	再次联用该药和曾同时应用的其他药物后，ALT 升高 2 倍	再次联用该药和曾同时应用的其他药物后，ALP（或 TBil）升高 2 倍	+1
阴性	再次单用该药后 ALT 升高，但低于 ULN	再次单用该药后 ALP（或 TBill）升高，但低于 ULN	−2
未做或无法判断	其他情况	其他情况	0

注：RUCAM 量表根据评分结果将药物与肝损伤的因果相关性分为 5 级。极可能为 >8 分；很可能为 6~8 分；可能为 3~5 分；不太可能为 1~2 分；可排除为 ≤0 分

3. 药物性肝损害的诊断流程如图 20-1 所示。

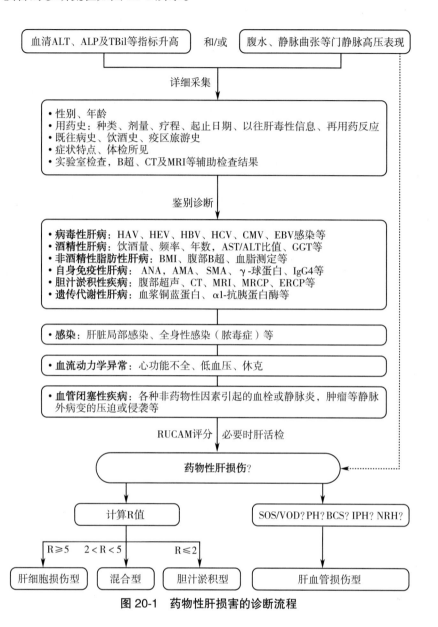

图 20-1　药物性肝损害的诊断流程

4. 药物性肝损害严重程度分级

0 级（无肝损伤）：患者对暴露药物可耐受，无肝毒性反应。

1 级（轻度肝损伤）：血清 ALT 或 ALP 呈可恢复性升高，TBil<2.5×ULN 且 INR<1.5。多数患者可适应。可有或无乏力、虚弱、恶心、厌食、右上腹痛、黄疸、瘙痒、皮疹或体重减轻等症状。

2 级（中度肝损伤）：血清 ALT 或 ALP 升高，TBil≥2.5×ULN，或虽无 TBil 升高但 INR≥1.5。上述症状可有加重。

3 级（重度肝损伤）：血清 ALT 或 ALP 升高，TBil≥5×ULN，伴或不伴 INR≥1.5。患者症状进一步加重，需要住院治疗，或住院时间延长。

4 级（急性肝衰竭）：血清 ALT 或 ALP 水平升高，TBil≥10×ULN 或每天上升≥1.0mg/dl，INR≥2.0 或 PTA<40%，可同时出现腹水或肝性脑病；或与药物性肝损害相关的其他器官功能衰竭。

5 级（致命）：因药物性肝损害死亡，或需接受肝移植才能存活。

5. 药物性肝损害的规范诊断格式　完整的药物性肝损害诊断应包括诊断命名、临床类型、病程、

RUCAM 评分结果、严重程度分级。如：药物性肝损伤，肝细胞损伤型，急性，RUCAM9 分（极可能），严重程度 3 级。

八、治疗

治疗原则为：①及时停用可疑肝损伤药物，尽量避免再次使用可疑或同类药物；②应充分权衡停药引起原发病进展和继续用药导致肝损伤加重的风险；③根据药物性肝损害的临床类型选用适当的药物治疗；④急性肝衰竭等重症患者必要时可考虑紧急肝移植。

1. 停药　及时停用可疑的肝损伤药物是最为重要的治疗措施。怀疑 DILI 诊断后立即停药，约 95% 患者可自行改善甚至痊愈。由于机体对药物肝毒性的适应性在人群中比较普遍，ALT 和 AST 的暂时性波动很常见，真正进展为严重药物性肝损害和急性肝衰竭的情况相对少见，所以多数情况下血清 ALT 或 AST 升高 ≥ 3 × ULN 而无症状者并非立即停药的指征；但出现 TBil 或 INR 升高等肝脏明显受损的情况时，若继续用药则有诱发急性肝衰竭的危险。

2. 药物治疗

（1）乙酰半胱氨酸（NAC）：重型患者可选用 NAC，该药物可清除多种自由基。可以口服或静脉内给药。2011 年美国肝病学会指南推荐 NAC 用于药物及毒蕈引起的急性肝衰竭的治疗。

（2）糖皮质激素：对药物性肝损害的疗效尚缺乏随机对照研究，应严格掌握治疗适应证，宜用于超敏或自身免疫征象明显、且停用肝损伤药物后生化指标改善不明显甚或继续恶化的患者，并应充分权衡治疗收益和可能的不良反应。

（3）异甘草酸镁：我国食品药品监督管理总局最近批准增加急性药物性肝损害为异甘草酸镁的治疗适应证，可用于治疗 ALT 明显升高的急性肝细胞型或混合型药物性肝损害。

（4）其他药物：有经验表明，轻 - 中度肝细胞损伤型和混合型药物性肝损害，炎症较重者可试用双环醇和甘草酸制剂；炎症较轻者可试用水飞蓟素。胆汁淤积型药物性肝损害可选用熊去氧胆酸（UDCA）。有报道腺苷蛋氨酸（SAMe）治疗胆汁淤积型药物性肝损害有效。左旋肉碱可用于治疗丙戊酸钠引起的肝毒性。对 SOS/VOD 早期应用低分子肝素等抗凝治疗有一定效果。

3. 肝移植　对出现肝性脑病和严重凝血功能障碍的急性肝衰竭，以及失代偿性肝硬化，可考虑肝移植。

九、预后

急性药物性肝损害患者大多预后良好。大多数人都没有必要住院治疗。约 70% 的患者不需要住院治疗，大约 90% 的患者还没有发生急性肝衰竭之前就痊愈了。然而，一旦发生急性肝衰竭以后患者的预后较差；40% 需要肝移植。传统意义上，患有胆汁淤积型肝损害的患者被认为比肝细胞型肝损害患者具有更好的预后。而如果药物性肝损害是药物超敏反应结果的患者也具有良好的预后。这可能是因为皮疹等特征促进了疾病的早期诊断，并且能够及时停止使用肝损药物。

Hy's 法则对判断药物性肝损害预后有重要参考价值。其核心内容是：若一种药物在临床Ⅲ期试验中有患者出现血清 ALT 或 AST>3 × ULN 和 TBil>2 × ULN 的肝细胞性黄疸，则约 10% 可发展为急性肝衰竭。在临床试验数据库中发现 1 例 Hy's 法则案例是令人担心的，如出现 2 例就强烈提示该药在扩大人群的应用中可能引起严重的药物性肝损害问题。

（杨 玲）

参考文献

1. Mohankumar N, Ranjan P, Kumari A. Drug-induced liver injury: Diagnosing (and treating) it early. the journal of family prac-

tice, 2015, 64: 634-644

2. Chalasani NP, Hayashi PH, Bonkovsky HL, et al. ACG Clinical Guideline: the diagnosis and management of idiosyncratic drug-induced liver injury. The American journal of gastroenterology, 2014, 109: 950-966

3. Larson AM, Polson J, Fontana RJ, et al. Acetaminophen-induced acute liver failure: results of a United States multi-center, prospective study. Hepatology, 2005, 42: 1364-1372

4. Padda MS, Sanchez M, Akhtar AJ, et al. Drug-induced cholestasis. Hepatology, 2011, 53: 1377-1387

5. Hou FQ, Zeng Z, Wang GQ. Hospital admissions for drug-induced liver injury: clinical features, therapy, and outcomes. Cell biochemistry and biophysics, 2012, 64: 77-83

6. Pais R, Rusu E, Ratziu V. The impact of obesity and metabolic syndrome on chronic hepatitis B and drug-induced liver disease. Clin Liver Dis, 2014, 18: 165-178

7. Bjornsson ES, Bergmann OM, Bjornsson HK, et al. Incidence, presentation, and outcomes in patients with drug-induced liver injury in the general population of Iceland. Gastroenterology, 2013, 144: 1419-1425

8. Russo MW, Galanko JA, Shrestha R, et al. Liver transplantation for acute liver failure from drug induced liver injury in the United States. Liver transplantation, 2004, 10: 1018-1023

9. Tujios S, Fontana RJ. Mechanisms of drug-induced liver injury: from bedside to bench. Nature reviews. Gastroenterology & hepatology, 2011, 8: 202-211

10. Andrade RJ, Lucena MI, Kaplowitz N, et al. Outcome of acute idiosyncratic drug-induced liver injury: Long-term follow-up in a hepatotoxicity registry. Hepatology, 2006, 44: 1581-1588

11. Khandelwal N, James LP, Sanders C, et al. Unrecognized acetaminophen toxicity as a cause of indeterminate acute liver failure. Hepatology, 2011, 53: 567-576

12. Rangnekar AS, Fontana RJ. An update on drug induced liver injury. Minerva Inerva Gastroenterol Dietol, 2011, 57: 213-229

第二十一章

原发性肝癌与肝癌结节破裂出血

第一节　原发性肝癌

原发性肝癌(primary hepatic carcinoma,PHC)简称肝癌,是全球癌症相关死亡的第二大原因,每年新增病例约 850 000 例。发病年龄多在 40~50 岁,其中男性比女性多见,部分原发性肝癌可发生癌结节破裂出血,发病急,病情重,可危及生命。

一、肝癌的病因、病理

(一) 病因

目前认为乙型肝炎病毒(HBV)和丙型肝炎病毒(HCV)感染、酒精、肝硬化、黄曲霉素、饮水污染、亚硝胺类物质、血吸虫和华支睾吸虫感染及基因突变等均与肝癌发病相关。

(二) 病理

1. 大体病理形态分型

(1)块状型:肿块直径 5~10cm,其中>10cm 为巨块型,可呈单个、多个或融合成块,切面中心常伴出血或坏死,病灶周围常有卫星状癌结节,不合并或合并轻微肝硬化。

(2)结节型:最常见,病灶结节呈圆形或椭圆形,大小不等,直径一般<5cm,常合并肝硬化。

(3)弥漫型:癌结节小,呈弥散分布,与肝硬化结节易混淆。

(4)早期肝癌(小肝癌):单个癌结节最大直径<3cm 者,或两个癌结节直径之和<3cm 者,边界清楚,有包膜。

2. 组织病理　依据组织病理学分类主要分 3 型:肝细胞型、胆管细胞型和混合型。

(1)肝细胞癌:此型最多见,约占 90%,癌细胞异型性明显,胞质丰富,癌细胞排列成巢状或索状,血窦丰富。

(2)胆管细胞癌:少见,癌细胞由胆管上皮细胞发展而来,呈立方或柱状,纤维组织较多,血窦少。

(3)混合型肝癌:最少见,具有肝细胞癌和胆管细胞癌两种结构的特征。

近年来,还发现一些少见类型,如透明细胞型、巨细胞型、硬化型、纤维板状层型等肝癌。

3. 转移途径　肝癌的主要转移途径分为肝内转移和肝外转移。

（1）最早发生肝内转移，容易侵犯门静脉及分支并形成癌栓，脱落后在肝内引起多发性转移灶。

（2）肝外转移：①血行转移，最常见转移至肺，也可转移至肾上腺、肾以及骨骼等，偶见肝静脉的癌栓侵及下腔静脉及右心房；②淋巴转移，转移至肝门淋巴结较常见，也可转移至胰、脾、锁骨上淋巴结等；③种植转移，很少发生，从肝表面脱落的癌细胞种植在横膈、腹腔及盆腔等处，可引起血性腹水。

二、临床表现

原发性肝癌起病隐匿，早期缺乏典型症状，症状明显者大多已中晚期，常见症状有肝区疼痛、纳差、消瘦、乏力等。

（一）症状

1. 肝区疼痛　是肝癌最常见的症状，常由癌肿生长迅速使肝包膜张力增大，或癌肿累及肝包膜所致。疼痛多位于右季肋区或上腹部，可呈持续性钝痛或胀痛。

2. 消化道症状　常见表现有食欲不振、纳差、上腹饱胀、恶心、呕吐、腹泻。消化道症状常由门静脉压升高、消化道功能障碍、癌肿压迫等引起。

3. 消瘦与乏力　常见于肝癌中、晚期，严重时表现恶病质。可伴低热，可由于癌肿坏死或其代谢产物引起。

4. 伴癌综合征　肝癌患者由于癌肿本身代谢异常或癌组织对机体产生的影响而引起的一组症候群。主要表现为低血糖症、高血钙症、高胆固醇血症等。

5. 其他症状　肝功能失代偿者可有出血倾向，如牙龈、鼻出血和皮下瘀斑等，也可出现低蛋白血症，引起腹水、腹胀等，癌肿转移至肺、脑、骨等可产生相应症状。

（二）体征

肝大、上腹包块为中晚期肝癌特征性体征，晚期肝癌可同时伴有腹水、黄疸、下肢水肿、肝掌、蜘蛛痣和腹壁静脉曲张等体征。

1. 肝大及上腹包块　肿大肝脏质地一般较硬，表面及边缘不规则，常有不同程度的压痛。若发生液化坏死或癌肿内出血，肝脏质地变软或呈囊性感。如肝癌突出于右肋弓或剑突下，上腹部可呈局限性隆起，进行性增大至一定程度可触及包块。

2. 腹水　部分晚期肝癌患者可出现腹水。肝静脉或门静脉癌栓阻塞时腹水增长迅速，腹部膨隆，触诊有波动感，叩诊有移动性浊音。肝静脉或下腔静脉阻塞或低蛋白血症者，可伴有明显下肢水肿。

3. 黄疸　表现为巩膜或皮肤黄染，多为胆汁淤积性黄疸，也可为肝细胞黄疸。多由于癌肿直接压迫或侵及胆管、胆总管等引起，也可由肝细胞损害所致。

三、辅助检查

（一）实验室检查

1. 血清甲胎蛋白（alpha-fetoprotein，AFP）是诊断肝癌最常用的方法。国内学者认为，AFP $\geq 400\mu g/L$，排除慢性活动性肝炎、肝硬化、睾丸或卵巢胚胎源性肿瘤及怀孕等，应高度怀疑肝癌。AFP 低度升高者，应作动态观察，并与肝功能变化对比分析。

2. 其他肝癌诊断分子标志物　甲胎蛋白异质体（AFP-L3）、α-L-岩藻苷酶、异常凝血酶原、γ-谷氨酰转移酶同工酶Ⅱ（GGT-Ⅱ）、血清岩藻糖苷酶（AFu）等。

（二）影像学检查

1. 超声检查（ultrasonography，US）　腹部超声检查因操作简便、灵活无创等特点，是临床上最常用的肝脏影像学检查方法，可早期、敏感地检出肝内可疑占位性病变，特别是囊性或实质性占位，并观察肝内或腹部有无其他相关转移灶。实时超声造影技术（contrast enhanced ultrasound，CEUS）可显示肝癌肿的血流动力学改变,帮助诊断和鉴别肝癌肿,在评价其血管灌注和介入治疗方面具有优势。

2. CT　CT 是确定肿瘤大小、数量、位置、判断有无出血及血肿密度变化的一种有效技术。采用平扫+增强扫描方式(常用碘对比剂)。目前除常用于肝癌临床诊断及分期外,更多应用于肝癌局部治疗的疗效评价。

3. MRI　平扫+增强扫描方式(对比剂常规使用细胞外液对比钆喷酸葡甲胺盐,也可采用新型的肝脏特异性对比剂钆塞酸二钠注射液),是临床常用的检查方法。具有无辐射影响、组织分辨率高等特点,可以多方位、多序列参数成像,并具有形态结合功能(包括弥散加权成像、灌注加权成像和波谱分析)以及综合成像技术能力。

4. 选择性肝动脉造影　属于创伤性检查,对于 1~2cm 的肝癌诊断正确率达 90% 以上。是肝癌诊断的重要补充手段。

5. 核医学影像检查　PET-CT 既可对癌肿进行分期,通过一次检查能够全面评价淋巴结转移及远处器官的转移,又可准确显示解剖结构发生变化后或解剖结构复杂部位的复发转移灶。

（三）肝穿刺活检

US 或 CT 引导下细针穿刺行组织学检查是确诊肝癌的最可靠方法。缺乏典型肝癌影像学特征的占位性病变,肝穿刺活检可获得病理诊断,对于确定肝癌的诊断、指导治疗、判断预后尤为重要。

四、诊断及鉴别诊断

（一）诊断

具有典型影像学表现和临床症状的肝癌患者很容易诊断,但发现时往往已处于中晚期。为做到对肝癌的早诊早治,应对高危人群(乙肝病毒或丙肝病毒感染、非酒精性脂肪肝、肝硬化的各种原因、长期酗酒或食用受黄曲霉毒素污染食物、有肝癌家族史),每 6 个月应行甲胎蛋白和彩色超声检查。

影像学检查是肝癌早期发现的主要手段。有乙型肝炎或丙型肝炎,或有各种原因引起肝硬化者,发现肝内直径 ≤ 2cm 结节,动态增强 MRI、CT、超声造影及对比剂动态增强 MRI 四项检查中至少有两项显示有动脉期病灶明显强化、门静脉期或延迟期强化下降的"快进快出"的肝癌典型特征,则可做出肝癌的临床诊断。

对于发现肝内直径>2cm 的结节,则上述四种影像学检查中只要有一项有典型的肝癌特征,即可临床诊断为肝癌。肝内直径 ≤ 2cm 结节,若上述四种影像学检查中无或只有一项检查有典型的肝癌特征,可进行肝穿刺活检或每 2~3 个月影像学随访,以确立诊断。

对于发现肝内直径>2cm 的结节,上述四种影像学检查未有典型的肝癌特征,则需进行肝穿刺活检。如 AFP 升高,特别是持续增高,应进行上述四种影像学检查以确立肝癌的诊断,如未发现肝内癌结节,排除妊娠、活动性肝病、胚胎生殖肿瘤、胃肠道肿瘤后,应密切跟踪 AFP 变化,并每隔 2~3 个月进行 1 次影像学复查。

（二）鉴别诊断

需与继发性肝癌、肝硬化结节、肝脓肿、肝血管瘤等相鉴别。

五、治疗

肝癌常用治疗方法有外科治疗、局部治疗、全身治疗。

（一）外科治疗

外科治疗是肝癌患者获得长期生存不可或缺的重要手段,主要包括肝切除术和肝移植术。

肝切除前,应对患者的全身情况及肝功能储备进行全面评估。如技术条件允许,也可有选择性地采用腹腔镜或机器人辅助肝切除术,其具有创伤小和术后恢复快等优点,但其长期疗效仍需要与传统开腹手术进行前瞻性多中心随机对照研究再予评价。

肝移植尤其适用于有失代偿肝硬化背景、不适合切除的小肝癌患者。但由于肝源短缺、移植手术风险高及移植术后排斥等缺点，限制了此技术的开展。

（二）局部治疗

1. 肝经导管动脉化疗栓塞术（TACE）　采用明胶海绵等栓塞剂或化疗药物将肝动脉栓塞，不仅可阻断癌肿供血，也可同时进行局部化疗，是目前非手术治疗中晚期肝癌的常用方法，具有创伤小、可重复性、靶向性好等优点。

2. 单纯无水乙醇注射术　在 US 或 CT 引导下，向癌肿内注射无水乙醇，通过增加局部组织张力使蛋白质变性、坏死。

3. 射频消融　是一种微创治疗，可经皮、腹腔镜或开放性手术将电极插入肝癌组织中，应用电流热效应等物理办法达到毁损癌灶组织的目的。

（三）全身治疗

主要包括抗肿瘤药物治疗、抗病毒治疗及对症支持治疗。

1. 抗肿瘤药物治疗

（1）分子靶向药物：迄今为止，索拉非尼仍然是唯一获得批准治疗晚期肝癌的分子靶向药物。

（2）系统化疗：传统的细胞毒性药物，包括阿霉素、氟尿嘧啶等，对肝癌疗效有限，且毒副作用大。

（3）中药治疗：能提高机体的抵抗力，减轻放化疗不良反应。

2. 抗病毒治疗及其他治疗　乙肝病毒感染在肝癌患者手术、局部治疗或移植术后，需坚持口服抗病毒药物，如恩替卡韦或替诺福韦酯等。

3. 对症支持治疗　主要包括加强心理疏导、控制血糖、纠正贫血及低白蛋白血症、保肝、治疗腹水或消化道出血等。

第二节　肝癌结节破裂出血

肝癌结节破裂出血是肝癌的严重并发症，发生率 2.3%~26%，肝癌破裂病死率达 25%~100%。肝癌破裂早期症状不典型，诊断困难，尤其是无肝硬化或肿瘤病史情况下，很容易漏诊。

一、肝癌结节破裂出血的发病机制

肝癌结节破裂出血的机制，可能与以下因素有关：①由于癌肿膨胀及浸润性生长，可引起肝静脉属支闭塞，导致其内压增高，压迫静脉回流，造成淤血，易发生破裂出血；②癌肿可直接侵蚀周围及新生的血管造成出血；③当癌肿位置表浅，生长速度快，血供相对不足，造成局部缺血缺氧液化坏死；④其他，如肝功能减退、凝血因子合成匮乏、弹性蛋白变性和IV型胶原降解等。

二、肝癌结节破裂出血的肿瘤特征

研究报道，肝癌破裂的癌肿直径明显大于未破裂者，如肝细胞癌凸出至肝边缘外，破裂的风险高于肝实质周围癌肿。此外，左叶肝癌较右叶肝癌更易破裂出血，这可能是由于左肝叶的解剖跨度小于右肝叶，左肝的肝癌比右肝的肝癌更容易向外突出所致。有学者报道，轻微创伤可使浅表位置癌肿撕裂伤出血，尤其当癌肿位于右侧膈膜下时。另外在治疗肝癌的过程中也会出现癌肿破裂出血，如行经肝经导管动脉化疗栓塞术（TACE）和口服靶向药物多激酶抑制剂索拉非尼等。

三、临床表现

（一）症状

肝癌结节破裂出血的临床症状与癌肿发生部位有关。肝脏深部癌肿破裂的症状不明显,而肝脏表面者破裂则可引起腹膜积血,且通常伴有腹膜炎和血流动力学不稳定。临床上患者多以急性腹痛就诊,开始多为上腹痛,随着病情发展,可发展到全腹,同时多伴有面色苍白、头昏、恶心、呕吐、四肢发凉、出冷汗和血压下降等表现。

（二）体征

腹部压痛视肝癌破裂程度及出血量而异。破裂范围小、出血量小者,腹部压痛可局限在病灶处或压痛不明显;破裂范围大、出血量多者,可有全腹压痛,部分患者可有腹肌紧张及反跳痛。出血量大时,可有腹部膨隆,移动性浊音阳性。

四、辅助检查

（一）实验室检查

肝癌结节破裂出血早期,红细胞计数、血细胞比容与血红蛋白可无明显改变。一般经 3~4 小时后,组织液渗入血管内,使血液稀释,可出现贫血,贫血程度除取决于失血量外,还与出血前有无贫血、出血后液体平衡状况等有关。

（二）影像学检查

1. 根据肝癌破裂部位不同,超声影像特点分为以下三型:

（1）完全破裂型:常见癌肿位于肝脏表面或膈面,肝包膜连续性中断,呈断续状不完整,伴有向肝实质内不规则液性暗区或低回声暗区,肝肾隐窝及腹腔内见片状液性暗区。

（2）包膜下破裂型:肝癌结节破裂至包膜下,出血位于包膜下呈弧形或梭形液性暗区,内见散在光点。

（3）中央破裂型:癌结节破裂,未突破周边正常肝组织,出血积于肝实质内,呈不规则形态的液性暗区或低回声暗区。

2. 非增强 CT 显示腹膜及周围血肿最明显,衰减程度高的血肿通常离出血源最近,而衰减程度较低的未凝血,往往位于离出血部位较远处。肝细胞癌突出于肝缘之外,邻近或接触的肝表面不连续性或破裂,是肝细胞癌破裂的主要 CT 表现。

3. 数字减影血管造影（DSA）　属于侵入性创伤性检查,多采用经选择性或超选择性肝动脉进行 DSA 检查,该技术多应用于肝癌局部治疗或急性肝癌破裂出血治疗等。

（三）腹腔穿刺术

系一种可靠的辅助诊断方法,抽出不凝血对于癌结节破裂出血的诊断意义很大。

（四）剖腹探查

创伤和风险大,不推荐作为诊断手段。然而,临床上仍有少数患者无法确诊肝癌结节破裂出血或经积极治疗效果不佳,需要经急诊剖腹探查后才可确诊和进一步治疗。

五、诊断及鉴别诊断

（一）诊断

1. 肝癌结节破裂范围较大、累及较大动静脉血管时,出现典型临床症状时不难诊断。当癌结节破裂范围小、出血较少时,缺乏典型临床症状,尤其是在无肝硬化、肝肿瘤、HBV 或 HCV 感染史和血流动力学不稳定的患者中,诊断困难。

2. 当患者发生急性腹痛,伴有腹膜刺激症状和面色苍白、四肢发凉、出冷汗、血压下降等休克表现时,结合患者肝病病史,如高度怀疑肝癌结节破裂,可行诊断性腹腔穿刺术,并进一步完善急诊彩超检查,如情况允许,可行 CT、MR、DSA 检查,特殊情况下可行剖腹探查明确诊断。

(二)鉴别诊断

无肝病史,腹痛为首发表现的肝癌结节破裂出血需与急性阑尾炎、胆石症、急性冠脉综合征、急性胰腺炎等相鉴别。

六、治疗

肝癌结节破裂出血的治疗方法,分为保守治疗、局部治疗、手术治疗、肝移植治疗。

(一)保守治疗

在肝癌破裂的治疗中,止血是首要考虑的。由于破裂的肝癌患者可能已存在凝血功能和肝功能障碍,因此对其肝功、凝血功能、癌肿大小和位置进行精准评估是非常必要的。对血流动力学尚稳定的患者,明确癌肿范围、肝功能储备等因素,可行保守治疗。主要是通过药物加强止血、保肝、抗感染、扩容、补液等对症支持治疗,保守疗法的再出血率及病死率高,通常适用于血流动力学尚稳定且失血少的患者,或预后极差且仅接受缓解症状的患者。

(二)局部治疗

1. 肝动脉栓塞(TAE)　能了解肝内癌肿的部位、发现活动性出血,还可采用明胶海绵等栓塞剂及化疗药物将肝动脉栓塞。不仅可有效止血,而且对不能行手术切除的患者可同时进行局部化疗,由于具有创伤小、可重复性、靶向性好的优点,是目前非手术治疗癌结节破裂出血常用的方法。

肝癌破裂出血不稳定期,急诊 TAE 可有效止血,成功率为 53%~100%,但可出现反复出血和肝功能衰竭,住院病死率为 0~55.5%,其中,门静脉癌肿血栓形成、高血清肌酐、急性呼吸衰竭、神经功能受损、高血清总胆红素等患者病死率较高。TACE 最常见的并发症是栓塞后综合征(26%~85%),伴有发热、腹痛、恶心和肝酶升高,这些症状可在 1~2 周内消失。

稳定期可行肝经导管动脉化疗栓塞术(TACE)治疗不能手术的肝癌,最常用的使用碘油作为载体,局部传递抗癌药物到癌组织。

2. 单纯无水乙醇注射术　在 US 或 CT 引导下,向癌内注射无水乙醇,主要是通过增加局部组织张力使蛋白质变性、凝固,癌内血管形成血栓而达到止血目的。

3. 射频消融　是一种微创治疗,可经皮、腹腔镜或开放性手术将电极插入肝癌组织中,应用电流热效应等物理方法达到毁损病变组织和止血目的。

(三)手术治疗

主要包括肝切除术、肝动脉结扎、肝周填塞和缝合折叠等。

1. 肝切除术

(1)肝癌破裂出血不稳定期:急诊肝切除术或一期肝切除术是破裂型肝癌的最佳治疗方案之一,但在血流动力学状态不稳定或肝硬化严重的患者中技术难度大。由于失血性休克时肝功能储备和癌肿分期不能得到详细的评价,急诊肝切除术的住院病死率为 16.5%~100%。

多项研究表明,对于血流动力学稳定、肝功能良好的周围病灶患者(Child-Pugh A 或 B),可选择一期手术,既可切除原发病灶又可有效止血。

(2)肝癌破裂出血稳定期:二期肝切除术可对肝功能储备和癌肿分期进行详细评价,较一期手术安全可靠。

(3)腹腔镜下肝切除术创伤小,但在大出血的情况下很难进行。

2. 肝动脉结扎　肝动脉结扎减少了癌肿的血流量,达到止血的目的。肝动脉结扎止血率较高(68.1%~100%),但住院病死率较高(67%~76.6%),对于血流动力学不稳定的患者,如果 TAE 无效或禁忌,也可考虑行肝动脉结扎。此外,选择性肝动脉结扎具有较低的术后肝功能衰竭风险,优于普通肝动脉结扎。

3. 肝周填塞、缝合折叠 在血流动力学不稳定的肝癌破裂患者中,肝周填塞、缝合折叠或两者结合,都是通过填塞实现止血的有效方法。肝周填塞后 72 小时内腹腔脓肿和脓毒症发生率为 23%~32%,填塞也有再次出血的风险。对于血流动力学不稳定的患者,如果 TAE 无效或禁忌,可进行肝周填塞、缝合折叠或两者同时进行。

(四)肝移植

由于肝源短缺、技术难度大、移植手术风险高、费用昂贵及移植术后排斥和易复发等缺点,急诊行肝移植治疗肝癌结节破裂出血应慎重选择。

尽早明确诊断并进行有效止血、维持患者生命体征平稳是最重要的第一步。对于破裂口范围小、出血量少的患者,积极保守治疗同时需随时准备局部或手术治疗;破裂口范围大、出血量多的患者,保守治疗效果欠佳,通过肝功能评分、US、CT 影像学检查等手段,对肝癌患者进行精准评估,争取局部或手术治疗。

(朱 强)

参考文献

1. Sia D, Villanueva A, Friedman S L, et al. Liver Cancer Cell of Origin, Molecular Class, and Effects on Patient Prognosis. Gastroenterology, 2016, 152: 745

2. Zhou J, Sun HC, Wang Z, et al. Guidelines for Diagnosis and Treatment of Primary Liver Cancer in China (2017 Edition). Liver Cancer, 2018, 7: 1-26

3. Yoshida H, Mamada Y, Taniai N, et al. Spontaneous ruptured hepatocellular carcinoma. Hepatology Research, 2016, 46: 13-21

4. Zhu Q, Li J, Yan JJ, et al. Predictors and clinical outcomes for spontaneous rupture of hepatocellular carcinoma. World Journal of Gastroenterology, 2012, 18: 7302-7307

5. Bruls S, Joskin J, Chauveau R, et al. Ruptured hepatocellular carcinoma following transcatheter arterial chemoembolization. JBR-BTR, 2011, 94: 68-70

6. Rombolà F, Caravetta A, Mollo F, et al. Sorafenib, risk of bleeding and spontaneous rupture of hepatocellular carcinoma: A clinical case. Acta Medica, 2011, 54: 177-179

7. Wang B, Lu Y, Zhang XF, et al. Management of spontaneous rupture of hepatocellular carcinoma. ANZ journal of surgery, 2008, 78: 501-503

8. Kim, Yeon J, Lee, et al. Transcatheter arterial chemoembolization confers survival benefit in patients with a spontaneously ruptured hepatocellular carcinoma. Eur J Gastroenterol Hepatol, 2012, 24: 640-645

9. Ng KK, Lam CM, Poon RT, et al. Radiofrequency ablation as a salvage procedure for ruptured hepatocellular carcinoma. Hepato-gastroenterology, 2003, 50: 1641

10. Liu H. One-stage liver resection for spontaneous rupture of hepatocellular carcinoma. World Journal of Surgery, 2005, 29: 1316-1318

第二十二章

肝 脓 肿

一、概述

肝脓肿（hepatic abscess）可被定义为由多种微生物（细菌、阿米巴原虫、真菌等）引起的肝脏实质化脓性病变。本病较为少见，但为潜在致死性疾病，死亡率为 2%~12%。在西方国家，细菌性肝脓肿最为常见，死亡率高达 15%；在南亚、东亚及非洲地区，阿米巴感染是最常见的因素。

1. 细菌肝脓肿　细菌肝脓肿是指细菌经胆道入侵肝脏，或由腹腔内感染直接蔓延，亦可因脐部感染经脐血管、门静脉而入肝，从而引起的肝脏化脓性病变。在我国，其病原菌主要为克雷伯菌属（54%）、埃希氏菌属（29%）、葡萄球菌（13%）以及肠埃希菌属（9%），链球菌（8%）、肠球菌（7%）、变形杆菌属（6%）与假单胞菌（5%）少见。另有报道表明，溶血梭状芽孢杆菌亦可导致肝脓肿。大多数肝脓肿常为多种细菌混合感染。细菌性肝脓肿并无明显性别差异，多发生于老年人，儿童少见。

2. 阿米巴肝脓肿　阿米巴肝脓肿的发病与肠道阿米巴感染密切相关，且脓肿大多为单发；本病好发于青壮年，男性高于女性。

3. 真菌性肝脓肿　真菌性肝脓肿常发生于长期大量应用广谱抗生素、肾上腺皮质激素、免疫抑制剂等过程中，或继发于消耗性疾病及年老体弱者，有应用泼尼松引起肝脏真菌感染死亡的报道。本病临床少见。

二、细菌性肝脓肿

（一）病因

肝脏受肝动脉和门静脉的双重血供，并通过胆道与肠腔相遇，因此肝脏受细菌感染的机会和途径较多，但健康人的肝脏有丰富的血液循环和网状内皮系统的吞噬作用，可以杀灭入侵的细菌，不易形成脓肿。如果存在胆道系统疾病、全身感染、外科术后或合并有全身性因素如糖尿病、恶性肿瘤、全身衰竭，使用糖皮质激素、免疫抑制剂等情况，此时机体的抵抗力下降，易引起肝脓肿。

细菌性肝脓肿就其病因和感染途径可分为以下几类：

1. 胆道系统　是最主要的入侵途径，也是细菌性肝脓肿最常见的病因。胆道蛔虫症、胆囊炎、胆管炎、胆管结石等并发化脓性胆管炎时，细菌沿胆道上行，形成细菌性肝脓肿。

2. 肝动脉　人体内任何其他部位的化脓性感染，如骨髓炎、中耳炎、痈等并发菌血症时，细菌均可能经动脉血入肝形成脓肿。

3. 门静脉系统　肠道感染如坏疽性阑尾炎、细菌性痢疾、痔核感染、伤寒等,细菌均可能引起门静脉属支的血栓性静脉炎,脓肿栓子脱落进入肝,可引起肝脓肿。

4. 腹腔内脏感染的直接蔓延　胃、十二指肠穿孔、膈下感染、胸腔内感染及婴儿的脐带感染时,细菌均可经直接播散及淋巴引流等途径入肝,诱发肝脓肿。

5. 肝外伤　特别是开放性肝损伤时,细菌可直接经伤口进入肝,引起感染而形成肝脓肿。

除了以上引起细菌性肝脓肿的原因外,一部分细菌性肝脓肿经检查不能确定其感染来源时,称之为隐源性脓肿。

多发性小脓肿通常来自胆道感染,部分发生于菌血症;单个或多个大脓肿则来自门静脉系统感染、原发性肝脏病变继发感染或隐源性感染。2/3 以上肝脏脓肿位于右叶,约 1/4 位于左叶,余者为两叶性。

(二) 病理

致病菌通过多种途径入侵肝脏,并在肝脏繁殖,逐渐发展为肝脓肿。多数细菌性肝脓肿开始时是多数密集或分散的小脓肿,小脓肿或早期肝脓肿主要表现为蜂窝状肝组织液化坏死,随着病变进展,脓腔进一步扩大形成多房状或巨大单房脓腔,内可并存气体。脓肿较大时多有分房倾向,并有厚薄不一的房隔。脓肿形态改变分为 3 期,初始为化脓期,有细胞碎片贮积;其后为脓肿成熟液化期,中性多核白细胞释放的蛋白分解酶使坏死组织溶解吸收;最后为修复期,结缔组织增生并形成包膜。

(三) 临床表现

1. 临床常见先有某种感染性前驱疾病,如胆道炎症、化脓性阑尾炎、骨髓炎等,继而出现寒战高热、肝区疼痛、肝迅速肿大、伴乏力、食欲缺乏、恶心、呕吐、体重下降,重者出现全身脓毒症状。肝区疼痛症状有定位价值,大多由于肝脏迅速肿大、肝包膜膨胀,故钝痛较多,呈持续性;但亦有表现为胀痛、灼痛、跳痛、甚或绞痛者。如脓肿刺激右膈可出现右肩、背痛。侵及右肺底胸膜时,出现明显的炎症反应,如咳嗽、胸痛、呼吸困难和肺部、胸壁体征。发热常为弛张型,中等偏高,多伴寒战、出汗,但亦有 15% 左右无发热。多发性脓肿症状常明显重于单个脓肿。重症患者可出现黄疸。肝脓肿尚可穿破进入邻近腔隙导致胸腔或肺部感染、膈下脓肿腹膜炎、盆腔脓肿等。如就诊时已出现并发症,常致混淆诊断。右肝上部脓肿出现右侧胸腔反应性积液者并不少见。

体检可发现右下胸壁和肝区压痛、叩击痛,较大脓肿可使右肋间隙饱满,甚至右季肋部隆起,肝大、有明显触痛,甚至右肋缘下局限性肌紧张及压痛。如脓肿位于上方则示肝上界抬高,或有右侧胸腔积液征。肝脓肿部位局部皮肤可有凹陷性水肿,甚或局部隆起。脓肿压迫胆道或者因感染造成肝功能损害时可出现黄疸。

2. 临床类型　细菌性肝脓肿根据其病因及感染途径,临床上常分为以下三类:

(1) 血源性肝脓肿:来源于血行性感染的细菌性肝脓肿,多有导致肝化脓性感染的既往病史,如软组织伤口化脓,脓肿手术、痔手术、急性阑尾炎等。患儿常有上呼吸道感染、肺炎等病史。

(2) 胆管源性肝脓肿:多继发于长时间的胆道感染而未能得到控制的患者,胆管结石、狭窄、蛔虫均可并发肝脓肿,因此可有此类疾病的临床表现。

(3) 隐源性肝脓肿:多呈渐进性的发病,开始时常感疲乏无力、全身酸痛、头痛,继而咳嗽、吐白泡沫痰或腹泻。随后出现肝脓肿典型的临床表现,如体温升高、稽留不退或呈弛张型,每天有数次的寒热、大量出汗、腹痛加重并出现肝大、上腹部包块。

3. 并发症　肝脓肿出现并发症常加重病情,且混淆临床征象,易误诊。肝脓肿靠近膈面者,可穿破肝表面而形成膈下脓肿;穿破膈可向上至胸腔形成脓胸及肺脓肿;穿破心包形成心包积脓;脓肿向下蔓延形成腹腔、盆腔脓肿;甚至导致肠瘘、胆汁支气管瘘、胆道大出血、脑神经症状、粘连型肠梗阻等。

(四) 实验室检查

实验室检查示白细胞计数显著增多,中性粒白细胞比例达 90%,并核左移。X 线胸片可见膈升高、运动减弱,有时可造成局限性隆突,与脓肿的部位相应。B超和CT能够诊断超过90%的肝脓肿,并能发现病源所在。B超检查可分辨直径2cm的脓肿病灶,可明确其部位和大小,为首选检查方法。CT检查阳性率和B超相仿,三维增强多断层CT敏感度优于B超。在B超导引下施行诊断性穿刺或可明确诊断。

(五) 诊断与鉴别诊断

诊断:依据有原发感染灶、肝脓肿的临床表现、影像学显示肝占位性病变、细菌学检查阳性及抗生素治疗有效而诊断。细菌性肝脓肿诊断的主要依据是:高热、寒战、肝区钝痛等典型症状,体检有轻度肝大,触痛等阳性体征,实验室检查外周血象白细胞明显增多,并出现核左移,肝酶出现异常。B超和CT扫描具有诊断价值,其引导下的肝穿刺抽脓对明确诊断更有意义。

鉴别诊断:细菌性肝脓肿主要与阿米巴性肝脓肿、右膈下脓肿、伴癌性高热的肝癌以及胆道结石合并感染等相鉴别。

1. 阿米巴性肝脓肿 常有阿米巴痢疾史,起病较慢,病程较长,病情较轻,少见明显毒血症;脓液似巧克力,一般无细菌,但常可见阿米巴滋养体;大便亦可查出阿米巴滋养体;抗阿米巴治疗有效(表22-1)。

表 22-1 细菌性肝脓肿与阿米巴肝脓肿的鉴别

鉴别点	细菌性	阿米巴性
性别	不定	男性为主
年龄	30岁以下	30岁以上
病史	细菌感染史	阿米巴痢疾史
发病过程	起病急骤	起病缓慢
肠炎	少有	常伴有
发热	体温较高	体温不高
黄疸	多见	少见
脓肿数目	多个	单个
脓肿位置	不定	右叶多见
脓液颜色	脓血性分泌物,视感染菌种而定	巧克力色,合并感染时呈黄色脓性
脓液气味	伴有厌氧菌感染时有臭味	无味
粪便阿米巴	阴性	阳性
胸部体征	不明显	胸部穿破者有阳性体征
治疗	抗生素治疗有效	抗阿米巴治疗有效

2. 右膈下脓肿 易误诊的主要是肝上间隙的膈下脓肿,此类脓肿往往继发于化脓性腹膜炎或腹部手术后,其全身症状和局部体征常比肝脓肿轻,但右肩牵涉痛较显著。X线胸片有时可见膈下有气液平面,膈肌轮廓模糊。B超检查往往提示脓肿位于肝实质之外,CT检查可见脓肿呈新月状,鲜有类圆形者,此与肝脓肿不同,决定性诊断有时需依赖手术探查。

3. 肝癌 早期细菌性肝脓肿尚未完全液化者有时需与伴癌性高热的肝癌作鉴别,而伴癌性高热的肝癌有癌坏死液化者,又需与单个细菌性肝脓肿鉴别。通常肝癌引起癌热多无寒战,肝局部多无明显炎症表现(如凹陷水肿、明显压痛),白细胞值虽可增多但中性粒细胞不显著增多;常有肝炎、肝硬化背景;70%患者甲胎蛋白(AFP)高于正常值;B超可见有明显边界、有包膜的实质性占位;如有困难,可选用腹腔血管造影除外肝癌。

4. 胆道感染 胆道结石尤其是肝内胆管结石患者存在严重胆道感染时可能并发肝脓肿,但X线检查无膈肌升高、运动受限表现,B超检查肝区也无液性暗区可资鉴别。

（六）治疗

治疗主要为引流加广谱抗生素,有时需要解除胆道梗阻。单个脓肿抗生素一般需用4~8周,多发性脓肿则需8~16周或更长。老年人、原发病重、多发性脓肿、混合感染及有并发症者预后较差。

1. 全身支持治疗　能进食者,应给予易消化的高糖、高蛋白、高维生素、低脂饮食,保证热卡需要,维持正氮平衡;对不能进食的患者应每天补充足够的葡萄糖(200~250g),以维持能量消耗的需要;同时纠正水与电解质平衡的失调,高热时给予物理降温,疼痛及呕吐对症处理。对明显有低蛋白血症的患者,可补给水解蛋白、血浆或人血白蛋白,补充维生素B、C、K;有严重中毒症状者,在有效抗菌药物治疗下,可应用糖皮质激素改善中毒症状。

2. 抗菌药物治疗　患者血液、胆汁、脓液的培养和药敏实验结果是选用抗菌药物的重要依据。抗生素应根据血培养结果在引流之前迅速、及时应用,以限制败血症的全身反应。小的肝脓肿(直径<3~5cm),特别是多发性的小脓肿,可以不经过引流单独应用抗生素治疗。2008年Hope等人曾报道过单独应用抗生素治疗107例直径小于3cm的肝脓肿,其治愈率为100%。由于肝脓肿致病菌往往是厌氧与需氧菌混合感染,需早期大量应用广谱抗生素,疗程2~6周,治疗一般采用两种或三种抗菌药物联合治疗。临床上常用的抗生素有:

(1)青霉素G:青霉素G和氨苄西林对除拟杆菌属和梭形杆菌外的大多数厌氧菌有效。

(2)头孢菌素类:1代头孢菌素对革兰氏阳性球菌效果较好,2、3代头孢菌素类对革兰氏阴性杆菌有良好的疗效。4代头孢菌素对产1型酶的革兰氏阴性杆菌疗效较好。

(3)氨基苷类:主要对肠杆菌科和铜绿假单胞菌有效,对专性厌氧菌无效。

(4)喹诺酮类:能灭活几乎所有的需氧革兰氏阴性菌和大多数革兰氏阳性球菌。

(5)碳青霉烯类:能灭活所有需氧革兰氏阴性菌和大多数革兰氏阳性球菌。

(6)克林霉素:可杀死绝大多数的厌氧菌,包括脆弱类杆菌。近年脆弱类杆菌对克林霉素耐药性已有所增加。

(7)甲硝唑:可消灭专性厌氧菌,抑制大多数脆弱类杆菌、梭杆菌属,对需氧菌活性差。应与其他抗生素联合应用。

3. 经皮肝穿刺抽脓或经皮导管引流　对单个脓肿,B超或CT引导下的经皮穿刺抽脓或引流是目前首选的治疗方法。对于单个较小脓肿,可以采用经皮肝穿刺抽脓,但是对于直径较大脓肿,经皮导管引流术效果更好。适应证:脓肿直径大于3~5cm的单发或多发脓肿,药物治疗无效且无禁忌证时均可施行,尤其适用于全身情况差不能耐受手术者。

4. 手术治疗　适应证:①直径大于3~5cm的单发或多发脓肿,药物治疗无效或不适应非手术治疗者;②肝脓肿合并腹内需手术处理的原发病灶,如胆道疾病等;③巨大肝脓肿,肝区疼痛剧烈,提示脓肿将要破损者;④脓肿已经破溃至胸、腹或心包腔者;⑤肝左叶脓肿抗菌药物治疗无效者;⑥因各种原因导致经皮肝穿刺抽脓或直管引流术失败需手术处理。

手术途径可经腹腔镜或开腹,行脓肿引流或肝叶切除等。手术中应注意:脓肿已向胸腔穿破者,应同时引流胸腔;胆道感染引起的肝脓肿,应同时引流胆道;血源性肝脓肿,应积极治疗原发感染灶。

5. 肝动脉或门静脉插管灌注抗生素　此法适用位于第二肝门、肝实质深部、病灶里蜂窝状的肝脓肿或脓肿未液化或多发时。

6. 放射科介入治疗　适用于外科引流或经皮穿刺抽脓失败者,脓肿巨大(>5cm)或多室脓肿。

7. 中药治疗　上述各种治疗方法均可配合以清热解毒为主的中药治疗。

（七）预后

多发性肝脓肿,合并严重胆道感染、一般情况差者、治疗延迟者病死率高。近年来,由于B超、CT的广泛应用,各种抗菌药物效果的提高,其预后已有很大改善。

（八）预防

细菌性肝脓肿的预防，取决于对引起肝脓肿的各种原发病变的早期处理与治疗。

三、阿米巴性肝脓肿

阿米巴性肝脓肿并非真性脓肿，而是阿米巴滋养体的溶组织酶引起的肝组织液化性坏死。本病在儿童中少见，在 18~50 岁人群中常见，男性高于女性（10∶1）。阿米巴性肝脓肿可发生于阿米巴痢疾形成期或痢疾之后数周或数月，也有长达二三十年之久。

（一）病因

溶组织内阿米巴是引起人体阿米巴病的病原体，它能破坏宿主的组织结构。它以包囊及滋养体的形式存在于结肠腔及肠壁组织中。溶组织内阿米巴的四核包囊属感染阶段，当它自宿主经粪便排出而又经口进入肠道后，在小肠下段受碱性消化液作用，囊壁变薄，虫体活动，使具有四核的阿米巴脱囊而出，随即分裂为 4 个小滋养体，并从小肠移行到大肠，以二分裂法进行繁殖。一部分小滋养体随宿主肠内容物向下移动，因肠内环境改变，水分被吸收，小滋养体逐渐停止活动，并排出未消化的食物，使虫卵缩成圆形，并分也出一层较厚的囊壁形成包囊，最后成为含 4 个细胞核的成熟包囊，包囊随宿主粪便排出体外，污染食物、水源而再感染新宿主。若人体生理功能发生变化如发热、过劳、肠道功能紊乱等，肠腔内的小滋养体可借其伪足的机械作用和溶组织酶的化学作用而侵入肠壁组织，在组织内以二分裂法进行大量繁殖，吞噬红细胞和组织细胞而变成大滋养体，破坏组织，产生肠壁溃疡，肠壁组织内的大滋养体可随肠壁病变的崩溃物又进入肠腔，部分随宿主粪便排出体外并很快死亡。由此可见，引起人体阿米巴病的病原体溶组织阿米巴，其成熟包囊由于对外界环境有较强的抵抗力，且不被胃液破坏，当被人吞服时即可感染阿米巴病，而滋养体既不能抵抗胃酸的破坏，又在排出体外后很快死亡，故一般不起传播疾病的作用，但当它停留在人体内时，即可引起肠道或各脏器的阿米巴病变。

居于肠腔的滋养体，不论是否产生阿米巴病的症状，均可借其溶解破坏的能力，随血流进入门静脉系统，首先至肝脏，因肝小叶微静脉有过滤作用而停留在微静脉末端。如果侵入肝脏的原虫数量不多，且人体抵抗力强，可将原虫消灭而不造成损害。若机体抵抗力下降、细菌感染、酒精损害或肝脏内环境发生改变时，侵入肝脏的阿米巴滋养体迅速繁殖，引起微静脉及其周围组织的炎性反应，形成微静脉栓塞，导致该处肝组织缺氧、缺血，滋养体从被破坏的血管内逸出，引起肝组织的灶性坏死、液化而成为微小脓肿，相邻的脓肿互相融合，最后形成大脓肿。肠道阿米巴滋养体除主要经门静脉侵入肝脏外，尚可直接透过肠壁或经淋巴道侵入肝脏形成脓肿。

（二）病理

典型的阿米巴肝脓肿内容物含溶解的肝细胞、红细胞、脂肪及坏死的残余组织，故呈巧克力色。脓肿壁上附着有尚未彻底液化坏死的组织、血管和胆管等，外观呈破棉絮状，病程越长，脓肿壁越厚。由于脓肿中心氧分压低，不适宜阿米巴生长，故脓液中很难检出阿米巴滋养体，但在脓肿边缘活组织中较脓液易于检出滋养体。慢性脓肿易被来自门静脉、肝动脉或直接来自结肠的细菌感染，引起继发感染，便脓液呈黄色或黄绿色，当合并厌氧菌感染时，可有脓臭。

（三）临床表现

本病的主要临床表现有长期不规则发热、肝大和肝区疼痛等。临床上根据发病的缓急可分为急性、慢性和暴发性三型。急性阿米巴肝脓肿多见于年轻人和非流行区，为初次感染，有发热、白细胞增多等急性全身感染表现；慢性阿米巴肝脓肿患者则多为流行区的中、老年人，没有急性全身性的临床表现；暴发性又称为超急性型或 Rogers 暴发型肝脓肿，常伴有暴发性阿米巴结肠炎，常可致命。前两型以单发脓肿为主，暴发型则有数个脓肿。

典型的急性阿米巴肝脓肿常以发热及盗汗等消耗性症状出现：有稽留热、弛张热或低热，多可持续数周或更长,肝区有胀满沉重感及钝痛,有叩击痛、挤压痛及肝大等体征;患者食欲缺乏、周身乏力。慢性疾病可迁延数月至1~2年之久,可有进行性消瘦、贫血、营养不良性水肿、腹水。15%~40%的患者可继发细菌感染,患者即有寒战、高热等全身症状加重,白细胞计数增多,肝脓液变为黄绿色。

（四）并发症

阿米巴肝脓肿并发症有血源播散、继发细菌感染及脓肿穿破。

1. 血源播散　罕见,阿米巴原虫偶可侵入肝内血管,经肝静脉回流至右心,并随血流播散至全身而形成肺、脑、脾、膜、肾等处阿米巴病。

2. 继发细菌感染　发生率4.1%~23.3%,阿米巴肝脓肿继发细菌感染后常高热不退。中毒症状明显,单纯用抗阿米巴药物治疗无效,必须加用抗生素才可奏效。合并有细菌感染时,脓液颜色可呈黄绿色,也可仍显示为巧克力色,故应在第一次抽脓检查时,不管脓液颜色如何,均作细菌培养以明确是否合并有细菌感染。

3. 穿破　发生率23%~30.9%,有时高达50.6%,穿破部位依次为胸膜腔、肺、腹膜脏、支气管、心包、膈下、胸腹壁,少数患者穿破至胆道、胃、结肠等并引起相应部位的炎症或脓肿。另外,当脓肿位于肝左叶时,其穿破率比右叶脓肿高出一倍。

（五）辅助检查

1. 实验室检查

(1)病原学检查:从十二指肠引流液或肝脓肿穿刺液中可能找到溶组织内阿米巴滋养体。粪便阳性率不高,据报道仅在10%~40%。

(2)免疫学检查:包括抗体检测(ELISA法最具敏感性和特异性)及抗原检测(敏感度高达95%)。

(3)基因检测:用聚合酶链反应检测脓液中阿米巴基因片断,具有高敏感性和特异性。

2. 影像学检查

(1)X线检查:阿米巴肝脓肿时肝大,表现为右膈抬高或膈面即肝上界局限性隆起,膈肌运动受限,常可见胸膜反应导致肋膈角变钝,甚至可出现胸腔积液。

(2)B型超声检查:脓肿前期,肝以内为局限性低回声,坏死时则局部回声增强,脓肿形成期出现无回声液性暗区;脓肿恢复期无回声区逐渐变小直至消失。B超检查能够显示脓肿大小、数目和位置,对超声引导下的穿刺检查及治疗具有临床指导意义。

(3)CT检查:肝脓肿表现为均匀的密度减低区,边界稍模糊;如用对比剂增强,则脓肿周围可见一环状的密度增高影而脓肿本身密度没有改变。

(4)MRI检查:表现为在T_1WI图像上呈低信号,在T_2WI图像上呈高信号,敏感度较高而特异性较低。

（六）诊断与鉴别诊断

1. 诊断　凡临床表现有发热、右上腹痛、肝大及B超检查肝区有液平或X线检查见右侧膈肌抬高,下述任何一项即可确诊阿米巴肝脓肿:①肝脓液中发现溶组织内阿米巴滋养体;②穿刺抽出巧克力色脓液;③血清学检查特异性抗体阳性;④脓液中查到溶组织内阿米巴抗原或可检测出阿米巴DNA片断;⑤经抗阿米巴治疗有效。

2. 鉴别诊断

(1)凡有发热、肝大、局限性压痛者,应与细菌性肝脓肿和原发性肝癌鉴别。与细菌性肝脓肿鉴别见上表。少数炎症型肝癌,B超检查、CT检查、甲胎蛋白测定及阿米巴抗体检测可助鉴别;少数肝囊肿、肝包虫病及继发性胆总管梗阻的肝内胆管囊样扩张可出现肝内液平而致误诊,根据流行病学史、卡松尼试验等可鉴别。

(2)位于肝脏表面或大的脓肿有右上腹或肝区剧烈疼痛,酷似胆囊炎、胆道感染、溃疡穿孔、胆囊穿孔等急腹症,一般不难鉴别。

(3)阿米巴肝脓肿严重时可穿破至胸部,易与胸膜炎、脓胸、肺炎等混淆,但此时多有腹部表现,可与之鉴别。

（七）治疗

1. 全身支持治疗　休息、高蛋白、高热量饮食，及时补充维生素等，纠正水、电解质和酸碱平衡紊乱。

2. 病原治疗　首选药物为甲硝唑（建议 500~750mg 口服，1 天 3 次，连续服用 10 天）或替硝唑（建议 2g 口服，1 天 1 次，连续服用 5 天）。鉴于在 40%~60% 的患者中，阿米巴原虫可持续存在于肠腔内，故在服用硝基咪唑类药物后可加用巴龙霉素治疗。因巴龙霉素易致腹泻，故二者不可同时使用，避免造成治疗困难。

3. 穿刺排脓　此法具有重要治疗意义，也有助于诊断。可改善中毒症状，减轻脓腔内的压力，减少穿破危险。穿刺排脓结合抗阿米巴药物治疗比单独使用药物治疗效果更好。体温恢复正常、肝脏胀痛及压痛消失、血象等恢复正常为"临床治愈"；B 超检查提示脓腔变小至 3cm 以下为"B 超治愈"。

4. 手术引流　少数患者脓肿位置较深或位于右叶顶部、肝穿刺有困难时；或肝脓肿穿破引起脓胸等并发症或合并细菌感染；或经病原治疗、穿刺抽脓效果不佳者可考虑手术引流。在进行外科手术处理的同时，进行有效的抗阿米巴药物的治疗，才能取得满意的效果。

5. 腹腔镜治疗　较手术引流，腹腔镜治疗阿米巴肝脓肿具有创伤小、痛苦轻、术后恢复快，住院时间短等优点。

6. 抗生素治疗　合并细菌感染时，单用抗阿米巴药物临床症状无改善，此时应给予广谱抗生素，以静脉滴注给药为主，喹诺酮类抗菌谱广、作用强，较少产生耐药性，药物在肝内浓度高于血浓度、又具有抗阿米巴作用，可作为首选药物。甲硝唑有抗厌氧菌作用，可配合其他抗生素使用。根据疗效及细菌药敏试验结果及时调整用药。穿刺抽脓后，向脓腔内注入适量抗生素可增强治疗效果。

（八）预后

阿米巴肝脓肿如不发生穿破性并发症或严重继发感染，预后一般良好；若发生穿破，尤以穿破后的弥漫性腹膜炎及心包炎的预后最差；暴发型阿米巴肝脓肿患者预后差。

（杨　玲）

参考文献

1. Chiche L, Dargère S, Le P V, et al. Pyogenic-liver abscess: diagnosis and management. Gastroenterol Clin Biol, 2008, 32: 1077-1091

2. Mischnik Alexander, Kern Winfried Vincenz, Thimme Robert. Pyogenic liver abscess: Changes of Organisms and Consequences for Diagnosis and Therapy. Dtsch Med Wochenschr, 2017, 142: 1067-1074

3. Lardièredeguelte S, Ragot E, Amroun K, et al. Hepatic abscess: Diagnosis and management. Journal of Visceral Surgery, 2015, 152: 231-243

4. Luo M, Yang XX, Tan B, et al. Distribution of common pathogens in patients with pyogenic liver abscess in China: a meta-analysis. European Journal of Clinical Microbiology & Infectious Diseases, 2016, 35: 1557-1565

5. Son DJ, Hong JY, Kim KH, et al. Liver abscess caused by Clostridium haemolyticum infection after transarterial chemoembolization for hepatocellular carcinoma: A case report. Medicine, 2018, 97: e0688

6. Hope WW, Vrochides DV, Newcomb WL, et al. Optimal treatment of hepatic abscess. American Surgeon, 2008, 74: 178-182

7. Qu K, Liu C, Wang ZX, et al. Pyogenic liver abscesses associated with nonmetastatic colorectal cancers: an increasing problem in Eastern Asia. World Journal of Gastroenterology, 2012, 18: 2948-2955

8. Hicks P, Cooper DJ. The Surviving Sepsis Campaign: International guidelines for management of severe sepsis and septic shock. Critical Care & Resuscitation, 2008, 10: 8

9. Choudhuri G, Rangan M. Amebic infection in humans. Indian Journal of Gastroenterology, 2012, 31: 153-162

10. Kannathasan S, Murugananthan A, Kumanan T, et al. Epidemiology and factors associated with amoebic liver abscess in northern Sri Lanka. Bmc Public Health, 2018, 18: 118

第二十三章

缺血性肝炎

一、概述

缺血性肝炎(hypoxic hepatitis),又叫休克肝、缺氧性肝炎,大多继发于严重的心衰、休克等基础疾病.因老年人多有心血管的基础疾病,缺血性肝炎在老年人中较青中年多见。临床多为心衰、休克等原发病表现,以及与病毒性肝炎相似的消化道症状。其实验室检查主要为血清转氨酶在发病后 12~48 小时内急剧升高至正常值上限的 20 倍以上,经治疗后在 10~14 天内可降至正常。其治疗与预后多与原发病有关。

二、病因

心力衰竭是缺血性肝炎最常见的基础病因,其他有报道过的病因尚有阻塞性睡眠呼吸暂停综合征、重度呼吸道感染、慢性阻塞性肺部疾病、肠系膜扭转、酒精性肝硬化、主动脉腔静脉瘘、重度贫血、主动脉夹层、周围血管病、蜂窝织炎、脱水、中暑、创伤、烧伤、癫痫及肝癌破裂等。

三、发病机制

目前认为导致缺血性肝炎的血流动力学机制有:①肝血流量减少引起的肝脏缺血;②右心衰竭引起的静脉淤血;③回心血氧含量减少导致的动脉低氧血症。肝脏缺血是缺血性肝炎发生的主要机制。肝脏是有丰富血运的器官,同时由门静脉和肝动脉双重供血,占整个心输出量的20%,其中70%来自门静脉系统,30%来自肝动脉,各提供肝脏50%的氧供。同时,肝脏也是一个内皮细胞非常丰富的器官,对缺血缺氧极其敏感。当任何原因引起心输出量减少时,肝脏的双重血供系统,可避免其出现缺氧性损伤。但是当肝脏组织灌流量持续减少超过阈值后,此种代偿机制不足,就会使肝细胞发生缺氧性损伤。在缺血的情况下,已经发生损伤的肝细胞如果再次接触氧,则可引起肝脏进一步的再灌注损伤。再灌注产生了大量的氧自由基,通过氧化反应直接导致肝细胞的损伤。心力衰竭尤其是右心衰引起的静脉淤血也是缺血性肝炎的另一重要机制,可能是因为低血压引起的静脉淤血影响了肝脏的正常血流运行,使肝细胞发生缺氧性损伤。慢性呼衰导致的极度动脉低氧血症也可导致缺血性肝炎。脓毒性/中毒性休克所发生的缺血性肝炎,虽然心脏指数和氧含量没有降低,肝血流量普遍增加,但肝实质内的氧分压却仍然是低的,可能是内毒素和炎症前细胞因子通过影响细胞代谢和微循环而使肝脏的需氧量增加和无力摄取氧的结果。

四、病理特点

正常肝小叶中央区的肝细胞,血流均较周围带减少,接受的氧供及营养成分也最少,对缺血缺氧极为敏感,因而一旦发生肝脏缺血缺氧,极易引起这部分细胞发生坏死,病理活检见肝小叶中央区细胞坏死。病理改变程度与发病时间相关。

五、临床表现

常并发于各种原因的休克或急、慢性心衰,缺血性肝炎患者一般具有低血压、呼吸困难、踝部水肿、肝颈静脉回流等心衰或休克的症状。同时,大多数也具有恶心、呕吐、食欲减退、黄疸、肝脏肿大疼痛等与肝炎相类似的症状,无明显特异性。因此,这些与肝炎相类似的症状很容易被其原发病的症状所掩盖而呈亚临床过程。由于缺血缺氧,肾功能不全的发生率也较高。还有可能因为肝肾功能损伤使糖原异生减少,而导致低血糖的发生。此外,病情严重者,还可因肝性脑病而出现意识改变。

六、实验室检查

发生缺血性肝炎时,血清 AST、ALT 在发病后 12~48h 内达到高峰值,即正常值上限的 20 倍以上,去除诱因后的 72h 内即可下降约 50%,经治疗后可在 10~14 天内降至正常。乳酸脱氢酶、碱性磷酸酶也有升高,胆红素有所升高但并不十分明显。凝血酶原时间延长。可导致高血糖或低血糖。研究表明动脉血氨升高提示缺血性肝炎导致的肝性脑病风险增加。

七、诊断

本病的诊断标准为:①具有心源性休克、循环性休克或呼吸衰竭等原发病;②血清转氨酶水平快速、显著的增高达正常值上限的 20 倍以上,并具有可逆性,于 7~10 天内降至或接近正常;③排除其他原因引起的急性肝炎,如各种类型的病毒性肝炎、中毒性肝炎及药物性肝炎等,由于缺氧性肝病的患者病情多较严重,具有凝血功能紊乱、血流动力学不稳定等状态,常不能耐受肝组织活检,因此,当以上三个条件同时满足时,不一定要行肝活检以明确诊断。

八、鉴别诊断

因缺血性肝炎的转氨酶水平呈急剧升高,故需与暴发性肝炎鉴别。以下情况考虑为缺血性肝炎:①腹部超声提示具有特征性的下腔静脉和肝静脉的扩张;②多普勒超声心动图证实具有心脏基础疾病的诊断。缺血性肝炎一开始即可以合并较重的肾功能损害,这也是与暴发性肝炎的鉴别点之一。

九、治疗与预后

缺血性肝炎的治疗原则主要是针对原发病的治疗,积极纠正心衰及抗休克,恢复心输出量,纠正缺血缺氧状态,同时还要注意保护其他脏器在低灌注中的损伤。但应注意,在纠正心衰的治疗中,利尿剂可进一步降低血容量,加重肝细胞坏死,故应慎用。有研究证明,应用儿茶酚胺等血管加压药可以加重急性肝损害,延缓治愈。血管内应用小剂量的多巴胺可以增加内脏的血流灌注和具有正性肌力作用,能够阻止肝脏缺氧损伤的发展。有研究表明对入重症监护室的患者在 48 小时内预防性的使用他汀类药物可显著降低发生缺血性肝炎的风险。其他目前正在研究使用的药物包括 N- 乙酰半胱氨酸、谷胱甘肽、硫辛酸等抗氧化剂,其效果尚待评价。

（杨 玲）

参考文献

1　Henrion J. Hypoxic hepatitis. Liver Int, 2012, 32: 1039-1052

2. Drolz A, Jäger B, Wewalka M, et al. Clinical impact of arterial ammonia levels in ICU patients with different liver diseases. Intensive Care Med, 2013, 39: 1227-1237

3. Gitlin N, Serio KM. Ischemic hepatitis: widening horizons. The American journal of gastroenterology, 1992, 87: 831-836

4. Fuhrmann V, Kneidinger N, Herkner H, et al. Hypoxic hepatitis: underlying conditions and risk factors for mortality in critically ill patients. Intensive Care Med, 2009, 35: 1397-1405

5. Drolz A, Horvatits T, Michl B, et al. Statin therapy is associated with reduced incidence of hypoxic hepatitis in critically ill patients. J Hepatol, 2014, 60: 1187-1193

6. Van den Broecke A, Van Coile L, Decruyenaere A, et al. Epidemiology, causes, evolution and outcome in a single-center cohort of 1116 critically ill patients with hypoxic hepatitis. Ann Intensive Care, 2018, 8: 15

7. Jung C, Fuernau G, Eitel I, et al. Incidence, laboratory detection and prognostic relevance of hypoxic hepatitis in cardiogenic shock. Clin Res Cardiol, 2017, 106: 341-349

8. Zhang YM, Liu JM, Yu L, et al. Author Correction: Prevalence and characteristics of hypoxic hepatitis in the largest single-centre cohort of avian influenza A (H7N9) virus-infected patients with severe liver impairment in the intensive care unit. Emerg Microbes Infect, 2018, 7: 53

9. Jäger B, Drolz A, Michl B, et al. Jaundice increases the rate of complications and one-year mortality in patients with hypoxic hepatitis. Hepatology, 2012, 56: 2297-2304

10. Møller S, Bernardi M. Interactions of the heart and the liver. Eur Heart J, 2013, 34: 2804-2811

11. Tapper EB, Sengupta N, Bonder A. The Incidence and Outcomes of Ischemic Hepatitis: A Systematic Review with Meta-analysis. Am J Med, 2015, 128: 1314-1321

12. Breu AC, Patwardhan VR, Nayor J, et al. A Multicenter Study Into Causes of Severe Acute Liver Injury. Clin Gastroenterol Hepatol, 2019, 17: 1201-1203

第二十四章

胆 囊 炎

第一节　急性胆囊炎

急性胆囊炎（acute cholecystitis，AC）是胆囊发生的急性化学性和 / 或细菌性炎症。约 95% 的患者合并有胆囊结石，称为急性结石性胆囊炎（acute calculous cholecystitis，ACC）。5% 的患者未合并胆囊结石，称为急性非结石性胆囊炎（acute acalculous cholecystitis，AAC）。

一、急性结石性胆囊炎

（一）病因

急性结石性胆囊炎发病的原因主要是胆囊管梗阻和细菌感染。

1. 胆囊管梗阻　约 95% 的急性胆囊炎由胆囊结石梗阻引起。胆囊结石嵌顿在胆囊管或胆囊颈部，引起胆汁滞留，胆汁浓缩。高浓度的胆汁酸具有细胞毒性，细胞损伤，引起胆囊壁充血、水肿，甚至坏死，导致胆囊的炎症反应。

2. 细菌感染　急性胆囊炎发病时，炎症由结石直接损伤梗阻的胆囊黏膜引起。胆汁淤滞后，细菌侵入胆囊继发感染。感染途径包括：①血行感染；②胆囊逆行感染；③肝源性感染；④淋巴循环。据报道，胆道感染致病菌以革兰氏阴性菌居多，最常见的为大肠埃希菌，其次是克雷伯菌、变形杆菌、铜绿假单胞菌、副大肠埃希菌等。部分胆道致病菌为革兰氏阳性菌，其中以粪球肠菌、链球菌、厌氧菌居多。

（二）病理

急性结石性胆囊炎起病是由于结石阻塞胆囊管，造成胆囊内胆汁滞留，继发细菌感染而引起急性炎症。胆囊壁黏膜层仅产生炎症、充血和水肿，无脓性渗出，称为急性单纯性胆囊炎。如炎症波及胆囊全层，胆囊壁黏膜层化脓，浆膜面亦有脓性纤维素渗出，则成为急性化脓性胆囊炎。部分患者胆囊内积脓排入胆总管，可引起急性胆管炎，少数可引起急性胆源性胰腺炎。由于胆囊积脓严重，引起胆囊壁缺血和坏疽，即为急性坏疽性胆囊炎。坏死的胆囊壁可发生穿孔，导致胆汁性腹膜炎。穿孔部位多发生在胆囊底部和结石嵌顿的胆囊颈部。如胆囊穿孔至邻近脏器十二指肠、结肠和胃，可造成胆内瘘。由于瘘管的形成，胆囊的急性炎症，可经瘘管的引流，炎症可迅速缓解。

（三）临床表现

1. 胆绞痛　饱食或进食油腻食物后可诱发，常夜间发作。疼痛初始仅表现为上腹部胀痛不适，逐渐发展为中上腹和右上腹部阵发性绞痛，疼痛可向右肩胛下区放射，可伴有恶心、呕吐及厌食等消化系症状。

2. 全身炎症反应　大部分患者可有轻中度发热，可伴畏寒，通常无寒战。如出现寒战高热，提示病情严重，如胆囊坏疽、穿孔或合并急性胆管炎。

3. 体格检查　右上腹部肌肉紧张，有压痛，Murphy 征阳性。部分患者右上腹可触及肿大的胆囊。胆囊穿孔时，疼痛可因胆汁渗漏腹腔而急剧加重，全腹部呈板状，压痛、反跳痛明显等腹膜刺激征表现，全身寒战发热症状明显。少数患者可出现轻度黄疸，与炎症波及 Oddi 括约肌或合并胆管结石有关。

（四）诊断

急性结石性胆囊炎主要依靠症状、体征、实验室检查和影像学检查进行确诊。

1. 实验室检查

（1）白细胞计数：急性发作时可出现白细胞计数升高，一般在(10~15)×10⁹/L，中性粒细胞常大于80%；胆囊穿孔、坏疽时，白细胞计数明显升高。

（2）C 反应蛋白：C 反应蛋白水平在急性结石性胆囊炎患者中显著升高，与疾病严重度呈正相关。部分研究认为降钙素原升高与急性结石性胆囊炎的严重程度呈正相关，但降钙素原对于坏疽性胆囊炎诊断价值有限。

（3）肝功能异常：急性胆囊炎一般较少影响肝功能，或仅有轻度的肝功能损害表现，表现为血清胆红素和肝脏转氨酶略有升高，血清胆红素、肝脏转氨酶显著升高，是病情恶化的表现。

（4）胆汁检查：胆汁细菌培养和药敏试验有助于病原学的诊断，对急性结石性胆囊炎的临床治疗有重要价值。

2. 超声检查　Murphy 征阳性诊断急性胆囊炎的敏感性和特异性分别为 20.5% 和 87.5%。仅依靠 Murphy 征阳性来诊断急性胆囊炎，易造成误诊。腹部超声检测是诊断急性胆囊炎最常用、最有价值的检查，其敏感度和特异度分别高达 81% 和 85%。急性结石性胆囊炎的超声特点主要为：胆囊增大、胆囊壁增厚（≥4mm）、毛糙，胆囊周围积液，探头按压胆囊时有肌紧张（超声提示 Murphy 征），胆囊内可见强回声及后方伴声影等表现。

3. CT　腹部超声对胆囊或胆管结石可能并不总是清晰可辨，并且对坏疽性胆囊炎的诊断存在困难。因此，建议对超声诊断不明的，可进行增强 CT 或 MRI 检查。急性胆囊炎的影像学表现包括胆囊壁增厚（≥4mm），胆囊肿大（长轴≥8cm，短轴≥4cm），胆囊颈部结石嵌顿，胆囊周围液体积聚以及胆囊周围脂肪组织条索状阴影。在动态增强 CT 检查时，坏疽性胆囊炎有特征性表现，包括胆囊壁不规则增厚，胆囊壁无增强（边缘中断征），胆囊周围脂肪组织密度增高，胆囊腔或胆囊壁积气，囊腔内呈膜性结构（腔内皮瓣或腔内膜），胆囊周围脓肿等。

4. MRI 和磁共振胰胆管成像（MRCP）　循证医学证据表明，MRI 诊断急性结石性胆囊炎的敏感度和特异度分别为 85% 和 81%。MRI 平扫可清晰显示胆囊壁厚度，胆囊周围积液和胆囊增大程度，其诊断价值不亚于增强 MRI。MRCP 可清晰显示肝内外胆管和胆总管的解剖结构，有助于术前评估。

5. 肝胆管胆囊收缩素刺激闪烁显像（CCK-HIDA）　部分研究报道肝胆管 CCK-HIDA 诊断急性胆囊炎的敏感性和特异性分别为 97% 和 87%。由于胆囊管梗阻，胆囊通常不显影。如胆囊显影，95% 患者可排除急性胆囊炎。

（五）诊断标准与病情分级

2018 年 2 月东京有关急性胆囊炎的国际会议，制定了急性胆囊炎的诊断标准和病情严重程度分级。

1. 诊断标准　同时有局部感染表现、全身炎性反应和急性胆囊炎的影像学表现即可确诊为急性胆囊炎。急性胆囊炎的诊断标准如表 24-1 所示。

表 24-1　急性胆囊炎的诊断标准

A. 炎症的局部体征 　（1）Murphy 征； 　（2）右上腹肿块 / 疼痛 / 压痛 B. 炎症的全身反应 　（1）发热； 　（2）C 反应蛋白（CRP）升高； 　（3）白细胞计数增多 C. 影像学发现 　急性胆囊炎影像学特征表现
疑似诊断:A 中一项 +B 中一项 确定诊断:A 中一项 +B 中一项 +C

2. 严重程度分级　急性胆囊炎疾病严重程度分级是预测急性胆囊炎预后的重要因素。据统计显示，Ⅰ级，Ⅱ级，Ⅲ级胆囊炎的住院 30 天病死率分别为 1.1%,0.8%,5.4%。胆囊炎严重程度级别越高，住院时间越长、腹腔镜中转开腹手术概率越高、手术并发症越多医疗费用更高。急性胆囊炎严重程度分级如表 24-2 所示。

表 24-2　急性胆囊炎的疾病严重程度分级

Ⅲ级（重度胆囊炎）
至少合并以下一个器官或系统功能障碍
1. 心血管功能障碍［要求多巴胺 ≥ 5μg/（kg·min）或任何剂量的去甲肾上腺素的使用］
2. 神经功能障碍（意识障碍）
3. 呼吸功能障碍（$PaO_2/FiO_2 < 300$）
4. 肾功能不全（少尿或血清肌酐 > 2mg/dl）
5. 肝功能不全（PT-INR > 1.5）
6. 或凝血功能障碍（血小板计数 < 100×10^9/L）
Ⅱ级（中度胆囊炎）
合并一下情形中的任意一条
1. 白细胞计数 > 18×10^9/L
2. 右上腹可触及肿块
3. 主诉时间大于 72 小时
4. 局部炎症表现（胆囊坏疽,胆囊周围脓肿,肝脓肿,胆道炎症,气肿性胆囊炎）
Ⅰ级（轻度急性胆囊炎）
未达到中重度标准,或定义为无器官功能障碍的健康人发生急性胆囊炎,或胆囊炎症轻微,行胆囊切除是安全的,手术风险低

（六）鉴别诊断

1. 阑尾炎　由于胆囊炎穿孔时,胆囊内压力降低,胆汁沿升结肠外侧流至右下腹或渗液聚集于右下腹,患者腹部体征可由上腹部转移至右下腹,临床上酷似阑尾炎的转移性右下腹疼痛。但阑尾炎转移性右下腹疼痛的特点是上腹部转移到右下腹后,原上腹部疼痛减轻;而胆囊穿孔后,疼痛虽波及或蔓延至右下腹,但右上腹原发病灶疼痛依然存在。

2. **消化性溃疡穿孔** 患者常有慢性、周期性上腹部疼痛病史。溃疡穿孔时，疼痛剧烈且迅速蔓延至全腹部，较早出现腹部肌肉紧张、腹部压痛、反跳痛、等腹膜刺激征。腹部叩诊肝浊音界缩小或消失，腹部平片可见膈下新月形游离气体。

3. **急性胰腺炎** 患者常有胆石症病史或饮酒史，表现为剧烈上腹部疼痛，呈刀割样，呕吐后腹痛无缓解，疼痛可向左腰背部放射；血淀粉酶、脂肪酶较急性胆囊炎升高更为明显；部分患者体检可发现Grey-Turner 征或 Cullen 征。CT 可见胰腺充血水肿或坏死，胰腺导管扩张，胰腺周围组织模糊不清，渗出明显。

4. **肝脓肿** 右上腹疼痛多为钝痛，肝区触痛、压痛、叩击痛明显，全身寒战发热症状明显。体检胆囊无肿大，Murphy 征阴性或弱阳性。

5. **肠绞痛** 疼痛以脐周为主，可伴有恶心、呕吐、腹胀、肛门停止排气排便等症状。腹部可见胃肠型，肠鸣音高调、亢进。肠坏死时，可出现不同程度的腹膜刺激征。腹部立位平片检查可见阶梯状气液平面。

（七）治疗

东京 2018 急性胆囊炎共识对急性胆囊炎的管理流程进行了详细的阐述。胆囊炎的治疗策略应根据患者的危险因素进行抉择，包括疾病严重程度、CCI 指数、和 ASA-PS 评分。具体处理流程如图 24-1~ 图 24-3。

1. **非手术治疗** 适用于轻度胆囊炎，和中重度胆囊炎的术前准备。方法包括禁食水、输液、补充维生素、纠正水电解质及酸碱代谢紊乱。对于胆绞痛明显患者可酌情使用解痉止痛药物，因可能促使 Oddi 括约肌痉挛进而增加胆管内压力，故一般禁用吗啡。但是止痛药可能掩盖病情，因此一旦无效或疼痛复发，应及时停药。抗生素的合理选择应根据急性胆囊炎患者血培养、胆汁培养结果、抗生素耐药性和抗菌谱以及患者的脏器功能。治疗期间，应严密监测患者的心、肺、肝、肾等脏器功能，治疗并存病。密切关注病情变化，随时调整治疗方案，如病情加重，应及时行手术治疗。

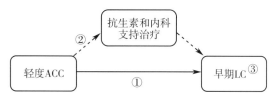

图 24-1 急性轻度胆囊炎处理流程

①CCI 指数 ≤ 5 和 / 或 ASA-PA 评分 ≤ 2；②CCI 指数 ≥ 6 和 / 或 ASA-A 评分 ≥ 3；③如 LC 手术难度大，转开腹手术

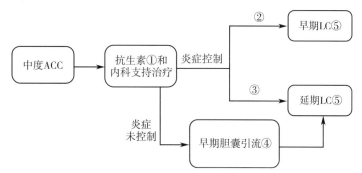

图 24-2 急性中度胆囊炎处理流程

①进行血培养检测指导抗生素用药；②CCI 指数 ≤ 5 和 / 或 ASA-PA 评分 ≤ 2；③CCI 指数 ≥ 6 和 / 或 ASA-A 评分 ≥ 3；④在胆囊引流时，行胆汁培养，指导抗生素使用；⑤如 LC 手术难度大，转开腹手术

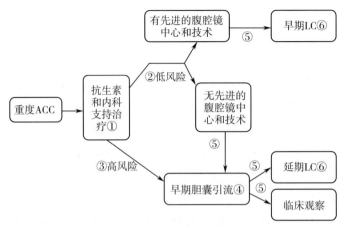

图 24-3　急性重度胆囊炎处理流程

①进行血培养检测指导抗生素用药；②无预后不良因素和 FOSF，预后不良因素包括总胆红素>2mg/dl，神经系统功能障碍，呼吸系统功能障碍，FOSF 是指可逆的脏器功能障碍，包括循环功能障碍和肾功能障碍；③有预后不良因素且/或无 FOSF；④在胆囊引流时，行胆汁培养，指导抗生素使用；⑤经治疗后仍为重度急性胆囊炎，CCI 指数≥4 和/或 ASA-A 评分≥3；⑥如 LC 手术难度大，转开腹手术

2. 手术治疗

(1) 胆囊切除术：适应证 ①有胆囊穿孔、胆囊坏疽、弥漫性腹膜炎、并发急性化脓性胆管炎；②患者全身炎性症状明显，如寒战、高热，白细胞计数>20×10⁹/L；③合并重症胰腺炎；④保守治疗后病情不缓解或反而加重者。

目前，指南推荐腹腔镜下胆囊切除术(laparoscopic cholecystectomy，LC)为首选手术治疗。腹腔镜手术成功率和手术总体费用与传统开腹手术相似，但腹腔镜手术时间短、住院时间短、术后疼痛少、总体并发症少、恢复快。对于合并胆总管结石的急性胆囊炎患者，并不增加手术并发症和住院时间。据统计显示，我国台湾及日本腹腔镜手术率为 71%，中转开腹手术率约为 17.5%。中转开腹手术危险因素包括：①术前超声评估胆囊壁厚度>4~5mm；②年龄>60 岁；③女性；④急性中重度胆囊炎；⑤胆囊瘢痕；⑥既往腹部手术史；⑦ Calot 三角出血或怀疑胆管损伤。

手术时机的选择一般认为应尽早手术。在确诊后，在发病时间不超过 72 小时即进行手术治疗。与延期手术相比，早期手术的手术时间和术中胆管并发症相似，但总住院天数短、总医疗费用低。对于起病超过 72 小时的结石性急性胆囊炎的患者，则行非手术治疗，但是一旦发现病情进展，需要立即急诊手术。对于急性胆囊炎穿孔、坏疽的患者，应及早手术治疗，一般行胆囊切除术。东京 2018 共识建议以下患者行延期手术治疗：①轻中度急性胆囊炎患者 CCI 评分≥6 且 ASA-PS≥3；②重度急性胆囊炎患者 CCI 评分≥4 且 ASA-PS≥3。

(2) 胆囊穿刺引流：包括经皮肝胆囊穿刺引流(percutaneous transhepatic gallbladder drainage，PTGBD)，经内镜乳头胆囊穿刺引流术(endoscopic transpapillary gallbladder drainage，ETGBD)和经皮肝胆囊抽吸术(percutaneous transhepatic gallbladder aspiration，PTGBA)。胆囊穿刺引流术，可有效减少胆囊内压力，缓解炎症，使临床症状缓解，可作为胆囊切除术前的有效过渡手段。

东京 2018 指南推荐 PTGBD 为急性胆囊炎的标准引流方法，适用于高手术风险的急性胆囊炎。与胆囊切除术相比，PTGBD 手术创伤小，术后并发症少。但需引起重视的是，对于重度急性胆囊炎患者，PTGBD 术后患者病死率和再入院率更高。经皮胆囊穿刺引流术尚未有确切的最佳时间，高危患者早期 PTGBD(症状出现后≤24 小时)可引起严重并发症，如败血症引起弥散性血管内凝血的患者出现大出血，而晚期 PTGBD(症状出现后>24 小时)胆囊炎进行性发展，导致炎症不可控制而出现败血症及感染性休克。近年一项研究表明,早期 PTGBD 组患者住院时间短,手术出血率低,但是病死率与晚期组没有明显差异,但仍需大量研究以确定 PTGBD 的最佳时间。此外,PTGBD 治疗后何时行腹腔镜下胆囊切除术,尚存在争议。

ETGBD 包括内镜下导管引流和支架引流,是急性胆囊炎患者引流的有效手段。相关证据显示,ETGBD 的操作成功率和操作并发症与 PTGBD 无统计学差异。其中,内镜下导管引流和支架引流的操作成功率、临床成功率以及操作并发生率相似。但 ETGBD 操作技术难度高,需要经验丰富的内镜医师进行操作,因此,并不推荐作为胆囊穿刺引流术的首选标准治疗方案。

PTGBA 无须放置导管引流,是一种简单有效的胆囊减压方法。但是,在胆囊抽吸过程中可能因为高浓度的胆泥阻塞针头导致操作失败,因此,该法并不适用于所有的急性胆囊炎患者。一项最新研究显示,PTGBA 操作术后 3 天的临床成功率均较 PTGBD 和 ETGBD 高,但术后 7 天的临床疗效无显著统计学差异。

二、急性非结石性胆囊炎

急性结石性胆囊炎是指胆囊内有明显的急性炎症而胆囊内无结石存在,发病率约占急性胆囊炎的 5%。

(一)病因病理

急性非结石性胆囊炎的病因多数学者认为与以下因素有关:

1. 胆囊血运障碍 急性非结石性胆囊炎常发生在高龄、严重创伤、休克或大手术后的危重患者。上述患者的血流动力学改变导致缺血再灌注损伤,造成胆囊黏膜缺血,在继发胆道感染后,急性炎症导致的组织水肿会进一步加重胆囊缺血,从而造成胆囊壁缺血、感染、水肿的恶性循环,使病情迅速恶化;此外,老年患者常存在动脉硬化性疾病、糖尿病、高血压、心功能不全等基础疾病,胆囊供血相对减少。

2. 胆汁淤积 创伤或大手术后较长时间的禁食和肠外营养的应用可造成胆汁淤积,容易招致胆囊的细菌感染诱发此病。

3. 继发性细菌感染 由于受一系列损伤因素的影响,胆囊黏膜受到损伤,容易激发细菌感染。

急性非结石性胆囊炎的病理演变与结石性胆囊炎类似,但病程进展迅速,一般在 24 小时内即可发展为坏疽或穿孔性胆囊炎,严重影响患者的预后。

(二)临床表现

急性非结石性胆囊炎患者的症状、体征、实验室检查等与急性结石性胆囊炎患者相似,主要有右上腹疼痛,恶心呕吐,发热,黄疸,右上腹局限性腹膜炎,白细胞数增多,肝功能异常等。由于发病期的创伤、腹部手术史以及并存病的影响,患者的临床症状常易被忽略。急性非结石性胆囊炎患者显著的特点是,大多数可在右上腹触及肿大、触痛明显的胆囊,且患者病程进展快,误诊率高。

(三)诊断

由于发病前的创伤、大手术和多种伴发病的存在,病情易被掩盖,急性非结石性胆囊炎易致误诊(漏)诊。而此病起病急,进展快,延误诊断可能造成严重后果。

其诊断需依靠临床症状、体征、实验室检查及影像学检查,标准同急性结石性胆囊炎。B 超仍为急性非结石性胆囊炎的重要检查方法。但腹部超声对坏疽性胆囊炎的诊断存在困难。由于急性非结石性胆囊炎患者病情进展快,胆囊坏疽和穿孔发生率高,因此,对于局部腹膜炎表现明显或怀疑有胆囊坏疽、穿孔的患者,建议行腹部增强 CT 或 MRI 检查,其影像学诊断标准同急性结石性胆囊炎。

(四)治疗

急性非结石性胆囊炎患者的处理流程同急性结石性胆囊炎。目前多数学者认为急性非结石性胆囊炎多发生于有严重的原发疾病或合并疾病(恶性肿瘤、腹部外伤、严重烧伤等)的老年患者,其胆囊坏疽、穿孔、合并脓肿等并发症发生率高,常表现为中重度急性胆囊炎。应综合评估患者的疾病严重度、并存病、CCI 评分和 ASA 评分,指导患者的治疗策略。

腹腔镜下胆囊切除术仍为急性非结石性胆囊炎的首选手术方法。关于手术时机抉择,由于急性非结石性胆囊炎出现坏疽和穿孔的可能性较大,需要及早进行手术干预。但急性非结石性胆囊炎患者大部分伴有心脏和相关脏器的慢性疾病,存在的手术风险较大,因此,术前应监测患者的生命体征和各脏器功能,积极治疗患者并存病,改善患者心、肾功能。国内研究提示,早期腹腔镜下手术切除胆囊,手术成功率更高,对机体创伤更小,有利于老年患者的早期康复。

对于早期手术风险较高的急性非结石性胆囊炎患者,推荐早期行 PTGBD 术。国内一项研究显示,对于急性重症高龄急性非结石性胆囊炎,与急诊行 PTGBD 穿刺引流联合 6~8 周择期腹腔镜胆囊切除术相比,急诊腹腔镜胆囊切除术在 ICU 时间、住院时间以及术后并发症等方面具有显著优势。PTGBD 避免了麻醉和外科手术双重打击对患者带来的风险,通过留置引流管进行胆汁引流,肿大的胆囊迅速减压,还可留取胆汁做细菌学培养及药敏试验,指导抗生素的临床应用,使胆囊炎性反应得到缓解,最终有效控制病情,使患者安全度过危险期,是肝胆外科备受推崇的方法。

第二节 慢性胆囊炎

大多数慢性胆囊炎合并有胆囊结石,极少数由细菌感染或寄生虫引起。本病大多数为慢性起病,亦可由急性胆囊炎反复发作而来,临床上可无特殊症状。我国慢性胆囊炎、胆囊结石患病率为 16.9%,占所有良性胆囊疾病 74.68%。胆囊结石是最常见的慢性胆囊炎危险因素,慢性结石性胆囊炎占所有慢性胆囊炎的 90%~95%。慢性非结石性胆囊炎则不常见,占所有慢性胆囊炎的 4.5%~13.0%。

(一)病因

1. 胆囊结石 结石导致反复的胆囊管梗阻,并造成胆囊黏膜损伤,出现反复的胆囊壁炎性反应、瘢痕形成和胆囊功能障碍。一般认为胆囊小结石易阻塞胆囊管,引起急性胆囊炎;而较大的结石常无腹部绞痛,仅引起慢性胆囊炎。对老年慢性胆囊炎患者的研究显示,炎性反应严重程度与结石最大径呈正相关,而与结石数量和年龄呈负相关,孤立的大结石是慢性胆囊炎高风险的预测因素。

2. 细菌感染 正常胆汁是无菌的,当胆囊或胆管出现结石嵌顿、梗阻,则可能导致肠道细菌逆行感染。研究显示,非胆囊手术者、急性和慢性胆囊炎患者的胆汁培养阳性率分别为 16%、72% 和 44%,伴有黄疸的患者,在胆汁中发现细菌的比例可高达 90%,提示不完全性胆管梗阻是细菌感染的重要危险因素。慢性胆囊炎的病原菌主要来源于肠道细菌的逆行感染,致病菌的种类与肠道细菌基本一致,以革兰氏阴性菌为主,占 75%,前 5 位依次为大肠埃希菌、肺炎克雷伯菌、铜绿假单胞菌、鲍氏不动杆菌和阴沟肠杆菌,分别占 39.9%、11.0%、9.2%、5.5%、4.6%。近年研究提示,*H.pylori* 感染可能与慢性胆囊炎的发生有关。

3. 急性胆囊炎迁延而来。

(二)病理

慢性胆囊炎往往与胆囊结石同时存在,由于胆石刺激和长期炎症的影响,可使胆囊萎缩或囊壁纤维化。其主要病理表现为胆囊壁增厚和瘢痕收缩,胆囊缩小,周围可有粘连。如胆囊颈部或当囊管有梗阻,胆囊亦可扩大。镜检显示其黏膜破坏,为肉芽组织或瘢痕组织所取代。囊壁可有淋巴细胞浸润、纤维化、钙化等改变。上述改变对胆囊的浓缩和排空功能产生不同程度的障碍,最终导致囊腔缩小、功能丧失。如胆囊管为结石、炎性粘连或瘢痕组织完全阻塞,胆汁引流不畅,可形成胆囊积液;当继发感染时,则演变为胆囊积脓。此外,长期的慢性胆囊炎可导致腺上皮细胞增生、异型,最终发展为原位癌和胆囊恶性肿瘤。

（三）临床表现

1. 腹痛　是大多数慢性结石性胆囊炎患者最常见的症状,发生率约为 84%,腹痛的发生常与高脂、高蛋白饮食有关;患者常表现发作性的胆绞痛,或出现钝痛,多位于右上腹,可放射至背部,持续数小时后缓解。

2. 消化不良　是慢性非结石性胆囊炎的常见表现,占 56%,又称胆源性消化不良,表现为嗳气、饱胀、腹胀、恶心等消化不良症状。

3. 无症状胆囊结石　随着超声技术的广泛应用,胆囊结石常可在常规健康体格检查中被偶然发现,患者既无明显症状又无阳性体征,但在未来可有部分患者出现症状。

体格检查:可有右上腹压痛、或右肩胛下角压痛,Murphy 征阳性。胆囊积液时可触及圆形、光滑的囊性肿块。当出现慢性胆囊炎急性发作、胆源性胰腺炎时,可有急性胆囊炎和急性胰腺炎相应的症状和体征;Mirizzi 综合征的表现与胆总管结石类似,无特异性;胆石性肠梗阻则以肠梗阻表现为主。

（四）诊断

慢性胆囊炎的临床症状和体征对于诊断慢性胆囊炎有着重要作用,但缺乏特异性。

1. 实验室检查　在急性发作时与急性胆囊炎相同,无急性发作时可无异常改变。①白细胞计数:急性发作时可出现白细胞计数升高,中性粒细胞大于80%;②肝功能异常:如存在胆管梗阻,可出现胆红素升高、谷丙转氨酶升高等;③胆汁检查:可行逆行胰胆管造影或十二指肠插管引流胆汁进行检查,如胆汁颜色变浅,发现有较多脓细胞、胆固醇或胆红素钙沉淀,胆汁细菌培养或寄生虫检查阳性,则有利于确诊。

2. 超声检查　超声检测是诊断慢性胆囊炎最常用、最有价值的检查,可显示胆囊壁增厚、纤维化,以及胆囊中的结石。一篇包含 30 项研究的荟萃分析显示,胆囊超声的敏感度为 97%,特异度为 95%,准确度为 96%,阳性预测值为 95%。慢性胆囊炎的超声特点主要是胆囊壁增厚(壁厚≥3mm)、毛糙;如合并胆囊结石,则出现胆囊内强回声及后方声影,若胆囊内出现层状分布的点状低回声,后方无声影时,则常是胆囊内胆汁淤积物的影像。诊断时还需注意胆固醇结晶与息肉相鉴别,若超声检查时表现为胆囊内不随体位移动的固定强回声且后方不伴声影,多诊断为胆囊息肉样病变。

3. CT　CT 对于慢性胆囊炎诊断的敏感度为 79%,特异度为 99%,准确度为 89%。胆囊壁增厚是慢性胆囊炎的主要影像学表现,充盈良好的胆囊壁厚度超过 3mm 具有诊断价值。多层螺旋 CT 能清楚显示胆囊壁的形态、病变部位、壁增厚特征以及邻近器官的情况,对厚壁型胆囊癌的诊断及其与慢性胆囊炎的鉴别诊断有很重要的价值。

4. MRCP　在评估胆囊壁纤维化、胆囊壁缺血、胆囊周围肝组织水肿、胆囊周围脂肪堆积等方面均优于 CT,可用于鉴别急性和慢性胆囊炎。此外,MRCP 可发现超声和 CT 不易检出的胆囊和胆总管的小结石。与术后病理结果相比,多层螺旋 CT 和 MRCP 对于慢性胆囊炎的诊断符合率分别为 73.3%、88.0%,MRCP 诊断符合率明显高于多层螺旋 CT 检查。

5. 肝胆管 CCK-HIDA　是评估胆囊排空的首选影像学检查,可鉴别是否存在胆囊排空障碍。对怀疑慢性非结石性胆囊炎者,可用 CCK-HIDA 评估胆囊动力学改变,阳性表现为胆汁充盈缓慢、喷射指数降低(普通人群喷射指数为 70,低于 35 即为低喷射指数),且对注射胆囊收缩素呈低反应。在胆囊切除术后,大部分胆囊动力学障碍的患者症状缓解,CCK-HIDA 检测可有效预测胆囊切除术后患者的预后。

（五）鉴别诊断

慢性胆囊炎需与以下若干疾病相鉴别:

1. 原发性胆囊癌　多继发于慢性胆囊炎与胆石症,主要症状是腹痛、腹块与进行性消瘦,黄疸多不常见。多有胆囊区持续压痛,上腹部阵发性绞痛,逐渐转变为持续性钝痛,程度逐渐加重,多层螺旋 CT 有助于鉴别。

2. 消化性溃疡　常表现为慢性、周期性、节律性上腹部疼痛,内镜检查是确诊消化性溃疡的重要手段。对于临床症状不典型,有非特异性消化道症状,尤其是急性发病,对症处理后症状迅速缓解,抗溃疡治疗效果不佳的患者应考虑本病可能,做相关检查有助于诊断。

3. 慢性胰腺炎　多有嗜酒史,通常有胰腺内分泌和外分泌功能障碍,常表现为腹痛、消化不良、脂肪泻和糖代谢异常,行逆行胰胆管造影,有助于慢性胰腺炎的诊断。

(六) 治疗

对于慢性胆囊炎、胆囊结石患者,应按是否有症状、是否有并发症分别进行个体化治疗。治疗目标为控制症状,预防复发,防治并发症。

1. 无症状性慢性胆囊炎治疗　对无症状的慢性胆囊炎患者,治疗原则是饮食调整,有症状时,可利胆对症治疗。

(1)饮食调整:慢性胆囊炎的发病与饮食和肥胖有关。建议患者规律、低脂、低热量膳食。

(2)利胆治疗:①熊去氧胆酸是一种亲水的二羟胆汁酸,具有扩容胆汁酸池、促进胆汁分泌、调节免疫、细胞保护等作用机制。对于胆石症患者,使用熊去氧胆酸有助于降低胆源性疼痛的发生风险,避免急性胆囊炎的发生,改善胆囊平滑肌收缩性和炎性浸润。②阿嗪米特可促进胆汁合成和分泌,同时提高胰酶的活性,促进吸收碳水化合物、脂肪和蛋白质。临床可供应用的复方阿嗪米特肠溶片,其成分中的胰酶、纤维素酶具促进消化的作用,而二甲硅油可促进胃内气体排出,改善腹胀不适症状。因此,复方阿嗪米特肠溶片在利胆的同时还有助于改善消化不良等症状。③茴三硫具有促胆汁分泌和轻度的促胆道动力作用。

2. 有症状的慢性胆囊炎　治疗以控制症状、消除炎症反应为主。

(1)解痉止痛:用于慢性胆囊炎急性发作时的胆绞痛。可用硝酸甘油酯 0.6mg 舌下含服,每 3~4 小时 1 次,或阿托品 0.5mg 肌内注射,每 4 小时 1 次,可同时用异丙嗪 25mg 肌内注射;镇痛剂哌替啶 50~100mg 肌内注射,与解痉剂合用可增强镇痛效果(因可能促使 Oddi 括约肌痉挛进而增加胆管内压力,故一般禁用吗啡)。但上述药物并不改变疾病转归,且可能掩盖病情,因此一旦无效或疼痛复发,应及时停药。

(2)缓解胆源性消化不良症状:对于有明确胆囊结石的消化不良患者,10%~33% 可在胆囊切除术后得到缓解。但由于胆源性消化不良通常有胆囊外消化系功能紊乱,因此在出现消化不良的早期,需要应用复方阿嗪米特或其他胰酶等改善胆源性消化不良的药物。

(3)抗感染治疗:根据慢性胆囊炎患者胆汁培养结果、患者感染严重程度、抗生素耐药性和抗菌谱,以及患者的基础疾病,在慢性胆囊炎胆道感染的治疗中合理选用抗生素。胆道感染以革兰氏阴性杆菌为主,对亚胺培南、美罗培南、头孢哌酮 / 舒巴坦、阿米卡星、哌拉西林 / 他唑巴坦的耐药率较低,可作为胆道感染的预防和经验用药。与急性胆囊炎发作相比,慢性胆囊炎患者可以待胆汁培养及细菌药物敏感试验结果完善之后,再选使用抗生素,避免因盲目应用而产生耐药性。

3. 外科治疗在慢性胆囊炎中的地位　慢性胆囊炎一般首选内科治疗,但在内科治疗的基础上,如果出现以下症状和表现,则需考虑外科治疗。①疼痛无缓解或反复发作,影响生活和工作者;②胆囊壁逐渐增厚达 4mm 及以上;③胆囊结石逐年增多和增大,合并胆囊功能减退或障碍;④胆囊壁呈陶瓷样改变;⑤合并有 10mm 以上的胆囊息肉或"瓷化"胆囊。

4. 慢性胆囊炎常见并发症及处理　慢性胆囊炎急性发作或出现急性腹膜炎、急性胆囊穿孔、重症急性胰腺炎等急腹症时,应及时同外科医师会诊处理。如暂时不适合手术或有手术禁忌证时,可考虑超声或 CT 引导下胆囊穿刺引流术或经行 ERCP 处置。

(1)急性胆囊炎合并急性腹膜炎,可导致胆囊内胆汁淤积并合并感染,临床上有腹痛、发热,腹部检查可发现腹膜炎体征;如感染未能及时控制,胆囊壁可出现坏疽,可导致胆囊穿孔。外科治疗原则是行胆囊切除术,如果炎性反应较早期或局限,可采用腹腔镜下胆囊切除术;如果炎性反应时间较长,胆囊周围粘连严重或已出现胆囊穿孔,则需剖腹行胆囊切除或胆囊造瘘术。无结石性胆囊炎也常因血运障碍而出现急性胆囊炎发作,且常出现胆囊壁坏疽,亦需行手术切除治疗。

(2)胆源性胰腺炎:胆石症、高甘油三酯血症、乙醇是急性胰腺炎的 3 种常见病因,胆源性胰腺炎仍是我国急性胰腺炎的主要原因。针对急性胆源性胰腺炎的治疗,除了常规禁食、抑制胰酶分泌、解痉镇痛和补液支持治疗之外,还需要根据血培养和胆汁培养及药物敏感试验结果,选择适当的抗菌药物治疗。对于急性胆源性胰腺炎并胆总管梗阻、胆管炎的患者,宜行 ERCP、经皮穿刺肝胆管引流术或手术治疗。重症急性胆源性胰腺炎患者,应尽可能在非手术治疗后症状完全缓解时行延期手术;轻症急性胆源性胰腺炎患者早期手术并不增加手术难度及并发症发生率,且能减少住院天数及住院费用。

(3)Mirizzi 综合征:其形成的解剖因素是胆囊管与肝总管伴行过长,或者胆囊管与肝总管汇合位置过低,邻近胆囊壶腹(Hartmann 袋)的结石,引起肝总管或胆总管不同程度的梗阻,反复的炎性反应发作更易导致胆囊肝总管瘘管,胆囊管消失,结石部分或全部堵塞肝总管。临床特点是反复发作的胆囊炎及胆管炎,明显的胆汁淤积黄疸。影像学检查可见胆囊颈部的巨大非活动性结石,超声表现为胆囊萎缩、"三管征"或行 ERCP、MRCP 见到胆囊管过长或胆囊管与肝总管并行。Mirizzi 综合征占胆囊切除术患者的 0.3%~3.0%,其可增加胆囊切除术中胆管损伤的风险(高达 22.2%)。对此类患者,不提倡腹腔镜下胆囊切除,以开腹手术为宜。

(4)结石性肠梗阻:占所有小肠梗阻的 1%,是在胆囊损伤与肠道间形成瘘管(以胆 - 十二指肠瘘最常见,占 68%),因结石通过瘘管进入肠道所致,多于狭窄的回盲部造成机械性梗阻。除非结石明显钙化,否则腹部 X 线检查难以发现,但 CT 可见胆囊内积气、胆囊缩小、梗阻部位结石。治疗以外科干预解除梗阻为主。

(七)预后

慢性胆囊炎、胆囊结石一般预后良好,但一旦出现症状或症状反复发作,特别是伴有胆绞痛时,需积极处理,必要时行外科手术。胆囊癌的发生与慢性结石性胆囊炎有关,65%~90% 的胆囊癌患者有胆囊结石,但仅有 1%~3% 的胆囊结石患者发展为胆囊癌。研究证实,胆囊上皮化生与微结石的关系更为密切,这些患者隐匿发病或长期处于症状轻微状态,如超声检查发现胆囊壁显著增厚,需加以重视并及时请外科会诊。

(李蜀豫)

参考文献

1. Yokoe M, Hata J, Takada T, et al. Tokyo Guidelines 2018: diagnostic criteria and severity grading of acute cholecystitis (with videos). J Hepatobiliary Pancreat Sci, 2018, 25: 41-54

2. Okamoto K, Suzuki K, Takada T, et al. Tokyo Guidelines 2018: flowchart for the management of acute cholecystitis. J Hepatobiliary Pancreat Sci, 2018, 25: 55-72

3. Wakabayashi G, Iwashita Y, Hibi T, et al. Tokyo Guidelines 2018: surgical management of acute cholecystitis: safe steps in laparoscopic cholecystectomy for acute cholecystitis (with videos). J Hepatobiliary Pancreat Sci, 2018, 25: 73-86

4. Mori Y, Itoi T, Baron TH, et al. Tokyo Guidelines 2018: management strategies for gallbladder drainage in patients with acute cholecystitis (with videos). J Hepatobiliary Pancreat Sci, 2018, 25: 87-95

5. Gomi H, Solomkin JS, Schlossberg D, et al. Tokyo Guidelines 2018: antimicrobial therapy for acute cholangitis and cholecystitis. J Hepatobiliary Pancreat Sci, 2018, 25: 3-16

6. Ansaloni L, Pisano M, Coccolini F, et al. 2016 WSES guidelines on acute calculous cholecystitis. World J Emerg Surg, 2016, 11: 25

7. Yokoe M, Takada T, Hwang TL, et al. Validation of TG13 severity grading in acute cholecystitis: Japan-Taiwan collaborative study for acute cholecystitis. J Hepatobiliary Pancreat Sci, 2017, 24: 338-345

8. Kamalapurkar D, Pang TC, Siriwardhane M, et al. Index cholecystectomy in grade II and III acute calculous cholecystitis is

feasible and safe. ANZ J Surg, 2015, 85: 854-859

9. Amirthalingam V, Low JK, Woon W, et al. Tokyo Guidelines 2013 may be too restrictive and patients with moderate and severe acute cholecystitis can be managed by early cholecystectomy too. Surg Endosc, 2017, 31: 2892-2900

10. Yokoe M, Takada T, Hwang TL, et al. Descriptive review of acute cholecystitis: Japan-Taiwan collaborative epidemiological study. J Hepatobiliary Pancreat Sci, 2017, 24: 319-328

11. Hibi T, Iwashita Y, Ohyama T, et al. The "right" way is not always popular: comparison of surgeons' perceptions during laparoscopic cholecystectomy for acute cholecystitis among experts from japan, korea and taiwan. J Hepatobiliary Pancreat Sci, 2017, 24: 24-32

12. 程玉, 饶小惠, 张胜, 等. 80 岁以上老年急性结石性胆囊炎患者的临床治疗. 中华普通外科杂志, 2018, 33 (7): 567-570

13. Yang MJ, Yoo BM, Kim JH, et al. Endoscopic naso-gallbladder drainage versus gallbladder stenting before cholecystectomy in patients with acute cholecystitis and a high suspicion of choledocholithiasis: a prospective randomised preliminary study. Scand J Gastroenterol, 2016, 51: 472-478

14. 郑建伟, 曹李, 吴安健, 等. 腹部手术后急性非结石性胆囊炎诊治策略. 中华普外科手术学杂志(电子版), 2018, 12 (3): 219-223

15. 陈启勋, 蒋平. 老年急性非结石性胆囊炎的早期腹腔镜胆囊切除术治疗. 四川医学, 2017, 38 (8): 910-913

16. 王毓, 李涛, 林锐, 等. 老年重症急性非结石性胆囊炎患者手术时机及方式的选择. 临床外科杂志, 2016, 24 (8): 599-602

17. 王玉许, 丁伟, 杜福田. 经皮胆囊穿刺引流治疗住院患者并发急性非结石性胆囊炎效果观察. 中国现代普通外科进展, 2016, 18 (9): 715-717

第二十五章

胆 石 症

胆石症是指胆道系统,包括胆囊和胆管内发生结石的疾病。其临床表现取决于结石的部位、是否造成胆道梗阻和感染等因素,其成分主要由胆固醇、胆红素、钙盐及混合型结石等所组成。流行病学调查显示,本病好发于 40~60 岁人群,在成年人中的发病率为 10%~15%,女性明显多于男性,男女比例约为 1:2.5,随着人口的老龄化、饮食结构的改变,其发病率还在逐年上升。

一、胆囊结石

胆囊结石(cholecystolithiasis)是指发生在胆囊内的结石,主要为胆固醇结石或以胆固醇为主的混合型结石和黑色素结石。

(一)流行病学

在发达国家的白人中,胆囊结石的发病率为 10%~15%,美国的印第安人中,胆囊结石的发病率可高达 60%~70%,亚洲东部人群的发病率较低,撒哈拉以南的非洲人很少患有胆囊结石。在中国,胆囊结石的平均发病率为 7%,年龄增长至 80 岁时可高达 23%,胆囊结石的发生率随着年龄的增大而升高,性别的差异逐渐缩小,发病率呈逐年增长的趋势。

(二)危险因素

1. 环境因素 饮食与生活习惯在不同地区胆结石发病率的调查中占有重要地位,大量研究表明高脂、高糖、高蛋白、低纤维饮食会增加胆囊结石的发生率。年龄同样也是胆囊结石发生中的重要危险因素,目前研究显示老年人胆汁酸代谢功能降低及长期接触其他引发胆石症的高危因素(如三高饮食)可能是老年人易患胆结石的主要原因。性别在胆囊结石的发病中一直处于争议地位,流行病学调查一致认为,在50 岁以上的女性胆囊结石患病率明显高于男性,尤其处于绝经期。原因可能是雌激素水平发生改变,影响胆囊动力学的变化,以致胆石的形成。

2. 代谢因素 代谢因素包括腹型肥胖、空腹血糖升高、高血压病、血脂异常等。目前普遍的观点认为,肥胖在致病因素中占有极重要的地位。在我国的一项调查中显示:肥胖患者的发病率可达 25%,且肥胖越严重,其胆囊结石发病率越高。肥胖在胆囊结石形成过程中机制可能与胆固醇合成限速酶(HMG-CoA)的活性增强有关,它促进胆汁中胆固醇过饱,同时抑制胆囊运动,最终促进胆结石的形成。血糖升高同样可增加胆结石形成的风险。有学者认为高血糖可抑制胆汁从肝脏分泌并干扰胆囊收缩,改变胆汁中晶体成核和黏液分泌的因子,由此增加胆石症患病风险。

3. 地区与遗传因素 地区与遗传因素同样是导致胆囊结石患者发病率差异显著的重要因素。相关研究指出西方人群胆囊结石的发病率可达21%,而非洲人群发病率低于5%,我国人群发病率为4.2%~12.1%,新疆地区维吾尔族人群胆石症发病率(22.87%)明显高于汉族人群(11.64%)的发病率。相关研究表明有结石家族史同样也是胆囊结石发生的高危因素。目前基因多态性在胆结石的发生过程的研究同样十分值得关注,通过小鼠模型的研究发现多个Lith基因诱导胆汁分泌过多加之环境影响因素可导致结石形成。

4. 相关疾病因素　研究表明慢性病毒型肝炎、直肠癌、心肌缺血会增加胆囊结石的发病风险。目前发现丙肝患者胆囊结石发病率明显增加,原因可能是病毒引发的免疫反应导致胆囊及胆管细胞的损伤,致使胆囊功能受损,加之胆汁分泌异常,从而容易形成结石。一项胆囊结石与直肠癌相关联的荟萃分析中得出,胆石症可增加直肠癌的风险。有学者猜想,可能是胆囊结石可引发胆囊炎并发症,导致邻近的结肠受到炎症刺激,从而更易导致肠癌发生。我国学者进行了一项纳入超过50万人前瞻性队列研究,最终结果表明缺血性心肌病与胆固醇结石的发生密切相关,但机制不明。此外有研究表明幽门螺旋杆菌感染与维生素D缺乏也会增加胆囊结石的发病率,但是目前仍有争议。

胆囊结石形成的危险因素包括可控因素和不可控因素,其中种族背景、遗传、家族史、年龄和性别为不可控因素,而饮食混乱、锻炼减少、体重骤减、肥胖、代谢综合征、糖尿病、血脂紊乱、药物使用和诸如肝硬化和克罗恩病等疾病为可控因素。

(三)胆囊功能与胆囊结石形成机制

目前研究认为胆固醇结石形成的机制是:胆汁中胆固醇过量,超过了磷脂和胆汁酸的溶解能力,在多种成核因素的作用下,析出胆固醇结晶成核,最终形成胆固醇结石。随着保胆手术的提出,临床医生开始关注胆囊功能。研究发现胆囊运动功能在胆汁的浓缩、脂质转运、胆汁分泌等过程中都有重要的意义,影响结石形成,胆固醇过饱和胆汁过量分泌是胆固醇结石的先决条件,而胆囊运动功能的减弱是导致结石形成的最终环节。

1. 胆囊与胆囊结石形成　胆囊具有收缩和舒张功能,通过周期性运动驱动胆盐在肠肝循环中流动,并通过脂质的差异吸收维持胆囊胆汁的动力学稳定性。通过试验动物模型的研究发现,过饱和胆汁的存在与胆囊收缩功能的减弱是胆囊结石形成的两大因素,二者相互影响和促进。胆囊结石可使胆囊平滑肌的运动功能受损,表现出空腹胆囊残余容积增加以及对胆囊收缩素(CCK)敏感性降低,导致胆汁淤积,进而胆固醇结晶从过饱和胆汁中析出,经过不断地聚合从而形成肉眼可见结晶,又进一步影响胆囊运动,久而久之即形成结石。具体机制如下:胆汁酸排泄增加及胆汁胆固醇含量过饱和均可抑制胆囊运动功能。当胆汁中胆固醇过饱和,可促使其在胆囊上皮中的扩散,可渗透到胆囊平滑肌及上皮黏膜中,黏膜中及肌层的胆固醇聚集导致肌细胞中自发动作电位和电压激活的 Ca^{2+} 电流的显著减少,因此胆囊平滑肌的动作电位被抑制,此外过量的胆固醇可抑制上皮细胞受体与激素结合的流动性,特别是小窝蛋白3与缩胆囊素受体结合,导致缩胆囊素8(CCK-8)与其受体(CCK-1R)结合降低,从而导致胆囊收缩减弱。

2. 胆囊运动功能的探测　胆囊功能在胆结石的形成过程中扮演重要角色,因此在临床上对胆囊功能的探测十分常见,也极为重要。B超在测量胆囊功能的运用中较为普遍,通过利用超声对胆石症患者胆囊功能的探测发现,对于胆囊功能较差的患者行保守治疗或者“保胆”治疗,结局往往不理想,肝胆核素显像也为胆囊功能的探测提供一个新的方法,是目前“保胆”手术前必要的检查手段。此外利用肝胆核素显像探测胆囊功能,在诊断急性胆囊炎中作用显著,是确诊急性胆囊炎最具有特异性的检查手段。深入研究胆囊结石的成因机制,尤其是胆囊在其形成过程中的作用,对“保胆”治疗有着积极的影响。

(四)临床表现与分期

患者的临床表现取决于结石的部位、大小,尤其与是否造成梗阻和感染密切相关。大约80%的胆结石患者不出现诸如疼痛、胆囊炎、胆管炎及胰腺炎等表现,因此,大部分胆结石为无症状结石,仅在体检时发现。20%有症状的胆结石常表现为腹痛,并且出现相关并发症。每年有1%~4%胆囊结石患者可出现症状,约 20% 的患者在诊断为胆囊结石 20 年内才出现症状。胆囊结石的典型症状为胆绞痛,其他的表现主要为呕吐、黄疸以及寒战高热。有文献曾报道 1 例以肾前性氮质血症为主要表现的胆结石病例,也有文献报道,胆石症可表现为持续不退的慢性右背部疼痛,但该临床表现极为罕见。

一般胆囊结石分为发作期和缓解期。发作期主要表现为:右上腹或剑突下持续性隐痛、胀痛、阵发性剧痛,向右肩背放射,伴有恶心、呕吐、腹胀、食欲不振等症状,进食会加重,严重时可见寒战、高热、黄疸。血常规:白细胞计数和中性粒细胞计数增高;血生化:血清碱性磷酸酶或 γ- 谷氨酰转肽酶可升高,谷丙转氨酶(ALT)升高,梗阻明显时血清胆红素亦较高,以直接胆红素为主,尿胆红素阳性。缓解期临床表现:疼痛不明显,或时发时止,可伴有嗳气、反酸、腹胀、食欲不振等消化不良症状;血常规和肝功能多无明显改变,部分患者完全没有临床症状仅在体检时发现。

（五）并发症

1. Mirizzi 综合征 其形成的解剖因素是胆囊管与肝总管伴行过长或者胆囊管与肝总管汇合位置过低,邻近胆囊壶腹的结石引起肝总管或胆总管不同程度梗阻,反复的炎性反应发作更导致胆囊肝总管瘘管,胆囊管消失,结石部分或全部堵塞肝总管。临床特点是反复发作的胆囊炎及胆管炎,明显的梗阻性黄疸。

2. 急性胆囊炎 胆囊结石长期嵌顿或阻塞胆囊管,合并细菌感染时可形成不同程度的急性胆囊炎,如未及时治疗,可进展为胆囊坏疽、穿孔,出现重度胆囊炎时可合并有器官功能障碍,危及生命。

3. 继发性胆总管结石 小结石通过胆囊管进入并停留在胆总管,可形成胆总管结石,导致梗阻性黄疸。

4. 胆源性胰腺炎 胆总管结石引起 Oddi 括约肌损伤或持续嵌顿于壶腹部导致胆源性胰腺炎。

5. 胆石性肠梗阻 胆囊损伤与肠道间形成瘘管(以胆 - 十二指肠瘘最为常见),结石通过瘘管进入肠道形成梗阻,多于狭窄的回盲部造成机械梗阻。

6. 胆囊癌 长期结石和炎症的刺激可导致胆囊癌的发生。

（六）诊断方法

胆囊结石的诊断需结合临床表现和影像学检查。典型的临床胆绞痛病史是诊断胆囊结石的重要依据,影像学检查可帮助确诊。

1. 实验室检查 ①胆绞痛发作时可出现白细胞增多,如合并有急性胆囊炎、急性胰腺炎时,白细胞呈持续性明显升高。②血清胆固醇或甘油三酯升高。③肝功能可表现为轻度异常,如血清谷丙转氨酶、谷草转氨酶、碱性磷酸酶升高。如上述酶持续升高,常提示合并胆管结石或急性胆囊炎。④血清淀粉酶可短暂性轻度升高,如合并急性胰腺炎,则升高明显,且持续时间更长。

2. 影像学检查 近 20 年来,随着影像学的不断发展,胆道疾病的诊断方法有了很大的突破。胆道疾病常规的影像学检查包括 X 线、超声、CT、ERCP、MRCP、内镜超声、胆道闪烁成像和胆道造影等,各种方式都有自己的优势与局限性。Kiewiet 等对急性胆囊炎的诊断方式进行了荟萃分析,包括胆道闪烁成像、超声造影、MRI 和 CT。该研究共包含 5 859 例患者,胆道闪烁造影、CT 的敏感性高于超声造影和 MRI,但三种诊断方法的特异性无差异,胆道闪烁成像对急性胆囊炎诊断精确度最高,但是由于其为放射性核素检查,只可作为辅助诊断的方式,不可取代简便易行且价格低廉的超声造影成为首选的检查方式。CT 和 MRI 由于价格昂贵,且其准确性与超声差距不大,使用也受到限制,因此超声依旧是首选的检查方式。

（七）鉴别诊断

1. 上腹部隐痛及消化不良 应与慢性胃炎、消化性溃疡、食管裂孔疝等鉴别。胃镜检查及超声可鉴别。

2. 腹部绞痛急性发作 应与急性胰腺炎、肾结石、急性胆管炎、急性下壁心肌梗死、急性胸膜炎等鉴别。通过体特殊体征、生命体征的监测,及血常规、尿常规、血淀粉酶、心肌酶谱、心电图和超声等检查可予以鉴别。

(八) 治疗

1. 非手术治疗 每年 0.7%~2.5% 无症状性胆囊结石患者可能会发展为有症状的胆囊结石,仅 0.1%~0.3% 无症状性胆囊结石患者中可出现胆囊结石的并发症而需要手术干预。无症状性胆囊结石通常不需要预防性手术,需定期进行随访跟踪。

(1) 控制饮食和体重:规律早餐,调整饮食结构,限制摄入脂肪、胆固醇过多的食物,少饮酒,适量补充维生素 C,合理减重,健康运动,改善胰岛素抵抗有助于预防胆石症的发生。

(2) 解痉止痛:非甾体抗炎药(如双氯芬酸、吲哚美辛、布洛芬等)对于胆绞痛的止痛效果较好,且可有效减少急性胆囊炎的发生率。对于胆绞痛明显患者可酌情使用解痉止痛药物,因可能促使 Oddi 括约肌痉挛进而增加胆管内压力,故一般禁用吗啡。

(3) 抗感染:应根据患者血培养或胆汁培养结果合理选择抗生素。常选用广谱抗生素,尤其对革兰氏阴性杆菌敏感的抗生素,如可选用哌拉西林 / 他唑巴坦、头孢哌酮 / 舒巴坦、喹诺酮类药物治疗,同时针对厌氧菌使用硝基咪唑类药物具有较好效果。胆道结石梗阻或嵌顿可引起急性化脓性胆管炎,出现脓毒血症或败血症时选用碳青霉烯类在加强抗感染同时,必要时可使用糖皮质激素治疗,以减轻炎症反应。

(4) 口服药物溶石:对于胆囊功能正常的、X 线阴性的胆固醇性胆囊结石,口服胆汁酸制剂溶石治疗是有效的。鹅去氧胆酸和熊去氧胆酸具有溶石作用,还可以抑制小肠吸收胆固醇,降低胆汁中胆固醇的分泌。若治疗后,胆石的体积未见减小者,应停止治疗。溶石药物只对胆固醇结石有效,且停药后容易复发,5 年内复发率为 50%。

(5) 体外冲击碎石:体外冲击碎石(extracorporeal shock wave lithotripsy,ESWL)是治疗胆固醇结石的有效手段。对于单个胆结石且直径 ≤2cm、非钙化性胆固醇结石,ESWL 后 1 年的结石消除率为 63%~90%。对于钙化性胆固醇结石,ESWL 后 1 年的结石消除率为 60%。结石复发是 ESWL 的主要隐患,10 年结石复发率高达 54%~60%。据随访调查显示约 36% 经 ESWL 治疗后的胆结石患者需要行手术切除。

2. 手术治疗

(1) 手术指针:①瓷化胆囊无症状的胆石症患者可行胆囊切除术;②胆囊结石 ≥2cm 以及嵌顿在胆囊颈部的患者,应考虑行胆囊切除术;③怀疑有胆囊癌变倾向的患者均推荐性胆囊切除术;④胆囊息肉直径 ≥ 1cm 伴或不伴有胆石症的患者,无论症状如何,均应行胆囊切除术;⑤证实有胆囊结石并发症,如急性胆囊炎、Mirizzi 综合征、胆源性胰腺炎、肠梗阻、胆囊癌,建议行手术治疗。

(2) 手术方法:首选腹腔镜下胆囊切除手术。与传统开腹手术相比,腹腔镜手术住院时间短、恢复快、并发症少、疼痛轻、费用低。据统计显示,目前约 93% 的胆囊切除术是经腹腔镜下切除术的,中转开腹手术率为 4%~8%。腹腔镜手术治疗的并发症包括胆管损伤、出血、胆汁瘘、伤口感染、皮下气肿等。一项涉及 452 936 个胆囊结石患者腹腔镜手术并发症的研究显示,术中发生胆管损伤的并发症为 0.63%,约 3.6% 病例需中转开腹手术。但对于怀疑有胆囊癌和 Mirizzi 综合征的患者需常规性开腹手术治疗。

行胆囊切除术时,有下列情况应行胆总管探查:①术前病史、临床表现或影像学检查提示有胆总管梗阻;②术中证实胆总管有病变,如术中胆道造影证实或扪及胆总管内有结石、蛔虫和肿块;③胆总管扩张超过 1cm,胆管壁明显增厚,发现胰腺炎或胰头肿物,胆管穿刺抽出脓性、血性、胆汁或泥沙样胆色素颗粒;④胆囊结石较小,有可能通过胆囊管进入胆总管。对于同时合并有胆总管结石的患者,部分学者建议早期直接行腹腔镜下胆囊切除术;部分学者建议在 ERCP 术后 72 小时内尽快行腹腔镜下胆囊切除术。

3. 新的治疗理念——保胆取石术

(1) 胆囊切除后弊端

1) 腹胀、腹泻等症状:胆囊功能正常时,排空胆汁与进食同步,进而能最大程度利于食物消化吸收。

胆囊切除后,上述同步现象被打破,进而导致食物消化吸收效率降低,表现为腹胀、腹泻等消化不良症状。

2)胆汁反流:生理状态下,胆汁进入十二指肠与进食同步,此时,胃排空可一定程度降低胆汁胃反流机会。胆囊切除后,胆汁进入十二指肠由断续性变为持续性,故胆汁反流入胃机会增多,进而导致胆汁反流性胃炎、胃溃疡等。

3)诱发结肠癌潜在风险:有学者研究发现,有胆囊切除术病史的患者,术后罹患结肠癌的风险显著增加。Vernick 等研究发现,胆囊切除后结肠癌发病风险较正常人增加 45 倍。另外,Morvay 等通过动物实验发现,次级胆酸可明显增加动物结肠癌发病风险。目前多数学者认为:胆囊切除后次级胆酸浓度增高可增加结肠癌发病风险。

(2)保胆取石术由来:一个多世纪前,德国 Langenbuch 医生首先提出胆囊切除术治疗胆囊结石,认为胆囊是胆囊结石形成的温床,即著名的"温床学说",因此切除胆囊后即可彻底治愈胆囊结石。但随着科技的发展,如今我们可以通过手术彻底清除胆囊结石,同时保留胆囊,该手术即"微创保胆取石术"。这样不但可最大程度降低保胆手术后胆囊结石再发,而且可以完整保留胆囊的生理功能。裘法祖院士 2007 年提出"重视胆囊的功能,发挥胆囊的作用,保护胆囊的存在",因此越来越多学者开始开展保胆手术的理论和临床研究。

(3)手术适应证与禁忌证:

适应证包括:①经 B 超或其他影像学检查确诊为胆囊结石;②经 ^{99}TeECT 或口服胆囊造影证实胆囊功能正常;③胆囊未显影,但术中能取净结石,证实胆囊管通畅者。禁忌证包括:①胆囊萎缩及胆囊腔消失者;②胆囊管内结石,术中内镜无法发现、无法取出者;③胆囊管经术中造影证实梗阻、无法解除者;④胆囊内存在弥漫性壁间结石者;⑤胆囊结石伴癌变者。

(4)术式选择:①小切口微创保胆取石术,该手术是保胆取石的最基本术式,各种情况下均可达到保胆取石的目的,是目前临床中应用最广泛的术式之一;②腹腔镜辅助保胆取石术,该手术适合于胆囊较大、胆囊较游离、与网膜无明显粘连的胆囊,其优势在于切口定位准确、切口小、操作简单、能及时中转行 LC 术;③全腹腔镜下微创保胆取石术,该手术取石及胆囊缝合均在腹腔镜下完成,技术要求高,手术时间较长,仅适用于胆囊结石较少患者;④内镜下保胆取石,是近几年较新的微创技术,其优势是微创、在超声胃镜引导下经胃到达胆囊取出结石,对内镜操作者技术要求较高,目前也只在少数三甲医院开展。

目前关于保胆取石术尚缺乏前瞻性、大样本、多中心随机对照研究的循证医学证据。目前治疗胆囊结石的"金标准"仍为 LC,保胆取石术仍未列入胆囊结石患者的诊疗常规,因此对于胆囊结石患者实施保胆取石术需加倍慎重。既反对不顾一切地盲目切除有功能而无临床症状的胆囊,进行过度治疗,更反对盲目保胆取石。

4. 胆总管结石合并胆囊结石的治疗策略

(1)LC 术前联合 ERCP:目前应用最广泛和流行的方案是 LC 手术前联合 ERCP、内镜十二指肠乳头括约肌切开术(endoscopic sphincterotomy,EST)方案。有学者认为,EST 伴有十二指肠乳头括约肌的结构破坏,存在远期结石复发和反流性胆管炎的固有缺陷,仅建议 ERCP 应用于确切的胆管结石患者。而且 ERCP 后可致使胆囊炎的发作,特别是胆囊三角粘连加重,增加了 LC 手术的难度。另外伴有一些致死性并发症,如急性重症胰腺炎、消化道穿孔、出血等。因此,两阶段治疗方案产生了一些顺序间隔问题,ERCP 前需要超声、MRCP 或者 EUS 的影像支持,ERCP 后需要间隔 72 小时实施 LC。另外,两阶段方案的患者需要经历两次不同的麻醉。ERCP 治疗巨大、数量多的胆总管结石,或伴有十二指肠乳头解剖异常、十二指肠乳头旁憩室、胆管胰管合流异常、胃肠吻合重建术后等情况时,失败率高。目前随着内镜巨大球囊扩张术、内镜碎石网篮、内镜液电碎石、子母镜、SpyGlass 胆道镜系统的发展,已经显著地提高了困难 ERCP 治疗的成功率。

(2)LC 术后联合 ERCP:对于一些低风险的胆总管结石患者,策略性选择 LC 术后的 ERCP 似乎是合理的。当胆总管结石于 LC 术后得到诊断,或者术中诊断为胆总管结石,但由于医疗资源或技术的原因又无法实施术中清除胆管结石的状况下,该方案也是一种选择。对于既往有 ERCP 治疗成功病史的非复杂胆总管结石患者,也可应用此方案。同样,该方案患者也承受了两次麻醉,而且主要的风险在于 ERCP 清除胆管结石失败后,患者将不得不面临再次手术治疗。

(3)LC 术中联合 ERCP:ERCP 十二指肠乳头插管可借助手术医师经胆囊管插管,导丝穿过乳头进入十二指肠腔实施。该技术具有最小的创伤,一次麻醉,易于学习等优势。La Greca 等分析了 27 篇文献的近 800 例患者,比较该方案与其他方案,结果显示胆管结石清除 92.3%,并发症发生率低,EST 出血为 1.6%~6%,胰腺炎为 1.7%~7%。另外,该方案经导丝引导的十二指肠乳头插管,避免了激惹胰管的风险。该方案虽然需要改变患者的体位,增加手术时间,但并没有延长 LC 手术后的恢复时间和住院时间。部分学者认为,该方案与两阶段的 LC 联合 ERCP 方案相似,仅仅减少了一次麻醉,缩短了 2~3 天的住院时间。而且该技术的实施,要求麻醉医师、内镜医师、手术医师的统一组织和协调安排,对医疗量繁重的医院是一种挑战。

(4)LC 术中联合 LCBDE:一个更加合理的、令人兴奋的方案是 LC 联合 LCBDE,在这种状况下,手术医师可以通过一次手术麻醉操作,完全解决胆囊结石和胆总管结石,同时避免 Oddi 括约肌的切开。另外,手术医师的经验对取石的途径(经胆囊管或经胆总管)和胆管缝合的选择(一期缝合或放置 T 形管)有一定的影响。LCBDE 技术对设备和医师的手术操作水平要求较高,同时也存在不同方法的胆道取石和不同方式的胆道引流,甚至是否引流胆道的争议。目前亦存在较多的胆道引流技术,包括传统的 T 型管引流,该方法适用于胆管直径小,或怀疑胆管残余结石,或患者合并有肝内胆管结石,以及经胆囊管引流和胆总管内放置支架。

(九)预防

1. 胆石症的基础预防 健康的生活方式与饮食结构,定期的体育活动和理想体重的保持可能对胆固醇结石和有症状胆石症有预防作用。

2. 一般人群胆石症的预防 不推荐一般人群应用药物预防胆石症。

3. 胆石症高危人群的基础预防

(1)体重迅速下降

1)与体重迅速下降相关的情况(如极低能量饮食、减肥手术),可推荐暂时使用熊去氧胆酸(每天至少 500mg,直到体重稳定)。

2)预防性胆囊切除术不是减肥手术的常规指征。

(2)长期应用生长抑素及其类似物治疗:对于长期应用生长抑素及其类似物的患者,同时应用熊去氧胆酸被认为可以预防胆固醇结石的形成。

(3)全肠外营养:完全肠外营养的患者胆泥形成的风险增加,目前尚无预防建议。

(4)激素治疗:应用激素替代疗法的医生应认识到激素增加胆石症的患病风险,目前尚无证据表明,激素替代疗法可预防需药物或手术治疗的胆石症。

4. 复发性胆管结石的预防 对于复发性胆管结石,尚无药物预防建议。

二、肝外胆管结石

肝外胆管结石可分为原发性和继发性结石。原发性肝外胆管结石多为棕色胆色素类结石,与胆道感染、胆道梗阻、胆管节段性扩张、胆管异物有关。继发性结石主要为胆囊结石进入并停留在肝外胆管内的结石。肝外胆管结石大多数位于胆总管下端,亚洲人群以原发性胆总管结石多见,欧洲人群以继发性胆总管结石多见。数据表明,有症状胆结石患者,胆总管结石患病率在 10%~20%。

(一)病理生理

1. 急性和慢性胆管炎 结石引起胆汁淤滞,容易引起感染,感染造成胆管壁黏膜充血水肿,加重胆管梗阻。胆管梗阻后,胆道内压增高,感染胆汁可逆向经毛细胆管进入血液循环引起毒血症,导致全身感染。并发急性化脓性胆管炎时,严重者可发生感染性休克,甚至死亡。反复的胆管炎症使管壁纤维化、增厚、狭窄,近端胆管扩张。

2. 由于结石梗阻胆管,胆汁引流不通畅,可出现梗阻性黄疸的表现。

3. 肝损害　感染和梗阻引起肝细胞损害,造成肝细胞坏死形成胆源性肝脓肿;反复感染和肝损伤可导致胆汁性肝硬化。

4. 胆源性胰腺炎　结石嵌顿与壶腹部可引起胰腺急性和慢性炎症。

(二) 临床表现

其临床症状取决于有无感染和梗阻。平时一般无症状或仅有上腹部不适,当结石造成胆管梗阻可引起黄疸和腹痛;继发胆管炎时,可有 Charcot 三联症:腹痛、寒战高热、黄疸的临床表现。

1. 腹痛　疼痛部位常在剑突下或右上腹,多为绞痛,呈阵发性或持续性阵发性加重,可向右肩部和背部放射,伴有恶心呕吐。疼痛与结石嵌顿于壶腹部或胆总管下端,引起胆总管平滑肌和 Oddi 括约肌痉挛有关。如腹痛为持续性、进行性消瘦、感染难以控制,腹部出现肿物应考虑肝胆管癌的可能。

2. 寒战高热　胆管梗阻继发感染导致胆管炎,胆管黏膜水肿加重梗阻,致胆管内压升高,细菌和内毒素逆行经毛细胆管进入血液循环,引起全身感染。约 2/3 患者可出现寒战高热,一般表现为弛张热,体温可达 39~40℃。严重者出现急性梗阻性化脓性胆管炎、全身脓毒症或感染性休克。反复胆管炎可导致多发的肝脓肿,如脓肿较大可穿破膈肌和肺形成胆管支气管瘘。长期梗阻甚至导致肝硬化,表现为黄疸、腹水、门静脉高压、上消化道出血和肝功能衰竭。

3. 黄疸　胆管梗阻后可出现黄疸,其轻重程度、发生和持续时间取决于胆管梗阻的程度、部位和有无并发症。

体格检查:全身皮肤及巩膜黄染,剑突下、右上腹可有压痛,部分患者有肝区叩击痛。

(三) 诊断

1. 实验室检查

(1) 发生急性胆管梗阻时,白细胞和中性粒细胞比例升高。

(2) 尿常规检查可见尿胆原减少,尿胆红素升高;大便检查可见陶土样大便。

(3) 肝功能检查:血清胆红素升高,以直接胆红素升高为主。血清碱性磷酸酶、γ-谷氨酰胺肽酶升高明显。

(4) 胆绞痛急性发作时,血淀粉酶可短暂轻度升高。合并急性胰腺炎时,升高明显,且持续时间较长。

2. 超声检查　超声诊断胆总管结石,其敏感性和特异性分别为 71% 和 93%。主要超声影像学特征为:胆管团块回声强或中强度,伴有声影,可合并上游胆管有积液扩张现象。

3. CT　CT 对恶性胆道梗阻的鉴别和分期起重要作用,但在检测胆总管结石方面并不是常规手段。现代薄层 CT 扫描诊断胆总管结石,敏感性为 69%~87%,特异性为 68%~96%;当结石小或与胆汁密度相似时,诊断准确性会明显降低。

4. MRCP　MRCP 有与 CT 类似的敏感性和特异性;MRCP 可更直观清晰地显示胆、胰管的病变,对 ≥3mm 的结石具有较高的诊断率。MRCP 对于 ERCP 术前判断病情、掌握适应证与禁忌证具有较高的参考价值。

5. ERCP　在目前部分研究中,ERCP 是诊断胆总管结石的"金标准",诊断胆管结石的敏感性为 79%~100%,特异性为 87%~100%。与 EUS 和 MRCP 相比,其优点在于可提供内镜下治疗。由于 ERCP 具有一定的创伤性和风险,患者往往需要住院,费用较高,还需承担操作失败及并发症的风险,因而原则上不建议实施单纯诊断性 ERCP。

6. 超声内镜　EUS 诊断胆总管结石的敏感性为 84%~100%,特异性为 96%~100%。与诊断性 ERCP

类似,其对胆管内微小结石诊断准确率较高,且相对安全,适合于尚未明确诊断的患者。

（四）鉴别诊断

1. 肾绞痛　始发于腰肋腹部,可向股内侧或生殖器放射,伴血尿,无发热,腹软,无腹膜刺激征,肾区叩痛明显。腹部平片检查可显示肾区或输尿管结石。

2. 肠绞痛　以脐周为主,可伴有恶心呕吐,腹胀,肛门停止排气排便。腹部可见肠型,肠鸣音亢进,可有不同程度的压痛和 / 或腹膜刺激征。腹部立位平片可见单个或多发气液平。

3. 壶腹部和胰头癌　起病缓慢,早期无明显症状,腹痛较轻或仅有上腹部不适,黄疸呈进行性加深,一般不伴有寒战高热,腹软,无腹膜刺激征。上腹部可扪及包块,晚期可有腹水及恶病质表现。ERCP,MRCP 或 CT 有助于鉴别。

（五）治疗

目前对于肝外胆管结石的自然病史了解甚少。在 GallRisks 研究中,2 734 200 例患者接受了术中胆总管造影检查,3 969 例(11.6%)发现有 1 个或多个胆总管结石;在 3 828 例有足够随访数据的患者中,594 例(15.5%)接受了胆总管结石的保守治疗,而剩下的患者则推荐使用取石治疗策略;在 0~4 年不等的随访期间,未处置胆总管结石的患者中25.3% 经历了不良结果(胰腺炎、胆管炎,手术后 30 天内阻塞胆管或随后的症状),而取石术患者只有 12.7% 有不良结果;对于直径超过 4mm 的胆总管结石患者积极治疗有较好的结果,其中计划取石的不良结局风险为 8.9%,而保守治疗患者的风险为 15.9%,差异具有统计学意义。

1. 非手术治疗　也可以作为手术治疗的术前准备,治疗措施包括:

（1）应用抗生素,应根据药敏试验合理选择抗生素。

（2）解痉止痛:对于胆绞痛明显患者可酌情使用解痉止痛药物,因可能促使 Oddi 括约肌痉挛进而增加胆管内压力,故一般禁用吗啡。

（3）纠正水电解质平衡紊乱,加强营养支持,禁食的患者应使用肠外营养。

2. ERCP　随着内镜技术的发展,乳头括约肌切开术可以在内镜下进行,ERCP 用于治疗胆总管结石的技术越加成熟。经乳头胆管插管的成功率在 95% 以上,清除胆总管结石的成功率达 90% 以上,缓解梗阻性黄疸的成功率可达 85% 以上。在没有发生脓毒症特定危险因子的情况下(如硬化性胆管炎、胰腺囊肿贯通、肝门狭窄、肝移植、胆道镜检查或乳白色胆汁引流失败),建议避免预防性使用抗生素。对于内镜下难以清除的胆总管结石病例,尤其是高龄、不适合手术的患者,可在胆管内留置塑料支架,有助于引流胆汁、控制感染、减少发作频率,起到一定的姑息性治疗作用。短期留置胰管支架有助于预防 ERCP 术后胰腺炎的发生率,或减轻胰腺炎的严重程度。

3. 胆道镜　对于不能耐受手术或 ERCP 的胆管结石、胆管狭窄或胆道梗阻患者,可以选择行胆道镜下取石。胆道镜导向碎石术是胆总管结石治疗中的重要进展,对于常规技术失败的患者是一种有用的选择。胆道镜下液电碎石和激光碎石对胆管内碎石具有较高的清除率(73%~97%)。胆道镜操作如存在复杂性肝胆管结石、操作时间长等因素应预防性应用抗生素。镜下碎石、取石解除胆道梗阻后可服用利胆药物以促进排净结石碎屑。胆管结石取净标准:①胆道镜检查未发现肝内外胆管结石;②超声、CT 或 MRCP检查未见结石征象;③ T 管造影胆管系统显影充分,未见明显充盈缺损。

4. 手术治疗　首选腹腔镜手术,手术方法主要包括胆总管切开加 T 管引流术和胆肠吻合术。

（1）胆总管切开加 T 管引流术,适用于单纯胆总管结石,胆总管上下端通畅、无狭窄或其他病变。目前证据表明腹腔镜下胆囊切除术 + 胆总管探查术与围手术期 ERCP 在疗效、病死率方面无差异,但腹腔镜下胆囊切除术 + 胆总管探查住院时间更短、手术费用更少,且能保留乳头括约肌功能。

（2）胆肠吻合术:常用的吻合方式为胆管空肠 Roux-en-Y 吻合。适用于:胆总管梗阻狭窄无法缓解;胆胰汇合部,胰腺直接流入胆囊;胆管因病变而部分切除无法再吻合。

目前,对于肝外胆管结石的治疗技术较为成熟,但单独运用每一种技术都有其局限性。三镜(腹腔镜、十二指肠镜、胆道镜)联合治疗可极大程度地发挥微创技术的优越性,减少住院时间,降低治疗成本、并发症。国内最近证据表明三镜联合治疗肝外胆管结石有效,结石复发率低,三镜互为补充,恰当合理地选择适应证是提高疗效的关键。

三、肝内胆管结石

肝内胆管结石(hepatolithiasis)是发生于左右肝管汇合处以上部分的胆管结石,大部分结石为含有细菌的棕色素结石,常沿肝叶、肝段分布,多见于肝左外叶和右后叶,一般可单独存在,但临床多以肝内合并肝外胆管结石为主。其主要病变特点是原发或继发性引起肝内胆管的狭窄和扩张,以及机械性阻塞,从而导致胆道感染和进一步对肝功能的损伤。以病变广泛、病情复杂、并发症发生率高、复发率高、可诱发癌症为特点的肝内胆管结石依旧是肝胆外科一个亟待攻破的医学难题。

（一）病因

1. 环境因素　东方的饮食结构主要是高碳水化合物、低脂肪、低蛋白饮食,这可能是肝内胆管结石的发病原因。饱和脂肪可使胆囊收缩、Oddi 括约肌松弛,因此低饱和脂肪饮食会使胆汁淤滞,导致肝内胆管结石的发生。低蛋白饮食可使糖二酸 -1,4- 内酯(葡萄糖醛酸抑制剂)水平下降,导致胆红素钙结石的形成。韩国 Kim 等的研究指出,目前 40%~50% 的肝内胆管结石是混合成分,有一些更是单纯胆固醇结石,支持了肝内胆管结石病因的饮食假说。

2. 营养状态　肝内胆管结石男女均可受累,30~40 岁多发,社会低阶层多发,农村多于城市。Suzuki等从流行病学和病因学角度分析后认为,肝内胆管结石的病因可能与蛋白质缺乏所致的营养不良有关。

3. 细菌感染和胆汁淤积　胆道感染和胆汁淤积是胆色素结石形成的主要原因。细菌感染时产生葡萄糖醛酸酶和磷脂酶 A1,葡萄糖醛酸酶使结合性胆红素水解为非结合性胆红素,其与 Ca^{2+} 结合成胆红素钙沉淀,而磷脂酶 A1 使磷脂水解,释放出游离脂肪酸,并与 Ca^{2+} 结合生成棕榈酸钙和硬脂酸钙。另外,胆道感染时胆道黏膜分泌大量糖蛋白,作为基质把上述各种沉淀物凝聚在一起形成结石。胆汁淤积是肝内胆管结石形成的必要条件,引起胆汁淤积的原因有胆道狭窄、胆道畸形、梗阻远端胆管内压力升高、胆管扩张、细菌感染等。在肝内胆管结石患者中经常出现细菌感染,分离出的细菌主要是革兰氏阴性菌,幽门螺杆菌可能与肝内胆管结石发生有关。

4. 病毒感染　八坂贵宏等的病例对照研究发现人类 T 淋巴细胞白血病病毒 I 型(human T-lymphotropic type I,HTLV-1)抗体阳性(OR=2.85,p=0.004 2)与肝内胆管结石发生有关。HTLV-1 引起肝内胆管结石的发生机制目前尚不明确,认为 HTLV-1 的感染可能引起全身性炎症反应、毛细胆管炎及硬化性胆管炎,最终导致肝内胆管的炎性改变,导致肝内胆管结石的发生。

5. 寄生虫感染　肝内胆管结石发生的还可能与蛔虫、血吸虫及华支睾吸虫感染有关。它们不仅可以破坏胆囊上皮出现炎症,还可以在该处产卵、寄生,形成结石。肠道细菌可以通过门静脉系统植于肝脏,另外肠道黏膜的受损,均可导致寄生虫重复感染。胆道蛔虫感染引起肝内胆管结石的可能机制有:①蛔虫尸体以及虫卵形成结石核心;②引起胆管壁的炎症反应,胆道黏膜变粗糙,易形成结石;③蛔虫体引起胆管阻塞、胆汁淤积以及虫体对胆管的损伤导致细菌感染,胆汁成分发生改变促进结石形成。

6. 胆道解剖学异常　肝脏胆道系统的先天性异常、获得性胆管狭窄及扩张都可以促进肝内胆管胆色素结石的发生。Kayhan 与 Ono 等认为术后狭窄、硬化性胆管炎、Caroli's 病、先天性胆总管囊肿以及肿瘤引起的胆汁淤积与肝内胆管结石的发生密切相关。另外,胆道缺血、胆管内血管曲张、门静脉海绵样病变引起的胆管狭窄、胆道梗阻,均与肝内胆管结石的形成有关。

（二）形成机制

肝内胆管胆固醇结石的胆汁成分测定发现,与胆囊胆固醇结石相比较,肝内胆管胆固醇结石胆汁中胆固醇过饱和。胆汁中胆固醇 / 磷脂比肝内胆管胆固醇结石中显著增高,导致胆汁中胆固醇分子的不稳定,容易析出胆固醇结晶。胆汁中磷脂／胆汁酸比低下引起微胶粒形成减少,胆汁酸疏水端对胆管上皮的损伤增加。重要的是,异常胆汁的生成不仅在含有结石的胆管内,没有结石的胆管中也生成。因此,不仅是存在结石部位的肝组织功能障碍,而是全肝功能出现了障碍。另外,研究发现合成胆固醇关键酶 HMG- 辅酶 A 还原酶在含有结石的胆管与没有结石的胆管内的活性比对照组胆囊胆固醇结石明显升高,转录水平也显著增加。并且胆汁酸合成中,胆固醇 7- 羟化酶在含有结石胆管内与没有结石胆管内活性均比对照组(胆囊胆固醇结石)明显降低,转录水平也显著下降。

肝细胞膜通透功能的研究中,发现肝细胞毛细胆管膜上的转运载体多耐药蛋白 3(muhidrug resistance protein3,MRP3)对磷脂的分泌过程中起重要作用。磷脂分泌减少的进行性家族性肝内胆汁淤积症 3 型和多耐药型蛋白 2 敲除的大鼠中出现了进行性非化脓性胆管炎,并且胆囊和胆管内胆固醇结石自然发生。低磷脂分泌相关胆石症中,胆固醇结石患者内高频率 MRP3 遗传基因变异,引起 MRP3 功能低下,导致磷脂分泌异常。这些提示,磷脂分泌障碍与胆管胆固醇结石的形成有关。

胆固醇合成亢进和胆汁酸生成低下,同时肝内转运和胆汁分泌功能异常以及胆管胆汁内胆固醇饱和度的上升,是肝内胆管结石形成的重要病理生理基础。这种胆汁、脂质成分的改变,胆管上皮的受损,花生四烯酸活化引起的黏蛋白分泌过剩,引起胆汁淤积,促进胆固醇结晶的析出,成为胆管内胆固醇结石或富含胆固醇结石形成的重要原因。另外,溶解、转运脂质的血清载脂蛋白对胆固醇结晶的析出有抑制作用。不论在胆管内还是胆囊内,胆固醇结晶析出的促进因子和抑制因子不平衡引起胆固醇结石的形成。综上所述,肝内胆固醇结石的形成可能与全肝功能障碍有关。

(三) 病理生理

肝内胆管结石的主要病理改变为胆道梗阻和感染。

1. 胆管炎　结石阻塞胆管,导致胆管梗阻;胆汁淤积后,容易引起感染,形成胆管炎,进一步加重胆管梗阻。并发急性化脓性胆管炎时,严重者可发生感染性休克,甚至死亡。反复的胆管炎症使管壁纤维化、增厚、狭窄,近端胆管扩张。

2. 长时间的感染和梗阻引起肝细胞损害,导致肝段、肝叶纤维化和萎缩,形成胆汁性肝硬化及门脉高压。

3. 肝胆管长期受结石、炎症及胆汁中致癌物质的刺激易形成肝内胆管细胞癌。

(四) 临床表现

1. 肝内胆管结石患者可无明显疼痛,仅表现为肝区闷胀或隐痛,疼痛可向下胸部和右肩胛下方放射。如合并有肝外胆管结石和双侧肝胆管结石,可出现梗阻性黄疸,单纯肝内胆管结石一般无黄疸。

2. 合并急性胆管炎患者可有寒战、高热症状。

3. 胆汁性肝硬化和肝癌　如胆管内结石长期广泛存在,胆管梗阻未及时解除,导致肝组织纤维化、萎缩,最后可发展为胆汁性肝硬化及门静脉高压。

4. 肝内胆管细胞癌　受炎症、结石、致癌物质影响,可逐渐有进展为肝内胆管细胞癌的风险,可出现贫血、低蛋白血症及恶病质的症状。

(五) 并发症

1. 急性期并发症　主要为胆道感染,包括急性胆管炎、胆源性肝脓肿及其并随的感染性并发症。急性期并发症死亡率高,且严重影响手术效果。

2. 慢性并发症　主要包括贫血、低蛋白血症、慢性胆管炎、胆源性肝脓肿、肝硬化、门静脉高压、肝内胆管细胞癌。

(六) 诊断

1. 实验室检查　①白细胞、中性粒细胞比例增高。慢性溶血患者血常规检查可见贫血。尿常规检查通常无异常,存在黄疸者可出现尿胆原,尿胆红素阳性;②血清胆红素正常或轻度升高,谷丙转氨酶、谷草转氨酶、碱性磷酸酶、γ-谷氨酰转肽酶升高;③合并有胆管细胞癌时,可有 CA199、癌胚抗原(CEA)升高。

2. 腹部超声　肝内胆管结石的典型声像图表现为肝内胆管内强回声后伴声影,可伴有梗阻以上胆管扩张,其突出优势在于操作简便、安全无创,现已成为肝内胆管结石的首选检查方法。但是,B 超对肝内胆管结石和狭窄的判断有限,漏诊率高,加上干扰因素众多,故其诊断准确性有限。因此,B 超常用于肝内胆管结石的筛选、术中引导取石和定期随访。

3. CT　CT 的总体诊断价值高于 B 超,其优势在于可全面显示肝内胆管结石的分布情况、胆管扩张情况和肝实质病变情况等,对结石的判断及术前病情评估具有重要意义。对阴性结石和泥沙样结石检出率低,且对可能存在的胆管狭窄的诊断价值有限。

4. MRCP　MRCP 是一种无创性的技术,不需对比剂,有研究显示其敏感性、特异性及准确性均接近100%。MRCP 能立体显示结石部位、胆管的狭窄与扩张和胆管的形态,对胆肠内引流术后及复合性胆管狭窄等患者同样适用。当合并肝外胆管结石时,其越发显得重要。

5. 经皮肝穿刺胆道造影(PTC)　对病变胆管的显示清晰、准确,但固有的侵入性、对肝实质病变诊断的欠缺性和操作中出现并发症的风险性,使其退出肝内胆管结石的常规诊断舞台,重心由诊断转变为治疗。

6. 三维可视成像技术　近年来三维可视化技术的发展也在肝内胆管结石的术前诊断评估和治疗指导方面体现出了极高的应用价值。三维可视化的优点除了在于可明确结石、胆管狭窄、肝叶萎缩或肥大等相关诊断外,更能清晰显示胆道系统与肝内血管系统间的三维立体关系。

（七）治疗

1. 药物治疗　20 世纪 90 年代有学者利用口服中药舒胆合剂、金石散胶囊、复方熊胆胶囊、胆宁片等治疗肝内胆管结石,也有部分学者在胆道结石术后,通过 T 管、经皮经肝置管、鼻胆管等途径灌注复方桔油乳剂、二甲基亚砜、甲基叔丁基醚等药物治疗肝内胆管结石。这些溶石、排石药物对部分病例具有一定的效果,但因为缺乏规范的研究验证、效果不确切、临床应用较少,近期相关研究较少报道,临床应用似乎处于停滞阶段。将药物用于肝内胆管结石取石术后来降低复发率可能在今后肝内胆管结石治疗中具有重要意义,但尚处于起步阶段,具体的药物种类、适用范围、治疗效果需进一步探索。

2. 手术治疗　手术原则为:尽可能取尽结石、解除胆道狭窄及梗阻、去除感染病灶、恢复和建立通畅的胆汁引流、防止结石复发。主要方法包括:胆管切开 +T 管引流,肝门部胆管狭窄修复重建术,肝叶切除术,肝移植。

(1)胆管切开 +T 管引流:是目前常用的手术方法之一,原则上尽量一次性取尽结石,对于难以在术中一次取净的多发结石,预留 T 管,待术后胆道镜取石,是降低结石残留率主要办法。

(2)肝门部胆管狭窄修复重建术:肝胆管炎性狭窄好发于肝门部胆管分叉和左肝管,处理肝门部胆管狭窄的手术方法目前主要有以下 3 种:胆管狭窄成形、胆管空肠 Roux-en-Y 吻合术;胆管狭窄成形、游离空肠段吻合术;胆管狭窄成形、组织补片修复术。对肝门部主要肝管狭窄的常规性手术方法是胆管狭窄成形、胆管空肠 Roux-en-Y 吻合术,主要用于肝内病灶和上游肝管狭窄已去除的狭窄患者。胆肠吻合术后出现吻合口狭窄并结石形成者,应在吻合口放置支架引流。

(3)肝叶切除术:肝叶切除术不仅清除了结石病灶,同时还切除了并存的胆管狭窄及由结石导致的萎缩、纤维化等肝实质病变,减少能结石复发,也消除了可能发生胆管癌的潜在危险。适应证:①肝区域性的结石并纤维化、萎缩、脓肿、胆瘘;②难以切尽的肝叶、肝段结石、并胆管扩张;③不宜手术的高危胆管狭窄并近端胆管结石;④结石合并有癌变的胆管;⑤局限于一侧的肝内胆管囊性扩张。左肝管系统广泛结石,可选择规则性左半肝切除;对于局限于左外叶且合并左肝管主干内的结石,可选择单纯左外叶切除术。

(4)肝移植:当肝内胆管结石合并胆汁性肝硬化、门静脉高压时,肝胆管结石病已发展至终末期病变,治疗困难,预后极差,此类患者可考虑行肝移植术。其适应证为:①存在于左、右肝的广泛肝内胆管结石、伴反复发作的胆管炎,用常规治疗效果不佳者;②严重的、多处的胆管狭窄,引起胆管梗阻、黄疸,用其他治疗手段难以纠正者;③伴有严重失代偿期胆汁性肝硬化者。

3. 内镜微创疗法

(1) 腹腔镜肝切除术:1996 年 Azagra 等首次实施腹腔镜下肝左外叶切除术获得成功。随着腹腔镜技术的逐渐成熟以及先进设备的出现,腹腔镜肝切除术在临床上的应用日益广泛。经临床实践发现,适合应用腹腔镜治疗的肝内胆管结石患者占所有接诊肝胆管结石患者的比例不到 5%。这主要是由于腹腔镜肝切除术适用范围较窄,禁用于有肝内胆管结石手术史、结石弥漫且复杂以及病灶对侧肝代偿功能差的患者。

(2) 腹腔镜胆总管切开取石术(LCBDE):LCBDE 是一种新兴治疗肝内外胆管结石的术式。LCBDE 取石可以节省手术时间且结石清除率明显提高,对于肝内 I ~ II 级胆管的结石,可结合胆道镜探查,降低残石率。LCBDE 联合胆道镜取石术结石清除率达 85%~98%。该术式逐步发展成熟,手术成功率高、对患者创伤小、术后恢复快。对合并肝内外胆管狭窄、胆道镜取石困难,需作胆管成形术或肝叶切除术者,仍是 LCBDE 的禁忌证。

(3) 经十二指肠镜逆行胰胆管造影 + 内镜乳头括约肌切开取石术(ERCP+EST):ERCP+EST 术式于 1974 年首次应用于临床,因其创伤小、手术时间短,如今已成为治疗胆胰疾病的重要手段。ERCP 尤其适用于老年患者或身体虚弱不能耐受外科手术者;但其操作难度大并可导致对比剂进入胰胆管诱发胰腺炎以及 EST 破坏 Oddi 括约肌诱发的胰腺炎、胆管炎等并发症,故 ERCP 禁用于对碘对比剂过敏者。

(4) 经口胆道镜取石术(PDCS):PDCS 为一种非创伤性疗法,有三种经口胆道镜,以母子系统纤维胆道镜目前应用较多。胡建军等认为对于 I、II 级及其以上肝内胆管结石 PDCS 具有局限性。据统计 PDCS 的结石清除率为 57.1% 且复发率较高,临床应用较少。但 Syed 等认为 PDCS 联合体外冲击波碎石 (extracorporeal shock-wave litho-tripsy,ESWL)治疗效果良好。

(5) 手辅助腹腔镜手术(hand-assisted laparoscopic surgery,HALS):HALS 是借助 Hand-Port System 进行腹腔镜手术的一种新型手段,在气腹状态下,操作者可借助 Hand-Port System 单手探查腹腔,此种术式难度系数较低,手术时间较短,并且术后恢复与单纯腹腔镜下手术相比差别不明显,此方法在降低了全腹腔镜手术难度的同时,又保留了微创手术的优势,但其费用昂贵,术者需在专业仪器使用培训后进行操作,故尚未普及。

(6) 机器人辅助腹腔镜手术:Casciola 等首次于 2003 年用达芬奇机器人系统进行肝切除术,从此达芬奇机器人开始被用来辅助腹腔镜治疗肝内胆管结石。机器人辅助腹腔镜手术比单纯腹腔镜更加灵活,可减少人为抖动并开阔手术视野,有良好的应用前景。Daouadi 等于 2013 年报道,达芬奇机器人辅助腹腔镜肝切除术的失血量、术后并发症发生率以及生存率无明显差异。需要注意,为防止长时间的 CO_2 气腹导致的皮下水肿和高碳酸血症,手术时间不宜过长且术前应做好相关影像学检查。

(7) 经皮胆道镜碎石术(PTCSL):传统胆道探查术具有局限性和盲目性,可造成诸如胆道出血、胆管损伤及 Oddi 括约肌损伤等多种并发症,且其残石率达 30% 以上,应用胆道镜可使残石率降至 2%~4%。纤维胆道镜一般可进入二级肝内胆管进行探查,若患者合并肝内胆管明显扩张时可进入三级及以上的肝内胆管,随后进行碎石、取石及 T 管引流。PTCSL 可在胆道镜下直视肝内胆管碎石,胆道损伤小结石清除率高,复发率低,可反复取石尤其对于不可进行传统手术的心肺功能不足的中老年病患能多次取石,极大程度减轻患者痛苦,但对于严重肝内胆管狭窄的病患治疗效果不佳。肝内胆管结石的病情比较复杂,依靠一种内镜很难达到手术目的,临床常采用腹腔镜与胆道镜联合进行肝切除或者取石。

(8) 其他新兴疗法:纤维胆道镜联合钬激光可以有效解决纠正胆管狭窄以及直径>1cm、铸形、嵌顿形的结石取石问题。与临床上常用的超声碎石法、高频电碎石法、液压电碎石法、体外震波碎石等碎石法有明显区别,创口小,效率高,安全指数高,成功率高,有效降低残石率和复发率,除一过性感染性发热外无明显并发症。亦可在腹腔镜联合胆道镜下采用螺旋水刀碎石法进行治疗,安全系数高,疗效好,值得推广。

（李蜀豫）

参考文献

1. 中国中西医结合学会消化系统疾病专业委员会.胆石症中西医结合诊疗共识意见 (2017 年).中国中西医结合消化杂志 , 2017, 26 (2): 132-138

2. Tazuma S, Unno M, Igarashi Y, et al. Evidence-based clinical practice guidelines for cholelithiasis 2016. J Gastroenterol, 2017, 52 (3): 276-300

3. 陈光彬 , 孙礼侠 , 刘丹峰 .胆囊结石的临床策略与个体化治疗 .国际外科学杂志 , 2018, 45 (2): 141-144

4. 胡金灵 , 彭永兰 .胆汁培养及药敏分析对胆囊切除术抗生素使用的价值 .肝胆胰外科杂志 , 2018, 30 (3): 247-249

5. 陈旭辉 , 关养时 , 安文伟 , 等 .胆囊结石所致胆源性急性胰腺炎腹腔镜胆囊切除术手术时机选择 .中国现代普通外科进展 , 2017, 20 (3): 219-221

6. Williams E, Beckingham I, El Sayed G, et al. Updated guideline on the management of common bile duct stones (CBDS). Gut, 2017, 66: 765-782

7. Möller M, Gustafsson U, Rasmussen F, et al. Natural course vs interventions to clear common bile duct stones: data from the Swedish Registry for Gallstone Surgery and Endoscopic Retrograde Cholangiopancreatography (GallRiks). JAMA Surg, 2014, 149: 1008-1013

8. ASGE Standards of Practice Committee. The role of ERCP in benign diseases of the biliary tract. Gastrointest Endosc, 2015, 81: 795-803

9. Hu B, Sun B, Cai Q, et al. Asia-Pacific Consensus Guidelines for Endoscopic Management of Benign Biliary Strictures. Gastrointest Endosc, 2017, 86: 44-58

10. 杨彦 , 张剑 , 楼健颖 , 等 .腹腔镜胆总管探查取石免留置鼻胆管引流一期缝合术临床疗效的多中心回顾性研究 (附 312 例报告).中华消化外科杂志 , 2018, 17 (1): 68-75

11. 石鑫 , 秦琦瑜 , 刘维丽 , 等 .“三镜”联合治疗胆囊结石合并肝外胆管结石手术效果及安全性研究 .临床军医杂志 , 2018, 40 (6): 710-712

12. 中华医学会数字医学分会 .肝胆管结石三维可视化精准诊治专家共识 .中国实用外科杂志 , 2017, 37 (1): 60-66

13. 中华医学会外科学分会胆道外科学组 , 中国医师协会外科医师分会胆道外科医师委员会 .胆道镜临床应用专家共识 (2018 版).中国实用外科杂志 , 2018, 38 (1): 21-24

14. 赵义军 , 耿小平 .复杂肝内胆管结石的治疗 .肝胆外科杂志 , 2018, 26 (1): 71-73

15. Endo I, Takada T, Hwang TL, et al. Optimal treatment strategy for acute cholecystitis based on predictive factors: Japan-Taiwan multicenter cohort study. J Hepatobiliary Pancreat Sci, 2017, 24: 346-361

16. Yokoe M, Takada T, Hwang TL, et al. Descriptive review of acute cholecystitis: Japan-Taiwan collaborative epidemiological study. J Hepatobiliary Pancreat Sci, 2017, 24: 319-328

17. Yokoe M, Takada T, Hwang TL, et al. Validation of TG13 severity grading in acute cholecystitis: Japan-Taiwan collaborative study for acute cholecystitis. J Hepatobiliary Pancreat Sci, 2017, 24: 338-345

18. Gonzalez-Mu~noz JI, Franch-Arcas G, Angoso-Clavijo M, et al. Risk-adjusted treatment selection and outcome of patients with acute cholecystitis. Langenbecks Arch Surg, 2017, 402: 607-614

19. Harilingam MR, Shrestha AK, Basu S. Laparoscopic modified subtotal cholecystectomy for difficult gall bladders: a single-centre experience. J Minim Access Surg, 2016, 12: 325-329

第二十六章

胆囊切除术后综合征

胆囊切除术后综合征(post cholecystectomy syndrome,PCS)系由于胆囊切除术后所出现的与胆系病变有关的临床症候群,与术前的临床症状相似,主要表现为右上腹疼痛、腹胀、恶心等,伴有或不伴黄疸,其发病率为 10%~15%,女性发病高于男性。

胆囊切除术后综合征是一个笼统模糊的诊断名称,缺乏科学性。许多胆囊切除术后的症状与独立疾病有关。随着医学技术的发展,大多症状都可找到具体的病因而得到合理的治疗。

一、病因与病理生理

本病可与以下因素有关:

1. 术中对胆管的损伤　腹腔镜下胆囊切除术是治疗胆囊结石的不可或缺的手段,比传统手术有明显的优势,但胆管损伤却明显高于后者,胆管损伤发生率达 1.3%。胆管损伤或轻或重。

2. Oddi 括约肌功能紊乱和缩窄性乳头炎

(1)Oddi 括约肌功能紊乱是一种间歇性、功能性的障碍。是 Oddi 括约肌肥大或去神经支配,引起括约肌痉挛,导致胆管及胰管内压力增高。

(2)缩窄性乳头炎是结石、慢性炎症、纤维化等因素引起乳头口狭窄,而致胆汁及胰液排出受阻。

3. 胆管残留结石　胆管残留结石是 PCS 最常见的原因,可能是术前存在原发或者继发的结石未被发现,也可因术中牵拉挤压胆囊使小结石滑入胆总管,或是术后再发结石所致。这些残留或再发胆管内的结石可数年无临床症状,但却是"定时炸弹",随时引发发热、腹痛、黄疸等临床症状。

4. 残余胆囊管过长　胆囊切除时,胆囊管残端以保留 0.3~0.5cm 为宜,一般胆囊管残留过长不会引起临床症状,但当残留胆囊管有炎症和结石时,则可引起上腹胀、腹痛或者感染的症状。残留部位可逐渐扩大,行胆囊造影时可显影,称之"胆囊再生"。残留的胆囊管易再生结石,也易遭受浓缩的胆盐刺激,发生感染。

5. 胆盐引起的腹泻或者胃炎　胆囊切除术后,Oddi 括约肌长期开放,胆汁不断流入十二指肠,空腹时胆汁在十二指肠内聚积,反流入胃,破坏胃黏膜屏障引起胃炎。胆汁不断流入小肠,胆盐刺激可引起腹泻。

6. 胆系以外的原因包括反流性食管炎、消化性溃疡、肠易激综合征及慢性胰腺炎、胰腺分裂等。PCS还有一些少见原因并存,如胆囊切除术后 Vater 壶腹内胆总管末端与胰管间的中隔发生炎症,称壶腹中隔炎。

二、临床表现

在胆囊切除术后数周、数月或数年,出现右上腹部或右季肋部疼痛不适,常呈隐痛或钝痛,有压迫感,重者可因胆道感染,出现寒战高热,黄疸。可伴有食欲不振、恶心、腹胀等,偶有呈绞痛发作,与进食,尤其高脂饮食有关。体征不明显,也可有上腹部以剑突下及右上腹为主的压痛及叩击痛。感染严重者可有全身炎症反应综合征的体征(体温升高>38℃、心率增快>90 次 /min,呼吸>20 次 /min)。

三、检查

1. 实验室检查　有感染时白细胞计数增多。并发急性胰腺炎时血尿淀粉酶增高。胆道梗阻、损伤时,胆红素、转氨酶、碱性磷酸酶、谷氨酰转肽酶等增高。

2. 超声检查　此项检查操作简便、快捷,可发现胆管扩张、胆管结石、胰腺炎、肝脏病变等。但有局限性,不能显示胆系全貌且受肠气的干扰。

3. 上腹部 CT 或者 MRI 扫描、MRCP 可诊断肝、胆管肿瘤,肝内外胆管扩张,胆管结石、急慢性胰腺炎等疾病。

4. 内镜检查　包括胃镜、十二指肠镜、超声内镜、胆道内超声等。胃镜检查可发现胃肠道疾病,如反流性食管炎、食管裂孔疝、消化性溃疡等。

ERCP 及超声内镜对胆囊切除术后综合征有确切的诊断价值,诊断成功率高,能直接准确清晰显示胆系和病变全貌,包括形态、大小、位置和数量等。还可进行胆管内压力测定(有助于 Oddi 括约肌功能紊乱的诊断)。

四、诊断

根据病史(胆囊手术史),术后腹痛、腹胀、发热和黄疸等,上腹压痛、叩击痛等体征,辅以超声、CT、MRI、内镜、胆道内超声、ERCP 等,可明确诊断术后胆管结石、胆管狭窄、Oddi 括约肌功能不全等。所有检查完成后仍有极少数患者原因不明。

五、治疗

PCS 的治疗目的是消除病因,控制感染,胆道引流通畅。由于 PCS 的病因较多。针对病因的治疗方能取到满意疗效。对原因不明的轻症患者,采取药物治疗及食谱调整。原因不明的 PCS 患者,外科手术治疗必须谨慎。治疗方法分非手术与手术治疗。

(一)非手术疗法

1. 一般疗法　包括饮食疗法(低脂饮食)、输液,纠正水、电解质与酸碱平衡失调。

2. 抗生素、解痉止痛剂、抑酸剂(质子泵抑制剂、H_2- 受体阻断剂)等。

3. 钙离子拮抗剂对调节 Oddi 括约肌功能有效。

4. 抑制胰酶活性及抑制胰液分泌的药物(奥曲肽、生长抑素)对胰腺炎有效。

5. 胃肠动力药,对腹胀、恶心、呕吐的患者,可用莫沙比利、甲氧氯普胺等止吐对症治疗。

(二)ERCP 疗法

该方法可取出胆管结石,可放置胆管支架或者鼻胆引流管进行胆管引流治疗胆瘘、胆管狭窄等,行十二指肠乳头括约肌切开术对大部分 Ⅰ 型及 Ⅱ 型的 Oddi 括约肌功能紊乱的患者有效。

(三)外科手术

1. 适应证

(1)反复发作的肝内胆管结石、胆管狭窄合并胆管结石。

（2）胆囊管遗留过长，形成有炎症的小胆囊。

2. 手术方法　根据病变情况，决定手术方式：

（1）有胆囊或胆囊管遗留过长者，应行胆囊切除术或胆囊管切除术。

（2）复杂胆管结石无法行内镜治疗者应行胆总管切开探查，清除结石及各种胆肠吻合术等。

（3）胆管狭窄行 ERCP 放置支架治疗效果不佳者可行胆总管成形修复术，或胆道消化道重建术，如胆总管十二指肠吻合术，胆管空肠 Roux-Y 吻合术等。

六、预防

多数胆囊切除术后综合征可以预防并能得到早期治愈。

1. 严格掌握手术适应证，术前对患者进行全面的病史采集、体格检查、化验检查及影像学检查等，力求术前尽量确诊病因，尽可能减少胆囊切除术，优选手术方式。

2. 手术操作仔细认真，尽量避免胆道损伤、残余胆囊管冗长、残留胆管结石等。

（廖宇圣　吴　杰）

参考文献

1. Bader Hamza Shirah, Hamza Asaad Shirah, Syed Husham Zafar, et al. Clinical patterns of postcholecystectomy syndrome. Ann Hepatobiliary Pancreat Surg, 2018, 22: 52-57

2. Schofer JM. Biliary causes of postcholecystectomy syndrome. J Emerg Med, 2010, 39: 406-410

3. Jaunoo SS, Mohandas S, Almond LM. Postcholecystectomy syndrome (PCS). Int J Surg, 2010, 8: 15-17

4. Madacsy L, Dubravcsik Z, Szepes A. Postcholecystectomy syndrome: from pathophysiology to differential diagnosis-a critical review. Pancreat Disord Ther, 2015, 5: 162

5. Girometti R, Brondani G, Cereser L, et al. Post-cholecystectomy syndrome: spectrum ofbiliary findings at magnetic resonance cholangiopancreatography. Br J Radiol, 2010, 83: 351-361

第二十七章

胆囊及 Oddi 括约肌功能障碍

一、概述

胆囊功能障碍是指在胆囊无器质性病变的情况下,由于胆囊原发性动力紊乱引起的一种疾病,主要表现为反复发作的上腹部和 / 或右季肋区持续性疼痛,但常规腹部超声检查往往提示胆囊无异常。既往本病曾有多种不同的名称,包括胆囊痉挛、慢性非结石性胆囊炎和胆囊管综合征等。据统计,存在胆绞痛而超声检查阴性的患者中,胆囊功能障碍的发病率在男性中为 8%,在女性中为 21%。

Oddi 括约肌功能障碍(sphincter of Oddi dysfunction,SOD)是指 Oddi 括约肌结构或功能异常,可出现胆汁和胰液排泄受阻,导致胆管、胰管内压力增高,表现为胆源性或胰源性疼痛、肝酶和 / 或胰酶升高、胆总管扩张以及反复发作的胰腺炎等一系列临床综合征。一般而言,胆囊切除术后患者若出现间歇性或阵发性上腹部和 / 或右侧季肋腹痛等典型症状,在排除其他疾病后,可拟诊 SOD。目前这部分患者的比例尚无确切数据,但可能包括 10% 的胆囊切除术后就诊的门诊患者,以中年女性多见。

二、病因及发病机制

胆囊功能障碍病因与发病机制尚不明确,目前认为其发病与以下两种机制可能相关。

(一)胆囊排空障碍以及胆汁初始代谢异常

可导致胆汁内胆固醇无法充分混合溶解,使胆固醇单水结晶过饱和而析出,形成微结石 / 结晶,部分阻塞胆囊管引起胆汁排泄不畅,胆囊压力升高,进而引起胆绞痛症状。同时,微结石 / 结晶可沉积于胆囊壁引起炎症反应,后者认为是胆囊功能障碍患者存在胆绞痛的可能机制。胆囊壁慢性炎症会进一步导致胆囊舒缩功能异常,加重胆囊排空障碍,引起恶性循环。此外,Oddi 括约肌与胆囊共同协调控制胆汁的排泄活动,Oddi 括约肌功能障碍使胆汁排泄阻力增加,影响胆囊的排空,也可导致胆囊运动障碍。

(二)脑肠轴失调以及内脏异常高敏性

研究发现,胆囊功能障碍(gallbladder dysfunction,GD)患者的胆囊收缩存在多种缺陷,包括自发性收缩以及胆囊壁对胆囊收缩素(cholecystokinin,CCK)刺激和神经调节的反应异常。CCK 信号传导异常可导致胆囊壁平滑肌持续痉挛,引起胆绞痛症状。此外,临床发现部分 GD 患者可合并其他功能性胃肠道疾病,如肠易激综合征、慢性便秘或胃轻瘫等,提示 GD 患者可能存在广泛的胃肠道动力障碍。

SOD 分为两型:① Oddi 括约肌组织狭窄(sphincter of Oddi stenosis,SOSS)是一种组织结构上的异常,可能因胆管小结石通过壶腹乳头或因术中胆总管探查时损伤胆管末端、慢性炎症、纤维化,导致全部或部分括约肌发生狭窄；② Oddi 括约肌运动障碍（sphincter of Oddi dyskinesia，SODK）是由于括约肌去神经性痉挛导致的一种间歇性、功能性胆管高压变化。

关于 SOD 发病机制的研究颇多，除了普遍认为的 SOD 原发性和继发性狭窄之外，胆囊切除术后胆囊和 Oddi 括约肌之间的协调功能丧失，Oddi 括约肌功能失常，出现括约肌痉挛是 SOD 的发病机制之一。另外，SOD 患者 Oddi 括约肌内 VIP 和 NOS 含量明显减少与其发病相关；疼痛敏感性增加、Cajal 间质细胞功能紊乱或丧失及高胆固醇血症等也参与了 SOD 的发生。

三、临床表现

胆囊功能障碍和胆道型 SOD 症状无明显区别。特异性症状为胆源性疼痛。主要表现为反复发作的右上腹或剑突下的疼痛，有时伴有恶心、呕吐、嗳气，这些症状可在餐后或进食油腻后加剧，但腹部体检无阳性体征。

SOD 的临床表现分为胆道和胰腺两类，常以胆道表现为主。主要表现为上腹痛或右上腹痛，可向肩背部放射，同时伴恶心、呕吐，每次发作持续 3~4 小时，数周或数月发作 1 次，用解痉剂可缓解。部分患者呈急性发作，表现为上腹部持续性疼痛或不适，用阿片类镇痛剂无效，甚至可加重发作。与腹痛有关的临床表现有：恶心、呕吐，背部和 / 或右侧肩胛间区放射性疼痛（胆道型），该疼痛可因身体前屈而减轻（胰腺型），进食后发作，夜间痛醒。

除上腹或右上腹轻度压痛外，腹部常无阳性体征，无局限性腹膜炎表现。胆汁排泄不畅者，巩膜可有不同程度黄染。

四、辅助检查

1. 胆囊功能障碍患者腹部超声、肝酶、胰酶等血清学化验以及上消化道内镜检查一般均正常，对于疑诊患者，需进一步行诊断性检查。

（1）胆道闪烁显像：采用胆道闪烁显像评估胆囊排空功能是目前诊断胆囊功能障碍的主要检查方法。^{99m}Tc 标记的亚氨酸醋酸类似物（hepatoiminodiacetic acid，HIDA）可被肝脏高亲和度摄取，并经胆管排泄后在胆囊内储存和浓缩。静脉注射 CCK 类似物后，通过获取连续显像得到胆囊排空曲线。胆囊排空分数（gallbladder ejection fraction，GBEF）是 CCK 刺激后胆囊体积改变的百分比，GBEF 下降提示胆囊排空功能存在障碍。由于胆道闪烁显像存在方法学差异，近年的一项"共识意见"推荐采用如下标准：缓慢静脉注射 CCK 类似物（CCK-8），剂量为 0.02μg/kg，注射时间应超过 60 分钟，正常胆囊排空分数应＞38%。需注意的是，多种药物和内科疾病均可导致胆囊排空能力降低。如糖尿病、乳糜泻、肥胖、肝硬化及一些药物（包括钙通道阻滞剂、口服避孕药 / 孕酮、H_2 受体拮抗剂、阿片类药物、苯二氮䓬类药物、阿托品、奥曲肽和茶碱等）均可引起假阳性结果。在解读 CCK 刺激后的胆道闪烁显像时应谨记这一点。

（2）磁共振检查：磁共振胰胆管造影和钆塞酸增强磁共振也可用来评估胆囊排空功能，其准确率与胆道闪烁显像相似，其优势在于避免患者放射性暴露。但目前研究磁共振检查评估 GBEF 相关文献及病例数均较少、质量相对较低，尚需更多高质量、大样本的研究进一步评估其诊断价值。

（3）实时超声检查：通过测量空腹、餐后或静脉注射胆囊收缩素后的胆囊体积，评估胆囊排空功能。目前三维及四维超声检查可更准确地评估胆囊排泄分数，但结果受操作者技术水平及工作经验的影响。

（4）CCK 激发试验：CCK 激发试验通过注射 CCK 类似物诱发胆绞痛，曾被作为诊断性试验，但敏感性和特异性均较低，难以避免患者对疼痛主观感觉差异和 CCK 注射剂量差异造成的偏差。当正常人被快速注射 CCK 后也可诱发胆绞痛症状。

以上几种诊断性检查方法中,CCK-HIDA 胆道闪烁显像是目前评估胆囊排空功能的"金标准",应作为首选。如无法行胆道闪烁显像检查,磁共振胰胆管造影、增强磁共振、实时腹部超声检查也可作为替代检查评估胆囊排空功能。对于胆囊排空功能正常却怀疑 GD 的患者,可行 CCK 激发试验。

2. SOD 检查方法

(1)非侵入性方法

1)血清生化检查:肝酶短暂升高,至少两次与胆绞痛密切相关,就应考虑胆道型 SO(sphincter of Oddi)功能障碍的可能性。腹痛发作时伴淀粉酶和／或脂肪酶增高,应考虑胰腺型 SO 功能障碍。但该检查敏感性和特异性相对较低。

2)超声检查:空腹状态下,胆总管最大直径 ≤6mm。若胆总管直径扩张 ≥8mm,则提示 Oddi 括约肌有阻力。应注意胆囊切除术后无症状患者中 3%~4% 存在胆总管扩张。结合脂肪餐(CCK)刺激试验和胰泌素试验(US-S 试验)能更有效地观察胆管和胰管的直径改变。

3)MRCP:是获得胆道造影或胰管造影最好的非侵入性检查方法。可用以排除结石、肿瘤或其他可致胆胰梗阻且与 SO 功能障碍有类似表现的病变,特别适用于有内镜逆行胆总管胰腺造影术(ERCP)禁忌或失败的患者。

4)胰泌素激发磁共振胰管显影(MRP-S 试验):MRP-S 试验是以 MRCP 为前提的无创检查术,加用胰泌素注射激发,可以更有效地观察胰管的动态变化。MRP-S 试验诊断胰腺型 SOD 具有较高的敏感性和特异性,既可提供形态学依据,又可反映胰管的排空功能。临床研究表明,核素肝胆显像(HBS)、胆总管闪烁显像、激发试验(Nardi 试验)等也是较好的非侵入性检查手段。

(2)侵入性检查方法

1)ERCP:ERCP 结果异常(如胆总管直径>12mm)提示 Oddi 括约肌功能障碍,但不能作出 Oddi 括约肌功能障碍的诊断性结论,加之有发生并发症的风险,因此并不推荐单独行 ERCP 作为 Oddi 括约肌障碍的诊断性检查。ERCP 必须结合 Oddi 括约肌测压,必要时行内镜括约肌切开术和放置支架。

2)Oddi 括约肌测压:Oddi 括约肌测压是评价 Oddi 括约肌最直接、客观的方法,其结果是诊断 SOD 的"金标准"。Oddi 括约肌测压也是筛选括约肌切开治疗有无反应的最佳方法。Oddi 括约肌基础压力超过 40mmHg 时,EST 可获得较理想的疗效。对于特发性复发性胰腺炎患者,同时记录胆道和胰管 Oddi 括约肌压力非常重要。

五、诊断

根据 Rome Ⅳ 标准,胆囊功能障碍诊断标准包括以下两项:符合胆源性疼痛的诊断标准和无胆囊结石或其他结构性疾病。支持标准有:①胆囊核素显像显示胆囊排空指数低;②肝酶、结合胆红素和淀粉酶／脂肪酶正常。

胆源性疼痛的诊断标准:疼痛位于中上腹和／或右上腹,并符合以下所有条件:①疼痛逐渐加重至稳定水平,持续 30 分钟或更长时间;②发作间歇期不等(不是每日发作);③疼痛程度以致影响患者的日常活动或迫使患者急诊;④与排便的相关性不明显(<20%);⑤改变体位或抑酸治疗后疼痛无明显减轻。

胆管 Oddi 括约肌功能障碍诊断标准:

包括以下所有条件:①符合胆源性疾病的诊断标准;②肝酶升高或胆管扩张,但非同时存在;③无胆管结石或其他结构性异常。

支持标准:①淀粉酶／脂肪酶正常;② Oddi 括约肌压力测定异常;③肝胆核素显像异常。

胰管 Oddi 括约肌功能障碍诊断标准为:

必须包括以下所有条件:①有记录的反复发作的胰腺炎;②排除了其他病因的胰腺炎;③超声内镜检查阴性;④括约肌压力测定异常。

六、治疗

（一）胆囊功能障碍的治疗

治疗原则：有明确病因者对因治疗；无明确病因者，保守治疗，尽力恢复排空指数；无效时且胆囊显像定量分析（GBEF）<35%，手术切除胆囊。

1. 一般治疗　生活规律，低脂饮食，食后要休息，避免精神紧张，加强锻炼。

2. 药物治疗　疼痛者给予对症治疗，利胆治疗；炎症者给予抗感染治疗。

3. 手术治疗　经内科治疗无效，可考虑外科治疗。手术切除胆囊是目前治疗胆囊运动功能障碍的最有效的方法。但其适应证难以掌握。

（二）SOD 的治疗

治疗目的是减低胆汁和胰液排空的阻力。

1. 药物治疗　乃是临床上首先考虑的治疗方法，常用的药物介绍有：

（1）钙拮抗剂：钙拮抗剂可通过阻滞钙通道松弛胃肠道平滑肌，常用硝苯地平 10~20mg 口服。

（2）硝酸酯类药物：能减低 Oddi 括约肌基础压和时相性收缩幅度及对 Oddi 括约肌痉挛有解痉作用，但作用短暂。

（3）曲美布汀：曲美布汀是一种与脑啡肽受体相互作用的胃肠运动节律调节剂。有研究显示曲美布汀对于 59 例 SOD 患者的疗效，经过 30 个月的长期随访，62.7% 的患者得到改善，而经内镜下括约肌切开术（EST）治疗的患者中有 64.2% 得到改善，两者相比，差异无统计学意义，因此，可认为该药物保守治疗可替代 EST。

此外，磷酸二酯酶 5 抑制剂伐地那非、前列腺素 E1 类似物前列地尔、α- 环糊精包合物以及蛋白酶抑制剂加贝酯等也已被证实能松弛 Oddi 括约肌，但是否能应用于临床治疗 SOD 尚需更多的相关研究验证。

2. 内镜治疗

（1）肉毒杆菌毒素局部注射：肉毒杆菌毒素（BTX）局部注射能阻断神经肌肉接头乙酰胆碱的释放，松弛平滑肌。内镜下取乳头部 1 点处，注射 100U 肉毒素，有研究证实 80% 的胰型 SOD 患者经 BTX 局部注射后，经过平均 6 个月的随访期，并未发生复发性胰腺炎，且这些患者经 BTX 治疗后获得症状长期缓解。然而，BTX 局部注射治疗的有效时间有限，一般注射后 2 ~ 6 个月内会恢复原状。

（2）支架引流：支架引流根据放置部位的不同分为胆管支架放置和胰管支架放置。胆管支架放置可能获得短期的症状改善，并有助于预测 EST 的疗效，但却有可能引起胰腺炎等并发症。

（3）EST：目前 EST 是 SOD 的标准治疗方法，与外科手术相比，具有安全、经济、创伤小等优点，治疗的长期疗效与患者的 Milwaukee 分型及 Oddi 括约肌测压（SOM）结果密切相关。

1）胆管型 SOD：I 型胆管型 SOD 以良性狭窄为主，但其中 13%~40% 的患者测压正常，且测压结果与 EST 疗效没有相关性。大量数据证实，该类患者经 EST 治疗的有效率高达 87%~100%。II 型胆管型 SOD 并没有明显胆道梗阻的客观证据，相应地对 EST 的反应不佳，因此是否行内镜治疗颇具争议。III 型胆管型 SOD 患者仅有胆样疼痛，并无任何实验室及影像学检查的异常。罗马 IV 标准在 EST 的适应证中业已删除。

2）胰管型 SOD：胰管型 SOD 目前被视为特发性急性胰腺炎的常见病因之一，EST 治疗的有效率为 50%~80%。

一般而言，SOD 患者经 EST 治疗后并发症发生率约为 60%，主要包括胰腺炎、出血、穿孔等。降低并发症风险的措施也已有相关报道，EST 术中行 BTX 局部注射及胰管支架置入等，均可显著降低胰腺炎的发生。

3. 手术治疗　经十二指肠的括约肌成形术是 SOD 的外科传统治疗方法。但因患者耐受、医疗费用、术后恢复、美观效果等因素的影响，外科手术已逐渐被内镜治疗所取代，目前主要用于内镜治疗失败或上消化道解剖已改变(毕Ⅱ式胃肠道重建或 Roux-e-Y 胃空肠吻合等)的病例。Madura 等的研究共记录了 446 例括约肌成形术,其中疗效较好至极好的病例约占 89%,并发症发生率约为 29%,主要包括胰腺炎和切口感染等。此外,Roberts 等提出,只要目标患者经过严格筛选,外科括约肌成形术是能够带来较好疗效的。Mrogan 等也认为曾经行胃肠手术的 SOD 患者更能从外科括约肌成形术中获益,而年轻患者和慢性胰腺炎患者的效果不佳。

(刘　诗　宋双宁)

参考文献

1. Leung WD, Sherman S. Endoscopic approach to the patient with motility disorders of the bile duct and sphincter of Oddi. Gastrointest Endosc Clin N Am, 2013, 23: 405-434

2. Romagnuolo J. Recent research on sphincter of oddi dysfunction. Gastroenterol Hepatol, 2014, 10: 441-443

3. Ney MV, Maluf-Filho F, Sakai P, et al. Echo-endoscopy versus endoscopic retrograde cholangiography for the diagnosis of choledocholithiasis: the influence of the size of the stone and diameter of the common bile duct. Arq Gastroenterol, 2005, 42: 239-243

4. Tarnasky PR. Post-cholecystectomy syndrome and sphincter of Oddi dysfunction: past, present and future. Expert Rev Gastroenterol Hepatol, 2016, 10: 1359-1372

5. Milinic N, Filipovic B, Lukic T, et al. Ultrasonography analysis of gallbladder motility in patients with functional dyspepsia. Eur J Intern Med, 2014, 25: 156-159

6. DiBaise JK, Richmond BK, Ziessman HH, et al. Cholecystokinin-cholescintigraphy in adults: consensus recommendations of an interdisciplinary panel. Clin Gastroenterol Hepatol, 2011, 9: 376-384

7. Lee JK, Kim Y, Lee S, et al. Hepatobiliary phase of gadoxetic acid-enhanced MR in patients suspected of having gallbladder dyskinesia: comparison with hepatobiliary scintigraphy. Clin Imaging, 2015, 39: 66-71

8. Fidler JL, Knudsen JM, Collins DA, et al. Prospective assessment of dynamic CT and MR cholangiography in functional biliary pain. AJR Am J Roentgenol, 2013, 201: W271-W282

9. Irshad A, Ackerman SJ, Spicer K, et al. Ultrasound evaluation of gallbladder dyskinesia: comparison of scintigraphy and dynamic 3D and 4D ultrasound techniques. AJR Am J Roentgenol, 2011, 197: 1103-1110

10. DuCoin C, Faber R, Ilagan M, et al. Normokinetic biliary dyskinesia: a novel diagnosis. Surg Endosc, 2012, 26: 3088-3093

11. Cotton PB, Elta GH, Carter CR, et al. Rome IV Gallbladder and Sphincter of Oddi Disorders. Gastroenterology, 2016, 150: 1420-1429

12. Vitton V, Ezzedine S, Gonzalez JM, et al. Medical treatment for sphincter of oddi dysfunction: can it replace endoscopic sphincterotomy? World J Gastroenterol, 2012, 18: 1610-1615

13. Wehrmann T, Schmitt TH, Arndt A, et al. Endoscopic injection of botulinum toxin in patients with recurrent acute pancreatitis due to pancreatic sphincter of Oddi dysfunction. Aliment Pharmacol Ther, 2000, 14: 1469-1477

14. Sugawa C, Brown KL, Matsubara T, et al. The role of endoscopic biliary sphincterotomy for the treatment of type 1 biliary dysfunction (papillary stenosis) with or without biliary stones. Am J Surg, 2014, 207: 65-69

15. Wehrmann T. Long-term results (>/= 10 years) of endoscopic therapy for sphincter of Oddi dysfunction in patients with acute recurrent pancreatitis. Endoscopy, 2011, 43: 202-207

16. Park SH, Watkins JL, Fogel EL, et al. Long-term outcome of endoscopic dual pancreatobiliary sphincterotomy in patients with manometry-documented sphincter of Oddi dysfunction and normal pancreatogram. Gastrointest Endosc, 2003, 57: 483-491

17. Roberts KJ, Ismail A, Coldham C, et al. Long-term symptomatic relief following surgical sphincteroplasty for sphincter of Oddi dysfunction. Dig Surg, 2011, 28: 304-308

18. Hyun JJ, Kozarek RA. Sphincter of Oddi dysfunction: sphincter of Oddi dysfunction or discordance? What is the state of the art in 2018? Curr Opin Gastroenterol, 2018, 34: 282-287

19. Costamagna G. Sphincter of Oddi dysfunction: the never-ending story has come to a conclusion. Gastrointest Endosc, 2018, 87: 211-212

第二十八章

急性胰腺炎

急性胰腺炎（acute pancreatitis，AP）是多种病因引起胰酶在胰腺内被激活后导致胰腺组织自身消化、水肿、出血甚至坏死的一种胰腺自身的急性炎症反应，这种炎症反应常引起胰腺及胰周组织的功能障碍，严重时甚至影响到其他器官系统功能的疾病。临床上，大多数患者的病程呈自限性，20%~30% 患者临床经过凶险，总体病死率为 5%~10%。

一、病因和危险因素

急性胰腺炎最常见的病因是胆石症、高甘油三酯血症、酒精。其他病因包括药物反应、医源性因素（手术及 ERCP 术后等）、遗传性因素和特发性疾病等（表 28-1）。

胆源性胰腺炎多见于胆总管结石的患者，发病与短暂性或持续性胰管阻塞引起胰液潴留或胆汁反流至胰管有关。典型的高甘油三酯血症相关的急性胰腺炎常见于 I 型和 V 型高脂血症患者以及大量饮酒者。若空腹时间超过 24 小时，急性胰腺炎患者体内血甘油三酯水平将下降一半，因此为了准确评估，在患者正常饮食后再发作急性胰腺炎时，应立即对其进行空腹血脂水平测定。典型的酒精源性急性胰腺炎首次发病通常于长期（8~10 年）大量饮酒后，首次发作后若患者继续酗酒，可导致急性胰腺炎的复发。

虽然许多药物被认为与急性胰腺炎发病有关，但是使用某种特定药物与急性胰腺炎发展之间的关联强度仍然需要进一步探讨。表 28-2 列举若干被认为与急性胰腺炎有较强关联性的药物。

表 28-1　急性胰腺炎的病因

胆源性（胆石症、胆囊微石症/泥沙样结石等）
高甘油三酯
酒精
药物相关
自身免疫性
外科手术（胆总管探查术、括约肌切开术、脾切除术、远端胃切除术等）
ERCP 术后
特发性
感染（蛔虫病、华支睾吸虫病、流行性腮腺炎、弓形体病、柯萨奇病毒、巨细胞病毒、结核病、鸟型分枝杆菌复合体等）

续表

遗传性
PRSS1(阳离子胰蛋白酶原)基因突变:遗传性胰腺炎
CFTR(囊性纤维化跨膜传导调节蛋白)基因突变
SPINK1(Kazal Ⅰ型丝氨酸蛋白酶抑制剂)基因突变
代谢(高钙血症、高甘油三酯血症等)
肿瘤(胰腺或壶腹部的肿瘤等)
结构异常(胰腺分裂症、环状胰腺、Oddi 括约肌功能不全、壶腹周围憩室、十二指肠重复性囊肿、胆总管囊肿、胰胆管汇合异常等)
毒物(有机磷酸酯类、蝎毒等)
创伤(尤其是机动车辆的交通事故)
血管性因素

表 28-2　急性胰腺炎相关药物及其关联强度分级

ⅠAᵃ 级	ⅠBᵇ 级	Ⅱᶜ 级
α- 甲基多巴	全反式维 A 酸	对乙酰氨基酚
阿拉伯糖苷	胺碘酮	氢氯噻嗪
奥沙拉秦钠	硫唑嘌呤	氯氮平
苯扎贝特	氯米芬	双脱氧肌苷
大麻	地塞米松	红霉素
卡比马唑	异环磷酰胺	雌激素
可待因	拉米夫定	门冬酰胺酶
胞嘧啶	氯沙坦	天冬酰胺酶
氨苯砜	利奈黄体酮 / 甲氧炔雌醇	丙泊酚
依那普利	6- 巯基嘌呤	三苯氧胺
呋塞米	葡甲胺	
异烟肼	甲巯咪唑	
美沙拉嗪	奈非那韦	
甲硝唑	炔诺酮 / 美雌醇	
喷他脒	奥美拉唑	
普伐他汀	普雷马林	
普鲁卡因胺	磺胺甲噁唑	
吡硫醇	甲氧苄啶 - 磺胺甲噁唑	
辛伐他汀		
葡萄糖酸锑		
磺胺甲噁唑		
舒林酸		
四环素		
丙戊酸		

　ⅠAᵃ 级:至少有一个病例报道出现激发试验阳性,同时排除其他急性胰腺炎的病因;ⅠBᵇ 级:至少有一个病例报道出现激发试验阳性,但并未完全排除其他急性胰腺炎的病因;Ⅱᶜ 级:在相关文献中至少找到 4 个病例,在超过 75% 的病例中有相对一致的发病潜伏期(从药物开始使用到患者发展成急性胰腺炎之间的时期)

ERCP 操作诱发的急性胰腺炎是引起胰腺损害的另一重要原因。急性胰腺炎见于 5%~7% 接受 ERCP 操作的患者，ERCP 术后诱发的胰腺炎的危险因素包括十二指肠小乳头括约肌切开术、Oddi 括约肌功能障碍、既往 ERCP 术后胰腺炎发作史、60 岁以下患者（特别是年轻女性）、使用超过 2 种对比剂注入胰管内以及内镜实习生参与操作过程等。

近年，分子基因技术的应用增加了对急性胰腺炎的理解和认识。遗传性胰腺炎是一种常染色体隐性遗传病，大多数与表达阳离子胰蛋白酶原的 PRSS1 基因突变有关，该基因突变导致维持细胞内胰蛋白酶原失活状态的能力缺失，从而引起胰腺腺泡细胞的自身消化。对于急性胰腺炎首次发病年龄早于 20 岁、有较强的特发性家族史以及一、二级亲属中有急性胰腺炎发作史的患者，应考虑遗传性胰腺炎的可能。囊性纤维化跨膜传导调节蛋白 CFTR 基因的突变已被认为是急性和慢性胰腺炎的病因之一，确切的损伤机制仍未被完全阐明，但有可能与导管细胞分泌功能不全引起的胰液排泌进行性减少有关。对于有囊性纤维化家族史、周期性肺部症状发作史（如支气管炎、哮喘等）、鼻息肉以及男性不育症的患者，应进行基因检测，以排除遗传性胰腺炎的可能。

二、发病机制

急性胰腺炎的发生起源于细胞内胰蛋白酶原的过早活化（引起腺泡细胞损伤）以及趋化因子和细胞因子的过度释放，导致中性粒细胞和巨噬细胞的大量聚集。近年对遗传性胰腺炎认识的进步，包括胰蛋白酶基因突变、PRSS1、SPINK1 的发现，这些基因的突变引起胰腺实质内蛋白酶及其抑制物的失衡，造成胰腺内各种酶原的不适当活化，导致胰腺自身消化和炎症反应，随后胰腺腺泡细胞进一步损害和促炎介质大量释放。

对于酒精源性和胆源性胰腺炎的确切发生机制尚待进一步阐明。目前，胆石症仍是最常见的致病原。只有一小部分酗酒者最终会发展成胰腺炎。酒精的代谢由有氧和无氧两条路径共同介导，肝脏内的代谢以有氧代谢为基础，而胰脏内则以无氧代谢为基础。无氧代谢路径导致脂肪酸乙酯的形成，有假说认为脂肪酸乙酯的聚集，可引起酒精源性的急性胰腺炎。胆源性胰腺炎最常见于胆囊内的结石经胆囊管进入到胆总管，结石嵌入到 Vater 壶腹引起胆管内胆汁反流入胰管内或胰管阻塞，导致胰液流出障碍。脂源性胰腺炎主要由于高水平甘油三酯（TG）分解的游离脂肪酸（FFA），对胰腺本身的毒性作用及其引起的胰腺微循环障碍所致。

三、临床表现

（一）症状和体征

腹痛是急性胰腺炎患者最常见的症状，典型表现为上腹痛，呈持续性剧痛，向背部放射，患者也常表现有恶心、呕吐症状。轻 - 中度患者主要是上腹压痛。在急性重症胰腺炎患者中，症状和体征与全身炎症反应及器官功能障碍的程度相对应。全身炎症反应综合征的患者由于体内大量促炎介质的释放，可表现出发热、心动过速，或以上表现同时出现。其他体征包括呼吸窘迫、肺部听诊湿啰音或"寂静"胸、四肢冰冷、意识模糊、肠鸣音减弱、腹胀、少尿或无尿。全腹压痛及反跳痛。Cull 征（脐周蓝紫色瘀斑）和 Grey Turner 征（肋腹的蓝紫色瘀斑）十分少见，可在一些急性重症胰腺炎患者中见到，预示病死率高。

（二）实验室检查

血清淀粉酶和脂肪酶是协助诊断急性胰腺炎最基本的实验室项目，血清淀粉酶或脂肪酶高于正常值上限 3 倍以上可诊断急性胰腺炎，然而，这两种酶的升高也可见于其他疾病，例如，淀粉酶也可产生于非胰腺组织器官如唾液腺、卵巢和输卵管。因此，这些组织器官的病变也能引起血清淀粉酶水平升高。淀粉酶及脂肪酶水平升高也可见于其他腹腔脏器疾病状态，如消化性溃疡并穿孔、肠梗阻和肠系膜梗死等。另外，血清淀粉酶及脂肪酶水平的升高，还可见于一些肾功能不全或危重病患者。

血清淀粉酶具有快速的清除率和较短的半衰期。血清淀粉酶在起病后 6~12 小时升高,48 小时达到高峰,持续 3~5 日。因此,最佳检测期为症状出现后至初步诊断确立前的短暂间隔期。血清脂肪酶在症状出现一段时间(24~48 小时)后才开始升高,但其有较长的半衰期,这一特点有助于一些延迟就诊患者的诊断,脂肪酶升高可维持 1~2 周。相比血清淀粉酶,脂肪酶对于诊断急性胰腺炎具有更高的敏感性和特异性,但两者联用没有明显增加诊断的准确率,且以上两种酶的升高程度与急性胰腺炎的疾病严重程度并无明显相关性。

对于疑似急性胰腺炎的患者,进行肝功能生化检测其水平升高,常提示病因为胆源性的可能性大。急性胰腺炎患者中出现谷丙转氨酶升高达 3 倍以上,对于诊断胆源性胰腺炎具有 95% 的阳性预测值。

发病 72 小时后 CRP>150mg/L 提示胰腺组织坏死。动态测定血清 IL-6 水平增高提示预后不良。血清淀粉样蛋白升高对急性胰腺炎诊断也有一定价值。

(三) 影像学改变

在疾病早期阶段,腹部超声检查用于协助诊断急性胰腺炎,它可以评估和排除急性胰腺炎患者是否存在胆道系统的致病原。但受急性胰腺炎时肠道积气的影响,对急性胰腺炎不能做出准确判断。推荐 CT 扫描作为诊断急性胰腺炎的标准影像学方法,且发病 1 周左右的增强 CT 诊断价值更高,可有效区分液体积聚和坏死的范围。在重症急性胰腺炎的病程中,应强调密切随访 CT 检查,建议按病情需要,平均每周 1 次。若患者入院 24~48 小时后仍有持续不缓解的腹痛或有不断恶化的趋势时,增强 CT 对评估包括胰腺坏死或急性胰周积液等局部并发症甚有助益(表 28-3)。

CT 检查的时间选择非常重要。如果急性胰腺炎入院后的初步诊断能基于病史、体格检查以及胰酶的异常升高来确立,那么,一般 CT 扫描检查应延后安排。增强 CT 扫描检查可能是一些患者出现或者发展成肾衰竭的诱因。因此强有效的液体复苏以恢复肾功能及循环血容量应优先安排在增强 CT 扫描检查之前,或者可先安排非对比增强的平扫 CT 检查。

磁共振胰胆管造影(MRCP)可进一步评估胆道系统的致病源及发现残留的胆总管结石,钆类显影剂不宜用于已有肾功能受损的患者。

表 28-3　MCTSI 评分

CT 检查征象	评分
胰腺炎症	
正常	0
胰腺 + 胰周炎症	2
≥1 处胰周积液或者胰周脂肪坏死	4
胰腺坏死	
无	0
≤30%	2
>30%	4
胰腺外并发症(胸腔积液、腹水、胃肠道梗阻、门静脉系统血栓)	2

评分 0~2 分为轻度,4~6 分为中度,8~10 分为重度

四、诊断

(一) AP 的诊断标准

临床上符合以下 3 项特征中的 2 项,即可诊断为 AP。①与 AP 符合的腹痛(急性、突发、持续、剧烈的

上腹部疼痛,常向背部放射);②血清淀粉酶和/或脂肪酶活性至少高于正常上限值 3 倍;③增强 CT/MRI 或腹部超声呈 AP 影像学改变。

(二)病因

即使在详尽的病史采集、体格检查、实验室评估、腹部超声检查以及 CT 扫描的基础上,仍有 20%~30% 的急性胰腺炎患者的病因无法明确,这些病例被定义为特发性或病因不明确的胰腺炎。有相关文献报道,首次或复发的特发性胰腺炎患者中,有近 70% 可发现胆道系统内来源于胆固醇结晶或胆红素钙盐的微石症或泥沙样结石。

通过内镜检查发现一些特发性或病因不明急性胰腺炎的病因见表 28-4。

表 28-4　内镜检查发现特发性或病因不明性急性胰腺炎的病因

肝胰壶腹部损伤
胆总管微结石
慢性胰腺炎
胆囊微石症或泥沙样结石
胰腺分裂症
胰腺癌
Oddi 括约肌功能不全

注:已排除高脂血症和药物因素的影响

(三)急性胰腺炎严重程度的分级

1. 轻症 AP(mild acute pancreatitis,MAP)　占 AP 多数,不伴有器官功能衰竭及局部或全身并发症。通常在 1~2 周内恢复,病死率极低。

2. 中重症 AP(moderately severe acute pancreatitis,MSAP)　伴有一过性(<48 小时)的器官功能衰竭,早期病死率极低,后期如胰腺坏死合并感染,病死率高。

3. 重症 AP(severe acute pancreatitis,SAP)　占 5%~10%,伴有持续的器官功能衰竭(>48 小时),重症 AP 病情凶险,早期病死率高(表 28-5)。

表 28-5　判断重症急性胰腺炎伴有器官功能衰竭的改良 Marshall 评分系统

评分项目	0分	1分	2分	3分	4分
呼吸(PaO$_2$/FiO$_2$)	400	301~400	201~300	101~200	<101
循环(收缩压,mmHg)	>90	<90(补液后可纠正)	<90(补液后不能纠正)	<90 pH 值<7.3	<90 pH 值<7.2
肾脏(肌酐,μmol/L)	<134	134~169	170~310	311~439	>439

注:FiO$_2$ 为吸入气氧浓度,按照空气(21%)及纯氧 2L/min(25%)、4L/min(30%)、6~8L/min(40%)、9~10L/min(50%)换算;1mmHg=0.133kPa;≥2 分为该脏器功能衰竭,血压为无升压药物维持

发病 48 小时内早期预测急性重症胰腺炎的指标,包括符合 Ranson 评分系统中 3 项或更多以及 APACHE Ⅱ 评分达到 8 分或更高。然而,来自重症监护室的多中心研究数据表明,绝大多数需要入住重症监护室的急性胰腺炎患者都经历了入院最初 24 小时的临床恶化期。传统用于评估病情严重的指数如 A-PACHE Ⅱ 评分系统和 Ranson 标准在临床上已缺乏实用性,因为其评估系统过于烦琐,需要搜集大量的临床和实验室变量,完成这一过程后往往超过了 48 小时,评估结果也并不能对急性重症胰腺炎给出广为接受的阳性或阴性预测值。急性胰腺炎严重程度床边指数(BISAP)是一项新近提出,并经过广泛验证用

于急性胰腺炎患者入院最初 24 小时病情评估的评分系统。这项五因素评分系统针对入院时或入院 24 小时以内的患者,每出现以下的一项临床表现则赋予 1 分的分值:BUN>25mg/dl、意识模糊、全身炎症反应综合征(SIRS)、年龄>60 岁及胸腔积液。评分总分>3 分者,其出现严重并发症如胰腺实质坏死及器官功能不全的风险大大增加。

除了以上的严重性指数外,其他一些因素也常用于协助评估急性胰腺炎的严重程度。包括高龄(>60 岁)、肥胖(体重指数 $\geqslant$ 30kg/m²)、有伴随疾病。在预后指数方面,持续的全身炎症反应综合征超过 48h 或复苏的最初阶段出现任何程度的 BUN 升高,都将明显增加住院病死率。

(四)AP 诊断

临床上完整的 AP 诊断应包括疾病诊断、病因诊断、分级诊断、并发症诊断,例如 AP(胆源性、重度、急性呼吸窘迫综合征)。临床上应注意一部分 AP 患者从 MAP 转化为 SAP 可能,因此必须对病情作动态观察。除各种评分外,其他有价值的判别指标如 BMI>28kg/m²、胸膜渗出(尤其是双侧胸腔积液)、72 小时后 C 反应蛋白(CRP)>150mg/L 并持续增高等,均为临床上有价值的严重度评估指标。

五、鉴别诊断

在急性胰腺炎诊断尚未明确时,应排除其他潜在的腹腔疾病,特别是当后续处理需要外科干预时。表 28-6 列举了内科医生需要特别注意的情况。

表 28-6　急性胰腺炎的鉴别诊断

腹腔脏器穿孔
胆囊炎
肠梗阻
血管阻塞(特别是肠系膜静脉疾病)
肾绞痛
下壁心肌梗死
肺炎
糖尿病酮症酸中毒
十二指肠溃疡

六、并发症

局部并发症包括急性胰周液体积聚、急性胰周坏死物积聚、胰腺假性囊肿、包裹性坏死和胰腺脓肿,其他局部并发症还包括胸腔积液、胃流出道梗阻、消化道瘘、腹腔出血、假性囊肿出血、脾静脉或门静脉血栓形成、坏死性结肠炎等。局部并发症并非判断 AP 严重程度的依据。

全身并发症主要包括器官功能衰竭、SIRS、全身感染、腹腔内高压(intra-abdominal hypertension,IAH)或腹腔间隔室综合征(abdominal compartment syndrome,ACS)、胰性脑病(pancreatic encephalopathy,PE)。

(一)器官功能衰竭

AP 的严重程度主要取决于器官功能衰竭的出现及持续时间(是否超过 48h),出现 2 个以上器官功能衰竭称为多脏器功能衰竭(multiple organ failure,MOF)。呼吸衰竭主要包括急性呼吸窘迫综合征(acute respiratorydistress syndrome,ARDS),循环衰竭主要包括心动过速、低血压或休克,肾功能衰竭主要包括少尿、无尿和血清肌酐升高。

（二）SIRS

符合以下临床表现中的 2 项及以上，可以诊断为 SIRS。①心率>90 次/min；②体温<36℃或>38℃；③ WBC<4×10⁹/L 或>12×10⁹/L；④呼吸频率>20 次/min 或 PCO₂<32mmHg（1mmHg=0.133kPa）。SIRS 持续存在，将会增加器官功能衰竭发生的风险。

（三）全身感染

SAP 患者若合并脓毒症（sepsis），病死率高达 50%~80%。主要以革兰氏阴性杆菌感染为主，也可有真菌感染。

（四）IAH 和 ACS

SAP 时 IAH 和 ACS 的发生率分别约为 40% 和 10%，IAH 已作为判定 SAP 预后的重要指标之一，容易导致多器官功能不全综合征（multiple organ dysfunctionsyndrome，MODS）。膀胱压（urinary bladder pressure，UBP）测定是诊断 ACS 的重要指标，UBP ≥ 20mmHg，伴有少尿、无尿、呼吸困难、吸气压增高、血压降低时应考虑出现 ACS。

（五）PE

是 AP 的严重并发症之一，可表现为耳鸣、复视、谵妄、语言障碍及肢体僵硬、昏迷等，多发生于 AP 早期。

七、治疗原则

（一）轻症急性胰腺炎

轻症急性胰腺炎患者对支持对症处理包括早期经口进食、静脉补充晶体液及止痛等有良好应答。有持续腹痛或进食固体食物后出现腹痛时，或在恢复期胰腺炎出现反复时，如患者已出院有再入院风险。

胆源性胰腺炎患者存在较大的复发风险。因此，轻症患者症状缓解后，在本次住院期间应尽早行腹腔镜下胆囊切除术，以防止胰腺炎二次复发。对因存在其他严重伴随疾病或局部并发症而不适合行外科手术的患者，Oddis 括约肌切开术可作为替代治疗的选项之一。

（二）重症急性胰腺炎

除上述支持措施外，入院后经肥胖、血液浓缩及氮质血症等指标评估存在较大风险发展为急性重症胰腺炎时，强化液体复苏，乳酸林格液，速度 200~250ml/h 为宜，直至达到治疗目标。治疗目标包括心率<120 次/min、平均动脉压（MAP）65~85mmHg、尿量>0.5~1ml/（kg·h）、血细胞比容（Hct）35%~44% 等。对于液体选择，推荐使用乳酸林格液。不推荐羟乙基淀粉。该意见是基于 2 项研究证明使用羟乙基淀粉并不降低急性胰腺炎患者病死率，其中 1 项研究甚至发现羟乙基淀粉组多器官衰竭的发生率更高。

对存在持续器官功能衰竭的患者，如对液体复苏治疗（纠正低血压和升高的血肌酐）、鼻面罩吸氧（克服低氧血症）等措施无明显反应者，以及存在严重呼吸困难并预示可能发展为呼吸衰竭的患者，应转入重症监护室进行生命体征的密切监测，因为这些患者可能需要气管插管行机械通气、血液透析及强力升压治疗等。

一旦明确患者不能耐受经口营养吸收（这一判断一般可在入院 48~72 小时内作出），应首先考虑肠内营养（而不是胃肠外营养）。肠内营养可以维持肠道黏膜完整，防止细菌易位，而且与肠外营养相比，价格较经济，并发症少。对于接受肠内营养的患者，如何选择最佳路径仍有较大争议。鼻胃管途径更容易建立，且在安全性方面与鼻空肠途径无明显差异；但是，通过搭桥建立的胃十二指肠途径，被认为在减少胰液分泌方面更具优势。以上两种路径都不能改变急性胰腺炎的发病率和病死率。当处于恢复期的急性重症腺炎患者开始口服补充营养时，应注意补充胰酶和维持质子泵抑制剂治疗，前者有助于脂肪消化，后者在减少胃酸分泌的同时可减少肠道碳酸氢盐分泌。

最近两项公认的双盲随机对照临床试验的结果显示，预防性使用碳青霉烯类或氟喹诺酮类抗生素对感染性胰腺炎的发生率无明显影响。对于血培养结果未出，而临床病情不稳定的患者使用抗生素是可行的。如果血培养结果阴性,抗生素不应继续使用,以最大程度减少发生真菌或艰难梭菌二重感染的风险。

经皮胰腺坏死组织穿刺吸引术,配合革兰氏染色和病原学培养,一般只在重症急性胰腺炎诊断建立7~10天后,并且持续存在如白细胞增多、发热或器官功能衰竭等胰腺感染的表现时才考虑施行。一旦感染性胰腺炎的诊断确立,应马上开始应用合理有效的抗生素,同时应考虑适当的外科清创处理。另外,还有一些侵入性较小的替代治疗方法,包括内镜下或经皮导管置入引流腹膜后胰腺坏死组织清除术等。处理感染性胰腺炎的最理想治疗方式仍在不断探究中,当前还没有任何一项大型随机对照临床研究支持某一种治疗方式比其他方式更优越。然而,目前趋向支持采用更为保守的、侵入性更小的治疗方式来处理感染性胰腺炎。权宜措施如经皮导管置入引流在处理危重急性胰腺炎方面已赢得日渐增多的认同。对于无菌急性胰腺炎的患者,除非患者表现出持续的腹痛且迟迟不能恢复口服营养吸收,否则内科药物治疗应优先于外科治疗。无论何时,只要有条件用保守方式解决患者体内的炎症反应及阻止胰腺透壁性坏死的发展,外科清创术都应延后考虑。

对于急性胰腺炎患者,ERCP的选择和施行有若干明确的规定。急诊ERCP(24小时内)一般在患者存在急性胆源性重症胰腺炎并伴有器官功能衰竭和/或急性胆管炎时才考虑施行。选择性ERCP加括约肌切开术在患者存在持续或早期胆道梗阻、不适宜行胆囊切除术、胆囊切除术后仍强烈提示有胆管结石等的情况下可考虑施行。另外,ERCP也同样适用于因胰管破裂导致体内部分炎症反应过程及胰周持续大量积液者。

抑制胰腺外分泌和胰酶抑制剂应用:生长抑素及其类似物(奥曲肽)可通过直接抑制胰腺外分泌而发挥作用,对于预防ERCP术后胰腺炎也有积极作用。质子泵抑制剂可通过抑制胃酸分泌而间接抑制胰腺分泌,还可预防应激性溃疡的发生。蛋白酶抑制剂(乌司他丁、加贝酯)能广泛抑制与AP发展有关胰蛋白酶、弹性蛋白酶、磷脂酶A等的释放和活性,还可稳定溶酶体膜,改善胰腺微循环,减少AP并发症,可考虑应用。

镇痛:对腹痛严重者,可酌用哌替啶肌内注射。

中医中药:单味中药(如生大黄、芒硝),复方制剂(如清胰汤、柴芍承气汤等)经临床实践证明有效。中药制剂通过降低血管通透性、抑制巨噬细胞和中性粒细胞活性、清除内毒素达到治疗效果。

急性胰腺炎诊断和临床处理流程,特发性急性胰腺炎处理流程见图28-1~图28-3。

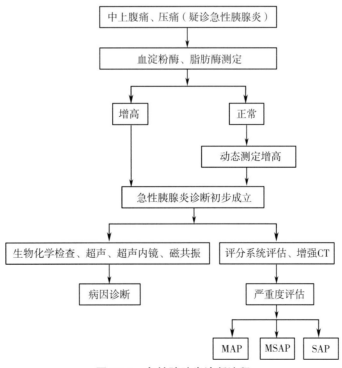

图28-1 急性胰腺炎诊断流程

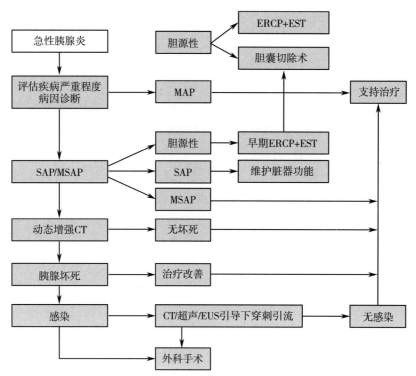

图 28-2　急性胰腺炎临床处理流程

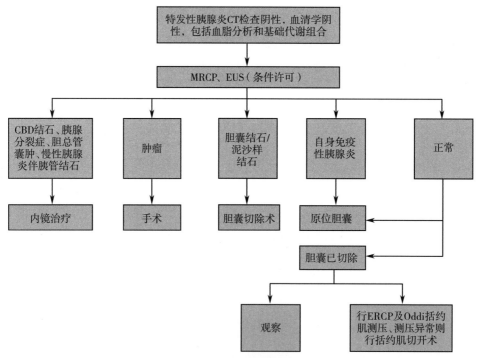

图 28-3　特发性急性胰腺炎处理流程

（廖宇圣　吴　杰）

参考文献

1. Zilio MB, Eyff TF, Azeredo-Da-Silva ALF, et al. A systematic review and meta-analysis of the aetiology of acute pancreatitis. HPB, 2018, 18: 33932-33937

2. Hammad AY, Ditillo M, Castanon L. Pancreatitis. Surg Clin North Am, 2018, 98: 895-913

3. Tenner S, Baillie J, DeWitt J, et al. American College of Gastroenterology guideline: management of acute pancreatitis. Am J Gastroenterol, 2013, 108: 1400-1416

4. Vege SS, DiMagno MJ, Forsmark CE, et al. Initial Medical Treatment of Acute Pancreatitis: American Gastroenterological Association Institute Technical Review. Gastroenterology, 2018, 154: 1103-1139

5. Crockett SD, Wani S, Gardner TB, et al. American Gastroenterological Association Institute Guideline on Initial Management of Acute Pancreatitis. Gastroenterology, 2018, 154: 1096-2101

6. Forsmark ChE, Vege SS, Wilcox CM. Acute Pancreatitis. N Engl J Med, 2017, 376: 598-589

7. Haydock MD, Mittal A, Wilms HR, et al. Fluid therapy in acute pancreatitis: anybody's guess. Ann Surg, 2013, 257: 182-188

8. Buxbaum JL, Quezada M, Da B, et al. Early Aggressive Hydration Hastens Clinical Improvement in Mild Acute Pancreatitis. Am J Gastroenterol, 2017, 112: 797-803

9. DiMagno MJ. Clinical update on fluid therapy and nutritional support in acute pancreatitis. Pancreatology, 2015, 15: 583-588

10. Badalov N, Baradarian R, Iswara K, et al. Drug-induced acute pancreatitis: an evidence-based review. Clin Gastroenterol Hepatol, 2007, 5: 648-661

11. Cheng CL, Sherman S, Watkins JL, et al. Risk factors for post-ERCP pancreatitis: a prospective multicenter study. Am J Gastroenterol, 2006, 101: 139-147

12. Frank CD, Adler DG. Post-ERCP pancreatitis and its prevention. Nat Clin Pract Gastroenterol Hepatol, 2006, 3: 680-688

13. Keiles S, Kammesheidt A. Identification of CFTR, PRSS1, and SPINK 1 mutations in 381 patients with pancreatitis. Pancreas, 2006, 33: 221-227

14. Wilcox CM, Varadarajulu S, Eloubeidi M. Role of endoscopic evaluation in idiopathic pancreatitis: a systematic review. Gastrointest Endosc, 2006, 63: 1037-1045

15. McClave S. Nutrition support in acute pancreatitis. Gastroenterol Clin North Am, 2007, 36: 65-74

16. Wu BU, Johannes RS, Sun X, et al. Early changes in blood urea nitrogen predict mortality in acute pancreatitis. Gastroenterology, 2009, 137: 129-135

17. Wu BU, Johannes RS, Sun X, et al. The early prediction of mortality in acute pancreatitis: a large population-based study. Gut, 2008, 57: 1698-1703

第二十九章

急性肠系膜缺血

一、概述

急性肠系膜缺血（acute mesenteric ischemia, AMI）是一类因肠系膜血运障碍所致的急危重症，指突然发生的肠系膜动脉或静脉闭塞或血液循环压力降低导致肠系膜循环血流量不足而产生的疾病状态。

二、病因学

按照病因，急性肠系膜缺血性疾病分为四类：肠系膜动脉栓塞、肠系膜动脉血栓形成、肠系膜静脉血栓形成、非阻塞性肠系膜缺血。上述四类疾病最终均可导致肠道局部缺血缺氧及不可逆的肠道损伤，但其病理生理机制不同。

肠系膜动脉栓塞是肠系膜缺血最常见的原因，栓子主要来源于心脏，高危因素主要包括充血性心衰、细菌性心内膜炎、风湿性心脏病、房颤以及各种心脏瓣膜病。肠系膜上动脉（superior mesenteric artery, SMA）自腹主动脉呈锐角发出，因此栓塞部位以 SMA 居多，其中 30% 以上 SMA 栓塞患者既往有其他部位栓塞史。

肠系膜动脉血栓形成多发生在动脉粥样化、动脉炎等病变基础上，患者常有高龄、高血压、高血脂、糖尿病、常年吸烟史等动脉粥样硬化高危因素。由于慢性动脉硬化闭塞，受累血管多具有丰富侧支循环，因此其急性发病多是长期病程的终末表现，一旦最后的供血动脉血运中断，常出现比动脉栓塞更为广泛的肠缺血，围手术期病死率高。

肠系膜静脉血栓形成与肠系膜静脉内膜损伤、血流速度缓慢、血液高凝状态有关。手术、外伤、炎症等引起的肠系膜静脉内膜损伤，肝门静脉高压、脾切除、充血性心力衰竭等引起的血液瘀滞，骨髓增生性疾病、肿瘤、真性红细胞增多症、长期口服避孕药等引起的血液高凝状态，均可导致肠系膜静脉血栓形成。通常累及肠系膜上静脉至门静脉，较少累及肠系膜下静脉。

非阻塞性肠系膜缺血多为心力衰竭、心输出量减低引起外周血容量下降导致，血管活性药物如肾上腺素可诱发此症，休克、长期透析等可降低灌注压及引起交感神经兴奋的因素，也与非阻塞性肠系膜缺血形成有关。

三、临床表现

AMI 的症状和体征缺乏特异性，与肠梗阻、胰腺炎、胆系感染等急腹症相似，诊断较困难。AMI 早期的特点是临床表现与体征不相符，即症状重，体征轻。在病程早期定位不明确的局部性腹痛，伴恶心、呕吐、腹泻等肠道排空症状，当缺血发展到梗死，腹痛呈弥漫性；发展到透壁性梗死时，可出现发热、血便和休克等。

不同病因的急性肠系膜缺血有其不同的表现：

肠系膜动脉栓塞：突发性剧烈腹痛，常伴有器质性心脏病、强烈胃肠道排空症状，一般止疼药物无效；肠系膜动脉血栓形成：缓慢起病，常出现餐后腹部绞痛，有体重减轻的相关病史（体重减轻提示有慢性肠系膜缺血）；肠系膜静脉血栓形成：临床表现取决于血栓的严重程度，大多腹痛症状较轻，可维持数天，随后出现腹膜炎表现，与动脉血栓形成相比，一般不会出现进食后腹痛的前期症状；非阻塞性肠系膜缺血：表现多隐匿，多见于危重病和需要机械通气的患者。

四、辅助检查

1. 实验室检查　急性肠系膜缺血的实验室检查常见改变包括白细胞数增多和核左移、代谢性酸中毒、血清淀粉酶、D-乳酸盐、乳酸脱氢酶和碱性磷酸酶均升高，上述指标缺乏特异性和敏感性，不能用作 AMI 的诊断，但可在一定程度上反映疾病的进展，帮助评估水、电解质和酸碱状态和感染状态。

肠缺血是从肠黏膜层发展至浆膜层，因此，肠黏膜产生的标志物对早期诊断肠缺血是有用的。目前最有前景的血浆标志物是脂肪酸结合蛋白（I-FABP）和 α-谷胱甘肽 S-转换酶（GST）以及乳酸。这些标志物有望成为 AMI 的早期诊断指标，但至今尚未列入临床常规检查项目。

2. 腹部 X 线检查　对诊断意义甚微，更多在于排除消化道穿孔等其他急腹症。早期的肠管积气、肠梗阻可在一定程度上提示预后差。

3. 腹部超声　主要检查肠壁形态及肠管血运以判断病变严重程度，虽然操作简便、应用广泛，但对操作者的要求高，且超声效果易受肠壁水肿、肠胀气影响。

4. 内镜检查　内镜检查常作为腹痛的常规检查之一，在 AMI 中主要用于胃肠道炎症状态及缺血情况的评估，而非用于疾病的诊断。

5. 经皮血管造影　经皮血管造影曾被认为是诊断 AMI 的"金标准"，可在肠梗死及剖腹探查术前明确诊断，通过血管造影，了解腹腔干、肠系膜动脉及其分支血管的血流情况，确定栓塞部位。

6. CT 血管造影（computed tomographic angiography，CTA）　CTA 对 AMI 有较高的诊断准确率，且已逐渐取代经皮血管造影术，成为诊断 AMI 的首选影像学方法，并且可以排除其他的急腹症病因，除非阻塞性肠系膜缺血需做经皮血管造影外，在其他类型 AMI 的初步诊断中，不常选用经皮血管造影。

五、诊断与鉴别诊断

1. 诊断　AMI 的症状和体征缺乏特异性，确诊 AMI 主要依靠影像学检查，根据对比剂突然中断，明确诊断及确定栓塞部位。诊断不明确的急性腹痛患者，特别是症状与体征不相符的和伴有心血管病史的老年患者，应考虑 AMI 的可能。

房颤患者突发腹痛应考虑肠系膜动脉栓塞引起的 AMI；动脉粥样硬化的患者出现腹痛应考虑肠系膜动脉血栓引起的 AMI；高凝状态患者出现腹痛应考虑肠系膜静脉血栓引起的 AMI；有创手术后出现不能解释的急性腹痛应考虑 AMI。

2. 鉴别诊断　需与其他引起急腹症的疾病相鉴别，如消化性溃疡穿孔、急性肠梗阻、急性胆囊炎、急性胰腺炎等，主要依靠影像学检查来鉴别。

六、治疗

治疗 AMI 的关键是尽早恢复肠管的血液循环，去除已经坏死的肠段和组织，阻断毒素吸收，减少毒素被吸收后引起全身中毒症状。

1. 一般治疗

(1)吸氧,镇静镇痛,禁食,胃肠减压,纠正水、电解质平衡紊乱,纠正酸碱平衡紊乱。

(2)评估机体容量状态,快速补液,优先选用晶体溶液,避免使用羟乙基淀粉。

(3)早期使用抗生素。AMI 一经确诊应立即使用广谱抗生素;可疑 AMI 患者,不论有无败血症迹象均应使用抗生素。

2. 药物治疗　治疗 AMI 的药物主要是抗凝剂、血管扩张剂、溶栓剂。

(1)抗凝治疗:对于肠系膜静脉血栓形成的患者,一线治疗方案是全身抗凝治疗,连续泵入普通肝素或者低分子肝素。如果患者在治疗过程中病情加重,则选用血管腔内介入治疗。

(2)血管扩张药物治疗:罂粟碱、妥拉苏林、硝酸甘油、硝普钠、前列腺素 E、酚苄明、异丙肾上腺素等。在治疗 AMI 时使用最多的是罂粟碱,罂粟碱是一种阿片生物碱解痉药,其作用机制是通过抑制磷酸二酯酶的活性,增加细胞内 cAMP 的水平,缓解动脉痉挛,扩张肠系膜血管。

(3)溶栓药物治疗:对于发病时间较短、没有肠坏死、弥漫性腹膜炎的患者,积极进行药物溶栓是治疗的选择之一。溶栓药物可以是链激酶和尿激酶为代表第一代溶栓药物、以组织型纤溶酶原激活剂(tPA)为代表第二代溶栓药物、以及用基因工程技术、蛋白质技术和单克隆抗体技术对前两类产品改造而成的第三代溶栓药,如瑞替普酶(reteplase),替尼普酶(tenecteplase)等。tPA 溶栓作用强,出血副作用小,应用较多。

3. 外科或介入治疗　根据病情及时进行血管介入手术或者开放外科手术,取出动脉内血栓。

如果难达上述要求,针对紧急病情合理的处置是首先将坏死的肠管切除,然后将患者转移到能做血管造影或者能做血管外科手术的医院续治。

4. 治疗不同类型的 AMI 的特殊方法　对于肠系膜动脉栓塞的患者,应根据医生本人的经验和技术能力,以及当时医院的设备条件来确定是血管介入手术亦或开放的外科手术治疗。

对于肠系膜动脉血栓形成的患者,肠壁完整时首选血管腔内介入治疗。

肠系膜静脉血栓形成通常不用外科手术,一线治疗方案是连续泵入普通肝素或低分子肝素,在治疗过程中病情加重,则考虑血管腔内介入治疗。

非阻塞性肠系膜缺血的一线治疗是经肠系膜上动脉直接灌注血管扩张剂。本病是通过选择性肠系膜血管造影确诊,如果没有禁忌证,就直接在肠系膜上动脉灌注血管扩张剂,最佳的血管扩张剂是前列腺素 E1,静脉注射 20μg,接着静脉泵入 60~80μg/24h。

5. AMI 并发腹膜炎的处理　AMI 患者一旦出现腹膜炎体征时,只要条件允许,就应立即外科手术。严重的基础疾病、终末期状况、或高龄老年人等特殊情况,则不适宜行剖腹探查手术。

七、预后与随访

本病起病隐匿、发展迅速,临床诊治方面迄今无突破性进展,其预后极差,肠坏死发生后,病死率高达50%~80%。因此,提高患者诊治成功率的关键在于早期诊断及早期治疗。如在症状发展的 12 小时内实施血管重建,能显著改善 AMI 患者预后。

所有 AMI 患者应该改变生活方式,积极治疗高血压和糖尿病等基础疾病。肠系膜动脉血栓形成的患者,具备合并冠脉血栓的高风险,应长期给予抗凝和抗血小板及他汀类药物。对于肠系膜静脉血栓形成者,如有指征,抗凝治疗使用至少 6 个月。对于支架植入和手术的患者,应通过 MDCT 检查随访支架及血管狭窄形成的情况。

（蔺　蓉）

参考文献

1. Mazzei MA. Acute mesenteric ischemia: guidelines of the World Society of Emergency Surgery: a brief radiological commentary. World J Emerg Surg, 2018, 13: 34

2. Clair DG, Beach JM. Mesenteric Ischemia. N Engl J Med, 2016, 374: 959-968

3. Beaulieu RJ, Arnaoutakis KD, Abularrage CJ, et al. Comparison of open and endovascular treatment of acute mesenteric ischemia. J Vasc Surg, 2014, 59: 159-164

4. Matsumoto S, Sekine K, Funaoka H, et al. Diagnostic performance of plasma biomarkers in patients with acute intestinal ischaemia. Br J Surg, 2014, 101: 232-238

5. Treskes N, Persoon AM, Zanten AV. Diagnostic accuracy of novel serological biomarkers to detect acute mesenteric ischemia: a systematic review and meta-analysis. Intern Emerg Med, 2017, 12: 821-836

第三十章

消化内镜检查及治疗的并发症

第一节　胃镜检查的并发症

多年的临床实践显示,诊断性胃镜检查是一项非常安全的技术,早年国外报道不良事件发生率为0.13%,相关死亡率为0.004%。近些年来,随着内镜科技含量的提高、操作技术的娴熟,胃镜检查的并发症较初期明显减少。但老年及急重症患者胃镜检查并发症的发生率依然不容小觑,对其进行胃镜检查时,应完善有关检查及进行监护,避免相关并发症的发生。

一、上消化道出血

因胃镜检查导致胃肠道出血较少见。

常见原因有:①活检损伤黏膜内血管;②检查过程中患者配合欠佳,剧烈恶心呕吐,导致食管贲门黏膜撕裂出血;③食管胃血管性病变,内镜检查时损伤或误做活检引起出血;④盲目进镜,内镜擦伤咽喉部或消化道黏膜,尤其是罹患出血性疾病(如血小板减少性紫癜或凝血功能障碍)者。胃镜检查前,应了解患者的病史,尤其是凝血机制差和/或门静脉高压患者。检查前尽可能地改善凝血机制,抗凝药应在检查前尽早停药。如果临床需要使用抗凝药,在检查中或术后早期使用肝素静脉注射来替代。抗血小板药物同样增加出血风险,但出血程度尚难确定,许多内镜中心推荐在内镜检查前5~7天停止服用这类药物。总之,在内镜检查前应认真仔细了解个人及家族出血史,以明确患者凝血状况。

胃镜检查时循腔进镜,动作轻柔,勿使弯曲角度过大,退镜时宜将弯曲钮放松;活检时应仔细观察,避开血管,溃疡性病变应钳取边缘,勿误将血管活检,活检后要仔细观察,如遇出血可喷洒止血药物或行电凝、氩气、金属夹等内镜下止血。退镜后,出血量较少时,可仅给予禁饮食、补液治疗。若出血量大,则在上述治疗的基础上,应进行抑酸治疗及充分扩容(包括输血)。胃底曲张静脉破裂出血可用三腔二囊管压迫止血,或行急诊内镜下套扎、硬化或组织胶注射治疗。如果内镜下止血治疗无效,应尽早进行介入治疗或外科手术治疗。

二、上消化道穿孔

胃镜检查时出现胃肠穿孔罕见,国外报道,上消化道内镜检查穿孔的发生率为1/11 000~1/2 500。穿孔部位在食管、胃、十二指肠均可发生,最易发生的是食管下段和梨状窝,约占全部穿孔者的50%。

常见的原因：①患者不合作，尤其是老年患者，检查者操作粗暴，盲目插镜导致咽喉梨状窝穿孔；②食管贲门部有正常的生理性狭窄或食管已有病理性病变，例如 Zenker 憩室、食管狭窄或恶性梗阻，进镜不当时可发生穿孔；③瀑布胃者，内镜在胃底打圈，未能找到胃腔，粗暴用力致穿孔；④内镜强行通过狭窄病变部位引起穿孔；⑤溃疡处胃肠壁薄，加之注气过多，内镜在溃疡中央处多次活检引起穿孔。

早期识别穿孔至关重要。发生穿孔的标志性症状是疼痛和不适。食管穿孔可形成皮下气肿，X 线平片有助于诊断，但 CT 检查优于 X 线平片检查，且敏感性更高。十二指肠降部穿孔引起的腹膜后穿孔没有特征性体征，也许不能被及时发现。患者若表现为腹痛不缓解，应及时进行 CT 检查以明确诊断。

一旦穿孔发生，无论在胸腔亦或腹腔内，均应尽早处理。近年来，随着内镜下缝合技术的发展，大部分穿孔如能及时发现，都可在内镜下治疗。根据穿孔大小，可采用金属夹缝合、金属夹联用尼龙绳的"荷包缝合"、OTSC、OverStitch 缝合技术等手段。对于食管肿瘤性病变穿孔者，则可采用覆膜金属支架处理。已经内镜处理后，24 小时内患者无脓毒感染、败血症、休克等症状，一般经内科保守治疗得以痊愈，但如果出现迟发性穿孔或患者表现败血症/腹膜炎的征象，唯一选择是手术。无论采取何种措施，都应与相关专科医生（如外科医生）共同诊治患者，并同患者及家属做好沟通。

三、感染

诊断性胃镜检查导致感染并发症，多半源于内镜本身或被污染的其他器械。国内外报道发生率约为 0.01%。内镜检查因消毒不严，可酿成细菌与病毒传播而全身感染。其预防措施可通过加强内镜消毒清洗，严加管理仪器耗材、纱布和液体等来控制患者之间的传染。医护人员的保护措施不足则会导致患者传染给工作人员，而肝炎、肺结核、艾滋病的传染更要引起高度关注。预防内镜中心传染的措施要全面彻底，涉及"普遍预防"、加强清洗消毒、持续监测等方面的工作，可对相关的工作人员进行选择性免疫接种。

四、心脏并发症

内镜检查时的刺激可引起心律失常或诱导低血压或缺氧，患有心肺疾病及肥胖的患者尤其明显。常见心脏并发症：血压异常、心律失常、心绞痛、心肌梗死和心脏骤停等。引起原因：①与插镜及胃部扩张刺激了迷走神经有关；②检查时合并低氧血症，特别是原有缺血性心脏病、慢性肺疾病及老年患者，术前应用抗胆碱能药是发生心动过速和其他心律失常的危险因素。

胃镜检查绝大多数是安全的，检查前应常规对患者的心肺功能状况进行评估。但如患者有心律失常、冠心病、心绞痛、高血压病、肺部疾病、安装心脏起搏器或植入式除颤器及精神特别紧张、焦虑者，应先请心脏专科医生进行会诊，再考虑行内镜检查。术前适当给予镇静剂、抗心律失常药和扩张冠状动脉药，以预防心律失常和心绞痛发生。在检查过程中应行心电、氧饱和度监护。内镜检查室应常规备有心脏除颤器等设备及抢救药品，一旦发生心脏意外，应立即终止检查，如发生心跳停止应立即行心脏体外按摩等复苏措施，并行气管插管等措施救治。

五、肺部并发症

肺部并发症主要有低氧血症、吸入性肺炎等。可由下述因素引起：①术前应用麻醉剂；②口咽部插管；③胃镜检查中，持续注气过多致胃膨胀引起膈肌上升等。下列患者胃镜检查时发生肺部并发症的危险性增高：年龄>65 岁，血红蛋白<100g/L，体重指数>28kg/m^2。其他危险因素包括胃扩张、胃排空不良、气道保护性反射受损、胃幽门梗阻和上消化道出血等。

对于老年患者，检查前需仔细询问近期有无咳嗽、气喘等症状；胃镜检查可予吸氧，同时避免过度镇静。检查过程中如出现咳嗽、血氧饱和度降低时，则警惕出现相关并发症，这时加大吸氧浓度，进行口腔/

气道吸痰,同时给予气道保护如抬升下颌或使用气道、喉罩或气管导管保持气道通畅。未能及时缓解者,立即停止检查积极救治。

六、麻醉并发症

心肺并发症是全身麻醉后诊断性胃镜操作(无痛苦胃镜)最常见的并发症,程度不等,轻者仅有生命体征改变,重者可发生心肌梗死、呼吸抑制或休克等。血氧饱和度下降常见于麻醉患者,尤其高龄及既往有心肺疾患者。

检查前要仔细询问病史、禁食时间及药物过敏史,合理选择麻醉药,准备好抢救药品及设备。麻醉医师镇痛,内镜由熟练的医生操作,避免在咽喉部过多停留,简化步骤,尽快完成,并在检查全过程行心电、血氧饱和度监测,持续吸氧。镇静剂应用适量,注射速度要慢,有青光眼及前列腺增生者应慎用阿托品。

七、咽喉部损伤

插镜时患者体位不正,头部向后造成其颈部过度后仰,颈椎前突压迫咽部及食管上部;患者精神紧张,环咽肌痉挛阻碍内镜滑入食管,术者插镜位置偏斜而又用力过大,势必造成咽喉部擦伤及出血糜烂,或引起局部血肿,唾液中可有血丝等。如插镜时损伤咽部组织及梨状窝,可引发感染、脓肿,出现声音嘶哑、咽部疼痛和发热。

预防措施:医生术前做好对患者的解释工作,消除患者紧张情绪,配合检查,对咽喉部反应强烈和精神紧张者可酌情应用镇静剂,使其全身放松。插镜时摆正其头颈位置,勿使其过度后仰,插镜达咽部时,保持视野清晰,循腔旋转内镜镜身,使其滑入食管上端,切勿用力过猛。

八、下颌关节脱臼

下颌关节脱臼是一种不常见的并发症。由于检查时给患者安放口圈张口较大或插镜时恶心,特别是习惯性下颌关节脱臼者更易发生,多数表现为胃镜检查完后出现开口状态而不能闭合、语言不清、唾液外流等。一般无危险,手法复位即可。

九、喉或主气管痉挛

盲目进镜或进镜时适逢患者咳嗽内镜插入气管,镜内残留水滴或镜头附着的唾液进入气管;麻醉深度控制欠佳的患者,无意识的呛咳,也会有部分胃液反流入气管,均会引起患者气管或喉痉挛,患者可出现喘鸣、窒息、发绀等阻塞性通气障碍的表现。出现此种并发症,应立即终止检查,拔出内镜,给予吸氧,经对症处理一般能较快缓解。术前让患者咽喉部放松,镜端位置要端正,循腔进镜,一旦镜下窥见气管环状软骨要立即退镜。退镜后让患者稍休息片刻再进镜,以免引起喉痉挛。

十、唾液腺肿胀

插镜时机械性刺激或恶心、呕吐可造成唾液腺分泌增加,排泄不畅致使唾液腺肿胀。多为一时性,无须处理会自行消退,检查前可酌情使用阿托品类药物预防其发生。

十一、内镜嵌顿

常发生在内镜反转观察胃底及贲门口时,反转的内镜嵌顿在食管下段。防止方法是反转观察胃底时应等镜身基本取直再退镜。若发生嵌顿,则要解除食管痉挛,或用另外一条胃镜将嵌顿胃镜镜身取直后再取出。

十二、急性胃扩张

常发生在有幽门梗阻者。检查时因大量注气,导致胃过度膨胀。检查结束后应将气体尽量抽出,避免发生急性胃扩张。

此外,消化内镜诊治过程中还有可能引起气胸、亚急性细菌性心内膜炎、肝内门静脉积气等,虽属罕见亦应引起警惕。

胃镜检查时,为了减少和避免并发症的发生,检查者应全面了解各项操作的基本原理,正确掌握并发症的诊断和防治方法,经严格培训后,使其掌握娴熟的基本功,都是不可或缺的措施。

第二节　结肠镜检查的并发症

一、肠壁穿孔

结肠镜检查作为一项诊断结直肠疾病"金标准"检查技术,同时是一项有创检查手段,存在肠壁穿孔的并发症。2004年英国一项多中心研究显示,结肠镜检查肠壁穿孔发生率为0.11%。近年来,随着内镜科技的发展,单手肠镜操作技术的普及,肠壁穿孔的发生率有所下降。结肠镜检查过程中发生肠壁穿孔的部位常见有:乙状结肠(72%),其次是升结肠(8.6%)和降结肠(8.6%),直肠(6.9%)和横结肠(3.4%)。

(一)常见原因

1. 术者操作经验差,未严格遵照循腔进镜的操作原则,没有清楚显示肠腔走行,采用暴力盲目进镜,滑行过长肠段,内镜视野为全红时,镜身头端易顶破肠壁。如检查前过度应用镇痛剂、肠道准备不充分、患者体型偏瘦、有腹腔手术史、肠腔内有粪渣残留等影响观察,勉强施行者,更易发生。

2. 手法解除乙状结肠襻时,未及时拉直镜身,使原来伸展的乙状结肠瞬间缩短,镜身有效长度增加,镜身头端会顶破前方降结肠和脾曲肠壁。

3. 乙状结肠冗长,腹部手术后粘连的患者,肠腔扭曲固定。插入时通过困难,没有有效的旋转镜身,直接暴力进镜时易造成穿孔。

4. 活检操作不当,在溃烂病灶中央钳取组织过深。

5. 检查时注入气体过多,肠腔膨胀使肠腔内压力升高,同时没有拉直镜身,插入时肠壁已有撕裂伤或原有病变基础,如溃疡性结肠炎、结肠憩室、结肠肿瘤等,易造成破裂。

6. 肠腔扭曲,进镜困难,结肠成襻,在拉直镜身时,持续吸引,易将肠腔拉破。

(二)诊断

结肠镜检查引起的肠壁穿孔,根据其部位可分腹腔内和腹腔外两类。大肠解剖特点是直肠、升结肠和降结肠后壁表面无腹膜遮盖,故该部位穿孔在腹腔外,即肠腔内气体及内容物溢出至后腹膜腔。而乙状结肠、横结肠、盲肠、升结肠及降结肠前壁、两侧壁均有腹膜遮盖,因此这些部位穿孔在腹腔内。显然,腹腔外穿孔仅发生在直肠、升结肠和降结肠部位。

根据穿孔发生时间,可分为在结肠镜检查时发生的即刻穿孔和在检查结束后数小时及数天发生的延迟穿孔。

1. 腹腔内肠壁穿孔　包括即刻穿孔或延迟穿孔,其症状均相同。在肠壁穿孔瞬间患者感剧烈腹痛,随后可无明显症状,或仅有腹胀,如未重视,则可延误诊断和处理,造成其他并发症并可致死亡。如怀疑有肠壁穿孔,首先禁食禁饮,认真检查腹部明显膨隆,叩诊肝浊音界消失,立位 X 线腹部摄片见膈下游离气体,可确诊为腹腔内肠壁穿孔。一般数小时后,患者可出现急性弥漫性腹膜炎的症状和体征。即刻穿孔在检查同时发生,这时结肠镜视野内不见肠腔及黏膜滑行,可见黄色脂肪组织即大网膜,或见到腹腔内脏器,插入时镜端无任何阻力。

2. 腹腔外肠壁穿孔　肠壁穿孔当时常未被发现,检查结束后出现后腹膜气肿。患者开始无任何不适,一天后出现无定位腹痛,后腹膜气肿可蔓延至阴囊、会阴部、下腹壁皮下气肿,触诊有捻发音,严重者还可引起纵隔气肿和颈部皮下气肿,常伴发热和全身不适等。

腹部 X 线平片检查可明确诊断,并可帮助诊断肠壁穿孔发生的部位。根据 X 线解剖学特点,后腹腔间隙的气体分布位置有肾周围前间隙、肾周围间隙、肾周围后间隙。如直肠穿孔气体沿着直肠两侧,两侧腰大肌外侧上升到肾周围后间隙,有时可伸展到肾上腺。因此,腹部 X 线平片上可见肾周围后间隙及两侧腰大肌外缘与腰大肌纵轴相平行的透亮区,部分可出现腹壁两侧脂肪条纹。升结肠及降结肠后壁穿孔后,气体由两侧腰大肌外侧向中间、内侧,再向脊柱集中,然后上升到肾周围前间隙。因此,X 线平片可见肾周围前间隙及与腰大肌纵轴相垂直的透亮区,腹壁两侧脂肪条纹不常见。腹部 X 线平片难以确定时,可行腹部 CT 检查观察,同时可判断肠壁穿孔周边渗出情况及修补的效果。

（三）治疗

结肠镜检查并发的肠壁穿孔多数小于 2cm。小于 0.5cm 穿孔有时不易识别,后者可导致诊断延迟时间从 1 小时至几周。结肠穿孔修补的时间是 12 小时,12 小时内可内镜下修补或单纯腹腔冲洗加修补,一旦超过 12 小时,多需行回肠造瘘。近年来内镜缝合技术发展,如金属夹、尼龙绳联用金属夹、OTSC、OverStitch 缝合器的使用,从前需要外科手术治疗的肠壁穿孔,大部分可在内镜下缝合成功。内镜处置成功的关键因素:早期识别、清洁的肠道和迅速完整的闭合。内镜下缝合治疗后,需要禁食禁饮,保持肠道休息、静脉使用广谱抗生素及保持水电解质平衡。同时密切监测临床生命体征。12 小时内尿量充足,没有广泛的腹膜炎症状,则提示内镜缝合成功。一般 1~2 周内穿孔部位能愈合,后腹腔及皮下气肿能自行吸收、消失。但如果是延迟性穿孔或出现广泛性腹膜炎症状和 / 或内镜下处置失败者,需及时外科手术治疗。

（四）预防

结肠镜检查过程中发生肠壁穿孔,穿孔部位大都在肠管弯曲处、结肠粘连处。其原因主要是弯曲处或粘连处形成的锐角,在肠镜下呈盲端,通常用滑进的方法才能通过,如肠管走向辨别错误或滑进手法不当,易发生穿孔或撕裂。预防肠壁穿孔的方法:

1. 如遇锐角弯曲处呈盲端时,检查者可根据结肠黏膜环状肌在光亮下呈现为弧形反光,肠腔位于弧形中心来辨清肠管的方向,改变体位,利用重力作用,扩大弯曲处角度和改变肠管走向,乙状结肠、降结肠交界处和呈锐角脾曲应取右侧卧位,锐角肝曲应取左侧卧位,下垂的横结肠应取仰卧位,利用脾曲作杠杆把横结肠拉起至肝曲。滑进时,肠管的走向要明确,患者无加剧的疼痛感,黏膜光泽不苍白,反之应停止滑进,重新辨清肠管走向再滑进。检查着遵循上述操作方法,不但可避免肠穿孔发生,还可顺利通过这些锐角变异的弯曲处。

2. 操作时注意事项

（1）掌握结肠镜检查的适应证,对结肠憩室、结肠炎症急性期如确有必要检查者,操作尤其要小心谨慎,插入结肠镜时要严格遵循进镜的要领,不要过多注入空气。

（2）彻底清洁患者肠道,检查前不要过度使用镇痛剂。

（3）解除乙状结肠和横结肠圈襻,尤其是用旋转法时,一定要同时向外退出部分镜身,以减少结肠镜在结肠内的有效长度。

二、肠道出血

(一)原因

肠道出血也是结肠镜诊治的并发症之一,发生率为 0.5%~2%,远较肠壁穿孔相对常见。但大部分发生在结肠镜下治疗时。结肠镜检查时并发肠道出血较少见,并发肠道出血需要剖腹手术者更少,大部分患者用保守治疗可治愈,因此它的危害性较穿孔小。

1. 结肠病变,如大肠癌、息肉、溃疡性结肠炎等使黏膜变脆,插镜时擦伤出血。

2. 插入时未能循腔进镜,使用暴力滑行,损伤黏膜引起撕裂出血。

3. 活检时咬取组织过大、过深和在血管显露部位咬取引起。

4. 患者有凝血机制障碍。

(二)诊断

结肠镜检查并发肠道出血很容易诊断,即有鲜红色或暗红色血便,有时可伴凝血块。出血量少时可无其他症状,出血量多者则可有失血过多表现。

(三)治疗

出血量少时无须治疗,出血量大必须处理。可立刻行结肠镜下止血术,如 APC、电凝止血、局部喷洒或注射止血、金属夹夹闭止血等。在上述治疗过程中,应严密观察患者的血压、脉搏及便血量。一般在出血停止后 12 小时暂停治疗,再观察 48 小时。大部分肠道出血经内镜下治疗均可达到较好的止血效果,仅有极少部分需要介入或外科手术治疗。

(四)预防

1. 活检应避免血管显露部位咬取。

2. 插入时尽可能循腔进镜,黏膜滑行时禁忌施加暴力,并且滑行只应使用很短距离即见肠腔,否则应退出镜身,尤其患结肠癌、息肉和急性炎症者更需谨慎。

3. 有凝血机制障碍患者,需纠正后方可活检。

三、肠系膜、浆膜撕裂与脾破裂

(一)原因

1. 肠系膜、浆膜撕裂　又称不完全肠壁穿孔。插镜过程中肠襻不断扩大,肠管过度伸展,使浆膜和系膜紧张,如再注入过多空气,使肠腔内压力升高,当其压力超过浆膜所能承受限度便会发生撕裂。一般发生在系膜附着对侧肠壁。在剖腹手术时插镜,因缺乏腹壁抵抗更易发生。

2. 脾破裂　常发生在结肠镜插过脾曲或手法解除乙状结肠圈襻时。因脾脏上方有脾膈韧带固定于横膈,下方有脾结肠韧带与结肠相连。操作时牵拉力量过强,超过脾结肠韧带所能承受负荷时,可使附着处脾包膜撕裂,实质暴露,引起创伤性出血。

(二)诊断

仅包膜撕裂未引起出血,临床上可无特殊症状。一旦其引起出血,均造成腹腔内出血,除了有失血表现外,同时有腹膜刺激征。脾破裂在腹部 X 线片上有左侧横膈抬高、结肠脾曲下降等表现。腹腔穿刺抽出不凝固血液可确诊。

(三)治疗

一旦确立有腹腔内出血者应立即手术,行撕裂修补止血或脾切除,有失血性休克者,应输血,无腹腔内出血者行保守治疗。

(四)预防

插镜时应尽可能循腔进镜,少用滑行。滑行时要看清肠腔方向,少注气。手法解襻时,应与形成圈襻的方向相适应。

四、肠绞痛

(一)发生原因

插镜过程中注气过多,术前应用结肠解痉剂,引起检查后长时间腹胀疼痛,称结肠镜检查后膨胀综合征。

(二)诊断

患者经结肠镜检查后主诉腹部绞痛或胀痛。肠绞痛与肠壁穿孔的鉴别,前者一般情况好,无急性腹膜炎体征,X线检查无膈下游离气体。

(三)治疗

严重者禁食、行胃肠减压、静脉补液、针灸等治疗。

(四)预防

检查时尽可能少注气,检查结束时吸尽肠腔内残气,术前少用结肠解痉剂。

五、缺血性结肠炎

(一)发生原因

1. 基础疾病　老年患者伴有高血压、糖尿病和高脂血症等基础疾病,可能导致肠系膜动脉粥样硬化、狭窄、闭塞、血栓形成。

2. 肠腔压力增大,黏膜血流减少、静脉回流受阻,导致肠道缺血。

3. 结肠镜操作时间过长,结肠镜检查时过分的牵拉使肠道血管扭转,进一步加重肠缺血。

(二)诊断

结肠镜检查后,患者出现急性腹痛和/或伴有便血,但体检时腹部无明显的体征。行腹部立位X线或腹部CT检查排除肠穿孔。

(三)治疗

一般行内科保守治疗,给予补液及适当使用血管扩张药物,逆转反应性动脉痉挛。必要时介入治疗或手术治疗。

(四)预防

老年患者,避免等候时间过久,必要时检查前给予输液支持治疗。结肠镜操作过程中,手法轻柔,循腔进镜,避免过度牵拉。

六、心血管系统并发症

结肠镜检查对心血管系统功能影响一般很轻微。发生原因均由于检查前过度用药或由子插镜时疼痛,肠系膜过度牵张产生血管迷走神经反应所致。表现为心率增快或减慢,低血压等,一旦停止检查即可恢复。原有心血管基础疾病者,则有引起心肌梗死、心脏骤停等严重并发症之虑。一旦发生,立即实施复苏、心电监护等。

七、麻醉并发症

见第一节有关部分。

结肠镜诊疗的其他少见并发症包括急性阑尾炎、腹腔内出血。如果用于结肠镜消毒的戊二醛未消洗干净,也可引起化学性结肠炎。

结肠镜检查的并发症虽然少见,但甚难豁免,发生率一般在0.5%以下。为此要建立知情告知制度,告知患者与家属,操作并发症包括穿孔、出血、感染、与镜检准备相关的并发症等。针对不同的并发症采用不同的治疗方法,及时识别潜在的并发症,最大限度地降低风险,让患者得到好的转归。

(贾业贵)

第三节　食管胃底静脉曲张内镜治疗相关并发症

食管胃底静脉曲张出血(esophagogastric variceal bleeding,EGVB)是各种原因引起的肝硬化和/或门静脉高压所致的一种严重并发症,为临床常见棘手问题。随着内镜技术的发展,EGVB 内镜治疗已被广大临床工作者接受,众多门静脉高压防治指南均推荐内镜为 EGVB 一级预防(预防首次出血)、急性出血和二级预防(预防再次出血)的一线治疗方式。胃镜检查,可明确食管胃底静脉曲张严重程度及出血等情况,亦可对 EGVB 进行治疗。EGVB 内镜治疗主要包括硬化剂注射术、套扎术、组织胶注射术或三者的相互联合,也包括钛夹止血、自膨式覆膜食管金属支架、三腔二囊管等。内镜治疗的广泛应用,EGVB 疗效得到改善,然而,EGVB 内镜治疗相关并发症也日益受到重视。下面对各种技术的常见并发症介绍如下。

一、硬化剂注射相关并发症

自 1939 年瑞典 Crafoord 等首次报道经内镜注射硬化剂治疗食管静脉曲张破裂出血以来,内镜下硬化剂注射术(endoscopic injection sclerotherapy,EIS)现已成为食管静脉曲张破裂出血的急诊止血和预防再出血的有效方法。静脉内注射后,损伤血管内皮、促进血栓形成进而阻塞血管;静脉旁注射可以使曲张静脉周围纤维化,压迫曲张静脉,达到止血目的。EIS 相关并发症包括:食管狭窄、穿孔、出血、纵隔炎、溶血反应(5% 鱼肝油酸钠)、异位栓塞等;并发症发生率,文献报道存在显著差异,有报道提示高达 13%,可能与临床医师操作水平及患者静脉曲张程度有着一定的关联性。

(一)食管狭窄

食管狭窄是 EIS 的严重并发症,文献报道发生率为 2%~10%,其临床最初表现为进行性进食发生哽咽感,最后发展为吞咽困难,甚至不能进食水和食物。究其原因,可能与瘢痕体质患者个体差异等因素有关。一般而言,食管狭窄的发生与硬化治疗总剂量及治疗次数有关,大剂量注射硬化剂,对血管内皮损伤重,溃疡深而大,加之反复多次硬化治疗,造成溃疡、瘢痕反复形成,叠加融合,最后致食管腔变小、变窄。食管狭窄的治疗可采用球囊扩张、食管支架等治疗,症状可明显改善。

(二)穿孔及穿孔相关并发症

食管穿孔发生率底,有报道提示为 0.6%,一般而言,食管穿孔多于血管外注射相关,组织形成溃疡、甚至出现纵隔炎和胸膜瘘等可能。EIS 术后出现呼吸困难、血氧饱和度下降、胸闷、剧烈胸痛等情况需紧急行胸部 CT、血管 CTA 等影像学检查排除异位栓塞情况;出现相应症状后应密切观察患者情况,应尽早发现,尽早治疗。治疗上加强抗感染,早期引流尤为重要。为避免此类并发症发生,可考虑在硬化剂中加入亚甲蓝有助于判断硬化剂是否注入静脉针;此外,针尖伸出的长度不要过长,以免形成对穿情况发生。

(三)异位栓塞

EIS 引起的异位栓塞较为罕见,栓塞部位有门静脉栓塞、颅内静脉栓塞、脾栓塞、脊髓栓塞等。临床表现根据栓塞部位相关,治疗根据栓塞部位采用治疗方式不同,主要为对症治疗。预防硬化剂引起的异位栓塞,注意点:①注射的硬化剂剂量越大,栓塞风险越大,故应尽可能避免一次注射过多硬化剂;②血管内注射比血管旁注射栓塞风险更大,但是血管旁注射易产生其他并发症的发生;③存在较大分流支的静脉曲张不适宜硬化剂注射。

（四）出血

硬化剂治疗过程中会出现针孔处渗血，门静脉压力高者可出现喷血。遇有活动性出血者积极补充血容量，在针孔处追加硬化剂，也可以镜身压迫止血，多数患者经治疗后数分钟出血可停止，少数仍不止血者可予少量组织胶封闭针孔或以三腔二囊管压迫，绝大多数都能达到有效止血目的。

二、食管胃底静脉曲张套扎术相关并发症

内镜下静脉曲张套扎术（endoscopic variceal ligation，EVL）是通过作用黏膜及下层曲张静脉，使其缺氧缺血，达到闭塞曲张静脉、控制出血的目的。适应证为：急性食管静脉曲张出血；外科手术等其他方法治疗后食管静脉曲张再发急性出血；既往有食管静脉曲张破裂出血史。主要并发症包括：发热、食管狭窄、局部浅溃疡，甚至脱环致大出血。一般而言，相较于 EIS，EVL 相关并发症发生率约 10% 左右，如发热、胸骨后痛等，较为轻微；EVL 最为凶险的并发症为术后大出血，多与术后过早下床活动、过早进食硬质食物等相关。

为了降低并发症发生率，临床医师应该做到以下几点：①准确评估套扎治疗适应证，把握好治疗时机；②术中操作轻柔动作，控制好吸引压力注意患者；③术后早期饮食及护理，EVL 术后早期饮食不当将导致食物划破套扎部位，治疗失败并引发大出血；④注意避免术后早期剧烈运动，剧烈运动会导致腹腔压力增高，门静脉压力迅速上升，结扎处被冲破进而引发大出血。

三、食管胃底静脉曲张组织胶注射相关并发症

1986 年，Soehendra 等引入内镜下组织胶注射治疗静脉曲张出血。组织胶在血液和组织液中阴离子作用下，迅速固化，封堵血管，阻断血流，达到栓塞止血的目的，主要用于食管胃底静脉曲张的急性出血和二级预防中。内镜下组织胶注射主要的并发症包括异位栓塞，偶有门静脉、肠系膜静脉、肺静脉栓塞、近期发生排胶出血、脓毒血症等。根据发病机制分别归类阐释。

（一）注射部位相关的并发症

1. 腹部不适，注射部位溃疡、坏死甚至穿孔，这些并发症主要由注射部位的炎症反应及组织胶排栓后形成溃疡所致，此类并发症一般给予质子泵抑制剂及胃黏膜保护剂治疗有效，但严重的穿孔需要及时的外科手术治疗。

2. 感染、发热，部分是由于细菌感染引起，部分是由于吸收热所致。有文献报道，在行内镜下组织胶注射后有 30% 的患者出现短暂性的细菌感染，大部分都是自限性的，一般认为细菌主要来源于内镜通道。

3. 再出血，有研究提示，组织胶注射再出血率可达到 22.8%，并且再发出血在治疗后第 1 年明显高于随后几年。一般认为，患者免疫力强、局部血流速度过快、组织黏合剂用量过低等均会造成组织黏合剂过早排出，再出血发生。

（二）异位栓塞并发症

研究提示，组织胶异位栓塞并发症发生率为 0.8%~10.71%，包括肺动脉、门静脉、肾静脉栓塞、脾栓塞、脑栓塞、冠状静脉及肾上腺的栓塞等，临床表现根据栓塞部位而定。当前，肺部栓塞报道率最高，门静脉及肾静脉及脾梗死报道次之，而冠状动脉、肾上腺及脑梗死报道的相对较少。组织胶注射引起异位栓塞的主要原因是异常的门体分流存在，比如胃肾分流或脾肾分流；当形成门体分流时，血流速度很快，这种高速的血流可能形成和带动栓子及栓子类似物，从注射部位及门静脉到全身循环血流。也有部分患者因血流压力增大，导致门静脉血流通过胃短静脉逆向流入食管静脉而导致远处栓塞可能。

组织胶注射术前务必评估患者是否存在门体分流情况，若存在，行组织胶注射治疗需加强术后随访，及时发现栓塞；确定栓塞情况，栓塞面积小，位置不会危及生命，可以采取内科保守治疗，如药物溶栓、介入

溶栓等；栓塞面积大，位置特殊，很容易危及生命，临床医生应立即转外科手术治疗。近来，对于存在胃肾分流的门静脉高压患者，可考虑行介入（比如经颈静脉肝内门体分流术、经股静脉逆行球囊封堵术）、超声内镜下弹簧圈置入联合组织胶注射治疗，减少异位栓塞风险的发生。

（三）感染、脓毒血症

组织胶注射术后出现重症感染甚至反复发作，需谨慎是否合并异位栓塞，治疗主要是加强抗感染，必要时溶栓治疗。

四、内镜下其他治疗方式

EGVB 行内镜下金属夹夹闭以机械止血，一般用于紧急情况，比如缺乏硬化剂注射、套扎、组织胶注射等条件，而患者出血药物等不能控制时的急诊止血，以为后面内镜治疗争取治疗时间和机会；近来有学者尝试使用金属夹辅助组织胶注射来治疗合并胃肾分流/脾肾分流的胃静脉曲张，疗效尚待进一步探究。金属夹夹闭 EGVB 的主要并发症为术中金属夹自身对静脉曲张团的损伤，术后早期金属夹脱落等导致的大出血，需谨慎。

此外，内镜下自膨式覆膜食管金属支架（SEMS）置入，主要用于经过药物或常规内镜套扎或硬化剂治疗后仍反复出血或活动性出血不能有效控制（称为难治性静脉曲张出血），而其他挽救治疗措施（如 TIPS、外科手术）不可及或没有时机，严重威胁患者生命时，内镜下覆膜食管支架挽救治疗具有一定的效果，国内临床尚无研究报道。国内更多是使用三腔二囊管为治疗争取更多时间和治疗机会。主要并发症为再出血率高，达 50% 以上，并且患者痛苦大、并发症多，如吸入性肺炎、气管阻塞等。一般在药物或内镜治疗失败 24 小时内实施三腔二囊管压迫止血，作为挽救生命的措施，三腔二囊管压迫止血无绝对禁忌证。

（肖　勇　谭诗云）

第四节　内镜黏膜切除术与内镜黏膜下剥离术并发症及处理

内镜黏膜切除术（endoscopic mucosal resection，EMR）和内镜黏膜下剥离术（endoscopic submucosal dissection，ESD）是治疗消化道早期癌及癌前病变的有效方法。与外科手术相比，EMR、ESD 具有创伤性小、并发症少、住院时间短、费用低等优点。与 EMR 相比，ESD 的操作要求更高、操作风险更大、并发症的发生率更高，更为严重。但随着内镜器械的不断改良及内镜操作技术的精进，加强了对并发症的预防和控制，使 EMR、ESD 治疗并发症的发生率不断下降。本文将概述 EMR、ESD 术中、术后并发症的防治及进展。

一、出血

出血是内镜诊疗最常见的并发症。根据出血时间的不同可以将其分为术中出血和术后迟发性出血两种。术中出血指术中需要止血治疗的局部创面出血；术后迟发性出血指术后 30 天内出现呕血、黑便等症状。EMR 和 ESD 是在黏膜下层进行切开和剥离，黏膜下层血管丰富，出血在所难免，小量出血经内镜下处理多能迅速止血；急性大出血是指手术当日或次日血红蛋白较术前下降 20g/L 及以上，需紧急处理。术中急性大出血是指术中活动性渗血或喷射性出血，需内镜下紧急止血，若内镜下止血困难，需中断手术和/或输血治疗。迟发性大出血指术后 30 天内出现呕血、黑便或血便，血红蛋白下降 20g/L 及以上，或伴有血流动力学不稳定，需再次行内镜下止血和/或输血治疗。

国内文献报道，食管 EMR 出血率为 1.52%~11.7%，迟发性出血率为 0~7.04%，ESD 术中出血率为

22.9%~59.6%，迟发性出血率为 0~4.88%；胃的 ESD 术中急性大量出血率为 0.6%~22.1%，迟发性出血发生率为 0.5%~15.6%；结直肠 EMR 术中出血率为 1.8%~18%，术后出血率为 0.2%~7.2%，ESD 术后出血率为 0~3.6%。食管 EMR 出血与病灶大小有关，当病灶>20mm 时出血的风险明显增加，并且利用混合电流切除者易发生术中出血，凝固电流切除者易发生迟发性出血，而食管 ESD 出血不仅与病灶大小有关，还与病变部位、类型、剥离层次、病变的黏连程度、血管分布、操作者的熟练程度等相关。胃 ESD 出血的危险因素为病变直径>40mm，位于胃上部，合并溃疡等。结直肠 ESD 出血的危险因素为病变的大小，病变的部位，当病变>2cm、位于低位直肠时出血的风险更高。总之，对于消化道病变行 EMR、ESD 治疗时，其出血的风险与病变大小、病变部位、病变层次、操作者的技术等密切相关。

(一) 术前出血预防

停服抗凝药：术前使用抗血小板药物及抗凝药物会造成 EMR、ESD 出血。因此建议对口服抗血小板药物(阿司匹林、氯吡格雷、替格瑞洛)、行抗凝(华法林、肝素)治疗的患者，术前需行出血和血栓栓塞风险评估，对于低危血栓栓塞者，术前停用抗血小板药物至少 5 天，停用华法林至少 5 天，使得 INR 降低至 1.5 以下；肝素至少停用 1 天；对于高危血栓栓塞患者药物的调整，则需要多学科会诊，优化治疗方案。

控制血压：血压的控制情况也会对 EMR、ESD 术中及术后的出血率造成影响。因此术前将血压控制在正常水平，术中则有效镇静避免血压出现大的波动，当血压明显升高时，可使用降压药物将收缩压控制在 120~140mmHg 水平，可减轻出血风险。术后维持血压在正常水平。

术前用药：研究表明行胃 ESD 治疗前使用质子泵抑制剂(PPI)可降低出血风险，原因是 PPI 的使用降低了胃内 pH 值，有利于治疗过程中出血处的凝血，但是目前没有研究表明术前 3 天使用 PPI 其预防出血的效果优于术前 1 天使用 PPI，因此建议在行 EMR、ESD 治疗的当天或前一天开始使用 PPI。EMR、ESD 治疗结束后也需抑酸药物预防出血发生，目前认为 PPI 是术后预防出血的首选药物，疗程 4~8 周，且联合使用抗酸药物(铝碳酸镁、氢氧化铝)、胃黏膜保护剂(瑞巴派特、硫糖铝)效果更好。止血药物，因其疗效不确切且有致血栓风险，不推荐作为一线用药使用。

(二) 术中出血

进行 EMR、ESD 的过程中发生出血难以避免。术中预防出血比止血更为重要，盲目的止血容易引起穿孔。

充分黏膜下注射，预处理血管：在操作过程中，行黏膜下注射时确保病变有效抬举，与肌层分离良好，可减少出血的发生；充分黏膜下注射可暴露黏膜下血管，直径小于 1mm 的静脉血管可使用切开刀预先电凝，再切断，直径较粗的静脉血管或小动脉，应予电凝钳电凝预处理，防止出血。

术中电凝止血：在注射过程中发生的出血一般无需特殊处理，若出血不能自行停止，可行黏膜切开后再行止血处理；行病变周围黏膜切开时及剥离过程中发生出血时，首先用生理盐水冲洗，明确出血部位，注意保持视野清晰，若出血量大，可以使用生理盐水或 2% 冰去甲肾上腺素冲洗创面，使微血管收缩，可进一步明确出血部位，有效止血，虽然此方法简便、不良反应少，但对高龄合并心血管疾病的患者而言，使用过程中仍需谨慎。Kim 等报道一例因使用去甲肾上腺素导致急性心肌梗死。静脉小血管的出血，可使用切开刀凝固止血，动脉血管出血，可使用止血钳止血保证剥离时无出血。

处理创面出血及血管残端：剥离完成后出血，处理原则与周围黏膜切开发生出血相同，并需仔细观察创面的血管残端，充分电凝，预防迟发性出血。因为食管和大肠壁较薄，通过电凝止血会导致迟发性穿孔，可使用双极止血钳，并尽可能减少止血钳与周围正常黏膜、肌层接触。

(三) 迟发性出血

术后治疗预防出血：迟发性出血与术中出血相同，应以预防为主，因此要求行 EMR、ESD 治疗术后的患者注意休息、避免活动，根据术中情况确定禁食、禁饮的时间，密切注意患者生命体征情况，观察患者有无呕血、黑便、头晕、乏力、腹痛、肠鸣音是否活跃，监测血常规，观察血红蛋白和血细胞比容变化。关于是否对 ESD 术后 1 天的患者行常规内镜检查,研究表明 ESD 术后第 1 天行常规内镜检查未能减少术后迟发性出血的风险,故而并不推荐。

迟发性出血要早期识别及处理:一旦考虑有迟发性出血,一般予以补液、抑酸止血等治疗,若为少量出血可继续保守治疗,若保守治疗无效,出血量>100ml,则应行内镜下紧急止血,ESD 术后引起出血的止血的首要方法是内镜下止血。内镜下止血的治疗方法主要有热凝法、机械法、局部药物喷洒。若出血仍不能停止,则需介入治疗或外科手术干预。

1. 电凝止血 是通过电极与出血部位相接触时产生大量热能使蛋白质凝固、血管收缩从而达到止血的目的。电凝止血适用于喷射状出血、活动性渗血、有半球形血管显露及散在出血的情况。迟发性出血出现血流动力学不稳定,需要内镜下治疗时,一般为上述血管性出血,电凝止血是内镜下最可靠的止血方式。首先应明确出血部位,当出血量大时,出血部位多为血凝块及新鲜出血覆盖,难以止血,此时需迅速通过附送水内镜冲洗创面,吸出新鲜血液及血凝块,血凝块较大难以清除时,可使用圈套器或螺旋网篮帮助清除,暴露出血部位后以电凝钳电凝止血;若出血部位位于重力低位,出血量大,速度快,出血部位难以暴露,可通过改变患者体位,协助暴露出血部位后,予以电凝止血。应当注意过度电凝易导致穿孔的发生,特别是在食管和结直肠手术过程中,应注意轻提电凝钳,减少电凝对固有肌层及更深层管壁的损伤。

2. 内镜下机械止血 机械止血主要是通过对血管或周围组织的压迫达到止血的目的,包括内镜下使用止血夹、圈套结扎。对于反复电凝仍难以止血的活动性出血、电凝止血容易造成穿孔的部位,如十二指肠降部,可使用内镜下机械止血。目前应用最为广泛的是金属夹止血,根据金属夹是否通过内镜钳道,将金属夹分为两大类,即 TTSC(through the scope clip)和 OTSC(over the scope clip)。金属夹止血可应用于活动性出血或动脉搏动性出血。TTSC 操作相对于 OTSC 更为方便,并且止血夹在体内停留时间更短,一般无须人工移除,患者无须进行二次胃肠镜检。但是其钳夹力及止血范围不如 OTSC 强大,研究表明,TTSC 的闭合内径约在 7~8mm,OTSC 的闭合内径可达 10~14mm,TTSC 止血失败的患者行 OTSC 治疗能达到止血的目的。因此,部分专家将 OTSC 作为 TTSC 的补救措施。

3. 局部药物喷洒 适用于非动脉性出血,尤其是弥漫性渗血者。常用药物包括凝血酶、去甲肾上腺素冰盐水、5%~10% 孟氏液和 5% 精氨酸钠溶液以及生物蛋白胶等。操作时,先行内镜找到出血部位、观察出血情况,然后通过活检孔送入导管,调整导管前端位置,对准出血灶,自重力方向的高位,直视下喷洒止血药物,留镜观察,若仍有出血可再次用上述药物同剂量或半剂量喷洒,直至出血停止。

4. 介入治疗 主要是通过栓塞剂栓塞出血的动脉使得动脉血流量减少,降低动脉压力,促进凝血和血栓形成,主要用于胃、肠内镜止血失败病例,食管供血来源丰富,介入止血疗效欠佳。

5. 联合治疗 对于迟发性出血常需联合两种或以上的办法进行止血,例如电凝止血和内镜下机械止血。

6. 外科手术 对内科保守治疗、内镜下止血无效的患者,应及时给予生命支持,适时手术治疗。

二、穿孔

穿孔是 EMR 和 ESD 术中、术后的常见并发症,随着内镜缝合技术的发展,穿孔的修补已日臻完善,关键在于及时发现。若术中出现气腹、气道压增高、二氧化碳浓度持续增高应考虑术中出现穿孔,此时,应仔细检视所有创面,是否发生穿孔;术中内镜下发现穿孔或术后出现剧烈腹痛、腹膜刺激征、气胸、呼吸困难、腹部 X 线或 CT 提示游离气体,均显示为消化道穿孔。

根据穿孔的时间,EMR 和 ESD 的穿孔分为术中穿孔和迟发性穿孔,前者指在手术过程中发生的穿孔,后者是指在操作完成后 1~2 天内发生的穿孔。根据穿孔部位的不同,消化道的穿孔又可分为食管穿孔、胃穿孔、小肠穿孔、结肠穿孔,其中以食管穿孔最多见(51%)。穿孔的主要危害在于消化道内的微生物、消化液、分泌物进入胸腹腔引起胸腹腔感染。穿孔时间越长,污染越严重,修补则越困难,肠道微生物众多,穿孔若不能及时发现,超过24小时处理,常需外科手术,并难以一期缝合,应尽力避免。ESD或EMR造成的穿孔以急性穿孔为主,其治疗的主要目标为早期识别穿孔、闭合穿孔及控制污染等。

（一）穿孔预防

研究发现,影响ESD或EMR穿孔的因素包括:操作者经验、病变大小、有无溃疡、创面处肌层有无暴露、CO_2气体使用、预防性夹闭肌层破损处等,其中操作者的经验与穿孔发生的相关性最大。根据文献报道,对于结直肠的EMR和ESD而言,复杂的EMR和ESD、使用热活检钳、肿瘤体积大、病变纤维化是穿孔的危险因素,黏膜下注射透明质酸是保护性因素,并且在操作过程中注意抽吸肠内空气有助于预防肠道穿孔的发生。此外,胃肠道的清洁度与内镜操作密切相关,清洁度不佳影响穿孔部位的暴露,应予以足够重视。因此我们认为对于穿孔的预防主要有以下几点:①术前做好肠道的清洁工作;②术中注意黏膜下注射时,保障黏膜下层能隆起一定的高度,与肌层充分分离;③借助透明帽的作用,充分显露黏膜下层,并注意保持切开刀切割的方向和与固有肌层的角度;④在操作过程中注意抽吸消化道内的气体,减轻胃肠道内压力。用二氧化碳代替空气注入到消化道内可减轻管腔内的压力,避免穿孔的发生。

（二）术中穿孔

术中穿孔根据穿孔部位和穿孔大小等不同采用不同处理方法。

1. 内镜下治疗　穿孔发生后若无大量腔内容物泄漏到纵隔、腹腔、盆腔中,应首先明确有无内镜治疗的可能性。当穿孔微小时,可继续完成ESD手术,再行修补,气腹明显,影响消化道管腔充盈,操作困难时,可予注射器腹腔穿刺排气,尽快结束手术,修补创面穿孔。当胃穿孔直径<1cm时,多能经金属夹夹闭穿孔处达到闭合的目的,成功率高达98.3%;当胃穿孔直径>1cm时,还可以通过内镜吸引网膜至胃内,将其作为补片后用金属夹缝合或荷包缝合、多个金属夹缝合。使用该金属夹时,应保持夹子与穿孔区域接触的角度为60°~90°,夹子两脚应顶紧穿孔部位的两侧黏膜,使病灶与毗邻黏膜箍紧。当夹子直立于黏膜上时,则提示放置成功。食管、大肠无网膜,若无法通过内镜治疗夹闭穿孔,则需要手术治疗。

2. 辅助器械治疗　目前除了常规使用到金属夹外,又研究开发出更多的特殊的内镜夹用于穿孔处的闭合,如:QuickClip2、OTSC（over the scope clip）、Resolution clip以及Tri-Clip/Instinct clip、Overstitch缝合系统、T-tag及改进T-tag等。目前应用较为广泛的是OTSC。在内镜操作过程中,术者可在内镜前段安装透明帽,然后将OTSC安装于透明帽内,通过负压吸引将组织吸入透明帽内后释放OTSC将组织夹闭的目的。OTSC可不受内镜管道限制,其体积更大,翼展可达12mm,咬合内径可达10~14mm。研究报道称,OTSC可用于夹闭30mm以内的消化道穿孔。此外,由于OTSC为锯齿状结构,其咬合齿间可供血流通过,因而不会造成组织缺血性损伤,其对消化壁二次损伤更小。彭学等回顾性分析了11例因胃和十二指肠球部固有肌层占位病变行全层切除后导致穿孔,通过OTSC缝合的患者病例资料,发现其临床治疗成功率为100%,肯定了OTSC在内镜治疗中的价值。Timo Weiland等对17篇关于OTSC在医源性穿孔作用文献的进行分析,显示OTSC在术中闭合的成功率在80%~100%,最终成功率在57%~100%,造成闭合失败的主要原因是闭合口边缘发生纤维化或炎症。并且在《欧洲消化内镜学会白皮书:医源性穿孔的内镜诊断和管理》指南中,欧洲胃肠道内镜学会（ESGE）指出,胃食管穿孔直径≤10mm时推荐使用TTSC内镜夹治疗,穿孔直径>10mm选用OTSC吻合夹、网膜修补术或者联合使用圈套器和TTSC内镜夹。除了特殊内镜夹外,支架这种辅助器械也用于穿孔的治疗,包括部分及全部覆膜自膨金属支架、自膨塑料支架、可降解生物材料支架等。

3. 与气相关并发症　在食管进行EMR、ESD操作中发生穿孔并出现皮下气肿时,气道压力持续增高,气胸影响氧饱和度或血流动力学时,应立即停止内镜下治疗,吸尽胃、食管腔中的气体和液体,予以穿孔修补,必要时先予胸腔闭式引流,再尽快修补穿孔。术后与心胸外科医生密切合作,予以禁食禁饮、补液、胃肠减压、抗感染等治疗,监测患者体温、呼吸、循环、炎性指标等的变化情况,行胸部X线或CT检查。

并且根据纵隔气肿、胸腔积气、胸腔积液的情况予以抽液、排气处理,一般穿孔闭合的时间为 3~30 天,待胃肠道造影明确穿孔完全闭合后开始进食。胃穿孔一旦发生,气体漏入腹腔中形成气腹,造成腹腔压力升高、膨胀明显,影响内镜下操作,因此对于影响内镜操作或患者生命体征的明显气腹应立即予以腹腔穿刺排气处理。可经腹超声引导下采用带侧孔的 14G 的穿刺针进行腹腔穿刺减压。

(三)迟发性穿孔

迟发性穿孔是一种少见的并发症,发生率为 0.1%~0.45%,多发生在 ESD 术后 1~2 天。若术后患者出现腹痛、腹胀、发热等腹膜刺激征症状,应及时行胸片、腹部立位平片或胸、腹部 CT 检查,明确是否发生迟发性穿孔。迟发性穿孔可能与 ESD 治疗期间电灼烧或反复电凝,造成管壁缺血造成组织坏死有关。因此,在 ESD 期间宜避免过度的电灼烧或反复电凝。迟发性穿孔若发生于食管,在无管腔外脓腔形成时,可予内镜下金属夹或 OTSC 及时修补;若有食管纵隔瘘、脓腔形成时,应充分引流,胃肠减压,穿孔可自行愈合;迟发性穿孔若发生于胃内,多可通过内镜修补、胃肠减压,使创面愈合;迟发性穿孔若发生于肠道,由于感染发生早,不易控制,大多数需行外科手术治疗,少部分可内镜下修补和保守治疗。

此外,EMR、ESD 治疗中还会有胃肠镜检查及麻醉相关风险,插管麻醉患者术后应予监护、吸氧,保持清醒 6 小时以上,在此不多加赘述。

(齐 健)

第五节 经内镜逆行胰胆管造影的并发症与急诊处理

经内镜逆行胰胆管造影(endoscopic retrograde cholangiopancreatography,ERCP)技术及所发展的经内镜下乳头括约肌切开术(EST)、经内镜胆管引流术(ERBD)、经内镜鼻胆管引流术(ENBD)、经内镜胰管引流术(ERPD)等治疗性十二指肠镜技术,对胆胰疾病的诊断与治疗发挥着越来越重要的作用。虽然内镜器械和操作技术不断完善,ERCP 较以往安全,但 ERCP 术后并发症仍常有报道。1974 年 Bilbao 等最先报道 ERCP 的并发症,包括术后急性胰腺炎发生率 1%,胆管炎发生率 0.8%,胰腺假性囊肿 0.3%,吸入性肺炎 0.1%,死亡 15 例。术后胰腺炎和出血是 ERCP 术后并发症最常见的并发症。一项系统分析显示,ERCP 术后并发症的发生率为 6.85%(95% CI 6.46~7.24),其中病死率为 0.33%(95% CI 0.24~0.42)。

一、术后胰腺炎

术后胰腺炎(post-ERCP pancreatitis,PEP)是 ERCP 术后最常见的并发症,其总的发病率为 3.47%(95% CI 3.19~3.75),对于高风险人群,PEP 发病率高达 15%。所谓 PEP 即患者在行 ERCP 术后最新出现的腹痛或原腹痛加重,伴血淀粉酶超过正常上限的 3 倍以上,且持续时间在 24 小时以上者,至少需要延长 2 天的住院时间。PEP 高风险因素包括:年轻女性、有过 PEP 或急性胰腺炎病史、EST 术、乳头预切开术、怀疑 Oddi 括约肌功能障碍(sphincter of Oddi dysfunction,SOD)、困难插管、胰管插管次数等。所谓 SOD 是括约肌的异常收缩,胆汁或胰液经胰胆管汇合处流出受阻的良性、非结石性梗阻。临床上,SOD 表现为胆源性或胰源性疼痛、胰腺炎或肝脏功能检查异常。

1. PEP 的药物预防

(1)抗炎药物:有 NSAIDS(吲哚美辛、双氯芬酸钠)、类固醇等,吲哚美辛栓剂最近被认为是预防 PEP 最经济、最有效的手段。2012 年一项里程碑式的研究表明:ERCP 术后立即给予吲哚美辛 100mg 纳肛,能显著减少 PEP(16.9% 比 9.2%,$p=0.005$)。对于 PEP 高风险的人群,术前半小时给予吲哚美辛 100mg 纳肛,较术后应用更能降低 PEP 的发生率。最近有荟萃分析认为,吲哚美辛较胰管支架更能有效预防 PEP

的发生。

(2)蛋白酶抑制剂：乌司他丁、加贝酯、萘莫司他等。理论上讲，蛋白酶抑制剂可阻止胰酶的内激活，从而降低 PEP 的发生率。但最近多项荟萃研究显示，乌司他丁、加贝酯不能有效预防 PEP 的发生。然而，ERCP 术前给予 150 000U 乌司他丁能有效降低 PEP 的发生，术后给予乌司他丁则不能达到此效果。

(3)减少胰酶分泌的药物：生长抑素、奥曲肽等。ERCP 术后持续 12 小时生长抑素 250μg/kg 或 4μg/kg 静脉滴注，可明显降低 PEP 的发生率 7.7%（95% CI 3.4~12.0，$p<0.001$），ERCP 术前 30~90 分钟给予生长抑素 250μg/kg 或 4μg/kg 一次性静脉推注，也可有效降低 PEP 的发生率 8.2%（95% CI 4.4~12.0，$p<0.001$）。

(4)降低 Oddi 括约肌压力的药物：硝酸甘油、肾上腺素、肉毒杆菌毒素、利多卡因、硝苯地平等。对低风险人群术后舌下含服硝酸甘油能减少 PEP 的发生（RR 0.61，95% CI 0.44~0.86）。2014 年欧洲胃肠内镜检查术学会（ESGE）认为，舌下含服硝酸甘油确有助于减少 PEP 发生，但硝酸甘油的具体给药方式尚需要更多的临床研究。

2. 操作预防

(1)胰管支架：Chahal 等研究显示，胰管支架可有效降低 PEP 的发生率，术后大部分能自行脱落。同时，一项荟萃分析显示胰管支架能显著降低高风险人群术后 PEP 发生率和减少术后高淀粉酶血症的发生。另一项荟萃分析进一步显示，5Fr 塑料支架较 3Fr 塑料支架更能有效预防 PEP 的发生。但如果胰管支架 5~10 天后还没有自动脱落，需要内镜下拔出，否则可导致胰腺炎的发生。

(2)早期预切开胆管括约肌：早期预切开胆管括约肌，较反复多次试插胆管能显著降低 PEP 的发生（OR 0.47；95% CI 0.24~0.91）。

(3)导丝辅助插管：与传统的对比剂辅助插管相比，导丝辅助插管可减少 PEP 发生风险（RR 0.51；95% CI 0.24~0.91，$p=0.005$）。对困难插管，胰管导丝引导较坚持传统胆管插管更加安全有效。

二、术后出血

预防术后出血（post-ERCP bleeding）首要要做好术前患者评估，是否存在凝血障碍，至少血小板 $>50×10^9$/L，INR<1.5。如果非急诊手术，则需要改善凝血障碍后再行 ERCP。国际指南推荐，对于低血栓风险人群，应停用氯吡格雷和华法林至少 5 天；对于高血栓风险人群，阿司匹林继续口服，氯吡格雷应在心内科医生指导下服药，而华法林需要用低分子肝素钠替代。且术后 48 小时可以按原剂量重新服药华法林、氯吡格雷等。其次，应在 11 点至 1 点方向切开主乳头，因为该处血管最少。同时采用混合电流，切速不宜过快，多采用小切口。

大多数术后出血是短暂、自限性的，不需要特殊处理。如发生持续出血，处理方法：①局部喷洒冰去甲肾上腺素 0.5~30ml，或乳头处黏膜内注射 1∶10 000 肾上腺素；②使用取石球囊局部压迫；③电凝止血钳止血，应注意避开胰管开口；④少数患者需要用氩气刀或止血夹；⑤如果怀疑乳头内出血，其他止血效果不理想，可行全覆膜金属支架压迫止血；⑥仅极少数患者需要手术处理。

三、术后穿孔

术后穿孔（post-ERCP perforation）发生率非常低（<1%），大部分是在治疗过程中发生的（94%）。ERCP 穿孔的危险因素：EST 切口过大、胆管狭窄、暴力试插导丝、手术时间长、消化道结构改变（BII 式手术、消化道管腔狭窄）等。大部分穿孔能通过对比剂外渗、X 线下肾影出现、腹部 CT 等检查方式发现。如怀疑穿孔，需早期处理。

处理方法：①在壶腹周围和胆管的穿孔大部分通过禁食、抗炎、引流等保守治疗；②胆道穿孔需放置鼻胆管或塑料支架进行充分引流；③对于消化道的穿孔大部分可通过金属夹完全夹闭；④对于因穿孔导致的后腹膜感染、脓肿形成，有条件的单位可行经皮经胃内镜下引流术，也能起到较好的效果；⑤只有在内科保守治疗无效时才考虑外科治疗。

四、术后感染

术后感染(post-ERCP infection)是术后另一常见并发症,发生率大约在 1.4%,然而致死率高达 7.85%,除了造影方法、消毒不严格、抗生素抵抗外,胆管炎发生的最主要因素是胆管梗阻或引流不畅。处理方式:①可使用空气代替对比剂造影,能有效降低胆管炎的发生率,但还需要更多的研究证实。②可放置塑料支架或自膨式金属支架(SEMS)进行充分引流,预防胆管炎的发生。最近一项荟萃分析显示,SEMS 较塑料支架更能显著降低胆管炎的发生(8% 比 21%,OR 0.41,95% CI 0.22~0.76)。③合理使用抗生素。一项荟萃分析认为,术前预防性使用抗生素能降低胆管炎(RR 0.54,95% CI 0.33~0.91)和菌血症(RR 0.50,95% CI 0.33~0.78)的发生率,然而,对有胆道梗阻的患者,预防性使用抗生素没有作用。所使用的抗生素需要覆盖革兰氏阴性杆菌,如头孢类、喹诺酮类等。④谨慎操作,尽量减少对比剂的注入,术后充分引流,避免胆囊和肝内对比剂残留等。

总之,ERCP 虽然是安全,但也难免会出现一些并发症,最常见的并发症有术后胰腺炎、出血、穿孔和感染。直肠 NSAIDS 和术后胰管支架能有效减少 PEP 的发生,胆道的充分引流是预防术后感染的关键。最后,做好术后并发症的防治措施、谨慎操作对于提高 ERCP 诊治的安全性尤为重要。

(齐　健)

第六节　超声内镜诊治并发症

超声内镜(endoscopic ultrasound,EUS)是将微型高频超声探头安置在内镜顶端,当内镜插入人体腔后,在内镜下直接观察腔内形态的同时进行实施超声扫描,从而获取管道层次的组织学特征及周围邻近脏器的超声图像。目前,超声内镜已经由单纯的诊断手段演变为集诊疗为一体的新型内镜领域,与外科手术相比超声内镜诊疗更为安全有效,但超声内镜相关并发症也不容小觑。超声内镜最常见的并发症包括穿孔、出血、感染及在 EUS 引导下细针穿刺术(EUS-fine needle aspiration,EUS-FNA)的特殊治疗相关事件,并发症发生主要与术者经验、患者一般健康状况、疾病本身和镇静等因素有关。

除外常规超声微型探头外,目前广泛应用的超声内镜包括环扫式及扇扫式,内镜前端置有高频超声探头使末端 4~5cm 长度的镜身僵硬且不可弯曲,此外,扇扫式超声内镜为斜视镜,需在行 EUS-FNA 过程中对细针进行实时监控,其光学镜头距离镜端约 1cm,斜视视野在插入及行进过程中特别是通过弯曲部位时为半盲操作。因此,超声内镜机械性及光学差异使其操作过程更具有挑战性。

一、诊断性超声内镜并发症

诊断性超声内镜并发症较少见,主要包括误吸、穿孔、出血、感染、贲门黏膜撕裂及心脑血管意外。

误吸多发生在使用超声微型探头时,为使消化道管壁与探头耦合,采用"水浸法"利于黏膜下病变及消化道管壁层次结构的分辨,患者反应剧烈时可发生误吸,此外,行胰腺囊肿穿刺引流时大量囊液流出亦可能招致。因此,避免大量注水及穿刺时气管插管可有效防止误吸发生。

穿孔主要发生在消化道生理狭窄部位,如咽部或十二指肠弯曲部,或在任何病理狭窄部分,如食管癌。美国消化内镜学会提出,EUS 穿孔率为 0.03%~0.07%,穿孔发生与内镜操作者的经验、患者年龄及食管狭窄程度密切有关。在美国颈部食管穿孔研究中发现,86 位医生对 43 852 例患者行超声内镜检查,有 16 例患者出现穿孔,94% 发生在年龄>65 岁患者,44% 在既往内镜检查中有插镜困难,94% 使用扇扫式超声内镜,12 例穿孔是由 EUS 经验不足(少于 1 年经验)医师操作。食管癌及食管狭窄增加食管穿孔的风险性,狭窄导致超声内镜不能通过狭窄部位,从而影响对肿瘤 TNM 分期评估,狭窄部位的扩张使食管穿孔的风险升高 24%。此外,十二指肠穿孔的发生率约为 0.022%,且穿孔后有死亡病例,其原因主要与十二指肠憩室有关。

二、EUS-FNA 并发症

EUS 引导下细针穿刺术是在超声内镜的引导下通过内镜管道穿刺入目标组织,以获取目标的细胞和组织用于病理学等检查的方法。报道 EUS-FNA 并发症发生率在 0~2.5%,主要包括感染、急性胰腺炎、出血、肿瘤种植和胆汁性腹膜炎等。

1. 感染　在三项纳入共 202 名 EUS-FNA 患者的研究中发现,术后 5~60 分钟内采集血样培养后有 5 例确诊为菌血症,但患者没有感染迹象或症状。EUS-FNA 术后感染发生率低,与常规上消化道内镜检查或单纯 EUS 相比差异无显著性,且术后菌血症患者几乎没有临床典型症状,因此不推荐对实性占位性病变或者淋巴结穿刺行抗生素预防感染。近年的指南对于有心脏病危险因素的患者行 FNA 时也不建议针对感染性心内膜炎进行预防,然而,有报道在胰腺囊性病变行 EUS-FNA 后发生败血症,故建议在手术前后短期预防性应用抗生素,亦有专家提出在直肠行 EUS-FNA 时使用抗生素预防感染。

2. 急性胰腺炎　在 EUS 引导下对胰腺肿块或囊肿进行穿刺时,可直接损伤胰腺或胰管导致胰腺急性炎症,其发生率为 0~2%。穿刺针的型号对术后胰腺炎的发生并无明显影响。Katanuma 等回顾性分析胰腺实性占位行 EUS-FNA 后出现并发症显示,有 3.4% 出现轻中度胰腺炎、腹痛等并发症,且当肿块的直径 ≤20mm 及肿块为胰腺内分泌肿瘤时,其术后并发症发生率明显增加,因此认为肿块直径和神经内分泌肿瘤是独立危险因素。操作过程中选取最短途径获取胰腺组织避免对胰管造成损伤,术后实时监控血清淀粉酶及脂肪酶水平,可有效避免术后胰腺炎的发生。

3. 出血　EUS-FNA 术后出血多为轻度和自限性,其发生率约为 0.5%。腔内出血多为无临床后果的自限性出血,也有误伤血管或者凝血功能障碍引起大量出血病例;腔外出血主要表现为邻近扩散回声不良区域及胰腺囊肿内逐渐扩大的高回声区域。两种情况下都需要停止进一步操作,动态观察,可以应用内镜前端球囊或者前端偏转压迫 15~20 分钟,并短时间应用抗生素预防感染。此外,美国内镜学会最近提出,EUS-FNA 不可对服用抗血小板聚集物如氯吡格雷的患者活检取材或手术,可以对服用阿司匹林等非甾体抗炎药患者的肿块进行活检,而囊性变患者在服用抗凝药物阶段不可行 EUS-FNA 检查,如果需要调整抗凝药物而行 EUS-FNA,血栓风险及获益需进一步考虑。

4. 少见并发症　EUS-FNA 术后肿瘤针道种植罕见,目前约有 15 例个案报道。有研究表明,与经皮胰腺癌穿刺相比,EUS-FNA 会增加胰腺癌腹膜种植转移的可能性。因此,在进行操作时仔细规划穿刺路径,早期监控针道种植转移避免进一步恶化。胆汁性腹膜炎也是罕见并发症,可发生在胆囊或者胆管穿刺过程中,也可由于胆汁外漏引起腹膜炎。有研究认为,与胆囊肿块穿刺相比,胆囊胆汁穿刺风险性更高。

三、腹腔神经节阻滞术并发症

EUS 下腹腔神经丛阻滞术(EUS guided celiac plexus neurolysis,EUS-CPN)是在超声引导下,通过向腹腔神经节注射化学药物而起到阻滞神经、缓解疼痛的作用,是缓解慢性胰腺炎和胰腺癌所致腹痛安全有效的方法,尤其适用于改善晚期胰腺癌患者腹痛。CPN 主要并发症包括体位性低血压、疼痛短暂增加、腹泻及感染脓肿形成等,少见的脊髓损伤、梗死也有报道,因此操作中应定位准确,避免脊髓及血管损伤。此外,由于 CPN 破坏交感神经可使患者血压下降,因此需要适当的静脉补液增加血容量,纠正低血压。

四、胰腺囊肿引流并发症

胰腺假性囊肿在临床上常见,是胰腺炎或者胰腺外伤引起的并发症,胰腺周围的包裹性积液,囊壁有纤维组织和炎性肉芽组织构成而缺如上皮成分,多位于胰体、胰尾部。对于中等大小囊肿且有明显临床症状,应及时抽吸或引流,根据囊肿与主胰管交通情况选择胰管支架或者经胃壁引流。因 EUS 可测定囊肿的大小、位置和囊肿壁厚度,确定有无大血管,选择最佳穿刺点,提高手术成功率,降低围术期病死率,且与手术治疗相比,其治疗效果相似,并发症发生率与复发率相差无几,但创伤更小、费用更低、恢复更快,业已成为首选治疗方式。在根据囊液性质选择不同引流方式的同时,也需要将出血、穿孔、感染及支架移位等可能出现的并发症考虑在内。

1. 出血　是最常见的并发症,有 1%~2% 的患者发生,其原因包括门静脉高压曲张静脉破裂、误穿血管、支架损伤囊壁或血管等。操作中少量出血较常见,可在内镜下止血,若出现严重出血(如穿刺到脾动脉或假性动脉瘤),多需外科治疗或介入栓塞,因此必须在术前完善检查,尽量避免出血高危因素,术中仔细操作。如在穿刺过程中用分级机械扩张代替针刀造瘘,如遇引流后出血,可注射肾上腺素、喷洒止血粉、球囊压迫或者电灼烧等止血,由于全覆膜自膨金属支架可以自动膨胀,故其可在引流过程中进行压迫止血。

2. 穿孔　穿孔多发生于囊壁与消化道壁之间距离较大时,透壁穿刺时使用电灼刀或者非同轴针刀、较大球囊扩张窗口引起。若出现穿孔,首先内镜下将支架取出,钛夹夹毕或缝合瘘口,鼻胃管引流和抗生素抗感染保守治疗,无效时行外科手术。

3. 支架移位　引流胰腺液体时,若穿刺部位在食管或贲门处,在支架完全释放前塑料支架移位是该操作的并发症之一,在支架释放过程中逐步撤回及扭转超声内镜是避免发生该并发症的关键,若囊肿内液体迅速引流到胃内,使用短支架的情况下发生移位的风险更高,目前使用的 Axios 支架,其两端的凸缘结构可以防止支架移位,若证实支架移位,可在内镜下调整或更换支架。

4. 感染　感染是由囊液黏稠及坏死物质引流不充分所致,因此,需使用高效广谱抗生素,同时可选择全覆膜自膨支架,可明显减少 EUS 下胰腺液体引流支架所致感染的风险,新型支架较传统支架更短、两端有折边、覆盖更全面,可克服传统支架的局限性问题,可降低感染发生率。

5. 空气栓塞　该并发症为操作过程中气体注入后的一种罕见并发症,可引起致死性后果,目前应用二氧化碳气体后该风险明显减少,在操作过程中如出现心血管和 / 或肺部症状时,应予及时处理。

五、胆汁引流并发症

近年,EUS 逐渐被应用到梗阻胆道系统的引流中,当常规 ERCP 失败或由于胃肠管腔梗阻或外科手术后畸形(如 Whipple 术后,Billroth Ⅱ 胃空肠吻合术,肝管空肠吻合术,胃旁路术)或先天畸形(乳头旁憩室)等造成的无法行常规乳头插管时,首先考虑 EUS-BD。EUS 可辅助经十二指肠(到胆总管)或胃(经肝)引流或直接引流,主要分为 EUS 引导下胆总管十二指肠吻合术及肝管胃吻合术。选择扩张胆管的路线主要根据胆道及胃、十二指肠的解剖,如果两种技术均适用,则经十二指肠引流较经胃引流发生支架功能异常的问题更少,该操作的主要并发症有胆瘘、胆囊炎、穿孔、出血、气腹和胰腺炎。

其中胆瘘主要是由于梗阻后的高压使胆汁流到胃壁和胆管壁之间,形成腹腔包裹性积液或胆汁性腹膜炎,通常在应用较细的塑料支架或非覆膜自膨式金属支架发生率较高,如使用全覆膜自膨支架可减少胆瘘的可能。穿孔的发生与胃肠壁造口大小密切相关。在操作中使用非同轴针刀或大口径球囊扩张窗口,会增加穿孔发生的风险,一旦发生穿孔可使用钛夹夹闭。此外,为避免支架移位可使用长金属支架(10cm或 12cm,可锚定在肝管,并避免胆管分支堵塞)、在胃腔留置尽量长的支架(最好 >5cm),并在支架末端固定在胃壁,可减少支架移位的风险。

总之,超声内镜诊疗存在各种各样的并发症,虽然发生率低但不容忽视,因此,在临床工作中需积极总结减少并发症的方式方法和经验

(谭 韡　谭诗云)

第七节　胶囊内镜及气囊辅助小肠镜相关并发症与处理

小肠位于消化道中段,包括十二指肠、空肠和回肠,全长 5~7m,由于其位置、长度及迂回曲折的特殊解剖结构,小肠疾病的诊疗一直是消化内科临床工作的难点。2001 年以色列 Given Imaging 公司首先推出了可实现全小肠检查的胶囊内镜系统,之后的几年间,日本、韩国及我国金山公司陆续推出多款胶囊内镜系统。凭借智能、无创、可视等优势,胶囊内镜的临床应用为小肠疾病的诊断带来了革命性突破。胶囊内镜有其先天的局限性,仅可用于诊断,2001 年同期,富士公司在推进式小肠镜的基础上发明了双气囊小肠镜,其在小肠镜镜身顶端及外套管顶端均加装气囊,大大提高了小肠镜的操控性及进镜速度和深度;随后,奥林巴斯公司推出了单气囊小肠镜,其减少了小肠镜镜身顶端的气囊,操作较为简便,只需控制外套管顶端气囊即可实现全小肠检查。胶囊内镜和气囊辅助小肠镜的临床应用,使得小肠疾病的诊疗水平有了极大的提高。然而,任何一种新技术的临床应用都意味着相关并发症的发生,严重者甚至影响患者生存,本文阐述胶囊内镜及气囊辅助小肠镜相关并发症及其处理。

一、胶囊内镜

胶囊内镜检查的并发症包括胶囊滞留、误吸入气道、嵌顿于环咽部等。其中,误吸入气道和嵌顿于环咽部仅见于极少量个案报道,滞留是胶囊内镜检查最主要的并发症。胶囊内镜检查后胶囊停留于胃肠道 2 周以上定义为胶囊滞留。胶囊滞留的总体发生率很低,文献报道在 1%~2%,主要发生于克罗恩病及易导致狭窄的高危疾病,如服用非甾体抗炎药、缺血性肠炎、小肠肿瘤、放射性肠炎、肠结核及手术吻合口狭窄等患者。对于以腹痛、腹胀和呕吐为主诉的患者,胶囊滞留发生的可能性也较高。此外,胶囊滞留于消化道憩室包括咽食管憩室(Zenker 憩室)、小肠憩室及 Meckel 憩室也偶有报道。

约 2/3 的胶囊滞留发生于克罗恩病相关肠道狭窄。对小肠狭窄最有效的筛查手段是小肠插管造影,但由于患者需接受很高剂量的 X 射线辐射,因而临床很少应用。目前,随着影像技术的不断发展,CT 小肠造影(CTE)或磁共振小肠造影(MRE)被广泛用于小肠疾病包括狭窄性病变的评估,但其假阴性率较高,部分 CTE 或 MRE 检查未见明确狭窄性病变的患者行胶囊内镜检查后仍发生滞留。为预防胶囊内镜滞留,Given Imaging 公司推出了用于诊断小肠通畅程度的探路胶囊(patency capsule),这种胶囊具有与胶囊内镜完全相同的外形和尺寸,但不含镜头或其他电子元件,主要由可降解的乳糖构成,内含可在 X 线下显影的钡剂及无线射频感应器。其二代产品在胶囊两端均设有时间指示器,若途经狭窄部位嵌顿,探路胶囊在一定时间后自行降解,不会潴留于体内,也就不会引起任何临床后果;无线电探测器如能接收到无线射频感应器反馈回来的射频信号,则可判定胶囊仍滞留于体内;此外,由于含有钡剂,也可借助腹部平片或 CT 等影像学检查判断探路胶囊滞留的具体位置。探路胶囊投入市场多年,业已证实其临床应用价值,其主要不良反应是腹痛,多可自行缓解。

多数发生胶囊滞留的患者无明显临床症状。胶囊自身电量耗尽仍未进入结肠者多只是由于肠道传输缓慢所致,促胃肠动力药物的应用可加快胶囊的排出。图像显示明确梗阻性病变,或胶囊反复采集同一处黏膜图像,则提示发生滞留,若无明显肠梗阻症状,需安排患者在 2 周后行腹部 X 线检查。胶囊内镜研讨会(ICCE)共识对于无症状胶囊内镜滞留者并未建议立即手术或内镜干预,文献报道胶囊内镜滞留的最长

时间是 2 年半。只有极少出现显著肠梗阻症状的患者需手术治疗或应用气囊辅助小肠镜取出胶囊。

有少量个案报道胶囊内镜滞留导致肠穿孔,这些个案均发生于克罗恩病患者。由于胶囊嵌顿致局部肠腔压力过高,而克罗恩病患者肠壁炎性水肿、质脆,因而较易发生穿孔,这些患者往往需立即手术处理。理论上,滞留的胶囊内镜破裂也可导致急性肠梗阻甚至穿孔,破裂的碎片可直接穿透肠壁,内部的电子元件和电池也会腐蚀肠壁而导致穿孔。目前,文献中已有数例胶囊内镜破裂的相关报道,但均未导致肠梗阻或穿孔发生。

二、气囊辅助小肠镜

气囊辅助小肠镜的临床应用大大提高了小肠疾病的诊疗水平。在过去 10 余年的临床实践中,气囊辅助小肠镜安全性已得到广泛认可,但不可避免的,气囊辅助小肠镜相关诊疗也会产生并发症,其大致可分为轻微并发症和严重并发症。李兆申等对 2001 年至 2011 年共十年双气囊辅助小肠镜临床应用相关文献进行数据分析,纳入病例 2 017 例,发生轻微并发症者 202 例,发生率为 9.1%(95% CI,5.2%~14.0%),主要包括检查后腹痛和咽部不适,多可自行缓解;而在所有 9 047 例双气囊辅助小肠镜检查中,共发生严重并发症 61 例,发生率为 0.72%(95% CI,0.56%~0.90%),其中穿孔 20 例、胰腺炎 17 例、吸入性肺炎 8 例、出血 6 例及其他 10 例。

穿孔是气囊辅助小肠镜检查最为严重的并发症。李兆申撰文所纳入的 20 例穿孔患者中,5 例为炎性肠病患者(其中 3 例有腹部手术史),4 例有腹部手术史,3 例为小肠恶性肿瘤患者,发生穿孔部位即为肿瘤部位。穿孔一旦发生,应立即手术治疗。急性胰腺炎是另一发生率较高的并发症。Pata C 等对 48 例经口双气囊辅助小肠镜检查患者血淀粉酶水平进行检测,发现共 12 例出现升高,其中 6 例诊断为急性胰腺炎,发生率为 12.5%;Heine GD 等在 275 例双气囊辅助小肠镜检查患者中,共诊断 3 例急性胰腺炎,其发生率约为 1%;李兆申等对大样本数据分析结果显示,胰腺炎的发生率约为 0.19%,多发生于经口进镜。笔者所在的武汉大学中南医院消化内科目前已完成气囊辅助小肠镜检查超过 500 例次,有 2 例经口检查患者在检查结束后当晚出现不可耐受的腹痛,结合血清淀粉酶及脂肪酶检查结果,诊断为急性胰腺炎,均为轻症,经禁食、抑酶等治疗后腹痛症状迅速缓解。气囊辅助小肠镜检查急性胰腺炎发生的机制尚不清楚,可能与操作本身有关。双气囊辅助小肠镜依靠镜身及外套管顶端两个气囊的交替充放气,实现镜身在小肠肠腔内的取直和前进,气囊通过压迫肠壁来固定镜身或外套管,当相距一定距离的两个气囊都被充气固定时,气囊间的肠管被暂时阻塞,而外拉套管及肠管自身蠕动均可导致肠腔内压力升高,若这一过程发生在十二指肠降段,肠腔内的高压可能导致肠内容物反流入胰管,诱发急性胰腺炎;理论上,单气囊辅助小肠镜操作时,外套管气囊在十二指肠降段充气,加之外拉套管动作,易造成对十二指肠壶腹部的损伤,也可诱发急性胰腺炎。基于此,为减少检查后急性胰腺炎的发生,操作者应尽量避免在十二指肠段对气囊充气及外拉套管;若检查后患者出现难以耐受的腹痛,应立即检查血淀粉酶及脂肪酶,必要时行腹部 CT 检查,及时诊断,尽早治疗。早期,日本等国家对气囊辅助小肠镜检查仅要求清醒镇静麻醉,而这导致较多的吸入性肺炎并发症发生。近年,气囊辅助小肠镜检查尤其是经口检查者多给予气管插管及全身麻醉,虽尚缺乏双盲随机对照研究数据,但理论上其安全性会显著提高。气囊辅助小肠镜检查相关出血的发生率很低,李兆申等的数据是 0.07%,多由外套管与小肠肠壁反复摩擦致黏膜损伤所致。这种小肠出血量较小,极少导致失血性休克而危及生命,经禁食、止血等治疗后多可停止。

气囊辅助小肠镜目前已不仅应用于诊断,越来越多内镜医师将其应用于治疗,如小肠息肉切除术、小肠狭窄扩张术、小肠出血性疾病的内镜下治疗等。国内宁守斌等进一步将气囊辅助小肠镜拓展应用于小肠黏膜下肿物切除及小肠狭窄性病变的支架置入。气囊辅助小肠镜治疗与常规内镜(胃镜及结肠镜)治疗相比,前者难度更大,技术要求更高,加之小肠肠壁仅厚约 3mm,因此风险很大,相关并发症如穿孔、出血等的发生率也会更高,但这些新技术的开展对如 Peutz-Jeghers 综合征、蓝色橡皮泡痣综合征等少见病患者意义重大,值得内镜医师在实践中探索。

经过近 20 年的临床实践,胶囊内镜及气囊辅助小肠镜已在小肠疾病的诊疗中显示出了巨大的应用价值,为千万患者解除了病痛。在严格掌握适应证和禁忌证的前提下,胶囊内镜及气囊辅助小肠镜相关诊疗具有良好的安全性,相关严重并发症发生率很低。但目前国内临床应用并不广泛,尚面临着诸如费用较高、诊疗医师经验欠缺等问题,期盼在不远的将来,胶囊内镜及气囊辅助小肠镜可在更多医院尤其是基层医院得到开展,造福更多患者。

(张亚飞　赵　秋)

第八节　经自然腔道内镜手术的并发症与急诊处理

经自然腔道内镜手术(natural orifice transluminal endoscopic surgery,NOTES)是指经口腔、食管、胃、结(直)肠、阴道、膀胱等自然腔道进入胸腔、纵隔、腹腔等,进行各种内镜下操作,包括腹腔探查、腹膜活检、肝脏活检、胃肠及肠肠吻合、阑尾切除、胆囊切除等,是近年来新兴的一项微创技术。NOTES 具有很多优点,如其没有体表手术瘢痕,是一种完美的美容手术。NOTES 没有明显的术后疼痛,同传统手术相比,心理创伤大为减轻,相比传统外科和腹腔镜手术,创伤更小。NOTES 发展起源可以追溯到 1901 年,Harrell 等在文章中认为是 Dimitri Oskarovich Ott 完成了第 1 例经阴道腹腔内镜检查。1994 年 Peter 等在一项专利中首次提出 NOTES 的概念。2004 年 Kalloo 等经胃途径在活体猪上成功实施了腹腔探查及肝脏活检术,第一次真正意义上提出了 NOTES。随着技术和器械的不断发展,NOTES 的应用越来越广泛,比如胆囊摘除术、腹腔探查术、阑尾摘除术、输卵管切除术、脾脏切除术、胰腺坏死清除术、经口内镜下肌切开术(peroral endoscopic myotomy,POEM)、内镜全层切除术(endoscopic full-thickness resection,EFTR)等。NOTES 的手术目标主要以腹腔器官为主,常见的入路可分为经口、经阴道、经肛、经尿道四种路径,经口入路多用于开展下腹部脏器手术,而其他三种则多用于开展上腹部器官手术。但该技术作为新兴的微创技术,还面临着许多难题,会出现很多并发症,需要不断改进技术和器械。下面将重点介绍可能出现的并发症及其处理方案。

一、感染

腹腔污染可能是 NOTES 的最常见的并发症。腹腔是无菌的,而自然腔道(如食管、胃、肠道、阴道等)是有菌的。因此,通过自然管道进入腹腔的内镜势必会将细菌等微生物带入腹腔,从而污染腹腔。使仪器设备从非无菌的自然腔道进入到无菌的腹腔内与传统外科手术所建立的无菌原则背道而驰。Kantsevoy 等总结了 NOTES 最可能的感染源为操作过程中的污染以及术后的腹腔污染,其中操作过程中的污染包括内镜及其附件带菌、无菌设备通过自然腔道被动污染,带菌空腔脏器内容物泄露腹腔污染,腹腔靶器官污染。不同的手术路径存在截然不同的菌群分布情况,具备各自的菌群特征和流行病学特征,因而相应的感染控制措施也不尽相同。因此,郑永志等人研究发现,预防感染的主要措施是保证无菌环境,具体包括:

1. 内镜及其附件严格无菌处理。
2. 尽可能排出通道内的内容物,并使用抗生素灌洗,对切口处黏膜严格消毒。
3. 术前及术后用抗生素。
4. 术后切口尽量完全闭合。

NOTES 操作前的感染控制,主要通过确保内镜操作器械的无菌化处理来实现。内镜消毒仍是最基础的感染控制方法,高标准的内镜消毒可以有控制包括细菌、真菌和病毒在内的多种微生物的外源性或医源性感染,是 NOTES 感染控制的最基本条件和保障。经胃部途径术前静脉推荐应用抗生素预防感染,经阴道、食管、直肠途径推荐静脉预防应用抗生素联合腔道内的消毒是预防感染所采用的策略。

二、穿孔

所谓穿孔,与传统意义上的并发症不一样,NOTES 术中为主动穿孔,随着器械和技术的发展,闭合技术已经相当成熟,但切口的愈合情况差强人意,受操作者的影响较大,且伴随感染可能性,故往往易导致切口的"穿刺孔瘘"。其最为严重也是最难预防的是 NOTES 并发症。因此,如何防治穿刺孔瘘主要聚焦以下两方面:①选择合适的入路途径和建立良好的穿刺孔。目前认为胃是最佳穿刺径路,其原因为胃壁肌层发达,最适合性侵入性操作,且胃内的酸性环境能有效抑制细菌生长,有助于减少因感染而引起的穿刺孔愈合不良、穿刺孔瘘等并发症。②安全有效的闭合切口。大约有 20 种封闭创面的装置应用于临床,但标准的封闭创面的方法和装置还没有完全统一。有许多研究显示,内镜夹封闭创面能起到很好的作用。应用腹腔镜协助关闭胃部切口是经胃部入路 NOTES 术式最常使用的切口关闭方法;并且,缝合吻合设备,如软式内镜夹、组织吻合器等给予一定程度的支持,有时是必不可少的。如通过直线型吻合器等技术关闭胃部切口以及依靠腹腔镜协助对胃部切口进行双层缝合关闭等。当然,也可以采用荷包缝合。

三、误伤腹腔脏器及出血

一般而言,手术并发症是外科手术实践中不可避免的部分,尤其是新技术的使用。Zorron 等对主要应用内镜行 NOTES 时出血并发症作了描述:经阴道行胆囊切除术出血的发生率为 2%,经阴道阑尾切除术出血的发生率为 8%,经胃部路径出血发生率为 4.7%;尽管这些出血并发症的发生率似乎很高,但是,所有出血均在术中出现,并没有延迟的术后出血发生,除 1 例胃网膜动脉出血要求临时转为开腹手术以外,其他均在术中完成了止血。由于建立通道路径的多样性,加之操作的不方便,NOTES 并发的出血往往难以止血。因此为了避免损伤血管,减少出血发生率,选择合适的穿刺部位尤其重要。一般经胃途径的穿刺部位常选择胃前壁;而经阴道入路多选择阴道后穹隆。由于 NOTES 建立通道时不能看到腹腔脏器,且未像腹腔镜那样,先建立气腹,导致脏器相互比邻,易损伤邻近脏器(如血管、胆管、肠管等)。如经阴道手术可引起小肠、结直肠、膀胱及胰腺等脏器损伤。手术者术前熟悉解剖,借助腹壁触诊、影像学检查及超声引导等技术,对避免脏器损伤具有重要意义。

虽然 NOTES 面临的许多难题,但微创技术是发展趋势,谨慎开展手术操作,严格术前评估,预防并发症的发生,积极处理并发症。随着技术的进步和设备的发展,NOTES 将成为微创领域的又一朵鲜花,为微创手术开创新纪元。

(方军　齐健)

第九节　消化道支架的并发症

消化道支架的临床应用是消化道介入治疗发展史上的重要标志,为许多疾病带来新的治疗方法。支架以其操作简便、创伤小、效果满意、并发症少等独特优势而得到广泛应用。尽管技术不断改革,工艺不断创新,使用支架仍存在一些并发症问题。支架常见的并发症有:

一、支架阻塞

食物、胆汁、粪便阻塞、肿瘤组织的生长等,均有可能导致支架发生阻塞。食物嵌顿是食管支架的常见并发症,可使用有机械性阻隔作用的覆膜支架避免,一旦发生阻塞可通过胃镜取出。

泥沙样结石阻塞胆道支架常需更换新支架,因传统的塑料支架口径较细,易招致细菌附着和胆泥淤积,引起支架阻塞;金属支架完全扩张后的口径可达 7~12mm,远非传统塑料支架可比,加之金属支架光洁度高,可为胆道上皮细胞覆盖,使得细菌和胆泥物质不易黏附,因而不易发生阻塞和移位,支架阻塞率比塑料支架阻塞率低。

结肠支架最常发生堵塞,其主要原因是肿瘤的过度生长。局部组织增生(良性或恶性)所造成的消化道狭窄支架阻塞,可行内镜下激光、高频电烧灼治疗,还可通过更换附着或耦合抗肿瘤药物或放射性物质的覆膜支架,抑制肿瘤生长。支架的断裂或粪便堵塞导致支架阻塞较少见,若出现粪便阻塞常需告知患者避免进食粗纤维食物,保持软便,便秘者需服用缓泻药,保持每日 1~2 次软便,以免干硬大便阻塞支架。

二、支架移位、滑脱、断裂

消化道支架置入术后常需禁食,常规应用抗生素,观察有无出血、穿孔、感染,24 小时后拍摄腹部平片或多排螺旋 CT 观察支架位置、回复形态和减压效果,以及有无膈下游离气体。

各种支架均可发生移位与滑脱,自膨式金属合金支架发生率明显低于塑料支架,有覆膜支架较无覆膜支架易发生移位。带有"倒刺""哑铃"支架可减少支架的移位及滑脱。而支架质量差,直径、硬度、张力及长度均达不到规定要求,在使用时也会发生支架移位脱落。研究发现,食管支架滑脱最常见,约 1/3 食管支架置入患者发生过食管支架移位或滑脱,而放置于胃食管交界处的支架较容易发生移位。另外,放置支架的时机不合适,如肿瘤患者置入支架后行放化疗导致瘤体缩小,术后水肿消退,也是支架滑脱的一个重要原因。据文献报道,胃、十二指肠覆膜支架移位发生率为 25%。结肠支架移位发生率为 11%。支架断裂是胃、十二指肠支架置入的晚期并发症,常需内镜下更换新支架。

支架安装位置不佳引起移位、滑脱,常因定位及释放掌握不当所致,移位不大可再次重叠放置内支架。滑脱可通过内镜取出支架,重新放置合适的内支架。因支架未完全扩张导致滑脱,可经胃镜注入适量的温水使其完全扩张。若支架的移位、滑脱、断裂侵入周围组织,则危险性较大。有报道称增加支架的直径,有助于减少支架的移位及滑脱。支架置入后一般难以取出,常需重放支架。

移位的消化道支架大多数能安全排出肠道,由于肠腔内外结构发生异常,如某段肠壁憩室、疝袋形成、肠腔外粘连固定、某些生理性肠道结构和固定处如回盲瓣、十二指肠 Treitz 韧带和回肠末端、肝曲、脾曲、直乙状结肠交界处区域等均可使支架正常排出受阻,遇此情况可通过内镜取出。如支架取出困难,怀疑有出血、穿孔,应外科手术取出。

三、胸痛、反流、出血、穿孔、瘘的形成等

胸痛、胃食管反流、出血、穿孔等是食管支架最常见的早期并发症,其中胸痛的发生率为 12%,多能在 3~7 天内对症治疗后缓解。出血、穿孔发生率均为 0.6%,约 3.7% 的食管支架置入导致胃食管反流,8.2% 患者复发吞咽困难。

食管支架置入后出血的原因目前尚存争议,一些研究认为除了支架对肿瘤压迫引起其坏死出血外,支架的位置靠近主动脉弓常易导致出血。放置支架时使用硬导丝穿过狭窄也可能导致消化道的出血及穿孔,避免粗暴操作可预防和减少出血及穿孔发生,消化道出血量一般较少,多为黏膜糜烂引起渗出性出血,对症治疗可好转。穿孔后应密切观察,进行非手术治疗或急诊手术治疗。另外也有少部分患者出现支架植入后呼吸困难,系气管受压和急性肺水肿所致。食管塑料支架少数可导致上皮内瘤变,取出支架或为上策。

据报道,生物可降解支架与体内组织黏膜有良好的相容性,对体内组织刺激性小,支架局部发生炎症反应轻,并且支架在体内能降解,避免了对支架的 2 次移除,在治疗食管狭窄、穿孔上等具有较大优势,食

管支架（SX-ELLA-BD）平均在 11~12 周可完全降解吸收。

支架置入操作技术的准确性与术后并发症的发生密切相关,在起初开展支架置入时,由于技术不熟练,易导致并发症的出现。另外,选择匹配的支架也可减少或豁免并发症。严格把握支架置入的适应证和禁忌证、术中正确的定位、娴熟的技术操作及术后积极有效的处理,是减少并发症发生的有力保证。

（齐　健）

参考文献

1. Idan Levy, Ian M, Gralnek. Complications of diagnostic colonoscopy, upper endoscopy, and enteroscopy. Best Practice & Research Clinical Gastroenterology, 2016, 30: 705-718

2. Blero D, Devière JN, Rev. Endoscopic complications-avoidance and management Gastroenterol. Hepatol, 2012, 14: 162-172

3. Reumkens A, Rondagh EJ, Bakker CM, et al. Post-colonoscopy complications: a systematic review, time trends and metaanalysis of population-based studies. Am J Gastroenterol, 2016, 111: 1092-1101

4. Wang H, Li A, Shi X, et al. Diagnosis and treatment of iatrogenic colonoscopic perforation. Chinese journal of gastrointestinal surgery, 2018, 21: 60-665

5. 中华医学会肝病学分会, 中华医学会消化病学分, 中华医学会消化内镜学分会. 肝硬化门静脉高压食管胃静脉曲张出血的防治指南. 中华内科杂志, 2016, 55 (1): 57-72

6. de Franchis R. Expanding consensus in portal hypertension: Report of the Baveno Ⅵ Consensus Workshop: Stratifying risk and individualizing care for portal hypertension. J Hepatol, 2015, 63: 743-752

7. 肖勇, 于红刚, 陈明锴. 肝硬化门静脉高压食管胃静脉曲张出血的内镜诊疗策略. 中华消化内镜杂志, 2018, 35 (2): 84-88

8. Liu S, Wu N, Chen M, et al. Neuroloical symptoms and spinal cord embolism caused by endoscopic injection sclerotherapy for esophageal varices: A case report and literature review. Medicine, 2018, 97: e0622

9. D'Amico G, Morabito A, D'Amico M, et al. New concepts on the clinical course and stratification of compensated and decompensated cirrhosis. Hepatol Int, 2018, 12: 34-43

10. Vine LJ, Subhani M, Acevedo JG. Update on management of gastric varices, 2019, 11: 250-260

11. Toshikuni N, Takuma Y, Tsutsumi M. Management of gastroesophageal varices in cirrhotic patients: current status and future direction. Ann Hepatol, 2016, 15: 314-325

12. Garcia-Tsao G. Management of acute variceal hemorrhage as a model of Individualized Care for patients with cirrhosis. Clin Gastroenterol Hepatol, 2018, 16: 24-26

13. Garcia-Tsao G, Bosch J. Varices and Variceal Hemorrhage in Cirrhosis: A New View of an Old Problem. Clin Gastroenterol Hepatol, 2015, 13: 2109-2117

14. Jo HB, Lee JK, Jang DK, et al. Safety and effectiveness of midazolam for cirrhotic patients undergoing endoscopic variceal ligation. T urk J Gastroenterol, 2018, 29: 448-455

15. Sakthivel H, Sahoo AK, Chinnakkulam Kandhasamy S, et al. Comparison of Endoscopic Variceal Ligation with Endoscopic Sclerotherapy for Secondary Prophylaxis of Variceal Hemorrhage: A Randomized Trial. Cureus, 2018, 10: e2977

16. Marušić M, Klemenčić A, Troskot Perić R, et al. Gastroesophageal variceal bleeding-An overview of current treatment options. Acta Gastroenterol Belg, 2018, 81: 305-317

17. Chua T, Fukami N. Upfront endoscopic submucosal dissection for superficial squamous cell carcinoma is superior to upfront surgical therapy. Gastrointest Endosc, 2018, 88: 634-636

18. Baek IH, Kim KO, Choi MH, et al. What Is Most Important to the Endoscopist for Therapeutic Plan？ Morphology versus Pathology: A Nationwide Multicenter Retrospective Study in Korea. Am Surg, 2018, 84: 644-651

19. 吴正奇, 李世华, 张志锱, 等. 内镜下治疗早期胃癌及癌前病变的安全性分析. 中国微创外科杂志, 2014, 14 (11): 977-980

20. Wang J, Zhu XN, Zhu LL, et al. Efficacy and safety of endoscopic submucosal tunnel dissection for superficial esophageal squamous cell carcinoma and precancerous lesions. World J Gastroenterol, 2018, 24: 2878-2885

21. Ishida R, Kanaji S, Maehara R, et al. Significance of Additional Gastrectomy Including Endoscopic Submucosal Dissection Scar for Gastric Cancer. Anticancer Res, 2018, 38: 5289-5294

22. Asakuma Y, Kudo M, Matsui S, et al. Comparison of an ecabet sodium and proton pump inhibitor (PPI) combination therapy with PPI alone in the treatment of endoscopic submucosal dissection (ESD)-induced ulcers in early gastric cancer: prospective randomized study. Hepatogastroenterology, 2009, 56: 1270-1273

23. Nam HS, Kim HW, Choi CW, et al. Characteristics of overlooked synchronous gastric epithelial neoplasia after endoscopic submucosal dissection. Medicine, 2018, 97: e12536

24. Pagitz M, Koch M, Hausmann J, et al. High-Quality Endoscopic Mucosal Resection-The Process Explained. Dtsch Med Wochenschr, 2018, 143: 1032-1038

25. Feczko AF, Louie BE. Endoscopic Resection in the Esophagus. Thorac Surg Clin, 2018, 28: 481-497

26. Weiland T, Fehlker M, Gottwald T, et al. Performance of the OTSC System in the endoscopic closure of iatrogenic gastrointestinal perforations: a systematic review. Surg Endosc, 2013, 27: 2258-2274

27. Meier A, Eigler A. New endoscopic methods: hemostasis by over-the-scope clip (OTSC) and endoscopic full-thickness resection with the Full Thickness Resection Device (FTRD). MMW Fortschr Med, 2018, 160: 61-64

28. Schempf U, Kratt T, Hoetker M, et al. OTSC-assisted resection of a duodenal neuroendocrine tumor: a case report. Z Gastroenterol, 2015, 53: 205-207

29. Schurr MO, Hartmann C, Ho CN, et al. An over-the-scope clip (OTSC) system for closure of iatrogenic colon perforations: results of an experimental survival study in pigs. Endoscopy, 2008, 40: 584-588

30. Honegger C, Valli PV, Wiegand N, et al. Establishment of Over-The-Scope-Clips (OTSC (R)) in daily endoscopic routine. United European Gastroenterol J, 2017, 5: 247-254

31. Saitoh T, Takamura A, Watanabe G. Endoscopic and clinicopathological features of intramucosal, histologically mixed-type, low-grade, well-differentiated gastric tubular adenocarcinoma with the potential for late-onset lymph node metastasis. BMC Gastroenterol, 2018, 18: 189

32. Jung DH, Youn YH, Kim JH, t al. Secondary endoscopic submucosal dissection for locally recurrent or incompletely resected gastric neoplasms. World J Gastroenterol, 2018, 24: 3776-3785

33. Song S, Feng M, Zhou H, et al. Submucosal Tunneling Endoscopic Resection for Large and Irregular Submucosal Tumors Originating from Muscularis Propria Layer in Upper Gastrointestinal Tract. J Laparoendosc Adv Surg Tech A, 2018, 28: 1364-1370

34. Kirschniak A, Subotova N, Zieker D, et al. The Over-The-Scope Clip (OTSC) for the treatment of gastrointestinal bleeding, perforations, and fistulas. Surg Endosc, 2011, 25: 2901-2905

35. Galizia G, Napolitano V, Castellano P, et al. The Over-The-Scope-Clip (OTSC) system is effective in the treatment of chronic esophagojejunal anastomotic leakage. J Gastrointest Surg, 2012, 16: 1585-1589

36. Fischer A, Hoppner J, Utzolino S, et al. Over-the-scope clip (OTSC) closure of a gastrobronchial fistula after esophagectomy. Endoscopy, 2014, 46: E638-E639

37. Nam HS, Choi CW, Kim SJ, et al. Endoscopic predictive factors associated with local recurrence after gastri, 2018, 53: 1000-1007

38. Bilbao MK, Dotter CT, Lee TG, et al. Complications of endoscopic retrograde cholangiopancreatography (ERCP): A study of 10, 000 cases. Gastroenterology, 1976, 70: 314-320

39. Andriulli A, Loperfido S, Napolitano G, et al. Incidence rates of post-ERCP complications: a systematic survey of prospective studies. Am J Gastroenterol, 2007, 102: 1781-1788

40. Wang AY, Strand DS, Shami VM. Prevention of Post-Endoscopic Retrograde Cholangiopancreatography Pancreatitis: Medications and Techniques. Clin Gastroenterol Hepatol, 2016, 14: 1521-1532.

41. Cotton PB, Lehman G, Vennes J, et al. Endoscopic sphincterotomy complications and their management: an attempt at consensus. Gastrointest Endosc, 1991, 37: 383-393

42. Chen JJ, Wang XM, Liu XQ, et al. Risk factors for post-ERCP pancreatitis: a systematic review of clinical trials with a large sample size in the past 10 years. Eur J Med Res, 2014, 19: 26

43. Elmunzer BJ, Scheiman JM, Lehman GA, et al. A randomized trial of rectal indomethacin to prevent post-ERCP pancre-

atitis. N Engl J Med, 2012, 366: 1414-1322

44. Luo H, Zhao L, Leung J, et al. Routine pre-procedural rectal indometacin versus selective post-procedural rectal indometacin to prevent pancreatitis in patients undergoing endoscopic retrograde cholangiopancreatography: a multicentre, single-blinded, randomised controlled trial. Lancet, 2016, 387: 2293-2301

45. Elmunzer BJ, Higgins PD, Saini SD, et al. Does rectal indomethacin eliminate the need for prophylactic pancreatic stent placement in patients undergoing high-risk ERCP?Post hoc efficacy and cost-benefit analyses using prospective clinical trial data. Am J Gastroenterol, 2013, 108: 410-415

46. Seta T, Noguchi Y. Protease inhibitors for preventing complications associated with ERCP: an updated meta-analysis. Gastrointest Endosc, 2011, 73: 700-706

47. Andriulli A, Leandro G, Federici T, et al. Prophylactic administration of somatostatin or gabexate does not prevent pancreatitis after ERCP: an updated meta-analysis. Gastrointest Endosc, 2007, 65: 624-632

48. Yoo JW, Ryu JK, Lee SH, et al. Preventive effects of ulinastatin on post-endoscopic retrograde cholangiopancreatography pancreatitis in high-risk patients: a prospective, randomized, placebo-controlled trial. Pancreas, 2008, 37: 366-370

49. Rudin D, Kiss A, Wetz RV. Somatostatin and gabexate for post-endoscopic retrograde cholangiopancreatography pancreatitis prevention: meta-analysis of randomized placebo-controlled trials. J Gastroenterol Hepatol, 2007, 22: 977-983

50. Bai Y, Xu C, Yang X, et al. Glyceryl trinitrate for prevention of pancreatitis after endoscopic retrograde cholangiopancreatography: a meta-analysis of randomized, double-blind, placebo-controlled trials. Endoscopy, 2009, 41: 690-695

51. Dumonceau JM, Andriulli A, Elmunzer BJ, et al. Prophylaxis of post-ERCP pancreatitis: European Society of Gastrointestinal Endoscopy (ESGE) Guideline. Endoscopy, 2014, 46: 799-815

52. Chahal P, Tarnasky PR, Petersen BT, et al. Short 5Fr vs long 3Fr pancreatic stents in patients at risk for post-endoscopic retrograde cholangiopancreatography pancreatitis. Clin Gastroenterol Hepatol, 2009, 7: 834-839

53. Choudhary A, Bechtold ML, Arif M, et al. Pancreatic stents for prophylaxis against post-ERCP pancreatitis: a meta-analysis and systematic review. Gastrointest Endosc, 2011, 73: 275-282

54. Afghani E, Akshintala VS, Khashab MA, et al. 5-Fr vs. 3-Fr pancreatic stents for the prevention of post-ERCP pancreatitis in high-risk patients: a systematic review and network meta-analysis. Endoscopy, 2014, 46: 573-580

55. Cennamo V, Fuccio L, Zagari RM, et al. Can early precut implementation reduce endoscopic retrograde cholangiopancreatography-related complication risk？ Meta-analysis of randomized controlled trials. Endoscopy, 2010, 42: 381-388

56. Tse F, Yuan Y, Moayyedi P, et al. Guidewire-assisted cannulation of the common bile duct for the prevention of post-endoscopic retrograde cholangiopancreatography (ERCP) pancreatitis. Cochrane Database Syst Rev, 2012, 12: CD009662

57. Veitch AM, Vanbiervliet G, Gershlick AH, et al. Endoscopy in patients on antiplatelet or anticoagulant therapy, including direct oral anticoagulants: British Society of Gastroenterology (BSG) and European Society of Gastrointestinal Endoscopy (ESGE) guidelines. Gut, 2016, 65: 374-389

58. Ryozawa S, Itoi T, Katanuma A, et al. Japan Gastroenterological Endoscopy Society guidelines for endoscopic sphincterotomy. Digestive Endoscopy, 2018, 30: 149-173

59. Talukdar R. Complications of ERCP. Best Pract Res Clin Gastroenterol, 2016, 30: 793-805

60. Kwon CI, Song SH, Hahm KB, et al. Unusual complications related to endoscopic retrograde cholangiopancreatography and its endoscopic treatment. Clin Endosc, 2013, 46: 251-259

61. Sawas T, Al HS, Parsi MA, et al. Self-expandable metal stents versus plastic stents for malignant biliary obstruction: a meta-analysis. Gastrointest Endosc, 2015, 82: 256-267

62. Lakhtakia S. Complications of diagnostic and therapeutic Endoscopic Ultrasound. Best Pract Res Clin Gastroenterol, 2016, 30: 807-823

63. ASGE Standards of Practice Committee. Adverse events associated with EUS and EUS with FNA. Gastrointest Endosc, 2013, 77: 839-843

64. Jenssen C, Faiss S, Nurnberg D. Complications of endoscopic ultrasound and endoscopic ultrasound-guided interventions results of a survey among German centers. Z Gastroenterol, 2008, 46: 1177-1184

65. Polkowski M, Larghi A, Weynand B, et al. Learning, techniques, and complications of endoscopic ultrasound (EUS)-guided sampling in gastroenterology: European society of Gastrointestinal Endoscopy (ESGE) Technical Guideline. Endos-

copy, 2012, 44: 190-205

66. Wang KX, Ben QW, Jin ZD, et al. Assessment of morbidity and mortality associated with EUS guided FNA: a systematic review. Gastrointest Endosc, 2011, 73: 283-290

67. Levy MJ, Norton ID, Wiersema MJ, et al. Prospective risk assessment of bacteremia and other infectious complications in patients undergoing EUS-guided FNA. Gastrointest Endosc, 2003, 57: 672-678

68. Janssen J, König K, Knop-Hammad V, et al. Frequency of bacteremia after linear EUS of the upper GI tract with and without FNA. Gastrointest Endosc, 2004, 59: 339-344

69. Katanuma A, Maguchi H, Yane K, et al. Factors predictive of adverse events associated with endoscopic ultrasound-guided fine needle aspiration of pancreatic solid lesions. Dig Dis Sci, 2013, 58: 2093-2099

70. Anderson MA, Ben-Menachem T, Gan SI, et al. Management of antithrombotic agents for endoscopic procedures. Gastrointest Endosc, 2009, 70: 1060-1070

71. Boustiere C, Veitch A, Vanbiervliet G, et al. Endoscopy and antiplatelet agents. European society of gastrointestinal endoscopy (ESGE) guideline. Endoscopy, 2011, 43: 445-458

72. Minaga K, Takenaka M, Katanuma A, et al. Needle Tract Seeding: An Overlooked Rare Complication of Endoscopic Ultrasound-Guided Fine-Needle Aspiration. Oncology, 2017, 93 Suppl 1: 107-112

73. Akbar A, Reddy DN, Baron TH. Placement of fully covered self-expandable metal stents to control entry-related bleeding during transmural drainage of pancreatic fluid collections (with video). Gastrointest Endosc, 2012, 76: 1060-1030

74. Varadarajulu S, Christein JD, Wilcox CM. Frequency of complications during EUS-guided drainage of pancreatic fluid collections in 148 consecutive patients. J Gastroenterol Hepatol, 2011, 26: 1504-1508

75. Shah RJ, Shah JN, Waxman I, et al. Safety and efficacy of endoscopic ultrasoundguided drainage of pancreatic fluid collections with lumen-apposing covered self-expanding metal stents. Clin Gastroenterol Hepatol, 2015, 13: 747-752

76. Chandran S, Efthymiou M, Kaffes A, et al. Management of pancreatic collections with a novel endoscopically placed fully covered self-expandable metal stent: a national experience (with videos). Gastrointest Endosc, 2015, 81: 127-135

77. Bonnot B, Nion-Larmurier I, Desaint B, et al. Fatal gas embolism after endoscopic transgastric necrosectomy for infected necrotizing pancreatitis. Am J Gastroenterol, 2014, 109: 607-608

78. 中华医学会消化内镜学分会. 中国胶囊内镜临床应用指南. 中国实用内科杂志, 2014, 34 (10): 984-991

79. Ho KK, Joyce AM. Complications of capsule endoscopy. Gastrointest Endosc Clin N Am, 2007, 17: 169-178

80. Karagiannis S, Faiss S, Mavrogiannis C. Capsule retention: a feared complication of wireless capsule endoscopy. Scand J Gastroenterol, 2009, 44: 1158-1165

81. Rondonotti E. Capsule retention: prevention, diagnosis and management. Ann Transl Med, 2017, 5: 198

82. Cave D, Legnani P, de Franchis R, et al. ICCE consensus for capsule retention. Endoscopy, 2005, 37: 1065-1067

83. Sears DM, Avots-Avotins A, Culp K. Frequency and clinical outcome of capsule retention during capsule endoscopy for GI bleeding of obscure origin. Gastrointest Endosc, 2004, 60: 822-827

84. Xin L, Liao Z, Jiang YP, et al. Indications, detectability, positive findings, total enteroscopy, and complications of diagnostic-double-balloon endoscopy: a systematic review of data over the first decade of use. Gastrointest Endosc, 2011, 74: 563-570

85. Pata C, Akyüz U, Erzin Y, et al. Post-procedure elevated amylase and lipase levels after double-balloon enteroscopy: relations with the double-balloon technique. Dig Dis Sci, 2010, 55: 1982-1988

86. Heine GD, Hadithi M, Groenen MJ, et al. Double-balloon enteroscopy: indications, diagnostic yield, and complications in a series of 275 patients with suspected small-bowel disease. Endoscopy, 2006, 38: 42-48

87. 吴晰, 陆星华. 双气囊小肠镜检查的并发症. 中国消化内镜, 2007, 1 (5): 52

88. Zhang YF, Ning SB, Li BR, et al. Combined use of single-balloon enteroscope and colonoscope for self-expandable metal stent placement in patients with malignant small intestinal obstruction: a single-center comparative clinical observation. J Huazhong Univ Sci Technolog Med Sci, 2017, 37: 357-361

89. Ning S, Zhang Y, Zu Z, et al. Enteroscopic sclerotherapy in blue rubber bleb nevus syndrome. Pak J Med Sci, 2015, 31: 226-228

90. Harrell AG, Heniford BT. Minimally invasive abdominal surgery: lux et veritas past, present and future. AM J SURG, 2005, 190: 239-243

91. Kalloo AN, Singh VK, Jagannath SB, et al. Flexible transgastric peritoneoscopy: a novel approach to diagnostic and thera-peutic interventions in the peritoneal cavity. Gastrointest Endosc, 2004, 60: 114-117

92. Kantsevoy SV. Infection prevention in NOTES. Gastrointest Endosc Clin N Am, 2008, 18: 291-296

93. 刘亚萍，王东，李兆申 . 新经自然腔道内镜手术感染控制的研究进展 . 中华消化内镜杂志 , 2018, 35 (3): 221-224

94. 李增耀，王丹 . 经自然腔道内镜手术临床研究进展 . 医学研究生学报 , 2014, 27 (2): 216-219

95. 蔡龙，郑晓风 . 经自然腔道内镜手术的研究进展 . 肝胆胰外科杂志 , 2012, 24 (4): 350-352

96. Hazey JW, Narula VK, Renton DB, et al. Natural-orifice transgastric endoscopic peritoneoscopy in humans: Initial clinical trial. Surg Endosc, 2008, 22: 16-20

97. Zorron R, Palanivelu C, Galvao NM, et al. International multicenter trial on clinical natural orifice surgery-NOTES IMTN study: preliminary results of 362 patients. Surg Innov, 2010, 17: 142-158

98. Bessler M, Gumbs AA, Milone L, et al. Pure natural orifice transluminal endoscopic surgery (NOTES) cholecystectomy. Surg Endosc, 2010, 24: 2316-2317

99. Auyang ED, Santos BF, Enter DH, et al. Natural orifice translumenal endoscopic surgery (NOTES (R)): a technical review. Surg Endosc, 2011, 25: 3135-3148

100. Malgras B, Lo Dico R, Pautrat K, et al. Gastrointestinal stenting: Current status and imaging features. Diagnostic and Inter-ventional Imaging, 2015, 96: 593-606

101. 刘运祥，黄留业 . 实用消化内镜治疗学 . 2 版 . 北京 : 人民卫生出版社 , 2008

102. 王志勇 . 消化系统疾病内镜诊治 . 北京 : 人民军医出版社 , 2011

103. Samual RF, Andrew O, Cameron T, et al. Toxicity and Outcomes in Patients With and Without Esophageal Stents in Locally Advanced Esophageal Cancer. International Journal of Radiation Oncology Biology Physics, 2017, 99: 884-894

104. Schoppmann SF, Langer FB, Prager G, et al. Outcome and complications of long-term self-expanding esophageal stenting. Diseases of the Esophagus, 2013, 26: 154-158

105. 傅晶，陈伟敏 . 上消化道恶性梗阻内支架置入术后的常见并发症及处理 . 介入放射学杂志 , 2002, 11 (3): 191-193

第三十一章

消化内科介入治疗并发症

第一节　经皮肝穿刺胆道引流术并发症

按照疾病并发症出现的时间,经皮肝穿刺胆道引流术(percutaneous transhepatic cholangial drainage, PTCD)并发症可分为早期出现的并发症及延迟期出现的并发症。早期可能出现的并发症包括:对比剂过敏、感染性休克、胆质血症、内毒素血症、胆心反射、肝内胆脂瘤、胆道感染、胆汁性腹膜炎、急性胰腺炎、胸膜并发症、胆道出血和肝内动静脉瘘等;延迟期并发症有胆管炎、胆囊炎、引流管异常、迟发性出血、胆汁分泌过多和针道种植转移等。

一、早期并发症

目前 PTCD 与手术相关病死率的报道为 0.5%~5.6%,通常情况下小于 2%。主要的原因为感染性休克和大出血。而与 PTCD 术后早期死亡有关的因素主要有:内毒素血症、高胆红素血症以及肝功能受损;部分患者可因术后急性腹膜炎、多重感染或肝肾综合征等死亡;而高胆红素血症、低蛋白血症、低血细胞容积、高龄以及恶性肿瘤等原因所致的胆汁淤积性黄疸患者病死率尤为增高。

1. 对比剂过敏　当下大多数用的对比剂为碘对比剂,较少应用泛影葡胺,术前常规行对比剂试敏剂静脉注射,观察 20 分钟,如患者无恶心、呕吐、心慌、面色苍白、出虚汗等不适反应,可认为对比剂过敏反应阴性,但胆汁淤积性黄疸患者机体免疫功能紊乱、高龄患者免疫功能衰退以及对比剂质量问题等因素,可导致患者行对比剂试敏时出现假阴性,此时术中应用对比剂观察胆道时,大剂量对比剂进入,易出现对比剂过敏而引起严重后果。因此,选用对比剂时,对于高龄、病情重、体质虚弱的患者,尽量选用不易过敏的非离子型对比剂。并且准备好抢救药品以及相关设备,及时处理突发情况。

2. 感染性休克　胆汁淤积性黄疸患者行肝内穿刺过程中,胆道内存积的细菌入血,导致胆道系统的急性感染,如菌血症、败血症等严重并发症。通常患者术后出现高热,胆汁颜色加深,可应用广谱抗生素进行抗感染治疗,并立即行血培养以及胆汁培养,针对病原菌调整抗生素方案。针对胆汁淤积性黄疸患者在穿刺过程中可能引起细菌入血的情况,可提前 2~3 天应用针对革兰氏阴性细菌的广谱抗生素及抗厌氧菌抗生素,但应尽量少用杀菌性抗生素,避免大量细菌毒素入血。

3. 胆质血症　胆道梗阻时,胆道内压力高于门静脉压力,在行 PTCD 时,高压的胆汁可经穿刺时损伤的 Glisson 鞘内的门静脉分支,短时间内大量、快速地进入血液,对心血管系统产生抑制,可致患者心脏停搏。此种情况下,应在穿刺胆道成功行胆道造影前,先抽出一部分胆汁,为后续注入对比剂预留空间,避免因注入对比剂而进一步加重胆道高压,使细菌或毒素入血引起菌血症或毒血症。

4. 内毒素血症　因胆道梗阻致小肠内胆盐缺乏,使之革兰氏阴性菌异常增殖,生成大量内毒素,经肠壁进入门静脉,再经功能已减退的肝脏入血,导致内毒素血症,加上应用杀菌性抗生素致革兰氏阴性菌体破坏,释放更多细菌毒素从而加重了内毒素血症,可致患者猝死。针对此种情况,可在术前口服胆盐,破坏肠道内的内毒素,减少内毒素入血,也可联用乳果糖,增强效果。术前常规行肠道准备,改变肠道菌群构成,正确选用针对肠道内大肠埃希菌、厌氧菌的抗生素,防治感染并发症发生。

5. 胆心反射　系行胆道手术或胆囊手术时常见的并发症,多见于老年患者,乃因穿刺过程中对肝门部胆管造成强烈的刺激,肝门部周围密集的迷走神经兴奋,导致心率减慢、血压下降,严重者可因反射性冠状动脉痉挛而致心肌缺血、心律失常,甚至心脏停搏。此时,需积极采取措施(局部神经封闭、静脉辅助用药如哌替啶、阿托品等)加以防范,对于老年高危患者术前、术中应用镇静剂、抗胆碱药,术中严密监测生命体征,可加强对于胆心反射的预判和及时处理,一旦患者出现胸闷、憋气等症状时,应停止操作,立即予以吸氧、升血压、补液等措施,如对症处理后症状仍未能缓解,需立即停止介入操作,送回监护病房救治。

6. 肝内胆汁瘤　行 PTCD 过程中,穿刺胆道致胆汁溢出至胆管以外部位,并被局限包裹成囊性占位,其缺乏真正的囊壁,属于假性囊肿。其主要原因是介入术中器材直接穿破或损伤胆管而致胆汁外溢,胆管内压力增高或胆管感染可促进其发生,其与术中的器材以及操作技巧关系密切,穿刺针越粗、手术时间越长,发生胆汁瘤的概率越高。胆汁瘤可致胆管内感染,严重时可致休克、DIC 及肝衰竭。通常情况下,应尽可能避免胆管损伤可有效预防胆汁瘤的发生,PTCD 术后保持引流管通畅并预防术后感染也是行之有效的预防措施。对于胆汁瘤的治疗,最常用的是经皮穿刺置管引流术,一般需引流至胆汁瘤内容物清空,并连续观察 1 周无胆汁引流出方可拔除引流管,如合并有感染,需行胆汁培养,选择有效的抗生素治疗至体温正常、症状消失、白细胞计数正常。

7. 胆道感染　胆道感染是 PTCD 围术期患者死亡的主要原因,而胆道梗阻是引起重症胆管炎症发生的根本原因,病情发展快,病死率高;胆道感染的发生率与胆道梗阻的时间密切有关,梗阻时间越长,胆道感染的发生率越高、其严重程度也越重。引起胆道感染的主要原因是原发病合并胆道感染、PTCD 术中无菌操作不严格、操作不当致引流管阻塞,或冲洗引流管不当以及胆道逆行感染等。胆道感染常见的临床表现为发热,白细胞计数增多,通常行常规抗感染治疗即可有效控制,如感染加重,可引起腹痛、肝功能损伤、黄疸持续不退甚至加重、寒战高热等症状,经严格的无菌操作、保持引流管通畅、减少术中的操作损伤等手段,结合全身应用抗生素治疗,可有效缓解胆道感染症状。

8. 胆汁性腹膜炎　PTCD 术中穿刺肝内胆管时,因定位错误穿破肝外胆管或胆囊或引流管阻塞,致胆汁沿引流管周围溢出至腹腔,可导致胆汁性腹膜炎。其主要临床表现开始为右上腹疼痛、压痛及反跳痛,继之渐向中下腹弥散,视进入腹腔的胆汁量、胆汁性质,可伴或不伴有发热,可继发腹腔感染。轻症者可积极予以补液、抗感染治疗;重症者需给予腹腔冲洗或引流,并尽快恢复胆管引流通畅,降低肝内胆管内压力,减少胆汁向腹腔内溢出。

9. 急性胰腺炎　系 PTCD 较少见的并发症,其发生的可能原因是内外引流管堵塞了邻近的胰管,或 PTCD 术中损伤了 Vater 壶腹所致。急性胰腺炎是 PTCD 严重的并发症之一。目前认为 PTCD 急性胰腺炎的发生与十二指肠乳头造成的影响有关。遇此类情况,应尽快再次在 DSA 监控下解除 PTCD 管对于十二指肠乳头的刺激,并禁食、加强抗炎治疗。手术操作中尽量减少对十二指肠乳头的损伤和刺激,可有效降低 PTCD 术后急性胰腺炎的发生率。

10. 胸膜并发症　主要表现有胆汁性胸膜炎、血胸、脓胸和气胸等,其主要原因是穿刺过程中穿刺经过胸膜所致,在临床上很少见,发生后需立即予以抗感染、胸腔引流等处理。术前仔细确定穿刺点及穿刺途径,术中操作时减少穿刺次数并严格执行无菌操作,术后应用抗生素预防感染等,可有效降低胸膜并发症发生的风险。

11. 胆道出血　是 PTCD 早期和后期最常见的并发症之一,出血在胆道内形成血栓可致引流管堵塞;出血进入肠道内可引起黑便甚至肉眼血便;出血经引流管流出可表现为引流袋内血性胆汁。胆道出血的原因常见于穿刺置管时损伤胆管、穿刺路径经过血管进入胆管、胆道内肿瘤接触性出血、肝功能严重受损致凝血功能异常引起穿刺道出血和引流管侧孔误入血管或肝实质引起出血等。一般表现为轻中度短暂性出血,出血量一般不大,需严密监测患者血压及心率变化;严重静脉出血或由于肝动脉损伤引起的出血时,应立即行胆道造影了解穿刺针、鞘管及引流管是否误入肝脏血管或肝血窦,并判断是静脉性出血亦或动脉性出血,立即予以止血、抗休克及输血等。疑为动脉性出血者,需紧急行肝动脉造影,必要时施行出血动脉栓塞术治疗;如为静脉性出血,可更换较大口径引流管起到压迫止血的效果。术前明确患者凝血功能、血小板计数并行胆道相关影像学检查,术中穿刺尽量避免穿刺肝门部近端胆管等可减少胆道出血的概率。

12. 肝内动静脉瘘　是因 PTCD 术中穿刺致肝动脉与肝内静脉形成的,可分为肝动脉 - 肝静脉瘘和肝动脉 - 门静脉瘘。无临床症状的微小动静脉瘘无需特殊处理,严重的肝动脉 - 门静脉瘘可致门静脉高压,需及时治疗,常首选肝动脉分支的栓塞治疗,术中避免粗针穿刺、反复粗暴穿刺以及直接穿刺肝门部,可有效减少肝动静脉瘘的发生。

二、延迟期并发症

1. 胆管炎　PTCD 术后最常见的并发症,迟发性胆管炎的发生与引流方式及引流管有关,引流管内泥沙样沉积物堵塞引流管、引流管堵塞肝内胆管分支、原发灶压迫引流管或长入引流管内致引流管堵塞是迟发性胆管炎发生的主要原因,故而放置胆管内外引流的患者更容易发生胆管炎。对于放置内外引流管的患者,不应过早夹闭外引流管,并需经常冲洗引流管,保持引流管通畅;行单纯外引流的患者虽然发生胆管炎的概率较低,但长期外引流可致胆盐缺乏引起消化不良,容易诱发感染,需经常调整和更换引流管,避免胆道感染逆行入血引起败血症。

2. 胆囊炎　PTCD 引起胆囊炎的主要原因是胆囊管堵塞以及既往有慢性胆道感染,术后行抗感染治疗和引流未能缓解胆囊炎,容易进展为败血症,需尽快明确诊断,行保守治疗或外科手术治疗。

3. 引流管异常　主要是引流管阻塞、引流管滑脱及移位、断裂或脱落等。引流管内移位常见于患者深呼吸或用力咳嗽时,肝脏等腹腔脏器下移牵拉引流管使之内移;引流管外移多见于意外牵拉体外的导管,暴力牵拉可致引流管被拔出体外;引流管断裂一般由于引流管质量问题,或是引流管使用时间过长(超过半年以上),或术中操作时损伤引流管所致。可在 X 线透视下通过介入技术将引流管调整至理想位置或更换引流管,术中严格执行无菌操作,固定引流管时,需保留一定可活动空间,并嘱患者尽量避免剧烈咳嗽和深呼吸。

4. 迟发性出血　PTCD 术后少见的并发症,但后果严重,其原因可能为 PTCD 术中形成的假性动脉瘤,由于胆道感染及败血症。引流管缓慢侵蚀,引起动脉瘤迟发性破裂出血,需行急诊肝动脉造影及栓塞术控制出血;也可能是因胆管腔内或腔外的恶性肿瘤侵蚀出血,可给予止血、补液、改善凝血功能等治疗,病情重者行肝动脉造影及栓塞治疗。

5. 胆汁分泌过多　部分患者外引流时,引流的胆汁比正常情况明显增多,胆汁引流过多可导致电解质丢失、机体内平衡紊乱,必须及时对症处理,将外引流改为内 - 外引流或内引流。

6. 针道种植转移　因肝内癌肿引起的胆汁淤积性黄疸患者行 PTCD 时,由于穿刺经过癌肿区域,癌肿便有可能经穿刺道转移,应在术前尽可能精准的确定穿刺进针的路径,尽可能避免穿刺针经过癌肿区域。

第二节　经导管动脉栓塞化疗栓塞术并发症

1. 栓塞后综合征

(1)发热：多因栓塞靶血管后癌肿细胞坏死、液化吸收而产生吸收热,常于术后 2~3 天出现,一般为低热,极少达 39℃以上,通常给予物理降温、解热镇静等药物对症处理即可。体温达 39℃以上者,需警惕继发性感染可能。

(2)恶心、呕吐：主要是术中应用的化疗药物和对比剂所致胃肠道反应,通常在术后数小时内发生,其程度与术中应用的化疗药物剂量相关,剂量越大,术后恶心、呕吐的症状越重;给予止吐、抑酸等药物后症状一般持续 2~3 天即可恢复,少数患者可持续 1 周,需应用中枢性镇吐药物治疗。

(3)腹痛：主要表现为右上腹胀痛,其原因主要是栓塞靶血管后,癌肿组织缺血、坏死以及炎性水肿牵拉肝包膜所致,少数患者是因术中栓塞剂或化疗药物反流至胃十二指肠动脉或胆囊动脉引起腹痛,一般于术后 2~3 天出现,可持续 3~7 天,疼痛程度及持续时间与癌肿体积大小、术中栓塞范围及化疗药物的剂量密切相关,癌肿体积越大、栓塞范围越大、用药剂量越大则术后疼痛程度越重。术后应及时稳定患者情绪,给予镇痛药物处理可有效缓解腹痛。

2. 心脏毒性　常见于应用蒽环类化疗药物行 TACE 治疗的患者,特别是应用多柔比星且剂量>600mg/m^2,严重者可导致心力衰竭。使用大剂量的环磷酰胺和 5- 氟尿嘧啶的少数病例也可发生心肌损伤。一旦出现心肌受损,应嘱患者卧床休息、低盐饮食、吸氧并实时监测生命体征,立即予以护心肌药物治疗,必要时加用抗心律失常、强心以及利尿药物对症治疗。对于老年患者及有基础心脏病的患者,应选用心脏毒性较小的化疗药物或减量使用,术中延长其灌注时间,以减少此类并发症的发生。

3. 骨髓抑制　是 TACE 术中应用化疗药物所致的骨髓造血功能受抑制,常见于应用丝裂霉素、多柔比星、顺铂或卡铂行 TACE 治疗的患者;表现为白细胞减少,尤其是粒细胞减少,甚至血小板和红细胞也受到不同程度的影响,严重者可出现全血降低。发生骨髓抑制后及时处理,对于贫血患者嘱其卧床休息,必要时输注红细胞成分血或促红细胞生成素,补充铁剂纠正贫血;对于白细胞减低的患者可应用升白细胞药物或重组人粒细胞刺激因子;对于血小板减少的患者皮下注射血小板生成因子或输注新鲜血小板,并行抗感染治疗。TACE 围术期监测血常规,根据外周血象情况调整术中应用化疗药的剂量,减少骨髓抑制效果较强的药物用量,则可减少骨髓抑制的发生。

4. 穿刺部位血肿　因穿刺动脉时操作不当或术后压迫穿刺点时压力不够或患者术后制动不佳所致,与患者凝血功能异常也有一定关联,通常在术后 6 小时内发生,经及时压迫、调整绷带位置可避免血肿进一步加重;对于非急性血肿,24 小时后可行局部理疗、热敷,或在血肿内注入透明质酸使其液化,加速血肿吸收,体积较大者,可用粗针头穿刺血肿抽吸治疗,但需谨慎操作,避免损伤血管及周围神经。为避免穿刺部位血肿发生,穿刺操作时一定要准确定位,对于凝血功能异常的患者,术前尽可能纠正凝血功能,术中应用抗凝药物,对于术后不能有效制动的患者加用镇静剂,以维持至少 8 小时的有效加压包扎。

5. 上消化道出血　通常发生在肝硬化程度较重、门静脉高压合并食管胃底静脉曲张的患者,尤其是合并肝动脉 - 门静脉瘘或门静脉癌栓的患者,TACE 术后碘油沉积于门静脉内,进一步增加门静脉压力可致食管胃底静脉曲张破裂出血,需及时行食管胃底静脉套扎或硬化术止血,并给予禁食、抑酸、缩血管药物治疗,出血量大者,需输注血液制品预防失血性休克;也可因术中化疗药物或栓塞剂反流至胃十二指肠动脉,导致胃、十二指肠溃疡、穿孔或胃肠黏膜损伤出血,一般出血量不大,给予抑酸、止血药物处理即可;对于急性胃、十二指肠溃疡出血合并穿孔的患者,需急诊行外科手术治疗。其预防首先要严格掌握适应证和禁忌证,对于肝硬化并食管胃底静脉曲张、术前肝功能较差以及胃十二指肠动脉先天变异的患者,行TACE治疗时一定要谨慎操作,术中超选择性插管至靶动脉,尽可能接近癌肿再灌注药物,最大限度减少化疗及栓塞对于肝功能的损害,有肝动脉-门静脉瘘的患者需及时栓堵瘘道,有助于门静脉压力降低以及改善肝功能,防止消化道出血。

6. 肝功能受损 主要因术中应用化疗药物剂量过大或者栓塞肝动脉使肝组织缺血、肝细胞损伤甚至坏死所致,严重者可致急性肝衰竭。化验常有谷丙转氨酶、谷草转氨酶、碱性磷酸酶、总胆红素等指标升高、血清白蛋白下降,临床表现为黄疸、恶心、呕吐、腹水以及肝昏迷等症状,需积极加强保肝,维持正氮平衡、电解质及酸碱平衡,尽早应用防止肝细胞损害以及促进肝细胞再生的药物;为预防其发生,术前需严格掌握适应证,对于伴有门静脉主干及一级分支内癌栓、肝癌又有严重肝硬化或门静脉癌栓导致门静脉高压以及癌肿体积较大的患者,需谨慎选择此项治疗,术中细心操作,超选择插管栓塞,尽可能避免栓塞正常肝动脉分支,以减轻肝细胞受损程度。

7. 动脉内膜夹层或假性动脉瘤 临床上少见,其发生与老年患者动脉硬化、肝动脉迂曲或走行异常及术中插管操作不规范而损伤血管内膜有关。一般无明显临床症状,注入对比剂可见血管内膜上片状或条状的对比剂滞留,此时需退出导管,不继续血管内操作,或改用软头导丝导引导管,改变导管行进方向,避开损伤部位后继续完成手术;此并发症大多可自行愈合,无须行特殊治疗,极少数病例可发展为肝动脉狭窄或闭塞,影响其后续的TACE治疗。预防肝动脉内夹层或假性动脉瘤的关键是术中插管技术轻柔,或用5F导管插管至腹腔动脉或肝动脉起始段,继而用微导管操作。

8. 肝脓肿 其主要原因是TACE术后癌肿组织液化坏死并继发感染,细菌可来自于术中操作,也可来自门静脉血流途径、胆肠途径或胆管炎症等。其主要临床表现为右上腹痛、持续性高热、寒战,病程一般超过2周,发热时间较长,表现为弛张热,寒战常见,白细胞计数不一定有明显升高,可能与术中应用化疗药物的骨髓抑制作用有关,行腹部彩超及腹部CT可明确诊断;TACE术后出现肝脓肿时,需及时应用大剂量抗生素及全身支持治疗,并尽快行肝脓肿经皮穿刺肝脓肿置管引流术,一般预后较好。拔管指征是引流液转清且引流液培养阴性,临床症状明显改善;极少数病例需行外科手术治疗。

9. 胆囊炎和胆囊坏死 TACE术中因化疗药物或栓塞剂经肝动脉反流入胆囊动脉,可导致化学性胆囊炎和胆囊壁组织缺血坏死,其主要临床表现为右上腹疼痛并向右侧肩背部放射,常伴有发热,查体有右上腹压痛、肌紧张,严重者可有反跳痛以及Murphy征阳性,行腹部彩超及CT检查可见胆囊体积增大、囊壁增厚、边缘模糊甚至囊壁周围液性渗出;需给予解痉、镇痛以及抗生素药物治疗,必要时禁食并行胃肠减压治疗。如术后1周内胆囊炎进行性加重、保守治疗无效或术后2周再次出现白细胞明显增多的情况,并经影像学证实有胆囊炎者,需行外科手术治疗。为预防TACE术致胆囊炎及胆囊坏死发生,术中需超选择插管,导管口越过胆囊动脉开口至靶血管后再行灌注栓塞治疗,并且在DSA监视下缓慢注药,避免药物或栓塞剂反流至胆囊动脉内。

10. 异位栓塞

(1)脑梗死:TACE术中行碘油灌注栓塞时,细小的碘油化疗药物混悬液可进入体循环,引起脑部微小血管栓塞,使局部脑组织发生缺氧、水肿,再加上化疗药物的神经细胞毒性作用,可导致严重的神经功能障碍;其主要表现为缺血性脑病的症状,严重者可出现意识模糊、烦躁不安、失语、感觉障碍、肌力减弱、病理征阳性、大小便失禁等。CT检查提示脑组织散在的点状或团片状高密度影,占位效应不明显;因碘化油化疗药物混悬液颗粒细小,发生脑梗死后及时予以脱水、扩血管、营养神经、改善微循环等药物治疗后碘化油很快被清除,一般不会出现大面积脑梗死,神经系统症状和体征可好转,但少数患者可留有神经系统后遗症,影响生活质量。因此,术前需排除有肝癌累及膈肌或胸膜的非肝动脉供血支与邻近的肺底静脉分支相沟通、肝动静脉瘘伴右向左分流的先天性房间隔或室间隔缺损等先天血管变异的病例。另外,术中应严格控制超液化碘化油的用量。

(2)脊髓损伤:因 TACE 术中碘化油化疗药物混悬液经肝癌的肝外供血侧支进入脊髓供血支致其发生缺血、缺氧、水肿甚至坏死等严重并发症,易导致脊髓供血支相应节段的脊髓组织可逆性或不可逆性的损伤,临床上可出现脊髓半切或全切综合征,即双侧肢体肌力部分或完全消失伴感觉障碍、排尿排便困难或大小便失禁。一旦出现脊髓损伤,需立即请相关科室医师会诊协助治疗,积极予以糖皮质激素、甘露醇脱水治疗,并应用营养神经、改善微循环等药物,辅以针灸和理疗,多数病例经积极治疗后神经系统症状可改善,但难以完全恢复正常。为预防脊髓损伤,在 TACE 术中造影需明确有无肝外供血侧支,行栓塞治疗时避开肝外供血侧支,必要时采用球囊导管行 TACE 治疗,严格控制栓塞剂的注射量和速率,灌注用的化疗药物要充分稀释后注入,避免少量不溶解的药物颗粒进入脊髓供血支形成栓塞。

(3)肺栓塞:碘化油化疗药物混悬液可通过肝窦或肿瘤组织中的小动脉、静脉分流进入肺动脉网而造成肺栓塞和肺炎,因栓塞程度不同,临床表现也不一样,轻者可无明显临床症状,重者术中即出现呛咳、胸闷、呼吸困难、血氧饱和度下降、休克等;术后 CT 检查可见肺内碘油沉积,如同时存在肺动脉 - 静脉分流的患者,碘化油化疗药物混悬液可进入体循环致脑梗死。TACE 治疗后发生肺栓塞和肺炎者需绝对卧床休息、吸氧,并给予强心、解除支气管和血管痉挛、改善循环的药物治疗。为预防肺栓塞发生,TACE 术前行肝动脉造影时发现有肝动脉 - 肝静脉分流或存在肝肺间交通血管者,应谨慎选择此治疗方案;术中尽可能减少超液态碘化油使用量,不宜超过 20ml,推注碘油时,密切关注患者有无呛咳症状。

(4)坏死性胰腺炎:TACE 术中注入的碘化油化疗药物混悬液如误入或反流入胃十二指肠动脉的胰腺供血支则可发生胰腺炎。通常发生急性局限性缺血引起的急性水肿性胰腺炎常能自限,发病后数日内即可恢复,严重者发生急性出血坏死性胰腺炎则预后不良。其临床表现主要是突发的上腹部放射性疼痛、恶心、呕吐、发热、黄疸甚至休克,查体可有上腹部压痛及反跳痛,行腹部 B 超或 CT 检查提示胰腺肿大、胰腺实质内坏死灶、出血灶及胰周积液。对于出血坏死性胰腺炎应转入 ICU 治疗,立即予以禁食、胃肠减压,维持水电解质平衡,给予补液、抑酸、抗胰蛋白酶、抗生素以及营养支持等治疗,病情严重且药物治疗效果不明显者,宜及早行外科手术切除坏死的胰腺并置管引流。预防 TACE 术后坏死性胰腺炎的发生超选择性插管尤为重要,导管端需超过胃十二指肠动脉开口,DSA 监视下缓慢注入碘化油化疗药物混悬液防止反流。

(5)脾梗死:多数是由 TACE 术中栓塞剂反流入脾动脉引起部分性脾梗死;主要表现为左上腹疼痛,与栓塞的程度呈正相关,栓塞范围越大疼痛程度越重。多数无需特殊治疗,给予止痛、补液治疗即可,但严重的脾梗死因栓塞范围较大,脾脏组织坏死液化形成脾囊肿,继发感染则易形成脾脓肿,需积极应用抗生素、并尽快行经皮脾脓肿穿刺引流术治疗,预后一般较好。超选择性插管至靶血管行 TACE,精细、娴熟的操作技巧以及透视下缓慢注入栓塞剂是预防脾梗死发生的关键。

11. 肝肾综合征　多次行 TACE 治疗、伴有严重的栓塞术后综合征、糖尿病和基础肝脏疾病加重是并发肝肾综合征的高危因素,目前认为是因严重的栓塞术后综合征大量损耗和对比剂肾病以及化疗药物的肾毒性综合所致。其主要表现为 24 小时尿量<500ml 且补液后尿量不增多、血清肌酐>300μmol。其主要治疗手段是积极行保肝治疗以促进肝细胞功能尽快恢复,改善肾脏血流,保持血压平稳,提高肾灌注压,增加肾血流量从而提高肾排出率和尿钠排出,必要时采用血液透析,但对于发生肝性脑病的患者慎用,避免低血压所致的脑灌注不足以及透析中应用肝素抗凝的出血性风险。肝肾综合征的预防主要需在行 TACE 术前充分水化、碱化尿液,选用肾毒性较小的化疗药物,术后及时给予补液、利尿治疗。

12. 肝性脑病　TACE 术后发生肝性脑病多因栓塞后肝功能严重受损、肝脏解毒能力下降、血氨经肝脏进入体循环而引起的中枢神经系统抑制,以意识行为改变和昏迷为主要临床表现,随着病情加重可出现黄疸、出血倾向、扑翼样震颤等症状,严重可致全身多器官损害、呼吸循环功能下降等。治疗主要要纠正氨中毒,禁用或减少对肝细胞损伤的药物,维持机体内环境的稳定,并给予促进肝细胞恢复药物、脱水治疗减轻脑水肿以及抗生素预防感染,如条件许可,可给予人工肝支持治疗或行肝移植。预防 TACE 术后肝性脑病的发生需严格选择适应证,对于术前肝功能储备较差、有明显黄疸、门静脉高压的患者,需谨慎选择此治疗方案,术中注入栓塞剂应严格控制栓塞范围,避免过度栓塞致较多的正常肝组织被栓塞。

13. 肝肺综合征　是在慢性肝病基础上并发肺部毛细血管扩张、肺动静脉分流和低氧血症等,主要表现为呼吸困难,因与肝功能相关,肝功能越差其发生率越高,故 TACE 术后肝功能严重受损可并发此症。其治疗原则是治疗原发病,改善肝功能、降低门静脉压力、引流腹水增加肺容量,并积极予以吸氧、抗感染、支持治疗可缓解临床症状,对于肺部毛细血管扩张和肺动静脉分流,可行肺动脉栓塞治疗,提高血氧分压和血氧饱和度,可改善呼吸困难症状。根据患者病情,TACE 术中减少对肝细胞有损伤的化疗药物剂量,超选择进入靶血管行栓塞治疗等手段,是减少肝肺综合征发生不可或缺的主要措施。

(谭一清)

参考文献

1. 刘献民.PTCD 在老年恶性梗阻性黄疸 ERCP 操作失败患者中的疗效观察.肝胆胰外科杂志,2018,30 (3): 207-210, 216

2. 邱国钦,罗鹏飞,许丽贞,等.PTCD 术后并发胆汁瘤 7 例临床分析.肿瘤防治研究,2018,45 (9): 687-690

3. 徐刚,陆可,潘万能,等.根治性手术治疗肝门部胆管癌效果及预后分析.浙江创伤外科,2018,23 (5): 896-897

4. 李烽,张贵军,孙勤学,等.数字减影血管造影联合彩色多普勒超声引导经皮肝穿刺胆道引流术治疗恶性梗阻性黄疸的临床应用.现代实用医学,2018,30 (1): 22-23, 27

5. Kazuo, Hara, Kenji, et al. Prospective clinical study of EUS-guided choledochoduodenostomy for malignant lower biliary tract obstruction. The American journal of gastroenterology, 2011, 106: 1239-1245

6. Hiromichi, Ishii, Toshiya, et al. Risk factors and management of postoperative bile leakage after hepatectomy without bilioenteric anastomosis. Digestive surgery, 2011, 28: 198-204

7. Takamitsu, Komaki, Masayuki, et al. Endoscopic ultrasonography-guided biliary drainage: evaluation of a choledochoduodenostomy technique. Pancreatology, 2011, 11: 47-51

8. 郑楠,胡文军,陈杰桓,等.超声联合 DSA 引导对经皮肝胆道镜治疗肝胆管结石术前建立通道的效果分析.锦州医科大学学报,2018,39 (3): 25-29

9. 周剑,钱俊波,唐水金,等.ERCP 联合 PTCD 的会合技术对于胆总管结石乳头困难插管的应用.影像研究与医学应用,2018,2 (18): 66-67

10. 李志,张剑权,符国珍,等.超声引导经皮经肝一期胆道镜碎石取石术治疗肝内胆管结石.中华肝胆外科杂志,2018,24 (3): 208-210

11. 黄凯鹏,李哲,赵龙栓.两种不同经皮肝穿刺胆道引流术的疗效观察.中华普通外科杂志,2018,33 (5): 385-387

12. 葛乃建,黄剑,杨业发,等.经皮胆管穿刺引流与经内镜鼻胆管引流胆管冷却保护技术在肝癌微波消融中的应用对比.介入放射学杂志,2018,27 (1): 35-39

13. 施一翔,刘敬禹,江旭,等.肝癌行肝动脉化疗栓塞术后并发肝脓肿的危险因素和治疗策略.海军医学杂志,2018,39 (5): 444-447

14. 安建立,韩孝宇,沙俊峰,等.肝动脉化疗栓塞术序贯微波消融治疗单发直径大于 5cm 原发性肝癌的临床研究.肝胆胰外科杂志,2018,30 (3): 191-196, 201

15. 陈威,张孟增,鲁北,等.TACE 联合微波消融治疗消化道肿瘤肝转移的疗效分析.肝胆外科杂志,2018,26 (3): 202-205

16. 白涛,叶甲舟,陈洁,等.TACE 联合 RFA 治疗复发性肝癌的生存期分析.肿瘤学杂志,2018,24 (8): 779-782

17. 张良玉,王艳姿.原发性肝癌经肝动脉插管栓塞化疗前后的护理效果观察.湖南中医杂志,2018,34 (1): 110-111, 123

18. 梁宏元,郭启勇,毛晓楠,等.经肝动脉化疗栓塞术序贯双极针射频消融治疗高危部位肝细胞癌的效果观察.临床肝胆病杂志,2018,34 (7): 1462-1469

19. 臧红玉.中药对肝癌治疗效果及并发症的影响分析.中国处方药,2018,16 (5): 92-93

20. 马军朋,卢伟,杨超,等.经导管动脉化疗栓塞联合经皮射频消融治疗中央型非小细胞肺癌.中国介入影像与治疗学,2018,15 (9): 517-520

第三十二章

伴胸痛的消化系统疾病

胸痛是一种常见临床症状,一般是由心脏疾病引起,但并不是心脏疾病所特有的症状。非心源性胸痛(non-cardiac chest pain,NCCP)是在缺乏明显的活动性冠状动脉性疾病证据的情况下,反复发生的心绞痛样胸骨后疼痛的症状。广义 NCCP 包括微血管心绞痛(运动试验阳性,但冠状动脉造影正常)、胸壁疾病、呼吸系统疾病、纵隔疾病、消化系统疾病、心理 - 精神性疾病等。特异性 NCCP 定义是指胃食管疾病引起的反复发作的胸骨后疼痛或不适。消化系统疾病诱发胸痛的机制为:①物理、化学及生物因素刺激受损食管壁的化学、机械感受器;②消化系统器官和心脏同由植物神经支配,中枢神经系统常把内脏传入的疼痛信息误释为来自躯体浅表组织导致患者表现为胸痛;③消化系统器官通过内脏 - 迷走神经反射引起冠状动脉痉挛;④炎症及毒素吸收可引起患者机体对心肌代谢的干扰。我国一项人群流行病学调查显示,NCCP 年发生率为 19%,其中最常见的是消化源性胸痛,占非心源性胸痛的 50%。在出现胸痛症状时,既要重视心脏疾病,同时需警惕消化系疾病可能。

胸痛病因复杂,临床表现多样,疼痛的部位和严重程度常与病变的部位及严重程度不一致,易导致误诊,延误治疗。在诊治胸痛患者的过程中,须详细询问病史中胸痛的部位和放射、疼痛的性质、疼痛的时间、诱发和影响疼痛的因素、伴发症状等,结合体格检查、实验室和特殊器械检查结果,综合分析和判断,注意鉴别心源性胸痛及非心源性胸痛。典型心源性胸痛通常表现为胸骨中上段及心前区压榨性、闷胀性或窒息性疼痛,向左肩及左上肢前内侧放射,常在劳累及情绪激动后发作。伴有胸痛的消化系疾病一般以原发病的症状和体征为主。肝胆胰腺及胃部疾病诱发的胸痛部位多位于两侧季肋部,呈隐痛、闷痛样,食管源性胸痛则常发生在胸骨中下段,呈烧灼样疼痛、隐痛、闷痛,向后背及后颈部放射,常在吞咽食物或体位变化(如弯腰、屈身)时引起或加重,伴有咽下困难、食物反流及反酸、胃灼热。

一、伴胸痛的食管疾病

1. **急性食管炎** 腐蚀性食管炎有吞服化学腐蚀剂病史,临床上分为酸性和碱性化学性烧伤两种。损伤程度除与腐蚀剂的性质有关外,还取决于腐蚀剂的浓度、剂量及接触时间长短等因素。早期症状为口腔、咽部、胸骨后和剑突下疼痛,吞咽困难,伴流涎、呕吐、发热等症状。严重者可并发休克、喉头水肿、气管支气管炎、食管穿孔、纵隔炎、食管气管瘘等严重并发症。实验室检查可提示白细胞升高及电解质紊乱,胸部平片或 CT 可显示肺部受损情况以及有无纵隔炎。急性期不宜作上消化道钡餐及胃镜检查,以免引起食管和胃穿孔。待急性期过后,可行胃镜、钡餐或碘水造影检查了解食管胃损伤及狭窄情况。治疗以对症支持治疗为主。急诊处理应了解口服腐蚀剂种类,给予温水口服或尽快给予牛乳、鸡蛋清、植物油口服。

忌用苏打、醋酸等物质中和,因为中和剂治疗可产生气体和热,加重损伤。禁食,忌洗胃、催吐,以免发生穿孔。及早静脉输液补充足够的营养,纠正电解质和酸碱失衡,保持呼吸道畅通,剧痛者给予止痛药,但需慎用吗啡等强镇痛药物,防止掩盖症状。呼吸困难者给予氧气吸入,已有喉头水肿、呼吸严重阻塞者,应及早作气管切开,并应用广谱抗生素防止继发感染。如有食管或胃穿孔的征象,应及早手术。食管化学性烧伤是消化科急症的一种,处理不当可能引起严重的并发症,造成患者致残或死亡。

化脓性食管炎是食管黏膜有破损时细菌侵入食管黏膜所导致的化脓性炎症,多见于免疫功能下降的患者。轻者表现为黏膜下脓肿,重者感染可扩散而引起食管蜂窝织炎,累及食管周围组织、纵隔,与毗邻胸腔形成瘘管。感染的病原体多为咽部的革兰氏阳性球菌和革兰氏阴性杆菌。临床症状表现为颈部、胸骨后疼痛,吞咽痛,吞咽困难、寒战、发热。少数患者可发生败血症并出现相应的表现。实验室检查提示白细胞总数及中性粒细胞数升高。食管分泌物细菌培养可发现致病菌。内镜检查常见食管黏膜充血、水肿、溃疡、假膜及局部脆性增加。抗生素常选用针对革兰氏阳性菌为主的抗生素,有条件时可根据药敏试验选用有效抗生素。用药途径以静脉给药为主。可同时给予质子泵抑制剂抑制胃酸,有助于食管病变愈合,严重者可在胃镜下通过注射针抽吸脓肿部位的脓液以达到部分引流的目的。病变累及周围组织,与纵隔和毗邻脏器形成瘘管等并发症且经内科保守治疗无效者,可做外科瘘管修补或做食管切除术。

药物性食管炎有服用药物史,常见的药物有抗生素、非甾体抗炎药、氯化钾、奎尼丁、硫酸亚铁和茶碱等。引起食管黏膜的炎症及溃疡。常在服药后数小时、数天甚至数周出现胸骨后疼痛,呈持续性,进食后疼痛加重,可向颈、背、上肢放射。可伴有吞咽疼痛、咽下困难、低热以及呕血、黑粪等。胃镜检查常在食管中段见孤立或散在的溃疡,黏膜水肿。出现药物性食管炎患者应立即停服致病药物,如必须应用,可考虑肠外给药或以液体剂型口服。治疗依据病情严重程度口服或静脉给予 H_2 受体拮抗剂、质子泵抑制剂。有出血、穿孔等,可给予相应的治疗。发生食管狭窄的患者可行食管扩张术。

放射性食管炎有放射治疗史,常见于放疗后 1 周或数周内出现咽下疼痛或胸骨后疼痛。一般症状较轻。严重者可出现胸部剧痛、发热、呛咳、呼吸困难、呕吐、呕血等,应警惕食管穿孔或食管气管瘘的发生。治疗以抑制胃酸,保护食管黏膜、对症支持治疗为主。

其他如真菌性食管炎、病毒性食管炎常出现在身体衰弱或免疫功能受损者,常见症状是胸骨后疼痛及烧灼感、吞咽疼痛、吞咽困难。重者胸骨后呈刀割样绞痛,可放射至背部酷似心绞痛。真菌性食管炎胃镜检查可发现食管黏膜表面有许多大小不等的斑片状或弥漫性白色假膜,黏膜充血、水肿、糜烂及溃疡形成,涂片见到真菌菌丝、活组织检查见有菌丝侵入上皮可确诊。病毒性食管炎内镜检查见完全正常的黏膜上有浅表孤立的小溃疡,数毫米至几十毫米,溃疡间黏膜完好;后期可见溃疡融合,黏膜变脆,呈弥漫性破溃和出血,并可有白色斑块样改变。真菌性食管炎的治疗可选用制霉菌素、克霉唑等抗真菌药物,病毒性食管炎的治疗可应用阿昔洛韦(无环鸟苷)、更昔洛韦(丙氧鸟苷)、膦甲酸钠,阿糖腺苷。

2. 食管异物　指因饮食不慎,鱼刺、骨片或脱落的假牙等异物停留或嵌顿于食管造成食管损伤。常表现为食管异物感、胸骨后疼痛、吞咽困难等。严重者可造成食管瘘、纵隔脓肿、穿破大血管甚至危及生命,一经确诊需立即处理。术前应详细采集病史,进行 X 线、CT 等辅助检查,明确患者有无内镜检查的禁忌证,尽早行内镜下异物取出术。异物取出术后常规质子泵抑制剂抑酸治疗,若已发生穿孔,则需禁食、胃肠减压、抗生素预防性抗感染。若异物嵌顿超过 24 小时,CT 提示食管腔外脓肿形成或有严重并发症,应外科手术。

3. 胃食管反流病　部分胃食管反流病以胸痛为突出表现而无明显反酸、胃灼热等胃食管反流症状,疼痛向上胸部、颈部、上肢等部位放射,使用硝酸甘油可缓解疼痛,易与心绞痛混淆。胃食管反流病所致胸痛特点为卧位、夜间、休息及饮水或进食后易发作,活动后反而减轻,故胃食管反流病所致胸痛也称夜间睡眠性胸痛。内镜检查发现食管有炎性损伤者较易诊断,若镜下食管无明显损伤,需结合酸反流症状、24 小时食管 pH 值监测、食管下括约肌(LES)测压和质子泵抑制剂试验性治疗等辅助诊断。

4. 食管动力性疾病　包括原发性和继发性食管运动紊乱。原发性食管动力障碍包括贲门失弛缓症、胡桃夹食管、弥漫性食管痉挛、下食管括约肌高压、食管高幅蠕动收缩、食管长时限蠕动收缩、非特异性食管动力障碍等。继发性食管动力障碍可源于 GERD、食管炎、食管肿瘤、代谢及内分泌病(如糖尿病、甲状腺疾病、淀粉样变性等),神经肌肉性疾病(如帕金森病、皮肌炎、肌营养不良．特发性假性肠梗阻等),结缔组织病(系统性硬化症、系统性红斑狼疮、混合性结缔组织病等),运动终极疾病(如重症肌无力)等。原发性和继发性食管运动紊乱均可出现胸骨后或剑突下挤压性绞痛,向下颌、颈部、上肢或背部放射。部分患者疼痛与进食、体力活动和体位(如卧位或弯腰)有关。口服抗酸剂和硝酸甘油疼痛可缓解。反复发作者需与心绞痛相鉴别。食管钡剂造影、胃镜、食管测压等检查有助于诊断。

5. 食管裂孔疝　是腹腔内脏器(主要是胃)通过膈食管裂孔进入胸腔所致的疾病。咳嗽、用力排便、大量腹水、腹腔内肿瘤等腹腔内压力过高时可诱发。临床表现为胸骨后烧灼感、反食、间歇性咽下困难。X 线钡餐造影检查可确诊,检查时采取腹部加压或头低俯卧位有助于提高阳性率。多数患者服用抑酸药可控制症状。有严重并发症者可考虑外科手术治疗。

6. 食管血肿　见于老年人、有凝血功能障碍的患者、食管损伤(如进食硬物或剧烈干呕)的患者、内镜下注射硬化剂或扩张术后的患者。血肿均由于黏膜下出血引起。可单发或多发,亦可累及全食管。临床表现为突然出现胸骨后剧痛,继而出现吞咽困难和吞咽痛剧。疼痛向背部放射,持续数天。CT 和内镜检查有助于诊断。CT 显示食管壁内偏心性肿物。内镜表现为分界清楚的红色或紫色黏膜下肿块。X 线吞钡检查见黏膜下肿块或双管征。超声内镜(EUS)所见可鉴别食管血肿和食管恶性肿瘤出血。

7. 食管贲门黏膜撕裂综合征(Mallory-Weiss Syndrome)　表现为在干呕或呕吐后呕血,下胸部、剑突下疼痛,出血量较大,严重时可引起休克。诊断须依靠病史,内镜检查是最有效的确诊手段。

8. 食管癌　可有胸骨后及剑突下疼痛,常在咽下食物时出现,性质呈烧灼样、针刺样或牵拉样,以进食粗糙、灼热或有刺激性食物时更明显。疼痛为间歇性,呈进行性加重．疼痛部位常不完全与食管内病变一致。解痉剂可暂时缓解疼痛。X 线吞钡造影和 / 或内镜检查可诊断本病。

9. 食管自发性穿孔　是一罕见的致命性疾病,特征为食管发生全层撕裂,常为剧烈呕吐所致,被称为 Boerhaave's 综合征。典型表现为剧烈恶心、呕吐,继之出现胸痛、上腹痛,呈撕裂样,难以忍受,大剂量镇痛剂难以缓解,可向肩背部放射。部分患者有呕血或血性呕吐物。症状严重时有明显气短,呼吸困难,发绀,甚至休克。体检发现发热、低血压、心动过速和皮下气肿。胸部 X 线片及 CT 检查可见一侧液气胸,纵隔气肿。诊断性胸腔穿刺如抽出血性酸味液体,或发现食物渣滓,可以确诊。如穿刺前口服亚甲蓝液更能明确显示。穿刺液淀粉酶值可以很高。内镜检查可以直接观察穿孔的位置和范围,但必须谨慎细致进行,因为它可能加重食管撕裂。自发性食管破裂一般为纵形破口,很少横行,一般长度 4~7cm。治疗分为保守治疗、内镜治疗和手术治疗。保守治疗包括禁食、肠外营养、广谱抗生素、H₂ 阻滞剂及质子泵抑制剂以及最终的纵隔、胸膜或脓肿引流。若破口小,进入胸膜腔内的食物残渣少,胸腔引流彻底,感染得以及时控制,可经保守治疗痊愈。内镜治疗越来越多地应用于早期诊断穿孔而没有广泛污染和败血症的患者。腔内置入自膨胀金属支架或以 OTSC 金属夹弥合食管撕裂,结果令人鼓舞。然而,操作成功率受限于内镜操作者水平。自膨胀金属支架尚存在移位、加重纵隔或胸膜污染等副作用。若破口大,进入胸膜腔内的胃内容物量多,食物残渣未能引流干净,肺膨胀不佳或延误诊断,形成脓胸、纵隔炎等,破口自行愈合的机会甚小。一旦形成食管、胸膜 - 皮肤瘘,则需要延期修补,甚至需要做部分食管切除,以肠管代替食管的手术。近年研究显示胸腔镜手术与开胸手术与具有相似的成功率。

10. 功能性食管疾病　功能性胃肠病罗马Ⅳ诊断标准中,功能性食管疾病包括功能性胸痛、功能性烧心、反流高敏感、癔球症和功能性吞咽困难。功能性胸痛定义为非烧灼样胸骨正中疼痛或不适,症状的频率至少为每周一次,同时需排除其他食管疾病;功能性烧心定义为烧灼样胸骨后不适或疼痛,每周至少出现两次,PPI 不缓解症状,排除其他食管疾病。罗马Ⅳ标准新增了反流高敏感诊断,指患者的酸反流属于正常范围,但他们对生理性反流很敏感,因此出现烧心症状。其特点是症状与反流密切相关。而功能性烧心有别于它的特点是症状与反流无关。

二、伴胸痛的腹腔脏器疾病

1. 胃心综合征　临床表现为左侧胸痛，呈绞榨感，向左肩放射。多见于 40 岁以下、吸烟和溃疡病患者，戒烟后及溃疡愈合后症状消失。体力活动后不引起症状发作，可与心绞痛鉴别。

2. 结肠脾曲综合征　由于结肠脾曲郁积较多气体，引起左上腹或左前胸部疼痛伴闷胀感等不适。疼痛可向左肩背部放射，夜间加重，可于睡眠中痛醒。多见于神经官能症和自主神经功能失调者。有时酷似心绞痛，硝酸甘油治疗无效，排便、排气后疼痛可缓解。体检见左上腹叩诊呈鼓音。X 线检查见左侧结肠充气。心电图检查正常可与心绞痛鉴别。需行结肠镜检查排除结肠器质性病变。

3. 肝脏脓肿　多继发于全身各部位化脓性感染，尤其是腹腔内感染。肝脓肿刺激右侧膈肌时，出现右下胸痛，放射至右肩背。患者可出现寒战、高热、肝区疼痛伴叩痛、肝大，结合 B 超、CT、MRI 等影像检查可确诊。

4. 胆道疾病　胆系的炎症、结石和肿瘤均可引起右下胸痛。有时胆道症状被胸部症状所掩盖，出现类似心绞痛的发作，而误诊为冠心病，故需全面检查。心电图、B 超、CT 等检查可查明诊断。

5. 脾梗死　临床表现为左上腹、心前区和左下胸痛，为钝痛或尖锐绞痛，进行性加重，体位改变及深呼吸时可加重，向背部、左肩、左上臂放射。伴有发热、左季肋压迫感。体检见左上腹压痛、腹肌紧张及反跳痛，脾大，脾区有摩擦音。多见于慢性心脏瓣膜病合并心房纤颤或亚急性细菌性心内膜炎的患者。腹部 X 线检查可见左上腹小肠扩张充气，左半膈肌升高，结合 B 超、腹部 CT 或 DSA 影像学检查可确诊。

6. 其他　部分肝脏肿瘤（右叶顶部肝癌）、肝淤血、肝炎可出现右下胸及右上腹痛，向右肩放射。少数胰腺炎、膜腺肿瘤患者可出现左下胸及左上腹痛，向左肩放射，须注意鉴别。

（谭洁　田霞）

参考文献

1. McDevitt-Petrovic O, Kirby K, Shevlin M. The prevalence of non-cardiac chest pain (NCCP) using emergency department (ED) data: a Northern Ireland based study. BMC Health Serv Res, 2017, 17: 549

2. 尹小君，王俊红，张国. 急性胸痛患者临床资料回顾性分析. 现代医药卫生，2018, 34 (17): 2726-2728

3. Kim SH, Jeong JB, Kim JW, et al.. Clinical and endoscopic characteristics of drug-induced esophagitis. World J Gastroenterol, 2014, 20: 10994-10999

4. Huang J, He TY, Yang RH, etal. Clinical, dosimetric, and position factors for radiation-induced acute esophagitis in intensity-modulated (chemo) radiotherapy for locally advanced non-small-cell lung cancer. Onco Targets Ther, 2018, 11: 6167-6175

5. Kanika Sharma, Yongdong Wang. Submucosal esophageal hematoma precipitated by chronic idiopathic thrombocytopenic purpura. Radiol Case Rep, 2017, 12: 278-280

6. Mika T, Takuto H, Tadayuki T, etal. Endoscopic therapy for esophageal hematoma with blue rubber bleb nevus syndrome. World J Gastrointest Endosc, 2014, 6: 630-634

7. Ribeiro TA, Cordoval LTDC, Viana Neto EM, et al. Boerhaave's syndrome: a differential diagnosis of chest and abdominal pain. Radiol Bras, 2018, 51: 124-1258.

8. Ramhamadany E, Mohamed S, Jaunoo S, et al. A delayed presentation of Boerhaave's syndrome with mediastinitis managed using the over-the-scope clip. J Surg Case Rep, 2013, 2013: rjt0209

9. Josefsson A, Palsson O, Simrén M, et al. Oesophageal symptoms are common and associated with other functional gastrointestinal disorders (FGIDs) in an English-speaking Western population. United European Gastroenterol J, 2018, 6: 1461-1469

10. Hidekazu S. The Application of the Rome IV Criteria to Functional Esophagogastroduodenal Disorders in Asia. J Neurogastroenterol Motil, 2017, 23: 325-333

第三十三章

有腹痛表现的非消化系统疾病

腹痛是临床最常见的症状之一，其病因复杂、表现多样，除一部分患者病史、症状、体征典型，能较易明确诊断外，仍有相当比例的患者难在短时间内明确诊断。腹痛多数由腹部脏器疾病所引起，也是我们诊断过程中首先考虑的病因。然而，还有部分腹痛是由于其他系统疾病而引起，不易诊断，甚至误诊误治。引起腹痛的原因很多，涉及消化系统外的各科疾病，需要临床医师熟知。

第一节　心血管系统疾病所致的腹痛

见于心肌梗死、腹主动脉瘤、嗜铬细胞瘤、急性心力衰竭、心包炎、心肌炎等疾病。

一、心肌梗死

常见诱因有过劳、激动、暴饮暴食、寒冷刺激、便秘、吸烟、大量饮酒等。

突然发作剧烈而持久的胸骨后或心前区压榨性疼痛，部分患者疼痛位于上腹部，可能误诊为胃穿孔、急性胰腺炎等急腹症；少数患者表现颈部、下颌、咽部及牙齿疼痛，易误诊。可有胃肠道症状，表现为恶心、呕吐、腹胀等，下壁心肌梗死患者更常见。

根据典型的临床表现，特征性心电图衍变以及血清生物标志物的动态变化，可作出正确诊断。

急性心肌梗死发病突然，应及早发现，及早治疗，并加强入院前处理。治疗原则为挽救濒死的心肌，缩小梗死面积，保护心脏功能，及时处理各种并发症。

二、腹主动脉瘤

多数患者无症状，常因其他原因查体而偶然发现。典型的腹主动脉瘤是一个向侧面和前后搏动的膨胀性肿块，约半数患者伴有血管杂音。少数患者有压迫症状，以上腹部饱胀不适为常见。

疼痛为破裂前的常见症状，多位于脐周及中上腹部。动脉瘤侵犯腰椎时，可有腰骶部疼痛，若近期出现腹部或腰部剧烈疼痛，常预示瘤体濒临破裂。

急性破裂的患者表现为突发腰背部剧烈疼痛，伴有休克表现，甚至在入院前即死亡。若破入后腹膜，出血局限形成血肿，腹痛及失血休克可持续数小时或数天，但血肿往往有再次破裂入腹膜腔可能。瘤体还可破入下腔静脉,产生主动脉静脉瘘,可出现心力衰竭。瘤体偶尔可破入十二指肠引起胃肠道大出血。

　　根据病史及腹部脐周或中上腹扪及膨胀性搏动的肿块,可有压痛,可同时伴有下肢急性或慢性缺血症状,一些患者可听到腹部血管杂音及触及震颤等,应怀疑腹主动脉瘤。进一步行彩色超声检查、CTA或MRA检查,即可确诊。CTA可作为腹主动脉瘤明确诊断的手段。

　　腹主动脉瘤的治疗方法包括药物治疗、手术治疗和腔内治疗,手术治疗为主要治疗方式,但随着腔内治疗材料和技术的进步,越来越多的腹主动脉瘤倾向于腔内治疗。

三、嗜铬细胞瘤

　　常表现为反复发作的剧烈腹痛,可有持续高血压或发作时伴有短暂性高血压,以及交感神经兴奋症状,如心动过速、大汗等,发作前后测定血、尿中的儿茶酚胺及其代谢产物有助于诊断。

　　嗜铬细胞瘤一旦确诊并定位,应及时切除肿瘤,否则肿瘤突然分泌大量儿茶酚胺、引起高血压危象的潜在风险。

第二节　呼吸系统疾病所致的腹痛

　　见于上呼吸道感染、扁桃体炎、大叶性肺炎、急性胸膜炎、哮喘、气胸、肺栓塞等疾病。多以上腹痛为主,常伴随发热及呼吸道症状,可有恶心、呕吐和腹泻等。

一、大叶性肺炎

　　本病好发于青壮年男性,冬春两季多见。起病前多有诱因,约半数病例先有上呼吸道病毒感染等前驱表现。突然起病,寒战高热、咳嗽、胸痛、呼吸急促,铁锈色痰;如为两肺下叶炎症,常涉及膈胸膜刺激膈神经,故可引起上腹部放射痛;重症患者可伴休克。肺实变体征。血白细胞总数增多,中性粒细胞达0.80以上,核左移,可有中毒颗粒。痰涂片检可见大量革兰氏阳性球菌。痰、血培养有肺炎球菌生长。胸部X线检查显示段或叶性均匀一致的大片状密度增高阴影。血气分析检查有PaO_2及$PaCO_2$下降,原有慢性阻塞性肺疾病的患者$PaCO_2$可上升。

二、急性胸膜炎

　　胸膜炎可由于感染(细菌、病毒、霉菌、阿米巴、肺吸虫等)以及肿瘤、变态反应、化学性和创伤性等多种疾病所引起。细菌感染所致的胸膜炎中,结核性胸膜炎最常见。引起胸膜炎的常见疾病:肺炎、肺栓塞所致的肺梗死、癌症、结核病、类风湿性关节炎、系统性红斑狼疮、寄生虫感染(如阿米巴病)、胰腺炎、损伤(如肋骨骨折)、由气道或其他部位到达胸膜的刺激物(如石棉)、药物过敏反应(如肼苯哒嗪、普鲁卡因酰胺、异烟肼、苯妥英、氯丙嗪)等。

　　多数渗出性胸膜炎急性起病。主要临床表现为胸痛或上腹痛、咳嗽、胸闷、气急,甚则呼吸困难,感染性胸膜炎或胸腔积液继发感染时,可有恶寒、发热。病情轻者可无症状。不同病因所致的胸膜炎可伴有相应疾病的临床表现。

　　胸痛或上腹痛是胸膜炎最常见的症状。常突然发生,程度差异较大,可为难以名状的不适或严重的刺痛,或仅在患者深呼吸或咳嗽时出现,也可持续存在并因深呼吸或咳嗽而加剧。胸痛是由壁层胸膜的炎症引起,出现于正对炎症部位的胸壁,也可表现为上腹部、颈部或肩部的牵涉痛。深呼吸可致疼痛,引起呼吸浅快,患侧肌肉运动较对侧为弱。若发生大量积液,可致两层胸膜相互分离,则胸痛可消失。大量胸腔积液可致呼吸时单侧或双侧肺活动受限,发生呼吸困难。查体可闻及胸膜摩擦音。

根据病因、临床表现及实验室检查,渗出性胸膜炎一般可作出诊断。临床表现主要是中度发热、初起胸痛以后减轻、呼吸困难。体格检查、X线及超声检查可作出胸液的诊断。诊断性胸腔穿刺、胸液的常规检查、生化检查和细菌培养等为诊断的必要措施,可对约75%的胸液病因作出诊断。

治疗原则包括支持对症治疗、抗生素、胸腔穿刺抽液、糖皮质激素治疗等。

三、气胸

诱发气胸的因素为剧烈运动,咳嗽,提重物或上臂高举,举重运动,用力排便和钝器伤等。当剧烈咳嗽或用力排便时,肺泡内压力升高,致使原有病损或缺陷的肺组织破裂引起气胸。

典型症状为突发性胸痛或者上腹痛,继之有胸闷和呼吸困难,并可有刺激性咳嗽。这种疼痛常为针刺样或刀割样,持续时间短暂。刺激性干咳因气体刺激胸膜所致。多数起病急骤,气胸量大,或伴肺部原有病变者,则气促明显。部分患者在气胸发生前有剧烈咳嗽、用力屏气排便或提重物等诱因,但不少患者在正常活动或安静休息时发病。年轻“健康人”的少量至中等量气胸很少有不适,有时患者仅在体格检查或常规胸部透视时才被发现;而有肺气肿的老年患者,即使肺压缩不到10%,亦可产生明显的呼吸困难。

X线检查是诊断气胸不可或缺的重要方法。胸片作为气胸诊断的常规手段,若临床高度怀疑气胸而后前位胸片正常时,应进行侧位胸片或者侧卧位胸片检查。气胸在胸片上大多有明确的气胸线,即萎缩肺组织与胸膜腔内的气体交界线,呈外凸线条影,气胸线外为无肺纹理的透光区,线内为压缩的肺组织。大量气胸时,可见纵隔、心脏向健侧移位。合并胸腔积液时可见气液面。局限性气胸在后前位X线检查时易漏诊,侧位胸片可协助诊断,X线透视下转动体位也可发现。若围绕心缘旁有透光带应考虑有纵隔气肿。胸片是最常应用于诊断气胸的检查方法,CT对于小量气胸、局限性气胸以及肺大疱与气胸的鉴别比X线胸片敏感、准确。气胸的CT表现为胸膜腔内出现极低密度的气体影,伴有肺组织不同程度的压缩萎陷改变。

基本治疗原则包括卧床休息等一般治疗、保守观察治疗、胸膜腔穿刺抽气、胸腔闭式引流、防止复发措施、手术及原发病和并发症的防治等。

四、肺栓塞

起病突然,患者突然发生不明原因的虚脱、面色苍白、出冷汗、呼吸困难、胸痛、上腹痛、咳嗽,甚至晕厥、咯血等。脑缺氧症状如:患者极度焦虑不安、恐惧、恶心、抽搐和昏迷。急性疼痛如:胸痛、肩痛、颈部痛、心前区及上腹痛等。

根据临床表现及心电图、心脏超声心动图、D-二聚体、动脉血气、放射性核素肺通气扫描、CT肺动脉造影(CTPA)等相关检查可明确诊断。

内科治疗主要为抗凝疗法。必要时采用外科治疗,包括肺栓子切除术以及腔静脉阻断术。

第三节　泌尿生殖系统疾病所致的腹痛

见于泌尿系结石、急性膀胱炎、泌尿系感染、睾丸扭转、异位妊娠、卵巢破裂、输卵管炎、卵巢囊肿蒂扭转、子宫内膜异位症等。

一、泌尿系结石及感染

腹痛常突然发生,多在左或右侧腹部呈阵发性绞痛,并向会阴部放射,腹部压痛不明显,疼痛发作伴血尿为本病的特征,但部分病例仅有显微镜下血尿,而尿色肉眼观正常,作泌尿系 B 超、腹部 X 线摄片、静脉肾盂造影等可明确诊断。

二、异位妊娠

异位妊娠系孕卵在子宫腔外着床发育的异常妊娠过程,也称"宫外孕",以输卵管妊娠最常见。病因常由于输卵管管腔或周围的炎症,引起管腔通畅不佳,阻碍孕卵正常运行,使之在输卵管内停留、着床、发育,导致输卵管妊娠流产或破裂。在流产或破裂前往往无明显症状,也可有停经、腹痛、少量阴道出血。破裂后表现为急性剧烈腹痛,反复发作,阴道出血,以至休克。

本病是严重急腹症之一,不少患者常先去内科就诊。腹部检查提示下腹部有明显压痛,但腹肌紧张不明显,腹腔或后穹隆穿刺可抽出暗红色不凝血液,超声及尿妊娠试验有助于确诊。

治疗以手术为主,纠正休克的同时开腹探查,切除病侧输卵管。若要保留生育功能,也可切开输卵管取出孕卵。

三、卵巢破裂

剧烈活动、抓举重物、腹部挤压或碰撞等均可引起卵巢破裂,出现下腹部疼痛,甚至波及全腹,伴有不同程度的恶心和呕吐。卵巢破裂一般发生在月经周期第 10~18 天,其中 80% 的黄体或黄体囊肿破裂是在月经来临前几天。腹腔穿刺可见血液引出。

卵巢破裂患者一般无卵巢功能障碍史,多数具有排卵周期。腹部触痛不明显,但双合诊盆腔触痛极为明显。结合月经病史,多可做出诊断。如有性交后发病史,则可能性更大。平时月经规律,多于月经中期或月经前突然发病,下腹剧痛,短时间后变为持续性坠痛,轻者疼痛逐渐减轻,重者痛渐加剧,并出现内出血及休克症状。

轻者下腹部仅有轻度触痛,发生于右侧者压痛点在麦氏点的内下方,位置较低,重症则下腹部触痛明显,有反跳痛,但腹肌强直不如泛发性腹膜炎。

卵巢破裂由于缺乏典型症状,诊断较困难,且常发生于右侧,易与急性阑尾炎相混淆,所不同的是,卵巢滤泡破裂无转移性腹痛。也易误诊为宫外孕。正确诊断最主要的是仔细询问月经史,结合临床表现与检查,全面分析。卵巢破裂时间与月经周期有一定关系,可作为诊断的主要依据。卵巢破裂,约 80% 为黄体或黄体囊肿破裂,因而一般在排卵期后,大多在月经周期之末 1 周,偶可在月经期第 1、2 天发病。少数病例为滤泡破裂,常发生于成熟卵泡,因而发病一般在月经周期的第 10~18 天。

四、卵巢囊肿蒂扭转

卵巢囊肿蒂扭转系常见的妇科急腹症。约 10% 卵巢肿瘤并发蒂扭转。好发于瘤蒂长、中等大、活动度良好、重心偏于一侧的肿瘤(如畸胎瘤)。常在患者突然改变体位时,或妊娠期、产褥期子宫大小,位置改变时发生蒂扭转。

本病多发生于中年女性,易误诊为急性阑尾炎,临床表现突发性下腹剧痛,呈持续性,伴恶心呕吐,有的患者因剧痛甚至发生休克。妇科检查可触及一圆形、光滑、活动伴有明显触痛的肿块,有时还可触及有触痛的扭转部的蒂,这对确诊甚有裨益,右侧卵巢囊肿蒂扭转极易误诊为急性阑尾炎。因此,急性右下腹痛的女性患者,如临床表现不尽符合急性阑尾炎,应做妇科检查。

五、子宫内膜异位症

子宫内膜异位症是指有活性的内膜细胞种植在子宫内膜以外的位置而形成的一种女性常见妇科疾病。内膜细胞本该生长在子宫腔内,但由于子宫腔通过输卵管与盆腔相通,因此使得内膜细胞可经由输卵管进入盆腔异位生长。

子宫内膜异位症的主要病理变化为异位内膜周期性出血及其周围组织纤维化,形成异位结节,痛经、慢性盆腔痛、月经异常和不孕是其主要症状。病变可波及所有的盆腔组织和器官,以卵巢、子宫直肠凹陷、宫骶韧带等部位最常见,也可发生于腹腔、胸腔、四肢等处。

肠道子宫内膜异位症患者可出现腹痛、腹泻或便秘,甚至有周期性少量便血。

凡在生育年龄的妇女有进行性加剧的痛经或伴不孕史,妇科检查可扪及盆腔内有不活动包块或痛性结节者,一般即应疑及盆腔子宫内膜异位症。

子宫内膜异位症的治疗,因病情轻重,患者年龄和生育情况而有所不同。如病情较重,或表现为重的痛经,或盆腔检查发现有肯定的内膜异位结节,就必须采取药物或手术治疗。

第四节　神经系统疾病所致的腹痛

见于腹型癫痫、肋间神经痛等疾病。

一、腹型癫痫

本病是一种以发作性短暂腹痛为主要临床表现的癫痫。多见于儿童,其发病时间常可追溯至婴儿期。成人则较罕见。男女发病率无明显差异。表现为突然发作性腹痛,部位多在脐周及上腹部,少数可放射至下腹部及腹侧面,疼痛多较剧烈,如绞痛或刀割样,持续几分钟至几小时。发作时常伴有一定程度的意识障碍,如定向障碍,知觉障碍或精神模糊等,但无完全的意识丧失。常伴有食欲不振、恶心、呕吐、腹泻等胃肠道症状。还可有自主神经功能失调症状,如面色苍白、皮肤潮红、出汗、血压不稳、体温低或发热、眩晕、晕厥等。

多数患者发作以后疲倦、嗜睡或深睡。醒来时感觉良好。发作常可在数日内多次发作。在腹痛发作间歇期,可出现其他的阵发性症状,如阵发性头痛,以及各种行为障碍。部分患者早期有阵发性腹痛发作,以后发展为癫痫抽搐发作。

脑电图检查可见异常包括阵发性快波或慢波,弥漫性快波或慢波。脑电图表现有颞叶局灶性改变,为本病的典型表现。

对于有明显临床症状如反复发作的阵发性腹痛,伴有一定程度的意识障碍,经各种检查未发现腹部有器质性病变,结合脑电图检查,需考虑本病的可能。

治疗主要采用抗癫痫药物治疗及针灸治疗。

二、肋间神经痛

肋间神经痛是患者的主观症状。肋间神经由胸脊髓向两侧发出经肋间到胸前壁,支配相应胸椎旁背部和胸壁的肌肉的分支及沿肋间走行的感觉分支。因此肋间神经痛是从胸背部沿肋间向斜向前下至胸腹前壁中线带状区疼痛。

胸椎椎间盘退变突出、关节囊和韧带增厚和骨化常导致神经通道狭窄变形,可引起肋间神经炎症,产生疼痛。同样累及肋间神经的病变还有胸椎结核、胸椎骨折或脱位、脊椎或脊髓肿瘤、强直性脊柱炎以及肋骨、纵隔、胸膜病变。带状疱疹性肋间神经痛常很剧烈。

肋间神经痛是指一个或几个肋间部位从背部沿肋间向胸腹前壁放射,呈半环状分布。多为单侧受累,也可以双侧同时受累。咳嗽、深呼吸或打喷嚏往往使疼痛加重。查体可有胸椎棘突,棘突间或椎旁压痛和叩痛,少数患者沿肋间有压痛,受累神经支配区可有感觉异常。其疼痛性质多为刺痛或灼痛,有沿肋间神经放射的特点。带状疱疹可见局部病变。

确立诊断首先要根据疼痛的特征分布,明确为肋间神经痛,然后更为重要的是揭示造成肋间神经痛的病因,尤其要考虑结核、肿瘤、老年人骨质疏松性压缩性骨折和初期带状疱疹等容易忽略的重要疾患。

治疗方法应该针对引起肋间神经痛的不同病因来制定。

第五节　血液系统疾病所致的腹痛

见于过敏性紫癜、真性红细胞增多症引起的脾梗死等疾病。

一、过敏性紫癜

本病多见于青少年,主要表现为紫癜、腹痛、关节痛和肾损害,但血小板不减少。

本病约2/3病例出现消化道症状。一般出现在皮疹发生1周以内。常见腹痛,多表现为阵发性脐周痛、绞痛,腹痛也可发生在腹部其他部位。可有压痛,少见反跳痛。同时伴有呕吐。约半数患者大便潜血阳性,部分可有血便,甚则呕血。如果腹痛在皮肤症状之前出现,易误诊为外科急腹症。少数患者可并发肠套叠、肠梗阻、肠穿孔及出血性小肠炎。伴有腹痛、腹泻、便血,甚至胃肠道出血者也称为胃肠型紫癜。

双下肢紫癜、伴腹痛、关节痛或肾脏损害等具有典型症状者诊断不难。但当全身症状如关节疼痛、腹痛等出现于皮肤紫癜之前时,容易误诊为风湿性关节炎或急腹症,临床上需与这些疾病及其他类型的紫癜和血管炎鉴别。

治疗主要采用抗组胺药、抗血小板凝集药和糖皮质激素等。

二、真性红细胞增多症引起的脾梗死

常表现为突发剧烈、持续左上腹痛,左上腹可有压痛和肌紧张,一般无发热或为低热、超声等影像检查发现脾脏有梗死以及血常规提示红细胞增多有助于诊断。

第六节　中毒及代谢障碍疾病所致的腹痛

见于铅中毒、糖尿病酮症及尿毒症等。

一、铅中毒

见于长期接触铅粉尘或烟尘的人,其特征为突发阵发性腹绞痛,多位于脐周部,常伴腹胀、便秘及食欲不振等,腹部体征不明显,无固定压痛点,肠鸣音多减弱。此外,齿龈边缘可见铅线,为铅中毒的特征,周围血中可见嗜碱性点彩红细胞,血铅和尿铅增高可确立诊断。

二、糖尿病酮症酸中毒

糖尿病酮症酸中毒代偿期,患者表现为原有糖尿病症状如多尿、口渴等加重,明显乏力,体重减轻;随病情进展,逐渐出现食欲减退、恶心、呕吐,乃至不能进食进水。部分患者尤其是1型糖尿病患者可有广泛性急性腹痛,伴腹肌紧张及肠鸣音减弱而易误诊为急腹症。原因未明,有可能与脱水、低血钾所致胃肠道扩张或麻痹性肠梗阻等有关。应注意或由少见的诱发糖尿病酮症酸中毒的急性原发性腹内疾病引起。如非后者,纠正代谢紊乱腹痛即可缓解。

三、尿毒症

尿毒症患者消化系统的最早症状是食欲不振和 / 或消化不良,病情加重时可出现厌食,腹痛、恶心、呕吐或腹泻。这些症状的发生可能与肠道内细菌的尿素酶将尿素分解为氨,氨刺激胃肠道黏膜引起炎症和多发性表浅性小溃疡等有关。此外,恶心、呕吐也与中枢神经系统的功能障碍有关。消化道出血也较常见,其发生率比正常人明显增高,多由于胃黏膜糜烂或消化性溃疡所致。

第七节　骨骼及肌肉系统疾病所致的腹痛

见于脊柱病变、腰背软组织病变、急性腹直肌损伤、腹壁皮神经牵拉综合征等。

脊柱源性腹痛的误诊屡有报道,多为脊柱器质性病变所致,如骨折、肿瘤等,胸椎和腰椎压缩性骨折,老年人多见,有外伤史但常被忽略,腹痛与体位有关,腹部无准确压痛点和肌紧张。

第八节　传染病和皮肤病所致的腹痛

如肠伤寒、带状疱疹、流行性脑脊髓膜炎等。

一、肠伤寒

可出现腹胀、腹痛、稽留热及便血等症状,部分患者可见玫瑰疹、肝脾肿大、相对缓脉等体征,可完善肥达试验以及血培养以鉴别。

二、带状疱疹

水痘 - 带状疱疹病毒经呼吸道黏膜进入血液形成病毒血症,发生水痘或呈隐性感染,以后病毒可长期潜伏在脊髓后根神经节或者颅神经感觉神经节内。当机体受到某种刺激(如创伤、疲劳、恶性肿瘤或病后虚弱等)导致机体抵抗力下降时,潜伏病毒被激活,沿感觉神经轴索下行到达该神经所支配区域的皮肤内复制产生水疱,同时受累神经发生炎症、坏死,产生神经痛。本病愈后可获得较持久的免疫,故一般不会再发。

患者常以一侧胸部及上腹痛为首发表现,触之有明显的痛觉敏感,伴有轻度乏力、低热、纳差等全身症状,持续 1~3 天,之后出现皮疹,亦可伴随皮损出现,老年患者常较为剧烈,病程一般 2~3 周。好发部位依次为肋间神经、颈神经、三叉神经和腰骶神经支配区域。患处常首先出现潮红斑,很快出现粟粒至黄豆大小的丘疹,簇状分布而不融合,继之迅速变为水疱,疱壁紧张发亮,疱液澄清,外周绕以红晕,各簇水疱群间皮肤正常;皮损沿某一周围神经呈带状排列,多发生在身体一侧,一般不超过正中线。水疱干涸、结痂脱落后留有暂时性淡红斑或色素沉着。带状疱疹皮肤损害愈合后,疼痛仍可持续一段时间。部分老年患者神经痛可持续数月或年余,严重影响其睡眠和情绪,疼痛程度较重、持续时间较长者,可有精神焦虑、抑郁等表现。

治疗主要采用抗病毒药物以及神经痛药物治疗,必要时给予神经阻滞。

由此可见,对腹痛患者的诊治思路要开阔,不能仅局限于消化系统疾病,而忽视了其他原因导致的腹痛,应密切观察腹痛的发展及演变过程,详细询问病史及接触史、仔细查体。在临床工作中不断积累经验并善于总结,尽可能减少误诊。

（韩　峥　田　霞）

参考文献

1. Sakalihasan N, Michel JB, Katsargyris A, et al. Abdominal aortic aneurysms. Nat Rev Dis Primers, 2018, 4: 34

2. Roshkovan L, Litt H. State-of-the-Art Imaging for the Evaluation of Pulmonary Embolism. Curr Treat Options Cardiovasc Med, 2018, 20: 71

3. Mausner Geffen E, Slywotzky C, Bennett G. Pitfalls and tips in the diagnosis of ectopic pregnancy. Abdom Radiol, 2017, 42: 1524-1542

4. Zondervan KT, Becker CM, Koga K, et al. Endometriosis. Nat Rev Dis Primers, 2018, 4: 9

5. Harshe DG, Harshe SD, Harshe GR, et al. Abdominal Epilepsy in an Adult: A Diagnosis Often Missed. J Clin Diagn Res, 2016, 10: VD01-VD02

6. 罗和生. 非消化系统疾病所致的腹痛. 中国实用内科杂志, 2007, 27 (8): 579-580

7. 李变兰, 杨丽莉, 吴惠慧. 铅中毒性腹痛误诊 19 例分析. 中国误诊学杂志, 2006, 6 (10): 1906-1907

英中文名词对照

A

abrosia	禁食
abscessus	脓肿
acute intestinal ischemia syndrome	急性肠缺血综合征
acute intestinal pseudo-obstruction	急性假性肠梗阻
acute mesenteric ischemia	急性肠系膜缺血
acute sigmoid volvulus	乙状结肠扭转
anemia	贫血
antibiotic	抗生素
anticoagulant	抗凝剂
appendicitis	阑尾炎
auxiliary examination	辅助检查
azotemia	氮质血症

B

balloon dilatation	气囊扩张术
blood analysis	血液分析
blood routine	血常规
B-ultrasonography	B超检查

C

capsule endoscopy	胶囊内镜
cecal volvulus	盲肠扭转
celiac arteriography	腹腔动脉造影术

chest pain	胸痛
cholecystitis	胆囊炎
choledocholithiasis	胆总管结石
cholelithiasis	胆石症
clinical manifestation	临床表现
clostridium difficile infection	艰难梭菌感染
colon cancer	结肠癌
colonoscopy	结肠镜检查
contraindication	禁忌证
CT examination	CT 检查

D

diagnosis	诊断
differential diagnosis	鉴别诊断
diffuse esophageal spasm	弥漫性食管痉挛
digital subtraction angiography	动脉血管造影
digital subtraction angiography	数字减影血管造影
diverticulitis	憩室炎
drug therapy	药物治疗
drug-induced liver injury	药物性肝损害
duodenal ileus	十二指肠梗阻
duodenal ulcer	十二指肠溃疡
duodenal ulcer bleeding	十二指肠溃疡出血
duodenal ulcer perforation	十二指肠溃疡穿孔
dysphagia	吞咽困难

E

emesis	呕吐
encephaledema	脑水肿
endoscopic balloon dilation	内镜下球囊扩张
endoscopic mucosal resection	内镜黏膜切除术
endoscopic retrograde cholangiopancreatography	经内镜逆行胰胆管造影
endoscopic submucosal dissection	内镜黏膜下剥离术
endoscopic therapy	内镜治疗
endoscopic ultrasonography	超声内镜
endoscopy	内镜检查

enteric volvulus	小肠扭转
enteroscopy	小肠镜
epidemiology	流行病学
esophageal colic	食管绞痛
esophageal foreign body	食管异物
esophageal perforation	食管穿孔
esophageal varices	食管静脉曲张
esophagography	食管造影
esophagoscopy	食管镜检查
extrahepatic bile duct stone	肝外胆管结石

F

fever	发热
fluid resuscitation	液体复苏

G

gallbladder dysfunction	胆囊功能障碍
gallstone	胆囊结石
gastric acid	胃酸
gastric cancer	胃癌
gastric dilatation	胃扩张
gastric mucosa lesion	胃黏膜病变
gastric perforation	胃穿孔
gastric ulcer	胃溃疡
gastric volvulus	胃扭转
gastritis	胃炎
gastrointestinal barium	胃肠钡餐造影
gastrointestinal decompression	胃肠减压
gastrointestinal endoscopy	消化内镜
gastrointestinal stent	消化道支架
gastrorrhagia	胃出血
gastroscopy	胃镜检查
glous hystericus	癔球症

H

H_2 receptor antagonist	H_2 受体拮抗剂

haematemesis	呕血
hemafecia	便血
hemostasis	止血
hepatic arterial chemoembolization	肝动脉化疗栓塞术
hepatic encephalopathy	肝性脑病
hepatic failure	肝功能衰竭
hepatopulmonary syndrome	肝肺综合征
hepatorenal syndrome	肝肾综合征
hiatus hernia	食管裂孔疝

I

indication	适应证
inflammatory bowel disease	炎性肠病
internalabdominalhernia	腹内疝
intestinal fistula	肠瘘
intestinal perforation	肠穿孔
intestinal polyp	肠息肉
intestinal pseudo-obstruction	假性肠梗阻
intestinal vascular malformation	肠血管畸形
intestinal volvulus	肠扭转
intrahepatic bile duct stone	肝内胆管结石
intravenous infusion	静脉输液
intussusception	肠套叠
ischemic bowel disease	缺血性肠病
ischemic hepatitis	缺血性肝炎

L

laboratory examination	实验室检查
liver abscess	肝脓肿
liver cancer	肝癌
liver cirrhosis	肝硬化
lower gastrointestinal hemorrhage	下消化道出血

M

Mallory-Weiss 综合征	食管贲门黏膜撕裂综合征
melena	黑便

mesenteric embolism	肠系膜血管栓塞
metabolic disorder	代谢异常
middle gastrointestinal hemorrhage	中消化道出血

N

natural orifice transluminal endoscopic surgery	经自然腔道内镜手术
interventional therapy	介入治疗
nutritional support	营养支持

O

oesophagitis	食管炎

P

pain	疼痛
pancreatitis	胰腺炎
pathogen	病原学
pathogenesis	发病机制
pathology	病理
peptic ulcer	消化性溃疡
percutaneous transhepatic cholangial drainage	经皮肝穿刺胆道引流术
peripheral circulatory failure	周围循环衰竭
physical examination	体格检查
pneumatosis cystoides intestinalis	肠气囊肿病
portal hypertension	门静脉高压
portal vein thrombosis	门静脉血栓
postcholecystectomy syndrome	胆囊切除术后综合征
prerenal azotemia	肾前性氮质血症
prevention	预防
prognosis	预后
proton pump inhibitor	质子泵抑制剂
pseudomembranous colitis	伪膜性肠炎
pyloric obstruction	幽门梗阻
pyloric stenosis	幽门狭窄

R

radionuclide scanning	放射性核素扫描

renal tubular necrosis	肾小管坏死
risk factor	危险因素
routine stool test	粪便常规

S

secondary infection	继发感染
secondary peritonitis	继发性腹膜炎
shock	休克
sign	体征
somatostatin	生长抑素
sphincter of Oddi disfunction	Oddi 括约肌功能障碍
spontaneous bacterial peritonitis	自发性细菌性腹膜炎
spontaneous esophageal rupture	自发性食管破裂
spontaneous pneumothorax	自发性气胸
stent implantation	支架置入术
stomach mucosal disease	胃黏膜病变
strangulated intestinal obstruction	绞窄性肠梗阻
surgical treatment	外科治疗

T

| therapy | 治疗 |

U

| upper gastrointestinal hemorrhage | 上消化道出血 |

V

varices bleeding	静脉曲张出血
vasoconstrictor	血管收缩剂
vasodilator	血管扩张剂
vasopressin	血管升压素

X

| X-ray examination | X 线检查 |